乡镇卫生院卫生技术人员在职培训系列教材

社区康复培训指导手册

李红玲　席　彪　主　编

U0224240

中国协和医科大学出版社

图书在版编目（CIP）数据

社区康复培训指导手册／李红玲，席彪主编. —北京：中国协和医科大学出版社，2019.6

ISBN 978-7-5679-1233-5

Ⅰ. ①社…　Ⅱ. ①李…②席…　Ⅲ. ①社区-康复医学-手册　Ⅳ. ①R492-62

中国版本图书馆 CIP 数据核字（2019）第 013118 号

乡镇卫生院卫生技术人员在职培训系列教材

社区康复培训指导手册

主　　编：李红玲　席　彪
责任编辑：吴桂梅

出版发行：**中国协和医科大学出版社**
　　　　　（北京东单三条九号　邮编100730　电话65260431）
网　　址：www. pumcp. com
经　　销：新华书店总店北京发行所
印　　刷：北京朝阳印刷厂有限责任公司

开　　本：787×1092　1/16
印　　张：28
字　　数：600 千字
版　　次：2019 年 6 月第 1 版
印　　次：2019 年 6 月第 1 次印刷
定　　价：76.00 元

ISBN 978-7-5679-1233-5

乡镇卫生院卫生技术人员在职培训系列教材

社区康复培训指导手册

主　编　李红玲　席　彪

副主编　胡秋生　常永霞　陈爱民　王　晶　刘春茹

编　者　李红玲　河北医科大学第二医院　　池　林　河北医科大学第二医院

张立超　河北医科大学第二医院　　曹慧芳　河北医科大学第二医院

魏国荣　河北省人民医院　　　　　刘子渤　河北医科大学第二医院

周顺林　河北以岭医院　　　　　　胡　明　河北省人民医院

李亚文　河北以岭医院　　　　　　胡秋生　河北以岭医院

吴丽君　河北以岭医院　　　　　　汤炳煌　河北以岭医院

张庆茹　河北以岭医院　　　　　　刘红杰　河北以岭医院

刘春茹　河北以岭医院　　　　　　王　晶　河北以岭医院

张少伟　石家庄市第一医院　　　　陈秀明　石家庄市第一医院

王　美　石家庄市第一医院　　　　李　红　石家庄市第一医院

尚晓义　河北医科大学第一医院　　王金刚　联合运动医学职业技术研究机构

常永霞　北方医学院第一医院　　　刘艳菊　河北医科大学第一医院

陈爱民　徐水县人民医院　　　　　刘标牛　河北省人民医院

席　彪　河北医科大学　　　　　　张丽娜　石家庄市第二医院

崔史杰　河北医科大学　　　　　　郭建云　张北县人民医院

邳克江　河北医科大学

审稿人　华桂茹　北京协和医院物理医学康复学科教授

岳寿伟　齐鲁医院康复中心主任、主任医师、博士生导师

前　言

全国 8296 万残疾人口中，城镇残疾人口为 2071 万人，占 24.96%；农村残疾人口为 6225 万人，占 75.04%。因此，在农村每年有大量残疾患者需要接受不同程度和不同形式的康复治疗，以促进他们尽快恢复生活能力，实现早日回归社会，提高生存质量的目的。开展基层适宜康复服务是实现人人健康目标的重要手段，也是开展全科医疗服务的必要内容。面对人们生活水平的不断提高，广大病人康复服务需求进一步释放，我们基层医疗卫生服务机构却并没有做好准备。

关键是技术的准备。开展康复服务必须有能够胜任康复岗位的技术人员，目前，多数乡镇卫生院还没有专门的技术人才。为此，我们根据乡镇卫生院的基本条件，设计出适宜乡镇卫生院开展的康复技术的培训课程，重点放在以功能障碍为中心的康复技术方面。康复医学是专门研究功能障碍的预防、评定与治疗的医学学科，而康复治疗技术包括物理疗法、运动疗法、作业疗法、语言、吞咽治疗、心理治疗、假肢矫形、中医推拿、针灸、医疗体操等。但目前我国基层医疗卫生服务机构康复工作还处于起步阶段，因此，培训基层卫生技术人员掌握最为适宜的康复技术是我们追求的目标。

按照原国家卫生部关于乡镇卫生院在职人员培训的有关安排，继《乡镇卫生院卫生技术人员在职培训指导教材-基本技术、急诊急救、基本公共卫生服务、服务管理、合理用药、信息利用》推广之后，我们组织专家编写了这本常见病康复治疗手册。

本教材充分考虑到目前乡镇卫生院的普遍现状，重点介绍了农村最需要、最常见、最可行、最基本的康复项目和技术，这些技术主要针对乡镇卫生院的需求，因此具有简单、实用、价廉、安全等特点。

首次尝试乡镇卫生院康复培训教材的编写，书中或存在不当，请读者批评指正。

李红玲　席彪

2019 年 1 月

目　　　录

概述 ……………………………………………………………………………………… 1

一、康复与康复医学的概念 …………………………………………………………… 1

二、康复医学的对象和范围 …………………………………………………………… 1

三、社区康复医学服务 ………………………………………………………………… 2

第一章　脑卒中康复 …………………………………………………………………… 5

1.1　将患者摆放成患侧卧位以预防偏瘫肢体出现异常模式 ……………………… 6

1.2　将偏瘫患者摆放成健侧体位以预防其患肢出现异常活动模式 ……………… 8

1.3　将偏瘫患者摆放成仰卧位以预防其患肢出现异常模式 ……………………… 10

1.4　将偏瘫患者摆放成端坐位以预防其患肢出现异常模式 ……………………… 12

1.5　对偏瘫患者实施躯干被动活动训练以维持其躯干的正常活动范围 ………… 13

1.6　对偏瘫患者实施床上四肢被动活动训练以维持其四肢关节的正常活动 …… 14

1.7　对偏瘫患者进行头颈部主动活动训练以使其保持正确头颈位 ……………… 17

1.8　指导偏瘫患者进行躯干/骨盆主动活动训练以促进其恢复坐卧行走功能 … 18

1.9　指导偏瘫患者进行四肢主动活动训练以提高其日常生活能力 ……………… 19

1.10　指导偏瘫患者进行翻身训练以便于其床上移动 ……………………………… 21

1.11　教会偏瘫患者坐起以便于其恢复正常坐位 …………………………………… 22

1.12　指导偏瘫患者练习坐位下活动以提高其平衡能力 …………………………… 24

1.13　指导偏瘫患者进行躯干旋转练习以提高其平衡能力 ………………………… 26

1.14　训练偏瘫患者床上坐位向前后左右移动以为站立训练做准备 ……………… 28

1.15　指导偏瘫患者在保护下站起以提高其站立能力 ……………………………… 29

1.16　教会偏瘫患者手扶窗台或辅助下维持站立姿势以提高其站立姿势的
　　　控制能力 ………………………………………………………………………… 30

1.17　教会偏瘫患者在保护下前后左右移动身体以达到自我平衡 ………………… 31

1.18　教会偏瘫患者使用绷带进行辅助下步行训练以提高其步行能力 …………… 32

1.19　指导偏瘫患者使用体重计练习站立以体会患侧承重 ………………………… 33

1.20　指导偏瘫患者进行重心转换练习以提高其平衡能力 ………………………… 34

1.21　指导偏瘫患者从健侧方向完成床到轮椅的转移以促进其移动能力的
　　　恢复 ……………………………………………………………………………… 35

1.22　指导偏瘫患者练习穿脱衣服以促进其生活自理能力 ………………………… 37

1.23　指导偏瘫患者练习穿脱套头衫以促进其生活自理能力 ……………………… 39

1.24　指导偏瘫患者练习穿脱裤子以提高其自理能力 ……………………………… 40

1.25　指导偏瘫患者练习穿脱鞋袜以增强其生活自理能力 ⋯⋯⋯⋯ 42

1.26　教会偏瘫患者使用手杖站起坐下以训练其独立起坐能力 ⋯⋯⋯ 43

1.27　教会偏瘫患者平路上使用手杖以便于独立行走 ⋯⋯⋯⋯⋯ 45

1.28　教会偏瘫患者使用手杖上下斜坡的方法以便于在不同路面上行走 ⋯⋯ 47

1.29　教会偏瘫患者使用手杖上下台阶的方法以便于跨越障碍 ⋯⋯⋯ 49

1.30　教会偏瘫患者正确使用轮椅在平路上前行后退以利于户外活动 ⋯⋯⋯ 51

1.31　指导偏瘫患者正确摆放体位以保护肩关节 ⋯⋯⋯⋯⋯⋯ 53

1.32　实施被动活动肩关节以缓解偏瘫患者肩痛 ⋯⋯⋯⋯⋯⋯ 55

1.33　教会偏瘫患者利用姿势减轻痉挛 ⋯⋯⋯⋯⋯⋯⋯⋯ 57

1.34　实施牵伸肌肉肌腱训练以减轻偏瘫患者肢体痉挛 ⋯⋯⋯⋯ 58

1.35　教会偏瘫患者避免错误活动以减少肩关节半脱位的发生 ⋯⋯⋯ 59

1.36　手法治疗以处理偏瘫患者肩关节半脱位 ⋯⋯⋯⋯⋯⋯ 61

1.37　询问和观察偏瘫患者的临床表现以明确是否存在吞咽障碍 ⋯⋯⋯ 64

1.38　进行洼田饮水试验以评估偏瘫患者吞咽障碍的程度 ⋯⋯⋯⋯ 65

1.39　口腔感觉刺激以促进偏瘫患者吞咽功能改善 ⋯⋯⋯⋯⋯ 66

1.40　口面部感觉刺激以增加偏瘫患者面部肌肉力量和感觉输入 ⋯⋯⋯ 67

1.41　刺激偏瘫患者舌体以抑制伸舌反射及改善舌体运动 ⋯⋯⋯⋯ 68

1.42　进行下颌关节活动以促进偏瘫患者口腔含食能力 ⋯⋯⋯⋯ 69

1.43　指导患者面部肌肉活动以促进偏瘫患者吞咽功能 ⋯⋯⋯⋯ 70

1.44　练习舌顶双侧颊部活动以促进偏瘫患者食物在口中的控制及推动 ⋯⋯ 71

1.45　指导练习唇舌力量以改善偏瘫患者食物及液体在口腔中的保持能力 ⋯⋯ 72

1.46　呼吸练习以协助提高偏瘫患者吞咽功能 ⋯⋯⋯⋯⋯⋯ 73

1.47　指导偏瘫患者练习吞咽技巧以防止吸入性肺炎 ⋯⋯⋯⋯⋯ 74

1.48　指导偏瘫患者进食姿势练习以减少误吸 ⋯⋯⋯⋯⋯⋯ 75

1.49　牵伸小腿三头肌以增加偏瘫患者肌肉的延展性 ⋯⋯⋯⋯⋯ 76

1.50　牵伸股直肌以增加偏瘫患者肌肉的延展性 ⋯⋯⋯⋯⋯⋯ 77

1.51　牵伸比目鱼肌以增加偏瘫患者肌肉的延展性 ⋯⋯⋯⋯⋯ 78

1.52　偏瘫患者练习起坐训练以增加下肢肌力 ⋯⋯⋯⋯⋯⋯ 79

1.53　偏瘫患者练习侧向行走以增加髋外展肌力 ⋯⋯⋯⋯⋯⋯ 80

1.54　偏瘫患者练习向后行走以增加平衡能力 ⋯⋯⋯⋯⋯⋯ 81

1.55　偏瘫患者练习踮脚以改善其步态 ⋯⋯⋯⋯⋯⋯⋯⋯ 82

1.56　偏瘫患者进行跨越障碍物行走练习以预防跌倒 ⋯⋯⋯⋯⋯ 83

1.57　偏瘫患者上下台阶训练髋、膝和踝的伸展肌肉以增加下肢肌力 ⋯⋯ 84

1.58　指导偏瘫患者练习上肢屈伸活动以促进上肢功能 ⋯⋯⋯⋯ 85

1.59　指导偏瘫患者进行趣味性活动以促进下肢功能 ⋯⋯⋯⋯⋯ 86

1.60　指导偏瘫患者进行趣味性活动以促进上肢功能 ⋯⋯⋯⋯⋯ 87

1.61　指导偏瘫患者进行趣味性活动以促进抬肩动作 ⋯⋯⋯⋯⋯ 88

1.62　指导偏瘫患者进行趣味性活动以促进前臂功能 ⋯⋯⋯⋯⋯ 89

1.63　指导偏瘫患者进行趣味性活动以促进上肢协调性 ……………… 90

1.64　心理访谈以了解偏瘫患者的内心感受 …………………………… 91

1.65　教会偏瘫患者识别积极和消极心理状态以便自我调整 ………… 92

1.66　实施心理疏导以改善偏瘫患者抑郁状态 ………………………… 93

1.67　指导患者进行放松训练以缓解偏瘫患者焦虑状态 ……………… 94

1.68　实施认知-行为治疗以改变偏瘫患者认知和矫正不良行为 …… 95

1.69　心理干预以消除偏瘫患者自杀意念 ……………………………… 96

1.70　实施电刺激疗法以改善偏瘫患者的神经功能 …………………… 97

第二章　颅脑损伤康复 ……………………………………………………… 98

2.71　进行多种感觉刺激以促进颅脑损伤患者觉醒 …………………… 99

2.72　教给患者家人4种护理方法以预防颅脑损伤并发症 …………… 100

2.73　针灸治疗以促进颅脑损伤患者功能恢复 ………………………… 101

2.74　针对性练习以改善颅脑损伤患者视觉失认的不同症状 ……… 102

2.75　实物操作练习以改善颅脑损伤患者触觉失认 ………………… 103

2.76　患侧感觉刺激以改善颅脑损伤患者患侧忽略 ………………… 104

2.77　指导患者练习摆放积木或纸板以改善颅脑损伤患者结构性失用 … 105

2.78　感觉整合训练以改善颅脑损伤患者左右分辨障碍 …………… 106

2.79　听觉训练以改善颅脑损伤患者注意力 ………………………… 107

第三章　脑瘫康复 ………………………………………………………… 108

3.80　观察儿童俯卧位下的活动以评估其运动功能发育情况 ……… 109

3.81　实施抬头训练以改善脑瘫儿童的头部控制能力 ……………… 110

3.82　实施翻身训练以改善脑瘫儿童身体的协调能力 ……………… 112

3.83　实施坐位训练以改善脑瘫儿童的姿势控制能力 ……………… 114

3.84　实施爬行训练以改善脑瘫儿童的运动协调能力 ……………… 116

3.85　实施站立位训练以改善脑瘫儿童的下肢姿势 ………………… 118

3.86　实施步行训练以改善脑瘫儿童的运动能力 …………………… 120

3.87　实施关节被动活动以保持脑瘫儿童关节灵活度 ……………… 122

3.88　教给患儿家长儿童体位变化操作方法以预防脑瘫儿童肢体挛缩
　　　与畸形 ……………………………………………………………… 123

3.89　应用矫形器（短脚托）以改善脑瘫儿童关节挛缩与畸形 …… 124

3.90　实施控制关键点操作以缓解脑瘫儿童肌肉痉挛 ……………… 125

3.91　刺激感受器以提高脑瘫儿童的肌张力 ………………………… 126

3.92　进行精细运动训练以提高脑瘫儿童手的技巧性动作 ………… 127

3.93　实施辅助进食训练以改善脑瘫儿童的进食能力 ……………… 128

3.94　实施更衣训练以提高脑瘫儿童的生活自理能力 ……………… 129

3.95　如厕训练以改变脑瘫儿童的卫生习惯及其自尊 ……………… 131

3.96　实施口腔刺激以提高脑瘫儿童的进食能力 …………………… 132

3.97　进行舌、颌训练以改善脑瘫儿童的咀嚼功能 ………………… 133

3.98　进行饮水训练以防止脑瘫儿童饮水呛咳 ⋯⋯⋯⋯⋯⋯⋯⋯ 135

3.99　训练使用轮椅以增加脑瘫儿童的活动空间 ⋯⋯⋯⋯⋯⋯⋯ 136

3.100　实施多感觉刺激以促进脑瘫儿童婴儿期的脑功能发展 ⋯⋯ 138

3.101　开展游戏活动以提高脑瘫儿童的感知与运动功能 ⋯⋯⋯⋯ 139

3.102　开展游戏活动以提高脑瘫儿童的认知能力 ⋯⋯⋯⋯⋯⋯⋯ 141

第四章　脊髓损伤康复 ⋯⋯⋯⋯⋯⋯⋯⋯⋯⋯⋯⋯⋯⋯⋯⋯⋯⋯⋯ 142

4.103　肩关节被动活动以维持脊髓损伤患者肩关节活动度 ⋯⋯⋯ 143

4.104　进行肘关节被动活动以维持脊髓损伤患者肘关节活动度 ⋯ 145

4.105　进行腕关节被动活动以维持脊髓损伤患者腕关节活动度 ⋯ 146

4.106　进行手部关节被动活动以维持脊髓损伤患者手关节活动度 ⋯ 148

4.107　进行髋膝关节被动活动以维持脊髓损伤患者髋膝关节活动度 ⋯ 149

4.108　进行踝关节被动活动以维持脊髓损伤患者踝关节活动度 ⋯ 151

4.109　牵伸肩后伸肌群以促进脊髓损伤患者肩屈曲运动 ⋯⋯⋯⋯ 153

4.110　牵伸肩前屈肌群以促进脊髓损伤患者肩后伸运动 ⋯⋯⋯⋯ 154

4.111　牵伸肩内收肌群以促进脊髓损伤患者肩外展运动 ⋯⋯⋯⋯ 155

4.112　牵伸肩内旋肌群以促进脊髓损伤患者肩外旋运动 ⋯⋯⋯⋯ 156

4.113　牵伸肩外旋肌群以促进脊髓损伤患者肩内旋运动 ⋯⋯⋯⋯ 157

4.114　牵伸肘屈肌以促进脊髓损伤患者肘伸展运动 ⋯⋯⋯⋯⋯⋯ 158

4.115　牵伸肘伸肌以促进脊髓损伤患者肘屈曲运动 ⋯⋯⋯⋯⋯⋯ 159

4.116　牵伸前臂旋转肌群以促进脊髓损伤患者前臂旋转运动 ⋯⋯ 160

4.117　牵伸腕屈肌以促进脊髓损伤患者腕背伸运动 ⋯⋯⋯⋯⋯⋯ 161

4.118　牵伸手部肌群以促进脊髓损伤患者手部运动 ⋯⋯⋯⋯⋯⋯ 162

4.119　牵伸伸髋和伸膝肌群以增强脊髓损伤患者髋膝屈曲运动 ⋯ 163

4.120　牵伸髋屈肌肌群以增强脊髓损伤患者髋后伸运动 ⋯⋯⋯⋯ 164

4.121　牵伸腘绳肌以增强脊髓损伤患者屈髋伸膝运动 ⋯⋯⋯⋯⋯ 165

4.122　牵伸髋内收肌群以增强脊髓损伤患者髋关节外展运动 ⋯⋯ 166

4.123　牵伸小腿三头肌以增强脊髓损伤患者踝背屈运动 ⋯⋯⋯⋯ 167

4.124　牵伸踝周肌群以增强脊髓损伤患者踝关节内外翻运动 ⋯⋯ 168

4.125　指导患者利用自身重力进行上肢训练以增强脊髓损伤患者上肢力量 ⋯ 169

4.126　指导患者俯卧撑和沙袋训练以强化脊髓损伤患者上肢力量 ⋯ 170

4.127　指导患者仰卧起坐练习以强化脊髓损伤患者腹部肌肉力量 ⋯ 171

4.128　指导患者俯卧位下背飞练习以强化脊髓损伤患者后背肌群力量 ⋯ 172

4.129　下肢肌力训练以强化脊髓损伤患者下肢肌群的力量 ⋯⋯⋯ 173

4.130　指导俯卧位下肢训练以增强脊髓损伤患者下肢后群肌肉力量 ⋯ 174

4.131　选择合适的轮椅以最大限度地方便脊髓损伤者活动 ⋯⋯⋯ 175

4.132　教会脊髓损伤患者在轮椅上减压以防止压疮形成 ⋯⋯⋯⋯ 176

4.133　进行平地轮椅训练以强化脊髓损伤患者平地驱动轮椅的能力 ⋯ 177

4.134　进行斜坡驱动轮椅训练以使脊髓损伤患者能使用轮椅上下斜坡 ⋯ 178

4. 135　翘前轮训练以便脊髓损伤患者使用轮椅越过障碍 ……………………… 179

4. 136　教会患者家人推动轮椅上下台阶以更好地转移脊髓损伤患者 ………… 180

4. 137　教会患者正确的体位摆放以预防压疮和关节挛缩 …………………… 181

4. 138　教会截瘫患者从床上翻身坐起以提高床上活动能力 ………………… 182

4. 139　辅助或指导截瘫患者从坐位到站立位以提高体位转移能力 ………… 183

4. 140　进行站立位训练以提高脊髓损伤患者站立平衡能力 ………………… 184

4. 141　实施转移训练以增强脊髓损伤患者转移能力 ………………………… 185

4. 142　进行步态训练以改善脊髓损伤患者步行能力 ………………………… 186

4. 143　教会脊髓损伤患者实施饮水和排尿计划以便合理管理膀胱 ………… 187

4. 144　教会脊髓损伤患者膀胱括约肌控制力训练以辅助排尿 ……………… 188

4. 145　教会脊髓损伤患者进行诱发触发点以促进主动排尿 ………………… 189

4. 146　教会脊髓损伤患者或其家人使用 Crede 手法以促进排尿 …………… 190

4. 147　教会脊髓损伤患者或其家人使用 Valsalva 法以促进排尿 …………… 191

4. 148　教会脊髓损伤患者或其家人进行清洁导尿以排空膀胱 ……………… 192

4. 149　指导脊髓损伤患者实施合理的行为管理以促进排便 ………………… 193

4. 150　教会脊髓损伤患者应用综合措施以预防泌尿系感染 ………………… 194

4. 151　对脊髓损伤患者实施多方面措施以预防呼吸系统并发症 …………… 195

4. 152　进行坐起和站立训练以预防和治疗脊髓损伤患者直立性低血压 …… 196

4. 153　对脊髓损伤患者实施气压治疗和穿戴弹力袜以预防深静脉血栓 …… 197

第五章　截肢康复 ……………………………………………………………………… 198

5. 154　针灸治疗以通经活络减轻截肢后残端疼痛及幻肢痛 ………………… 199

5. 155　经皮神经电刺激治疗以提高疼痛阈值减轻截肢后残端疼痛 ………… 200

5. 156　超短波治疗以消除局部炎症减轻截肢后残端疼痛 …………………… 201

5. 157　经皮神经电刺激治疗以提高疼痛阈值减轻截肢后幻肢痛 …………… 202

5. 158　安装假肢前训练以提高肢体残端对假肢的适应能力 ………………… 203

5. 159　安装假肢后训练以提高肢体的活动能力 ……………………………… 204

5. 160　告知截肢患者使用假肢注意事项以避免不良并发症 ………………… 205

5. 161　施以心理治疗以改善截肢患者的心理问题 …………………………… 206

第六章　骨关节炎康复 ………………………………………………………………… 207

6. 162　教会患者调整和改变生活方式以预防和减轻骨关节炎 ……………… 208

6. 163　讲解力量训练方法以促进患者增强肌力而延缓骨关节炎的进展 …… 209

6. 164　中频电治疗以提高疼痛阈值缓解骨关节疼痛 ………………………… 210

6. 165　超短波治疗以消除骨关节炎症反应减轻局部水肿和疼痛 …………… 211

6. 166　使用中药熏洗治疗以通经活络减轻骨关节炎肿胀疼痛 ……………… 212

6. 167　教会患者使用助行器以改善骨关节炎患者的行走功能 ……………… 213

6. 168　教会骨关节炎患者在日常生活中正确的静态姿势保持以缓解疼痛 …… 214

6. 169　教会骨关节炎患者在日常生活活动中正确的运动方式以促进关节

活动度 ……………………………………………………………………… 215

第七章 骨折康复 ································· 216

　7.170 肱骨骨折患者术前体位指导及功能训练 ············· 217

　7.171 肱骨骨折患者术后体位指导及功能训练 ············· 218

　7.172 前臂骨术后康复 ····························· 219

　7.173 股骨骨折患者进行肌肉力量和关节稳定性训练 ······· 220

　7.174 股骨骨折患者行姿势控制性训练 ················· 221

　7.175 小腿骨折术后的康复 ························· 222

　7.176 稳定性骨盆骨折患者的康复 ··················· 223

第八章 脊柱侧弯康复 ··························· 224

　8.177 对脊柱侧弯患者进行静态姿势训练以调整脊柱冠状面位置 ·· 225

　8.178 对脊柱侧弯患者进行牵伸训练以调整脊柱侧弯 ········ 226

　8.179 对脊柱侧弯患者进行肌肉强化训练以改善脊柱侧弯 ····· 227

　8.180 对脊柱侧弯患者使用康复训练小工具进行训练以矫正脊柱侧弯 ··· 228

第九章 强直性脊柱炎康复 ······················· 229

　9.181 静态姿势控制训练以恢复强直性脊柱炎患者脊椎在矢状面下的功能 ··· 230

　9.182 静态姿势控制训练以恢复强直性脊柱炎患者脊椎在水平面下的功能 ··· 231

　9.183 静态姿势控制训练以恢复强直性脊柱炎患者脊椎在冠状面下的功能 ··· 232

　9.184 动态运动训练以恢复强直性脊柱炎患者矢状面下的运动能力 ··· 233

　9.185 动态运动训练以恢复强直性脊柱炎患者冠状面下的运动能力 ··· 234

　9.186 动态运动训练以恢复强直性脊柱炎患者脊椎水平面下的运动能力 ··· 235

　9.187 物理治疗轴训练调整脊椎运动功能 ··············· 236

第十章 软组织损伤康复 ························· 237

　10.188 正确处理急性期软组织扭挫伤以预防继发性损伤 ····· 238

　10.189 筋膜手法松解软组织粘连 ···················· 239

　10.190 物理治疗轴训练松解软组织粘连 ················ 240

　10.191 中频电治疗促进软组织功能恢复 ················ 241

　10.192 牵伸训练松解软组织粘连 ···················· 242

第十一章 足踝部运动损伤康复 ··················· 243

　11.193 正确摆放足踝部位置以减轻足踝部运动损伤引起的疼痛 ·· 244

　11.194 教会患者足踝损伤后的注意事项以预防软组织粘连 ···· 245

　11.195 实施小工具和地胶图案训练以促进足踝部损伤康复 ···· 246

　11.196 肌力训练加强足踝关节的稳定性 ················ 247

　11.197 足踝关节活动度训练促进关节活动度恢复 ·········· 248

第十二章 周围神经损伤康复 ····················· 249

　12.198 行向心性按摩以促进周围神经损伤肢体静脉回流减轻肢体水肿 ··· 250

　12.199 被动活动以防止周围神经损伤后软组织挛缩和骨骼畸形 ·· 251

　12.200 运用肌力训练以增强周围神经损伤患者肢体力量 ····· 252

　12.201 中频电治疗以促进损伤的周围神经功能恢复 ········ 253

12.202　行穴位注射以改善周围神经损伤部位血液循环 ·················· 254

12.203　心理疏导以消除或减轻周围神经损伤患者心理障碍 ·················· 255

第十三章　颈椎病的康复 ·················· 256

13.204　实施颈椎牵引治疗以减轻颈椎病神经受压症状 ·················· 257

13.205　对颈椎患者进行中频电治疗以提高疼痛阈值缓解颈部疼痛 ·················· 258

13.206　超短波治疗以减轻颈椎病颈部肌肉炎性水肿缓解颈部疼痛 ·················· 259

13.207　直流电碘离子导入疗法以消除颈椎病颈部肌肉炎性水肿 ·················· 260

13.208　推拿治疗以改善颈部生理结构状态减轻颈椎病症状 ·················· 261

13.209　教会患者合理运动以提高颈部应激能力预防和延缓颈椎病的进展 ·················· 262

13.210　告诉患者选用合适的枕头以预防颈椎病发生或加重 ·················· 263

13.211　开展正确工作姿势和良好生活习惯的健康教育以提高人群预防
颈椎病的能力 ·················· 264

13.212　进行颈椎静态姿势训练的健康教育以提高预防颈椎病的能力 ·················· 265

13.213　演示颈椎动态运动训练以使人们学会正确的运动模式 ·················· 266

13.214　教会患者提高颈椎肌肉功能训练的方法以加强颈椎稳定性 ·················· 267

第十四章　肩周炎康复 ·················· 268

14.215　指导肩周炎的急性期处理以避免疼痛和粘连的加重 ·················· 269

14.216　超短波治疗肩周炎以消除局部炎性反应减轻肿胀和粘连 ·················· 270

14.217　推拿治疗以松解肩周炎肩部肌肉和韧带消除局部粘连 ·················· 271

14.218　教会肩周炎患者手指爬墙练习以改善肩部上举功能 ·················· 272

14.219　教会肩周炎患者体操棒疗法以扩大肩部活动范围 ·················· 273

14.220　进行肩关节静态姿势练习以减缓肩周炎患者的疼痛 ·················· 274

14.221　进行肩带动态运动练习以提高肩周炎患者肩关节活动度 ·················· 275

14.222　对肩周炎患者实施小工具训练以强化肩袖肌肉功能 ·················· 276

14.223　教会康复治疗人员对肩周炎急性期的治疗操作 ·················· 277

14.224　教会康复治疗人员对肩周炎冻结期的治疗操作 ·················· 278

14.225　教会康复治疗人员对肩周炎恢复期的治疗操作 ·················· 279

14.226　教会肩周炎患者日常生活中自我康复方法以恢复肩关节功能 ·················· 280

第十五章　腰椎间盘突出康复 ·················· 281

15.227　教会腰椎间盘突出患者正确卧床休息以减轻神经受压缓解疼痛 ·················· 282

15.228　教会患者保持良肢位以减轻椎间盘突出所致的压迫症状 ·················· 283

15.229　教会患者保持正确姿势以延缓腰椎间盘突出的进展 ·················· 284

15.230　训练腰背肌以加强腰椎间盘突出症患者腰椎的稳定性 ·················· 285

15.231　教会患者正确使用腰围以保护腰椎避免腰椎间盘突出的复发 ·················· 286

15.232　超短波治疗以消除腰椎间盘突出的神经根炎性水肿 ·················· 287

15.233　中频电治疗腰椎间盘突出症以提高疼痛阈值减轻腰部疼痛症状 ·················· 288

15.234　牵引治疗腰椎间盘突出症以减轻神经根受压缓解疼痛症状 ·················· 289

15.235　针灸治疗腰椎间盘突出症以通经活络减轻症状 ·················· 290

15.236　施以穴位注射以改善腰椎间盘突出症局部血流循环减轻疼痛症状 …… 291

15.237　推拿治疗以调整腰椎小关节结构状态减轻腰椎间盘突出的压迫 …… 292

15.238　告知腰椎间盘突出症患者日常注意事项以延缓病情进展 …… 293

15.239　教会腰椎间盘突出症患者在日常生活中进行静态姿势训练以恢复
　　　　髓核位置 …… 294

15.240　教会腰椎间盘突出症患者在日常生活中进行动态运动训练以恢复
　　　　髓核位置 …… 295

15.241　教会腰椎间盘突出症患者在日常生活中进行肌肉功能训练以
　　　　稳定脊椎 …… 296

15.242　教会腰椎间盘突出症患者在日常生活中进行脊椎关节功能训练
　　　　以改善脊椎关节活动度 …… 297

第十六章　腰椎退行性骨关节炎康复 …… 298

16.243　直流电陈醋离子导入以消除腰椎退行性骨关节炎局部炎性水肿、
　　　　缓解腰部疼痛 …… 299

16.244　针灸治疗以通经活络延缓腰椎退行性骨关节炎的进展 …… 300

16.245　指导患者改善不良姿势以减缓腰椎退行性骨关节炎进展 …… 301

16.246　教会患者正确运动方式以提高腰椎退行性骨关节炎患者腰椎
　　　　活动度 …… 302

16.247　强化腰背部肌肉训练以提高腰椎退行性骨关节炎患者腰椎稳定性 …… 303

第十七章　股骨头坏死康复 …… 304

17.248　电磁疗法以消肿镇痛促进股骨头坏死后的新骨生长 …… 305

17.249　超短波治疗以扩张局部血管改善循环减轻股骨头坏死症状 …… 306

17.250　教会股骨头坏死患者功能锻炼以促进髋关节活动 …… 307

第十八章　风湿性关节炎康复 …… 308

18.251　综合疗法以缓解风湿性关节炎急性炎症期疼痛 …… 309

18.252　实施按摩疗法以改善风湿性关节炎关节肿胀疼痛 …… 310

18.253　实施水疗法以消除风湿性关节炎肿胀促进关节活动 …… 311

18.254　脉冲磁疗法以缓解风湿性关节炎疼痛肿胀 …… 312

18.255　实施作业疗法以提高风湿性关节炎日常生活活动能力 …… 313

第十九章　三叉神经痛康复 …… 314

19.256　穴位注射以改善局部血液循环减轻三叉神经痛患者疼痛 …… 315

19.257　超短波疗法以改善三叉神经痛患者局部神经水肿减轻疼痛 …… 316

19.258　微波疗法以改善三叉神经痛患者局部血液循环减少发作次数 …… 317

19.259　超声波疗法以改善三叉神经痛患者局部循环减轻疼痛 …… 318

第二十章　坐骨神经痛康复 …… 319

20.260　推拿以松解坐骨神经的压迫 …… 320

20.261　指导坐骨神经痛患者开展运动疗法以增强应激能力减少疼痛
　　　　急性发作 …… 321

20.262　行超短波治疗以消除局部炎性水肿减轻坐骨神经的疼痛 ·············· 322

第二十一章　高血压康复 ····················· 323

21.263　教育高血压患者控制危险因素以调理血压、预防和延缓并发症
　　　　发生 ·· 324

21.264　教会高血压患者合理运动锻炼方法以调节自主神经和降低交感
　　　　神经兴奋性而降低血压 ······························· 325

21.265　演示医疗体操以便于高血压患者通过自我训练调理血压 ········· 326

21.266　进行肌肉放松训练以消除高血压患者全身肌肉紧张、促进降压 ·· 327

21.267　对高血压患者实施心理放松训练以调整心理状况 ·············· 328

21.268　实施呼吸放松训练以缓解高血压患者机体疲劳进而利于降压 ···· 329

21.269　实施心理疏导以便于高血压患者建立良好的心态进而利于降压 ·· 330

21.270　为高血压患者讲解合理饮食以促进其科学调理血压 ············ 331

21.271　监测血压以早期发现血压变化进而预防和延缓并发症的发生发展 ·· 332

21.272　磁疗（敷磁、磁水、磁椅等）以调节高血压患者自主神经功能进而
　　　　降低血压 ·· 333

21.273　直流电药物离子导入疗法以调节高血压患者自主神经、改善循环、
　　　　减轻症状 ·· 334

第二十二章　慢性支气管炎康复 ·················· 335

22.274　超短波治疗以扩张血管促进慢性支气管炎炎症消散 ············ 336

22.275　微波治疗以改善慢性支气管炎局部血液循环促进炎症吸收 ······ 337

22.276　超声雾化吸入治疗慢性支气管炎以稀释痰液促进排出 ·········· 338

22.277　旋磁穴位治疗慢性支气管炎以行气化痰止咳平喘 ·············· 339

22.278　激光穴位照射治疗慢性支气管炎以化痰止咳平喘 ·············· 340

22.279　实施运动疗法以提高慢性支气管炎患者机体抵抗力建立正常
　　　　呼吸功能 ·· 341

第二十三章　支气管哮喘康复 ··················· 342

23.280　教会患者控制危险因素以减少支气管哮喘的诱发 ·············· 343

23.281　行呼吸训练以增强支气管哮喘患者的呼吸功能进而缓解症状 ···· 344

23.282　教会患者进行合理的运动锻炼以提高机体免疫力，预防和减少哮喘的
　　　　复发 ·· 345

23.283　演示呼吸体操以便于通过自我训练增强心肺功能进而增强体质，
　　　　预防和减少哮喘的复发 ······························· 346

23.284　中医穴位按摩以提高机体免疫力进而预防和减少哮喘的复发 ···· 347

23.285　超短波治疗以缓解支气管痉挛，利于炎症吸收从而改善症状 ···· 348

23.286　激光穴位照射疗法以利于通经活络从而缓解症状 ·············· 349

第二十四章　肺气肿康复 ······················ 350

24.287　雾化吸入疗法以便于消散炎症、促进排痰 ··················· 351

24.288　教会患者进行有效地咳嗽以便于排痰 ······················· 352

24.289 行体位引流以利于患者呼吸道内分泌物的排出进而缓解症状 ……… 353

24.290 呼吸训练以增强肺气肿患者的呼吸功能进而改善症状 ……………… 354

24.291 教会患者进行合理的运动锻炼以增强机体免疫力进而预防和
减少肺气肿的发生 …………………………………………………… 355

24.292 演示呼吸体操以便于通过自我训练增强心肺功能进而预防和
减少肺气肿的发生 …………………………………………………… 356

第二十五章　慢性习惯性便秘康复 ……………………………………… 357

25.293 针灸治疗慢性习惯性便秘以通经活络促进胃肠道蠕动和排空 …… 358

25.294 推拿治疗慢性习惯性便秘以通经活络促进胃肠道蠕动和排空 …… 359

25.295 教会患者进行卡捷运动疗法以促进慢性习惯性便秘患者胃肠蠕动
和排空 ………………………………………………………………… 360

25.296 电兴奋疗法以调整结肠功能恢复慢性习惯性便秘患者正常蠕动
促进排便 ……………………………………………………………… 361

第二十六章　尿潴留康复 ………………………………………………… 362

26.297 执行饮水计划以便于改善尿潴留患者的膀胱功能 ………………… 363

26.298 行间歇导尿以便于尿潴留患者膀胱规律的充盈与排空 …………… 364

26.299 实施心理疏导以便于尿潴留患者更好地参与疾病的治疗 ………… 365

26.300 行排尿反射训练法以便于尿潴留患者利用反射促进尿液排出 …… 366

26.301 行代偿性排尿训练以便于尿潴留患者产生尿意进而有助于
尿液排出 ……………………………………………………………… 367

26.302 行中频电疗以便于促进尿潴留患者腹部肌肉收缩进而促进
尿液排出 ……………………………………………………………… 368

第二十七章　慢性盆腔炎康复 …………………………………………… 369

27.303 超短波治疗以改善局部血液循环促进盆腔炎炎症吸收缓解疼痛 … 370

27.304 中频脉冲电治疗以促进慢性盆腔炎炎症消散并解除粘连 ………… 371

27.305 直流电离子导入治疗以消除慢性盆腔炎炎症 ……………………… 372

27.306 红外线治疗以消除慢性盆腔炎炎症 ………………………………… 373

27.307 行磁疗法以消除慢性盆腔炎炎症并解除粘连 ……………………… 374

第二十八章　痛经康复 …………………………………………………… 375

28.308 行针灸治疗以温阳通络缓解痉挛减轻疼痛 ………………………… 376

28.309 行推拿治疗以通经活络缓解痉挛减轻痛经症状 …………………… 377

第二十九章　产后腰痛康复 ……………………………………………… 378

29.310 进行软组织按摩以缓解产后腰痛 …………………………………… 379

29.311 进行静态姿势体位训练以减缓产后腰痛 …………………………… 380

29.312 进行动态运动训练以减缓产后腰痛 ………………………………… 381

29.313 教会患者产后预防腰痛体操（一） ………………………………… 382

29.314 教会患者产后预防腰痛体操（二） ………………………………… 383

29.315 教会患者产后预防腰痛体操（三） ………………………………… 384

第三十章 乳腺炎的康复 385
30.316 超短波治疗以促进乳腺炎局部血液循环进而控制炎症 386
30.317 紫外线治疗乳腺炎以消炎止痛 387
30.318 实施按摩疗法以改善乳腺炎局部血液循环促进淤积的乳汁排出 388
30.319 超短波治疗以改善乳腺炎局部血液循环进而控制炎症 389
30.320 直流电离子导入治疗以加速乳腺炎局部炎症消散 390
30.321 磁疗以改善乳腺炎局部血液循环促进炎症吸收缓解疼痛 391
30.322 超短波治疗以改善乳腺炎局部血液循环促进炎症吸收 392
30.323 紫外线治疗乳腺炎以消炎止痛 393
30.324 磁疗以改善乳腺炎局部血液循环促进炎症吸收缓解疼痛 394

第三十一章 糖尿病康复 395
31.325 教会糖尿病患者进行合理日常饮食以便于调理血糖 396
31.326 教会糖尿病患者进行合理运动锻炼以便于改善糖代谢异常 397
31.327 演示医疗体操以便于糖尿病患者通过自我锻炼调理血糖 398
31.328 实施心理疏导便于减少糖尿病患者各种不良心理刺激进而避免
血糖波动 399
31.329 实施血糖监测以便于糖尿病患者早期发现血糖变化进而预防和
延缓并发症的发生和发展 400

第三十二章 婴儿消化不良或腹泻康复 401
32.330 行针灸治疗以止吐止泻 402
32.331 捏脊疗法以增强代谢恢复消化功能增进食欲 403
32.332 超短波疗法以调整神经减轻症状 404
32.333 红外线疗法以调节胃肠功能消炎止泻 405
32.334 超声波给药疗法以促进小儿腹泻患者止泻 406

第三十三章 胃肠神经官能症康复 407
33.335 行针灸治疗以调整患者情志变化减轻胃肠官能症症状 408
33.336 行推拿治疗以通经活络改善胃肠道功能 409

第三十四章 老年脑退化症康复 410
34.337 开展多种游戏以改善注意力 411
34.338 学习各种助记术以维持记忆能力 412
34.339 PQRST 练习法以改善脑退化症患者的记忆力 413
34.340 代偿性记忆训练以满足患者日常生活需求 414
34.341 听理解训练以维持脑退化症患者的理解能力 415
34.342 阅读理解训练以维持脑退化症患者的阅读能力 416
34.343 词语练习以改善脑退化症患者的口语表达能力 417
34.344 填字、听写、记事训练以维持脑退化症患者的书写能力 418
34.345 回忆过去以维持脑退化症患者的记忆、自尊及自信 419
34.346 合理运动以保持脑退化症患者的精神状态 420

34. 347　容忍、提示以减少脑退化症患者的"冒犯"行为 ·················· 421

第三十五章　精神分裂症康复 ································· 422

35. 348　日常活动训练以提高精神分裂症患者生活技巧 ············· 423

35. 349　文体活动以缓解精神分裂症患者的精神紧张 ············· 424

35. 350　自我管理训练以提高精神分裂症患者的行为能力 ············· 425

35. 351　进行放松训练以提高患者应对压力的能力 ·············· 426

35. 352　沟通能力训练以提高基本社交技能 ··············· 427

概　　述

一、康复与康复医学的概念

康复是指综合协调应用各种措施，最大限度地恢复和发展病、伤、残者的身体、心理、社会、职业、娱乐、教育与周围环境相适应方面的潜能。

康复的措施包括医学的、教育的、职业的、社会的、工程的等多种手段，又分别称为医学康复（利用医疗手段促进康复，历来医学领域内使用的一切治疗方法和手段都可以应用于康复，同时，也包括康复医学所特有的各种治疗和功能训练的方法）、教育康复（通过各种教育促进聋哑儿童、弱智儿童、肢体伤残儿童等受到应有的教育，包括促进功能恢复的一些特殊教育）、职业康复（包括职业评定、职业训练、职业的选择和介绍及就业后的随访等，使残疾人获得较合适的职业，最大限度地发挥其潜能，实现人的价值和尊严，获得独立的经济能力）、社会康复（如残疾人就业、环境改造、社会福利等，从社会的角度推进和保证医学、教育、职业康复顺利进行，以维护残疾人的尊严和公平待遇）。实施以上四个领域的康复称为全面康复。除此之外，还有康复工程，即利用假肢、矫形器、生活辅助用具等康复工程的手段，为功能提供补偿和替代。

全面、系统的康复又称三级康复，伤病后早期的康复被称为Ⅰ级康复、恢复期的康复被称为Ⅱ级康复，后遗症期的康复被称为Ⅲ级康复。Ⅰ级康复通常在综合性或急症医院病房进行，即患者伤病后生命体征一旦稳定，就应开始早期康复；Ⅱ级康复通常在康复中心或社区卫生服务机构进行；Ⅲ级康复主要在社区层面进行，即以家庭居所康复为特色的社区康复。

康复医学是指对身残者和精神障碍者，在身体上、精神上和经济上使其尽快恢复所采取的全部措施，是应用以物理因子为主的医学手段达到预防、恢复或代偿患者功能障碍为目的的医学学科。康复医学与预防医学、保健医学、治疗（临床）医学是现代医学体系的四个方面。

二、康复医学的对象和范围

康复医学的诊疗对象与人类疾病结构的变化相吻合，即从过去的急性感染和急性损伤占优势转变为"慢性化、障碍化、老年化"，其诊疗对象主要是残疾者，包括由于损伤所致的伤残，急性病、慢性病、老年病所致的病残，以及先天性发育障碍和异常的先天性残疾。

1. 急性伤病后及手术后的患者：急性伤病后及手术后患者无论是早期还是恢复期和后遗症期，只要可能出现或存在功能障碍，均是康复医学的诊疗对象。早期康复治疗可预防或减少功能障碍的发生，对已发生的功能障碍可使其降低到最低程度。早期康复治疗既能加速功能恢复、增加信心、增强体质，促进原来伤病的好转、减少并发症，又能预防后遗症的发生。所以，急性伤病后及手术后早期患者是综合性医院康复医学科的主要康复对象。

2. 躯体病残者：骨、关节、肌肉和神经系统的疾病与损伤如截瘫、偏瘫、脑瘫及各种关节功能障碍，是康复治疗最早的和最重要的适应证。近年来，心脏康复、肺康复、代谢性疾病康复、癌症康复和慢性疼痛的康复也得到普遍开展。随着"大康复"概念的形成，精神病科、儿科、耳鼻咽喉科、口腔科、眼科的一些病残，也成为康复医师配合其他专科医师康复治疗的范畴。虽然先天性残疾的发病率逐渐下降，但其仍为康复治疗的主要对象。

3. 各种慢性病患者：很多慢性病患者病情缓缓进展或反复发作，致使相应器官与系统出现功能障碍，其活动能力和心理均受到不同程度的影响，对这类患者采用康复治疗，可减少并发症的发生，避免其功能进一步损害。同时，也可促进原发病的恢复。

4. 老年病和老年人：各种老年病伴有功能障碍者都是康复医学的诊疗对象。老年人机体的组织器官都存在不同程度的功能衰退。由于年老体弱、功能障碍，严重影响生活质量，行动上常有不同程度的限制，为使他们能参加力所能及的活动，提高生活质量，需要康复医学给予帮助。

5. 心理障碍患者：随着人们对于心理健康重要性的认识逐渐加深，越来越多的心理疾患者需要进行正规、系统的康复治疗，如抑郁症、自闭症、强迫症等的患者都需要康复医疗的介入，以促进其全面康复。

三、社区康复医学服务

1. 社区康复的概念：社区康复是指在社区的层次上对所有功能障碍对象采取综合康复服务。社区康复是急症患者早期康复治疗的延续，它是患者伤病后及残疾者在社区内继续得到康复服务的保证。

1976 年世界卫生组织提出以社区为基础的康复服务，要求通过社区为伤残者提供基本的服务和训练。1994 年世界卫生组织、国际劳工组织和联合国教科文组织联合讨论，共同制定了关于社区康复的联合意见书，提出了社区康复的定义、目标、方法、持续发展的条件、加强部门间的合作等要点；强调残疾人参与、残疾人受益；目标是确保残疾人能充分发挥其身心能力，能够获得正常的服务与机会，能够完全融入所在社区与社会之中。我国从 1986 年开始了社区康复的试点工作，同时还建立了有利于社区康复功能开展的法律和法规。1991 年，我国颁布了《中华人民共和国残疾人保障法》。在原卫生部、民政部和中国残疾人联合会的共同推动下，全国各地相继建立了社区康复站（也称为社区康复中心）。这些康复站在对伤残人员普查、康复功能训练和建立康复档案等方面发挥了一定作用，同时也摸索出了一些符合我国国情的康复工作模式。近年来，随着全社会对全科医学的重视，医学科学的发展和社会的进步给社区康复事业的发展提供了契机，社区康复正在迅速发展。

2. 社区康复的目标与任务：社区康复总的目标是按照全面康复的原则，为社区内的功能障碍者提供综合性的康复服务，包括医学的、教育的、职业的和社会的康复服务。为此必须做到以下几点：

（1）建立社区康复领导管理小组：社区康复工作是我国医疗卫生计划和国家社会

保障计划的一部分，社区康复应在各级政府领导下统筹安排，从国家到地方，建立起社会化的社区康复服务网络和社区康复各级领导小组。

（2）加强培训社区康复专业技术人员：在各级社区康复领导小组的领导下，除了培训全科医生以外，还必须培训康复技术指导员（包括物理治疗、作业治疗和语言治疗等）和康复护理员、志愿者等，使他们具备社区康复工作的专业知识，掌握一定的康复技术，通过这些力量去有效地帮助功能障碍者康复。

（3）完成社区康复的普查与评估工作：通过普查和功能评估，了解社区内的功能障碍者的情况，建立起康复对象的专门档案，以此作为开展社区康复的基础，并为每一个功能障碍者制订个体化的康复治疗方案。

（4）建立各种形式的社区康复场所：在现有条件下，因时、因地、因人制宜，建立必要的社区康复场所和配备一定的设施以适应实际需要。包括社区卫生服务中心的康复工作指导站、村（居委）里的基层康复站和个别患者的家庭居所康复。

（5）设立社区特殊康复机构：在有关部门的支持与配合下，设立社区特殊康复机构，为残疾者康复创造最基本的条件。如建立特殊教育班，解决弱智儿童的教育；举办聋哑人学校解决聋哑人的特殊教育；举办假肢、支具训练班解决截肢者支具安装与训练等问题；设置残疾人再就业机构，解决伤残者学习新技术和再就业等问题。

（6）营造助残的良好社会风气：社区康复的成功最终需要全社会的关心与支持，因此必须努力营造社区范围内的助残良好社会风气，即尊重、关心、扶持和帮助需要康复的对象，并采取多种实际措施，形成一个和谐的社会环境。

（7）双向转诊功能：社区康复是社区层次上的康复服务，当社区全科医生或其他康复工作者发现功能障碍者需要转诊到专科医院或康复中心、综合医院的康复医学科就医时，社区康复部门应及时把这些患者转诊出去，并随时接诊从专科医院、综合医院或康复中心转来的患者。

3．社区康复的工作特点：社区康复工作是面向社区内的功能障碍者。基于我国的国情，社区康复工作的主要特点有：

（1）以社区为本，立足社区：社区康复以社区为本是指社区管理、社区支持、社区受益。社区康复是社区发展计划中的一项康复策略，应该由社区领导，由政府安排并提供一定资金、场地。社区康复最终的受益者是社区居民。

（2）充分利用有限的医学资源：我国是发展中国家，无论是国家还是人民群众，投入到社区康复的资金仍然有限，这就需要我们充分利用有限的医学资源，包括人力资源、经济资源和技术资源，制定出因人制宜、因地制宜的个体化康复方案。

（3）广泛动员多方面的积极性：社区康复除了需要医护人员的积极工作外，同时还要有患者和患者家庭成员、护理员和志愿者的参与与支持，因此必须广泛地动员各方面的力量参与。

（4）康复治疗与健康教育相结合：患者和患者家庭成员的积极参与并发挥主观努力是社区康复中至关重要的因素，因此，康复治疗与康复健康教育同样重要。健康教育可以激发伤残者生存与康复的强烈愿望与信心，进而转化为积极参加康复的行动。

（5）以康复治疗团队为最基本的康复实施形式：社区康复团队应该以全科医生为

主，由包括物理操作者、作业操作者、心理操作者、语言操作者等共同组成。社区康复团队应该能够保证功能障碍者得到全方位、综合的康复服务。必要时，社区康复团队也可邀请综合医院或专科医院康复专家会诊，或将伤残者转诊到专科医院等。

4. 社区康复的资源：社区康复的资源是指一切可以为社区康复提供帮助和技术支援的社会力量和机构，包括下述几个方面：

（1）社区康复的管理资源：包括县（区）、乡（街道）政府的领导，以及对各项工作的协调，从而体现政府对社区康复事业的支持和扶助。

（2）社区康复的技术资源：社区康复的技术资源表现为社区康复领导小组、社区康复工作指导站、社区卫生服务中心（乡镇卫生院）、所在地区内的专科医院或综合性医院的康复医学科、康复中心和居住在本社区的退休康复医学技术人员等。

（3）社区康复的信息资源：国内外有关社区康复的所有网络信息，如光盘、录像带、磁带等，社区康复的专业技术杂志、报纸、图书、学术交流会议、交流媒体和平台以及各专科医院内已建立的伤病致残的传报信息网络等。

（4）社区康复的经济资源：社区康复的经济资源主要依靠政府的部分拨款，包括提供开展康复的场地；此外还有社会保险部门、社区内的企事业单位及个人的捐款与其他形式的资助，志愿工作者的奉献，患者本人及其家庭的支付，这一切构成了社区康复的经济资源。

5. 社区康复的服务方式：我国目前推行的社区康复服务模式大致有以下几种：

（1）社区服务保障模式：这是一种以民政部门为主的模式，即建立一种由民政部门负责，综合本社区各方面服务资源，对社区内功能障碍对象实施收容和康复的服务保障模式。如社区内的敬老院、老人托管所、临终护理院、老年护理援助中心、精神病工作站、民政局福利厂、儿童福利院等。这种模式强调社会基本福利照顾与服务，适当开展社区康复。

（2）社区卫生服务模式：这是一种以卫生部门医疗服务为主的模式，即以乡卫生院和社区卫生服务机构为基础，实行在为本地区群众防病治病的同时，也指导本社区功能障碍者的康复。有条件的乡镇卫生院或者社区卫生服务中心也设立若干张康复病床。

（3）家庭病床模式：这也是一种以医护人员医疗服务为主的模式，不同的是病床建立在病人家中，通过建立本社区居民健康档案，实行医护人员专业指导，开展家庭居所康复训练，使医疗服务工作更方便患者，并同时开展部分因地制宜的康复训练。

（4）社会化综合康复服务模式：这是一种由政府起主导作用并动员社区内多种力量参加的综合康复服务模式。社会化综合服务模式集中了以上3种模式的优点，将医疗任务与康复工作紧密结合，充分发挥全科医生的骨干协调作用，综合多种措施使功能障碍者康复，并致力于患者生活质量的提高和回归社会。显然，社会化综合服务模式更加适合我国的国情，更有利于社区康复工作的开展。

第一章　脑卒中康复

概念：脑卒中是一种突然起病的脑血液循环障碍性疾病。脑卒中又称脑中风，是我国的常见病、多发病，死亡率高、复发率高，约有80%的患者会遗留不同程度的功能障碍（偏瘫、失语、认知障碍、抑郁、尿便失禁等）。严重影响患者的正常生活，给家庭和社会带来沉重负担。临床医学虽然可以应用药物和手术抢救患者的生命，但很难解决患者的功能障碍问题。康复医学的介入可以明显降低患者致残率，改善其生活活动能力，提高其生活质量。

康复目标：①预防残疾的发生和改善运动、言语交流、吞咽、认知、心理等受损的功能；②促进功能恢复，充分发挥残余功能，尽可能恢复患者的日常生活活动能力，防治并发症（压疮、关节挛缩、失用性肌肉萎缩、肩关节半脱位、肩手综合征等）；③使患者在精神心理和社会的再适应，恢复患者自理的能力、社会活动和人际关系，提高其生存质量。

康复指征：患者生命体征平稳（一般脑梗死24小时后，脑出血48小时后），在不影响临床救治的前提下即可开始康复治疗；对于运动功能康复，需要患者有一定的认知功能和交流能力，以便与治疗人员沟通、学习，完成各种康复活动；康复治疗还需要有一定的体力，以便完成主动性康复治疗活动。病人急性期平稳后体位摆放可开始介入，同时进行肌力训练、日常生活能力训练等。

康复方法：常用康复治疗方法包括：体位摆放、体位转移、关节活动、关节肌肉牵伸松动、运动再学习、日常生活能力训练、生活重整训练、吞咽治疗、心理治疗、平衡功能训练、高中低频理疗、针灸等，根据对病人的评定结果选择适合的治疗技术。

1.1 将患者摆放成患侧卧位以预防偏瘫肢体出现异常模式

操作步骤	知识要求	态度要求
适用于早期或者长期卧床的患者。 1. 操作前准备 1.1 向患者说明训练的过程和注意事项。 1.2 选择松软的床面，或床面上铺有防压疮气垫。 1.3 准备多个软枕头。 2. 患侧卧位的摆放 2.1 头颈部：头颈段自然侧屈，避免后伸。 2.2 躯干：应稍向后转，后背可用枕头稳固支持。 2.3 上肢：健侧上肢可放到健侧腿上或者放在胸前以舒适为宜。患侧上肢伸直与躯干的角度不小于90°，前臂及掌心向上，五指伸开。手腕可背伸30°。 2.4 下肢：健腿屈曲并由枕头在下面支持，同时患腿保持在稍屈腿的体位（图1）。	1. 能够解释偏瘫的概念及偏瘫患者采取患侧卧位的作用。 2. 能够描述人的正确站立位姿势。 3. 偏瘫病人的异常姿势：头颈：向患侧屈曲，面部转向健侧；上肢：（屈曲模式）肩胛带：后撤，下沉；肩关节：内收，内旋；肘关节：屈曲；前臂：旋前；腕关节：掌屈，尺偏；手指：屈曲，内收；躯干：向患侧屈曲并向后方旋转；骨盆：患侧上抬并向后方旋转；下肢：（伸肌模式）髋关节：伸展，内收，内旋；膝关节：伸展；踝关节：跖屈，内翻；趾：屈曲，内收（图2）。	1. 偏瘫影响患者的正常活动，并且容易引起并发症，不仅给患者带来生活障碍，同时也给其带来一定的心理压力，有些患者因此而沮丧、苦恼，甚至失去生活信心。为此，医护人员要科学解释偏瘫的发生发展和转归，鼓励患者坚持康复治疗，树立战胜疾病的信心。 2. 偏瘫患者由于长期卧床、活动受限，个人卫生往往难以很好处理，医护人员不应表现出对患者的嫌弃甚至反感，不可因为患者有异味而敷衍或不按照规程操作，而应该指导和配合其家人努力保障患者的个人卫生，亲自为其调整床面和体位，教给患者家人规范的操作过程。在摆放体位时动作应轻柔，避免增加痛苦和发生意外伤害，避免肌张力的增高。 3. 摆放体位时要注意室内温度，室内温度较低时应该注意保暖；室内温度较高时，应该防止中暑。摆放好体位，由于限制了患者活动，往往难以坚持，应鼓励患者家人多与患者沟通以改变患者注意力。

续　表

操作步骤	知识要求	态度要求
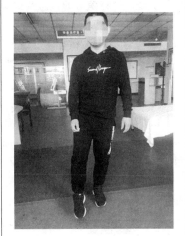　　　图1	图2	4. 偏瘫患者长期卧床，其需要家人照顾，有一些缺乏耐心的家人、经济条件较差的家庭容易放弃治疗。为此，要说服患者家人，尊重患者，多与患者交流，鼓励患者增强战胜疾病的信心。 5. 目前多数农村居民仍然居住在土炕上，如果在病人家中实施体位摆放，应该采取舒适褥面。如果在卫生院的病床上实施，应该采取相应措施防止病人滑落摔伤。 6. 如果患者在家中实施康复治疗，医护人员要定期到患者家中进行访问，了解其康复情况，发现问题，并提出完善措施。同时多与患者沟通以减少其抑郁症的发生。

重要提示：
1. 帮助患者每两小时变换一次体位，有利于防止压疮发生。
2. 患侧手和脚摆放不当易引起肌腱挛缩。

所需物品：病床、软枕头、气垫。

第一章　脑卒中康复

1.2 将偏瘫患者摆放成健侧体位以预防其患肢出现异常活动模式

操作步骤	知识要求	态度要求
适用于偏瘫早期卧床的患者 1. 操作前准备 1.1 向患者说明训练的过程和注意事项。 1.2 选择松软的床面，或者床面上铺有防压疮气垫。 1.3 准备多个软枕头。 2. 健侧卧位 2.1 头颈部：头颈部自然侧曲，舒适放置。 2.2 躯干：应与床面成直角。 2.3 四肢：患侧上肢由枕头支持在患者的前面，高度与患侧腋窝平行，掌心向下，上肢与床面平行，上举约100°。健侧上肢可放在任何舒适的位置。患侧下肢向前屈腿，并完全由枕头支持。注意足不应内翻悬在枕头边缘。健侧下肢平放在床上，轻度屈腿（图1）。 3. 一般2小时变换一次体位。	1. 能够解释偏瘫的概念及偏瘫患者采取健侧卧位的作用。 2. 能够描述人体四肢的解剖结构、活动范围及异常活动模式。 3. 能够描述正确站立位姿势。 4. 能够描述偏瘫病人的异常姿势：头颈：向患侧屈曲，面部转向健侧；上肢：（屈曲模式）肩胛带：后撤，下沉；肩关节：内收，内旋；肘关节：屈曲；前臂：旋前；腕关节：掌屈，尺偏；手指：屈曲，内收；躯干：向患侧屈曲并向后方旋转；骨盆：患侧上抬并向后方旋转；下肢：（伸肌模式）髋关节：伸展，内收，内旋；膝关节：伸展；踝关节：跖屈，内翻。趾：屈曲、内收（图2）。 5. 能够说出脑卒中偏瘫患者使用健侧体位的作用机制。	1. 偏瘫影响人的正常活动，并且容易引起并发症，不仅给患者带来生活障碍，同时也给患者带来一定的心理压力，有些患者因此而沮丧、苦恼，甚至失去生活信心。为此，医护人员要科学解释偏瘫的发生发展和转归，鼓励其坚持康复治疗，树立战胜疾病的信心。 2. 偏瘫患者由于长期卧床、活动受限，个人卫生往往难以很好处理，医护人员不应表现出对患者的嫌弃甚至反感，不可以因为其有异味而敷衍或不按照规程操作，而应该指导和配合患者家人努力保障患者的个人卫生整洁，亲自为病人调整床面和体位，教给患者家人规范的操作过程。摆放体位时动作应轻柔，避免增加痛苦和发生意外伤害，避免肌张力的增高。 3. 要向患者及其家人耐心解释摆放健侧体位的重要意义，鼓励其坚持保持。 4. 医护人员要与患者一起努力争取患者的功能完全康复，同时也要考虑到病情的轻重，比如是否存在出现严重的功能障碍不能完全康复的可能。为此，应多与患者及家属进行病情讨论与交流，并应获知患者及家人对此的态度。

操作步骤	知识要求	态度要求
图 1	图 2	5. 偏瘫在床的患者由于缺乏与社会交流，往往表现为对有些语言和表现极为敏感，甚至由于长期封闭变得情绪不稳定，因此要说服患者家人多关心体贴患者，与患者保持沟通，尊重患者。
重要提示： 如果不按照体位变换原则两小时变换一次体位极容易引起压疮。		**所需物品：** 病床、软枕头、气垫。

1.3 将偏瘫患者摆放成仰卧位以预防其患肢出现异常模式

操作步骤	知识要求	态度要求
适用于偏瘫早期卧床患者。 1. 操作前准备 1.1 向患者说明训练的过程和注意事项。 1.2 选择松软的床面，或者床面（炕面）上铺有防压疮气垫。 1.3 准备多个软枕头。 2. 仰卧位（平躺，面朝上）。 3. 头部：枕头不宜过高，保持颈椎的正常曲度以及胸腰椎的伸直位。 4. 四肢：在患侧上肢肩胛下放一个枕头，使其前伸，患肢肘部伸直，掌心向下五指分开。健侧上肢自然伸展放于体侧。患侧下肢：应在患侧骨盆下方和患侧大腿外侧放置一个枕头，以使骨盆向前，防止髋关节外旋。健侧下肢自然伸直，膝关节稍屈曲，踝关节保持正常位置（图1）。	1. 能够描述人体四肢的解剖结构、活动范围及异常模式。 2. 能够描述偏瘫病人的异常姿势。头项：向患侧屈曲，面部转向健侧；上肢：（屈曲模式）肩胛带：后撤，下沉；肩关节：内收，内旋；肘关节：屈曲；前臂：旋前；腕关节：掌屈，尺偏；手指：屈曲，内收；躯干：向患侧屈曲并向后方旋转；骨盆：患侧上抬并向后方旋转；下肢：（伸肌模式）髋关节：伸展，内收，内旋；膝关节：伸展；踝关节：跖屈，内翻；趾：屈曲，内收（图2）。 3. 能够说出脑卒中偏瘫患者使用仰卧位的作用机制。	1. 向患者及其家人耐心说明偏瘫患者摆放仰卧体位的意义，取得其家人认同，并且愿意积极配合和帮助病人坚持训练。 2. 摆放体位需要每天进行，所以可教会患者家属能够按照要求摆放体位。应该将摆放仰卧位的基本方法和技巧、注意事项清楚地告诉患者及其家人。 3. 提醒患者家人在实施摆放仰卧位前后及过程中，应该注意保护患者关节及肌肉以防止牵拉伤。 4. 偏瘫患者因为长期卧床或者行动不便，有可能存在一些心理问题，产生异常情绪，甚至对生活失去信心，因此应该经常与患者保持沟通，鼓励其坚持康复治疗。 5. 由于偏瘫会极大地打击患者自尊心和对于战胜疾病的信念，因此，要鼓励患者，提高患者的自尊心。 6. 偏瘫患者长期患病需要照顾，也容易产生并发症，这会给其家庭带来一定的心理、经济等多方面的负担，因此患者家人需多加付出以促进患者早日康复。 7. 操作需严格按照规程进行，操作时手法要轻柔正确，注意观察患者病情并作适当调整，避免用力不当引起意外伤害。

操作步骤	知识要求	态度要求
图1	图2	
重要提示： 1. 对早期软瘫的患者进行正确体位摆放，有利于患者后期功能恢复。 2. 坚持每两小时换一次体位可以防止压疮发生。 3. 踝关节背屈90°有利于防止跟腱挛缩。		**所需物品：** 病床、软枕头、气垫。

第一章 脑卒中康复

1.4　将偏瘫患者摆放成端坐位以预防其患肢出现异常模式

第一章　脑卒中康复

操作步骤	知识要求	态度要求
适合坐位平衡差或者长期卧位的患者。 1. 操作前准备 1.1 向患者说明训练的过程和注意事项。 1.2 如果在卫生院，准备病床、桌子及一把椅子；如果在病人家中，可以利用被子、枕头或者其他可以利用的物品。 1.3 帮助患者取端坐位。 2. 患者坐于床上必须保持躯干直立，背部伸展，髋关节屈曲90°，双下肢伸展，腘窝下垫一软枕，患侧脚外侧放一软枕固定，以防足内翻。可在患者身前放一小桌子便于患者双上肢放在桌子上以防肩关节脱位（图1）。 3. 患者坐在椅子上必须保持躯干直立背部伸展，髋膝踝关节屈曲，大概90°为宜。座位前放置一张桌子，双上肢放在桌面上以支撑躯干（图2）。 4. 治疗频次：依患者情况而定，一般每次半小时左右，每天1~2次。 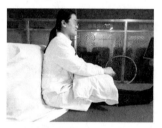 图 1 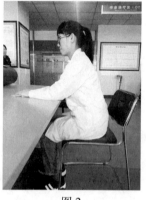 图 2	1. 能够解释端坐位训练对于预防偏瘫肢体出现异常模式的作用原理。 2. 能够说出端坐位参与的骨骼、肌肉名称及其解剖结构。	1. 鼓励患者树立恢复功能的信心，说服患者坚持体位训练，忍耐因锻炼造成的痛苦。 2. 做好患者家人的工作，教给其摆放成端坐位的方法。 3. 要全面准确地向患者及其家人解释病情，促使他们对病情转归有客观的期待，尊重科学，多与患者及家人进行交流、病情讨论，共同为促进患者康复努力。 4. 应记录患者在治疗前，治疗中，治疗后的情况，以正确判断和分析病情变化，适时合理调整康复计划。 5. 在操作过程中注意观察患者情况，保护好患者，防止发生意外。 6. 患者不能主动配合时，要协助其完成训练。 7. 操作严格按照规程进行。操作时手法要轻柔正确，观察患者病情作适当调整，避免用力不当引起意外伤害。
重要提示： 1. 直立性低血压不适合早期坐位摆放。 2. 生命体征平稳后即鼓励患者坐起，有利于患者后期功能恢复。 3. 初期坐不稳，可以先从坐3~5分钟开始，然后根据患者体力和病情变化逐渐延长时间。 4. 坐位姿势超过两小时后应变换体位，防止压疮。	**所需物品：**病床、软枕头、椅子、桌子。

1.5　对偏瘫患者实施躯干被动活动训练以维持其躯干的正常活动范围

操作步骤	知识要求	态度要求
该项训练适合肢体僵硬或者肌张力较高的偏瘫患者。 1. 操作前准备 1.1 向患者说明训练的过程和注意事项。 1.2 患侧卧位下进行被动活动。 1.3 帮助患者健侧（右）腿屈曲，操作者位于患者背后，左手固定患者健侧肩后部，右手固定患者健侧髋上部。 2. 左手向前推患者肩部，右手向后推患者髋部（图1）。 3. 左手固定肩前右手及前臂固定髋关节上，然后进行髋关节向前，肩关节向后的躯干肌牵伸放松。 4. 健侧（右）卧位被动活动时，患者患侧腿屈曲，操作者位于患者背后以牵伸健侧躯干的方法同样牵伸患侧。 5. 患者仰卧位，双腿屈曲，操作者位于患者患侧，双手固定患者下肢做左右摆动的动作，利于患者腰背部肌肉的牵伸放松。 6. 治疗频次：依患者情况而定，一般每次半小时左右，每天1~2次。 图1	1. 能够阐述躯干肌被动活动降低全身高肌张力及防止肌肉萎缩和关节韧带挛缩的机制。 2. 能够描述躯干肌肉的名称及解剖结构。 3. 能够指出躯干被动活动训练的注意事项。	1. 耐心向患者及其家人说明实施躯干被动活动训练的意义，鼓励患者主动配合，增强治疗信心。 2. 被动活动是患者康复训练的基础，因此需耐心做到为患者被动活动。 3. 在被动活动时可能会引起患者疼痛，会因此出现不配合或拒绝治疗的情形。此时应向患者及家人解释疼痛产生的原因及治疗的意义，以增强患者信心。并要求家人用力适中以免拉伤患者肌肉软组织。 4. 严格按照规程操作。操作时手法要轻柔正确，观察患者病情作适当调整，避免用力不当引起意外伤害。
重要提示： 1. 软瘫期病人不需被动牵伸。 2. 躯干被动活动时力度不当易造成肌肉拉伤。 3. 多与患者沟通有利于避免高张力肌肉拉伤。 4. 在肩和髋的反向活动达到最大时保持时许可以降低肌张力，有利于操作。		**所需物品：**床。

1.6 对偏瘫患者实施床上四肢被动活动训练以维持其四肢关节的正常活动

操作步骤	知识要求	态度要求
适合肢体僵硬或者肌张力较高的偏瘫患者。 1. 操作前准备 1.1 向患者说明训练的过程和注意事项。 1.2 患者仰卧位（见1.3）。 2. 上肢被动活动 2.1 活动肩胛骨：操作者位于患者患侧（左），将患者上肢外展90°，左手固定患者肩前部，右手固定肩胛部，进行上下左右的松动，然后向外牵引。 2.2 活动肩关节：操作者左手固定患者腕部，右手固定其肩部，进行肩关节内收、外展、前屈、后伸的被动活动（图1）。 2.3 活动肘关节：操作者左手固定患侧腕部，右手固定其肘关节，使其屈曲90°进行屈、伸的被动活动（图2）。 2.4 活动腕关节：操作者左手固定患者手掌，右手固定患者腕关节，进行掌屈、背伸、尺偏、桡偏及向外牵拉的被动活动（图3）。 2.5 活动掌指关节：可由近端向远端活动，活动掌骨时操作者左手固定患者拇指根部，右手固定其示指部，进行上下轻度错位活动，依次到小指根部。 2.6 活动手指指间关节：操作者左手固定患者掌骨，右手固定其近端指关节进行屈伸活动，依次到远端指关节。 3. 下肢被动活动 3.1 活动髋关节：操作者站在患者患侧，右手托住患者腘窝，左手抓住其踝关节，进行髋关节屈伸、外展、内收、内外旋活动（图4）。 3.2 活动膝关节：同3.1姿势进行膝关节的被动屈曲和伸展。 3.3 活动踝关节：操作者右手固定在患者小腿处，左手固定患者脚后跟，用前臂固定脚掌进行足背屈牵伸（图5），左手固定患者脚面进行跖屈、内翻、外翻的动作（图6）。 3.4 活动跖趾关节：操作者左手拇指固定患者跖骨，其余四指固定其脚掌，右手拇指固定第二跖骨，其余四指固定脚掌，进行跖趾关节的上下被动活动。 3.5 活动脚趾，操作者左手固定患者跖骨，右手固定其脚趾，进行上下和向外牵拉的活动。 4. 治疗频次：依患者情况而定，一般每次半小时左右，每天1~2次。	1. 能够说出四肢肌肉的名称并且描述其解剖结构。 2. 能够解释正常四肢关节的活动范围。 3. 能够解释四肢被动活动训练的目的。 4. 能够识别骨质疏松X线的异常表现。	1. 对于偏瘫长期卧床的患者来说，进行四肢被动活动训练对于维持四肢关节的正常活动有重要意义。但是在训练中患者会出现疼痛。因此，要向其说明训练的作用，鼓励其坚持训练。同时，要体谅其的痛苦，关心安慰患者。 2. 应该向患者家属解释训练过程及作用，鼓励家人体贴关爱患者，多与患者交流，分散其注意力。 3. 教会患者家人协助进行四肢被动活动的训练。 4. 被动活动时往往患者反应敏感，容易出现牵拉痛。故应减轻力度以防患者抵抗治疗导致肌张力增强或产生情绪抵抗等。

操作步骤	知识要求	态度要求
图1		
图2		
图3		

续　表

操作步骤	知识要求	态度要求
 图 4 图 5 图 6		
重要提示： 1. 在患者同时有骨折骨痂未愈合的时候做被动活动会影响骨折愈合。 2. 被动活动时如果力度控制不当或者角度控制不当，易引起骨折、肌肉拉伤或者韧带撕裂伤。 3. 被动活动只是防止关节粘连的方法之一，它不会增加肌肉的力量，所以不能取代主动活动。		**所需物品：**床、量角尺。

第一章　脑卒中康复

1.7　对偏瘫患者进行头颈部主动活动训练以使其保持正确头颈位

操作步骤	知识要求	态度要求
适合认知差及脑中风长期卧床颈部肌力弱的患者。 1. 操作前准备 1.1 向患者及其家人说明训练的意义与程序。 1.2 患者取仰卧位或长坐位。 1.3 环境宜安静，光线明亮。 1.4 肌张力高的患者治疗前应先给予放松颈部肌肉的药物，如巴氯芬口服，或肉毒毒素肌内注射等。 1.5 可准备一束多颜色假花或者玩具及患者容易感兴趣的物品。 2. 患者仰卧位状态下，操作者位于患者头部，拿起一束花放在患者左右、上下等不同方位，要求患者通过活动头部，寻找花的位置并说出其颜色，从这种趣味性活动中诱导患者抬头、低头、左右转动的主动活动（图1、图2）。 3. 治疗频次：依患者情况而定，一般每次半小时左右，每天1~2次。 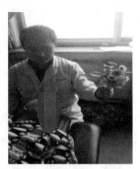 图1 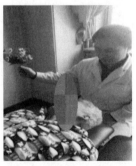 图2	1. 能够说明头颈部主动活动训练对于偏瘫患者的治疗作用和机制 2. 能够描述头颈部的解剖结构与活动范围。 3. 能够描述头颈部前屈后伸左右旋转活动角度。	1. 在活动前，应该询问患者有无不适，能否承受该项治疗。如果患者感觉不适，应该查找原因，有针对性的进行处理，待无不适症状后再进行此训练。 2. 耐心向患者说明进行头颈部主动活动训练的作用是增强颈部肌力力量，所以应该积极配合进行训练。训练过程中应不断鼓励、表扬患者的坚持毅力表现，以增强患者自信心。 3. 主动活动时患者可能由于颈部肌肉无力或紧张而致动作缓慢，或者控制力不够而导致动作过快，此时应该做好监督、示范作用，协助患者纠正不正确动作而实现规范的活动。 4. 对于伴有认知障碍的患者，应该通过各种沟通方式演示操作方法，训练中要体贴关爱患者，动作由小到大，力量由轻到重，过程中不断观察患者反应。 5. 即使患者反应能力差，甚至不配合，医护人员也要有持续的耐心和爱心。
重要提示： 1. 头颈部主动活动时如果速度过快可引起肌肉拉伤或者肌张力增强，使病情加重。 2. 根据患者情况每组左右活动头部各20次，间歇5分钟再进行下一组练习，患者出现头晕恶心后应该停止训练。		**所需物品：**治疗床，多种颜色假花、玩具等。

1.8 指导偏瘫患者进行躯干/骨盆主动活动训练以促进其恢复坐卧行走功能

操作步骤	知识要求	态度要求
适合躯干及骨盆肌力差的患者。 1. 主动活动前准备 1.1 患者仰卧于床上（或土炕上），穿宽松的衣服。 1.2 床面（炕面）不应太光滑，也不宜太软。 2. 进行仰卧位下躯干/骨盆的主动活动 2.1 患者双腿屈曲，操作者用双上肢固定患者双侧膝关节，臀部坐到患者双脚上（图1）。患者用双脚及头颈部和背上部的支撑力，将臀部尽可能抬高即增强躯干肌肉力量（图2、图3）。 2.2 患者仍取仰卧位，双腿屈曲，操作者固定患者双膝关节及双脚，告诉患者抬起臀部，并向左右方向移动，此项训练可增强躯干肌及腹肌的肌力及其协调能力。 2.3 训练频次：根据患者体力每天可练习（2~10组），每组20次。训练应循序渐进，逐渐增加活动次数，以及每个动作维持的时间长度，以不引起疲劳感为度。 图1 图2 图3	1. 能够指出躯干/骨盆运动参与的肌肉名称及其解剖特征。 2. 能够阐明主动活动的目的。	1. 鼓励患者在家人的帮助下积极进行练习，第一次应该进行演示操作，让患者及其家人理解开展该项活动的目的、意义，并且学会在家中练习。 2. 偏瘫患者进行的每一个活动都将伴随着某些困难，因此，开始练习要循序渐进，注意观察患者反应，要理解体谅患者的痛苦表达，努力帮助其减轻痛苦。 3. 主动活动时患者可能动作缓慢或者过快，因此要给患者一个适应的时间，不要催促患者或者抱怨患者。 4. 说服、帮助患者长期坚持练习，直到康复。由于患者康复训练是一个漫长的过程，医护人员要有耐心、爱心，认真指导患者，定期进行评估。即便是贫困家庭，也要严格按照操作标准实施训练。
重要提示： 1. 躯干/骨盆主动活动时，如果速度过快及过度用力容易使肌张力增强而加重病情。 2. 躯干/骨盆主动活动时注意健侧肢体的过度代偿，指导、协助患侧肢体用力完成伸髋动作。 3. 训练中如患者姿势异常或出现头晕恶心症状应该停止练习。		**所需物品：**治疗床、宽松衣服。

第一章 脑卒中康复

1.9　指导偏瘫患者进行四肢主动活动训练以提高其日常生活能力

操作步骤	知识要求	态度要求
适合四肢肌力及耐力差的患者。 1. 操作前准备 1.1 患者仰卧位于床上（或土炕上），穿宽松的衣服。 1.2 床面（炕面）不应太光滑或松软，以免摩擦力过小影响主动训练。 1.3 对肌张力高的患者应先将异常肌张力降低（如进行关节松动及按揉等）。 2. 床上仰卧位四肢主动活动（患侧） 2.1 上肢练习：肌力 3 级以上者可手持空水瓶，让患者做从胸前向外、向上触碰操作者手掌的动作，同时保持前臂旋后，腕背屈姿势（图 1、图 2）。 2.2 下肢练习：患者仰卧床旁，脚跟紧贴床面做踝背屈、屈膝、屈髋动作，然后脚跟紧贴床面做伸髋、伸膝动作（图 3、图 4）。 2.3 踝和足趾练习：患侧下肢屈髋屈膝位，反复做脚尖用力向上、向下勾脚的动作。	1. 能够描述四肢活动参与的肌肉名称及其解剖结构。 2. 能够说出肌力 3 级的指标。	1. 耐心向患者及其家人解释实施四肢主动活动训练的意义，征得他们的理解与配合。 2. 四肢主动活动训练对于提高偏瘫患者日常生活能力有一定意义，尽管该练习比较简单，但是对于偏瘫患者来说，也不是很容易的事情。病人需要克服肢体活动受限和疼痛。因此，要耐心说服患者坚持训练，在训练中给以帮助。 3. 应该把练习方法教给患者家人，平时由他们帮助患者进行练习。同时，要鼓励患者家人与患者保持良好交流，关心患者练习进展，把每次的进展成果告知给患者，以强化其信心。 4. 主动活动时患者可能出现动作缓慢或者过快，因此家属需耐心做到患者主动活动的监督，使得患者信心增强。 5. 鼓励患者坚持训练，提高其康复的信心。

续 表

操作步骤	知识要求	态度要求
 图 1 图 2 图 3 图 4		
重要提示： 1. 经常做牵伸有利于降低患者异常肌张力。 2. 异常模式的动作可引起病情加重。		**所需物品：**治疗床、水瓶。

1.10 指导偏瘫患者进行翻身训练以便于其床上移动

操作步骤	知识要求	态度要求
适合肌力能够完成翻身的患者。 1. 操作前准备 1.1 向患者及其家人说明翻身训练的意义与过程。 1.2 患者采取仰卧位。 1.3 床面不宜太光滑，避免摩擦力太小影响患者翻身。 2. 健侧翻身：患者双手交叉上举超过头顶，健侧脚勾起患侧脚踝部协助患侧下肢移动，双上肢向健侧摆动同时头颈及健侧下肢向健侧翻动（健侧脚勾住患侧脚踝处），整个动作利用惯性使身体翻向健侧，完成翻身动作。 3. 向患侧翻身：患者双手交叉上举并超过头顶，健侧下肢屈髋屈膝，健侧上肢带动患侧上肢向患侧方向摆动，头颈及健侧下肢同时向患侧方向摆动，利用惯性使整个身体翻向患侧，完成翻身动作（图1、图2）。 4. 治疗频次：以患者不感疲劳、无不适为宜。一般每次半小时左右，每天1~2次。 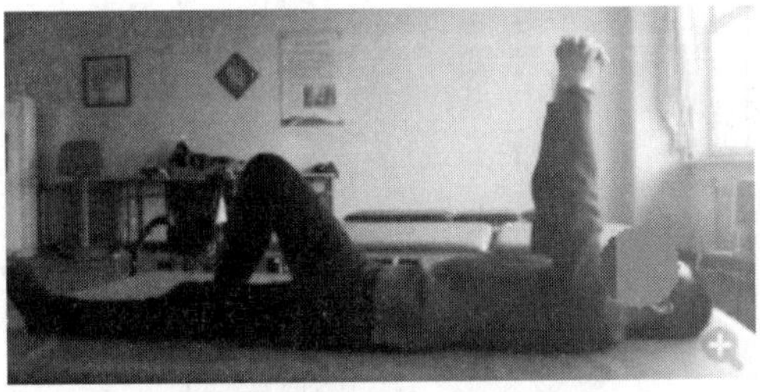 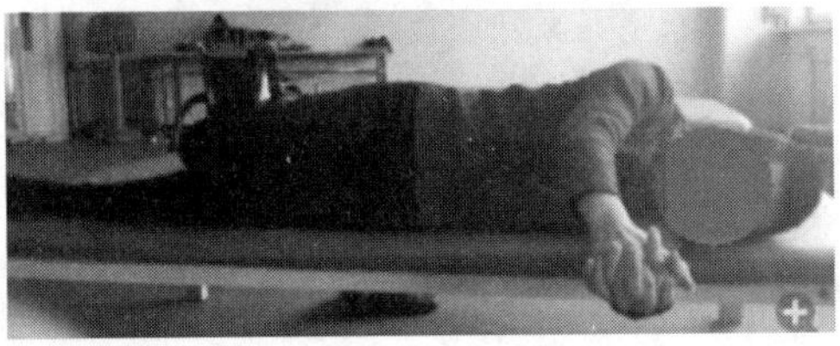	1. 能够阐述健侧翻身和患侧翻身训练对于偏瘫患者康复的意义。 2. 能够描述健侧翻身和患侧翻身肢体活动的机制。	1. 偏瘫患者肢体活动障碍严重影响其生活自理能力，也打击其心理，因此，要用科学道理向患者解释疾病的发生发展机制，让其明白如何有效应对，提高患者战胜疾病的信心，激发其坚持训练的勇气。 2. 早期训练要亲自教给患者翻身的方法、技巧及注意事项，并且教给患者家人帮助训练的方法，使患者逐渐在家人的帮助下能够坚持翻身训练。在患者成功翻转身体或者较前有进步时，应给予鼓励，以增强患者的锻炼心态。 3. 在训练过程中多与患者交流，对患者的不幸表示同情。 4. 操作手法要轻柔，根据患者的个体情况循序渐进。操作中注意保护患者，防止坠床。

图1

图2

重要提示： 1. 平衡功能差的患者不适合坐起训练。 2. 患者健侧手用力拽患手时容易造成患侧肩部脱位或者牵拉伤。 3. 长期卧床患者锻炼坐起前应先判断骨质情况，避免骨折。 4. 运动量要适宜，注意安全。	所需物品：治疗床、姿势镜。

1.11 教会偏瘫患者坐起以便于其恢复正常坐位

操作步骤	知识要求	态度要求
适合健侧翻身以后的患者。 1. 操作前准备 1.1 向患者说明坐起训练的目的意义，使其良好配合。 1.2 患者仰卧位于床上，在床前放置姿势镜（可以用家中的正衣镜或者能够反射出训练姿势的镜子代替），以协助患者观察、调整姿势。 2. 健侧坐起：患者健侧身体靠近床边，先将躯干翻转为健侧方向，健侧脚插入患侧脚踝下，用力将患侧下肢拖于床下，抬起头后，健侧屈肘支撑起躯干，逐渐伸直健侧上肢，利用身体重力及上肢支撑力撑起躯干，患者坐起后调整坐姿。 3. 患侧坐起：患者患侧身体靠近床边，先将患者躯干翻转为患侧方向，健侧脚插入患侧脚踝下，用力将患侧下肢移至床下，健侧手放置于胸前支撑于床面，患者先抬头后健侧上肢用力将躯干撑起，患者坐起后调整坐姿（图1~图4）。 4. 治疗频次：以患者不感疲劳、无不适为宜。一般每次半小时左右，每天1~2次。	1. 能够说明偏瘫患者进行翻身起坐训练的目的意义。 2. 上肢支撑坐起时，有利于上肢伸肌及闭链运动的训练。 （1）伸肌：通过收缩运动而能引起关节处骨骼伸展的肌肉。 （2）闭链运动：是指肢体远端固定而近端活动的运动。 3. 能够说出起坐活动参与的肌肉名称及形态。	1. 偏瘫患者肢体活动障碍严重影响其生活自理，对病人心理也是一种打击，因此，要用科学道理向患者解释疾病的发生发展机制，让其明白如何有效应对，提高其战胜疾病的信心，激发患者坚持训练的勇气。 2. 早期训练要亲自教给患者坐起的方法、技巧及注意事项，并且教给患者家人帮助训练的方法，使患者逐渐在家人的帮助下能够坚持坐起训练。 3. 能够完成坐起对偏瘫患者是好信息，会对其产生激励。当患者成功完成坐起或者较前有进步时，应给予鼓励，以增强患者锻炼的意志。 4. 在训练过程中多与患者交流，对其的不幸表示同情。

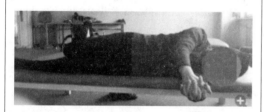

图1

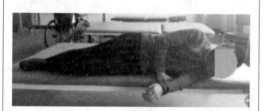

图2

操作步骤	知识要求	态度要求
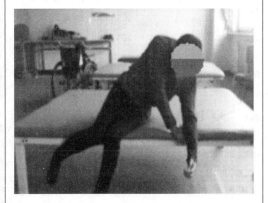 图3 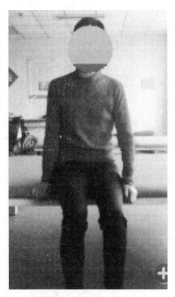 图4		

重要提示： 1. 支撑坐起时如果用力过度可能诱发肢体痉挛。 2. 翻身起坐时，应注意保护患者，以免发生坠床意外。	所需物品：治疗床、姿势镜。

第一章　脑卒中康复

1.12 指导偏瘫患者练习坐位下活动以提高其平衡能力

操作步骤	知识要求	态度要求
1. 以下患者不宜直接进行坐位平衡训练 1.1 因长期卧床直接坐起时可能出现直立性低血压或其他不适症状的患者。 1.2 无法保持床边独立静态端坐位的患者。 2. 向患者说明坐位平衡训练的过程。 3. 帮助患者取坐位。 4. 在坐位下做双手向前方够物品的动作。 5. 恢复到原来的坐位姿势下（图1）。 6. 患者在坐位下双手向前上方够物练习，并能回到原来的坐位姿势下（图2）。 7. 单手向前下方够物品练习，并能回到原来的坐位姿势下（图3）。 8. 练习时间：根据病人体力情况，一般5~10分钟/次，一天2~3次。 9. 练习到患者能够较安全快速地完成坐位平衡训练，然后进行下一个锻炼项目。 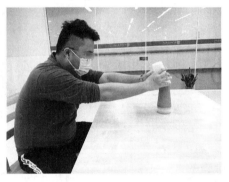 图1	1. 能够解释生命体征（血压、呼吸、脉搏、心跳）。 2. 直立性低血压：直立性低血压是由于体位的改变，如从平卧位突然转为直立，或长时间站立发生的脑供血不足引起的低血压。通常认为，站立后收缩压较平卧位时下降20mmHg 或舒张压下降10mmHg，即为直立性低血压。 3. 平衡的概念及其分类：平衡在临床上是指身体所处的一种姿势状态，并能在运动或受到外力作用时自动调整并维持姿势的一种能力；平衡分为静态平衡和动态平衡两类，动态平衡又分为：自动态平衡和他动态平衡。 4. 能够说出平衡训练的原则。	1. 向患者说明坐位平衡训练的目的意义非常必要，以得到其的正确配合，同时，告诉患者进行此项训练的目的意义。 2. 长期卧床的患者心肺功能都有一定程度的下降，体位变化时易引起生命体征的改变，尤其是血压和心率的变化，故治疗人员应高度谨慎，多注意观察，一切康复治疗均以安全为前提。 3. 在康复治疗过程中应注意保护好患者，避免出现碰伤或摔伤等意外情况。 4. 操作过程中要专心致志、仔细耐心，特别是针对小儿和老年患者。 5. 关注患者的心理、情绪变化，鼓励患者主动积极参与康复训练；对任何经济状况和社会地位的患者都应一视同仁，负责到底。 6. 在患者练习前，应先做示范动作，如果患者无法完成的动作应降低难度再让患者训练，或者把动作分解开训练，提示的口令应该通俗易懂，不要让患者产生不愉快的情绪。

续 表

操作步骤	知识要求	态度要求
图 2 图 3		

重要提示:

1. 体位变化可能给患者带来不适症状。

2. 对于长期卧床,活动量较小的患者,早期训练的时间不宜过长(一般最多不超过 20 分钟),而且必须注意血压的变化,如果出现头晕、恶心等不适症状应立即变换到平卧位,并监测生命体征的改变。

3. 在康复训练过程中,应在患者的患侧给予必要的保护,避免出现意外。

所需物品:

1. 床或者无靠背的椅子(后方需要有人保护),高度以患者的双脚能放平置于地面为好,如没有则需要可使双脚底完全放平的踏板置于患者的双脚下。

2. 用于患者训练的一些空瓶纸盒或者其他的小物件。

1.13 指导偏瘫患者进行躯干旋转练习以提高其平衡能力

操作步骤	知识要求	态度要求
1. 以下患者不宜直接进行坐位躯干旋转练习 1.1 因长期卧床直接坐起时可能出现直立性低血压或其他不适症状的患者。 1.2 无法保持床边独立动态端坐位的患者。 2. 向患者说明躯干旋转练习的过程。 3. 患者健手扶床栏杆保持坐位，做躯干旋转练习前准备。 4. 双上肢抱于胸前，进行躯干旋转。 5. 躯干前倾，双手够脚（图1~图3）。 6. 在操作者的保护下让患者拾取自己侧后方的衣服或其他物体（图4），鼓励患者转向后倾体位。 7. 治疗频次：以患者不感疲劳，无不适为宜。一般每次半小时左右，每天1~2次。	1. 能够说明偏瘫患者平衡训练的康复原理。 2. 平衡训练的原则：①支撑面由大到小；②重心由低到高；③从静眼到闭眼；④从静态到动态；⑤由稳定平面逐渐过渡到不稳定的平面；⑥从注意状态下到不注意状态；⑦从简单的训练逐渐增加训练的复杂性。	1. 要耐心向患者及其家人说明躯干旋转练习的作用、意义，使患者对训练有充分理解和心理准备。 2. 在躯干旋转练习过程中应注意保护好患者，避免出现碰伤或摔伤等意外情况。 3. 医务人员要根据患者坐位平衡功能的提高，逐渐改变康复训练方案，以保证康复治疗效果更明显，让患者建立自信心。 4. 关注患者的心理、情绪变化，鼓励患者主动积极参与康复训练；对任何经济状况和社会地位的患者都应一视同仁，负责到底。 5. 治疗过程中应随时观察患者的呼吸情况及疲劳感受，随时发现问题解决问题。

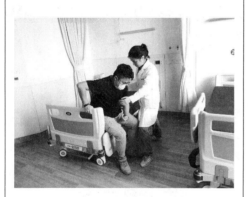

图 1

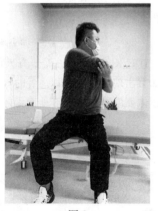

图 2

操作步骤	知识要求	态度要求
图 3 图 4		

重要提示: 1. 如果患者出现头晕、恶心等不适症状应立即停止,并让其平卧休息。 2. 在康复训练过程中,治疗人员应始终在患者的患侧给予必要的保护,避免出现意外。 3. 可以根据患者的兴趣爱好设计动作,不要强迫患者去做他们不喜欢做的事,尽可能增加训练的趣味性。	**所需物品:** 1. 床或者无靠背的椅子(高度以患者的双脚能放平置于地面为好,如没有则需要可使双脚底完全放平的踏板置于患者的双脚下)。 2. 可以使用患者熟悉的物体,如空饮料瓶、纸盒、衣服或者钥匙等日常生活用品。

1.14 训练偏瘫患者床上坐位向前后左右移动以为站立训练做准备

<table>
<tr><th>操作步骤</th><th>知识要求</th><th>态度要求</th></tr>
<tr>
<td>
1. 以下患者不宜直接进行床上的移动训练
1.1 因长期卧床直接坐起时可能出现体位性低血压或其他不适症状的患者。
1.2 无法完成躯干旋转和前后移动的患者。
2. 在治疗室或者患者家中，选择坐位时双足能平放地面的治疗床进行训练。
3. 向患者说明本次训练的作用及意义。
4. 告诉患者需要配合和注意的事项（避免过度前倾或后仰致身体失去平衡）。
5. 通过演示让患者明白如何在床上坐位进行向前、向后、向左、向右移动
5.1 练习坐位向前移动：患者取床边坐位，双手交叉握手，操作者坐于患者患侧，双腿分别放置患侧腿前后，让患者稍低头弯腰双手向前伸，将臀部抬离床面向前挪动。
5.2 练习坐位向后移动：患者取床边坐位，双手交叉握手，操作者坐于患者患侧，双腿分别放置患侧腿前后，让患者稍低头弯腰双手向前伸，将臀部抬离床面向后挪动。
5.3 练习坐位向左移动：患者取床边坐位，双手交叉握手，操作者坐于患者患侧，双腿分别放置患侧腿前后，让患者稍低头弯腰双手向前伸，将臀部抬离床面向左挪动。
5.4 练习坐位向右移动：患者取床边坐位，双手交叉握手，操作者坐于患者患侧，双腿分别放置患侧腿前后，让患者稍低头弯腰双手向前伸，将臀部抬离床面向右挪动。
6. 做每个动作前，先演示给患者看再进行练习，直到患者能正确练习再进行下一个动作的练习。
7. 治疗频次：以患者不感疲劳，无不适为宜。一般每次半小时左右，每天1~2次。
</td>
<td>
1. 能够解释床上坐位向前后左右移动训练的原理、作用、意义。
2. 能够模拟演示床上坐位向前后左右移动训练的过程。
</td>
<td>
1. 首次训练以前，应该耐心、详细向患者及其家人解释床上坐位向前左右移动训练的作用意义，简要说明训练程序，使患者理解该项训练，并且能够积极主动配合。
2. 对于语言功能有障碍或理解能力较差，以及动作不协调经常出错或完成不好的患者，要耐心讲解，积极引导，而不是抱怨和训斥。
3. 对于在疾病方面认识不够有抑郁情绪甚至否认自己病情不主动配合康复训练的患者，应对其做心理疏导，让其慢慢了解自己的情况，鼓励主动积极参与康复训练。
4. 对于患者的疑问或对疾病或康复训练认识有误的情况，应耐心应用医学科学原理给予解释，帮助其树立科学的康复治疗观念。
</td>
</tr>
<tr>
<td>
重要提示：
1. 在练习过程中，医务人员应始终在患侧进行保护，特别是双脚应一前一后放置于患腿的前后以防止患者过度前伸致向前摔倒。
2. 在练习过程中应给予明确的口令提示，帮助患者更好地完成动作。
3. 注意观察患者的生命体征变化，避免出现因过度疲劳而引起的不适。
</td>
<td colspan="2">**所需物品：**治疗床（高度不要过高，以患者坐位下双足能放平于地面为宜）</td>
</tr>
</table>

第一章 脑卒中康复

1.15 指导偏瘫患者在保护下站起以提高其站立能力

操作步骤	知识要求	态度要求
1. 以下患者不宜直接进行站起训练 1.1 因长期卧床直接坐起时可能出现直立性低血压或其他不适症状的患者。 1.2 无法保持床边独立动态平衡的患者。 2. 向患者及其家人说明站起训练的意义和活动过程。 3. 在专业人员或者患者家人保护下进行以下活动。 4. 患者坐于治疗床边，双足分开，两脚间距离约一脚宽，双手交叉。双手向前伸，重心前移至双脚，臀部抬离床，双腿均匀用力，抬头，伸腰，慢慢站起。 5. 操作者位于患者患侧，用双腿一前一后夹住患腿的膝关节，一手置于患者腰部抓住皮带，另外一手置于前方，提示患者双手向前伸去触摸一个目标，帮助患者重心前移，随之伸展髋、膝关节并伸展躯干。 6. 患者达到站立姿势后，坐下，再重复上述动作。 7. 治疗频次：以患者不感疲劳，无不适为宜。一般每次半小时左右，每天1~2次。	1. 能够说明偏瘫患者站起训练的作用及意义。 2. 能够说出练习当中的注意事项。 3. 能够详细讲解动作要领并演示给患者看。 4. 能够教会患者如何在日常生活当中进行自我练习，以达到更好的康复治疗效果。	1. 站起这一活动对于偏瘫来说是令其非常期待的，能够站起对其是一巨大鼓舞，可以显著改善患者状态和情绪。因此，医务人员要认真指导和保护患者完成这一训练。在康复治疗过程中应注意保护好患者，避免出现碰伤或摔伤等意外情况。 2. 对于语言功能有障碍或理解能力较差以及动作不协调总是出错或完成不好的患者，要耐心讲解，积极引导，而不是抱怨和训斥。 3. 对于在疾病方面认识不够有抑郁情绪甚至否认自己病情不主动配合康复训练的患者，应对其做心理疏导，让其慢慢了解自己的情况，鼓励其主动积极参与康复训练。 4. 可以根据患者的兴趣爱好设计动作，不要强迫患者去做其不喜欢做的事，尽可能增加训练的趣味性。 5. 如患者很难一次性完成，可以将起坐的动作分成几个分动作，逐一练习熟练后，再组合成站起的动作。
重要提示： 1. 在康复训练过程中，治疗人员应始终在患者的患侧给予必要的保护，避免出现意外。 2. 首次练习起坐动作时，应随时观察患者的反应，如呼吸急促情况及疲劳感受，根据情况安排练习动作。		**所需物品：**治疗床（高度以患者坐位下双足能放平于地面为宜）。

1.16　教会偏瘫患者手扶窗台或辅助下维持站立姿势以提高其站立姿势的控制能力

操作步骤	知识要求	态度要求
1. 宜选择在治疗室或者其他适合康复训练的场所进行训练。 2. 评估患者是否适合该项训练 2.1 适应证：脑血管意外，颅脑损伤致偏瘫能够独立保持端坐位，能在保护下独立从床边坐位站起的患者。 2.2 禁忌证：下肢有骨折未愈合的患者，膝关节骨关节炎疼痛不宜久站的患者，其他有心肺功能障碍不能保持站立的患者。 3. 向患者说明本次训练的目的及意义。 4. 向患者演示训练动作并告知患者动作要领及相关注意事项。 5. 进行站立练习：让患者双腿分开与肩同宽，健侧靠窗台一侧，用健侧手扶窗台，或者医务人员在患侧辅助患者保持站立。 6. 根据患者的站立能力，如有提高，可以慢慢减小手扶或辅助的力度以及增加站立保持的时间，达到逐步提高站立位姿势的控制能力。 7. 治疗频次：以患者不感疲劳，无不适为宜。一般每次半小时左右，每天1~2次。	1. 能够判断什么样的患者或者具备什么条件的患者适合辅助下站立位姿势控制训练。 2. 能够向患者说明站立姿势控制训练的作用及意义。 3. 能够向患者演示如何进行站立位姿势控制训练，并讲解动作要领及注意事项。 4. 能够描述正常人的站立姿势及参与站立的组织。	1. 站立对于偏瘫的患者来说是非常令其期待的，能够站立对于其是一个巨大的鼓舞，可以显著改善患者状态和情绪。因此，医务人员要认真指导和保护患者完成这一训练。在训练过程中应注意保护好患者，避免出现碰伤或摔伤等意外情况。 2. 在患者做训练前应耐心解释清楚训练的目的及注意事项，使其理解并主动参与。耐心与患者沟通，告知其应该主动积极参与训练，建立自信心，不应气馁和自卑。 3. 训练过程中应随时观察及询问患者的感受，告诉患者要劳逸结合，不要过度劳累，注意休息。 4. 对于注意力不太集中的患者，医务人员或患者家人应该多口令引导，使其注意力集中，并加强保护，防止其意外摔倒。
重要提示： 1. 鼓励患者树立信心，在安全的条件下主动积极参与训练。 2. 患者可能会急于求成，延长训练时间或增加训练强度致过度疲劳以致出现酸痛或其他不适症状，应对其耐心多次开导，让其能够树立科学的运动治疗观念。		**所需物品：**治疗室的窗台、凳子。

第一章　脑卒中康复

1.17 教会偏瘫患者在保护下前后左右移动身体以达到自我平衡

操作步骤	知识要求	态度要求
1. 该项目可以在卫生院或者患者家中训练。 2. 适用于脑血管意外、颅脑损伤致偏瘫的患者，并且能够在监护下独自安静站立。 3. 向患者说明本次训练的目的及意义。 4. 向患者说明训练的动作要领及相关注意事项并逐一进行动作演示。 5. 练习前教会患者挺胸抬头，臀部前挺，保持膝关节微屈，脚后跟着地，双下肢尽可能一样负重的姿势，并且能安全独立保持。 6. 让患者保持站立，操作者站在患侧保护，口令引导患者松开双手，上肢放于体侧，逐渐除去支持，让患者独立保持站立。 7. 待患者独立保持站立稳定后，一般能独立保持站立3分钟以上，让患者交叉握手（或仅用健侧上肢）向前方伸出，在可以控制的范围内回到站立位，并在平衡保持比较好时慢慢增加前伸的距离，以增加动作的难度，如果患者感到疲累，则可坐椅子休息后再练习。 8. 让患者双手交叉握手（或仅用健侧上肢）向上举过头顶，身体稍向后倾斜，然后回到原位，重复练习，操作者在后方给予充分保护，如果患者感到疲累，可坐椅子休息后再练习。 9. 让患者双上肢置于体侧，操作者站在患侧，手给予患手和骨盆适应的支持，口令引导患者身体向患侧倾斜，然后回到原位，重复练习，根据患者的能力慢慢加大倾斜的距离，以增加难度，若患者感到疲累，可坐椅子休息后再练习。 10. 让患者双上肢置于体侧，操作者站在健侧，口令引导患者身体向健侧倾斜，然后回到原位，重复练习，慢慢加大倾斜的距离，以增加难度，若患者感到疲累，可坐椅子休息后再练习。 11. 每次练习15分钟，一天练习两次；患者能够较安全熟练地完成身体的前后转移则可以停止该项练习。	1. 能够阐述前后左右移动身体自我平衡对于偏瘫患者康复的作用、意义。 2. 能够描述躯干、四肢的解剖结构、活动范围与功能。 3. 能够说出脑血管意外、颅脑损伤的临床表现与临床判断要点。	1. 有些偏瘫患者由于肢体活动受限或长期卧床，导致肢体肌肉萎缩无力，甚至移动身体都成为问题，因此应该指导患者进行床上的身体转移活动。 2. 在同情患者遭遇的同时，不断鼓励患者坚持练习。 3. 练习中应当注意保护患者，避免发生意外。 4. 本次训练中患者的身体摆动较大，在康复治疗过程中应注意保护好患者，避免出现碰伤或摔伤等意外。 5. 对于有恐惧和紧张心理的患者应该给予心理疏导，要耐心讲解、积极引导，鼓励患者慢慢主动练习。 6. 对于语言功能有障碍或理解能力较差的患者，要求家属多学习并掌握练习技巧，回到家后再慢慢教患者练习，以确保患者能理解并学会这种练习方法。 7. 康复训练过程中，治疗人员应先做示范动作，如果患者无法完成的动作应降低难度再让患者训练，或者把动作分解开训练，提示的口令应该通俗易懂，不要让患者产生不愉快的情绪。要守护在患者身旁，给其以安全感，防止发生意外。
重要提示： 1. 膝关节骨关节炎疼痛或有心肺功能障碍无法保持站立的患者禁忌该项练习。 2. 在康复训练过程中应始终在患者的患侧给予必要的保护，避免出现意外。 3. 对于安静下无法自己独立保持较长时间的患者或者恐惧心理严重的患者切勿直接进行练习，以避免因紧张害怕等因素而出现意外情况。	**所需物品：**椅子（有无靠背都可以，但高度不宜过高）。	

第一章 脑卒中康复

1.18 教会偏瘫患者使用绷带进行辅助下步行训练以提高其步行能力

操作步骤	知识要求	态度要求
1. 该项目可以在卫生院或者患者家中训练。 2. 适应证为脑血管意外、颅脑损伤致偏瘫的患者，并且能够在监护下独自安静站立。 3. 向患者说明本次训练的目的及意义。 4. 向患者说明训练的动作要领及相关注意事项并逐一进行动作演示。 5. 操作前准备：患者取坐位，操作者位于患者患侧，为患者绑上绷带，如内翻可将绷带头冲向外侧，固定后通过足底绕向足背3~4圈到脚外侧用力提拉绕向脚踝处再交叉缠向脚掌反复交替缠绕后可纠正足内翻。足外翻反之。 6. 在练习步态行走时，可选择在双杠练习，双手扶到双杠上进行练习，患侧脚先行然后迈出健侧脚。	1. 能够说出绷带的种类，并且能够根据病情选择绷带。 2. 能够说出评估患者踝关节的内外翻情况及下肢肌力的要素。	1. 能够步行活动对于偏瘫患者来说是一种很大的康复进步，所以，耐心训练步行行走可以极大地鼓舞患者战胜疾病的信心。训练前要耐心向患者说明训练步骤和注意事项，并且需保护好患者。 2. 在缠绕绷带时需细心，保持绷带美观，此举可使患者步态练习时比较舒适。 3. 要努力克服患者的心理障碍，增强其信心，不要急于求成，以免发生意外，从而影响病人积极性。其每当训练有进展时，都应该鼓励患者坚持练习。
重要提示： 1. 注意保护患者以防摔倒。 2. 步行时速度要慢，需注意观察患者脚踝处，避免张力增高内外翻加重。		**所需物品：**绷带。

1.19 指导偏瘫患者使用体重计练习站立以体会患侧承重

操作步骤	知识要求	态度要求
1. 适用于站位平衡达到2级以上的患者。 2. 向患者介绍使用体重计练习站立训练的作用和意义。 3. 训练前准备：患者呈坐位，患侧脚下放电子体重计，健侧脚下放与体重计同等高度的木箱。 4. 嘱患者站稳后观察体重计指针的变化，以使患者体会患侧腿是否足够持重。 5. 在以上动作基础上可增加双手参与活动，如十指交叉上抬，或者向患侧取放物体，同时，嘱患者观察体重计指针的变化。	1. 能够阐述偏瘫患者使用体重计练习站立的意义和作用原理。 2. 能够说出偏瘫患者站立参与的肌肉如主动肌，拮抗肌，协同肌的名称、起止点、形态。 3. 了解站位平衡分级标准。	1. 应该理解偏瘫患者希望能够重新站立的心情，要告诉其此项训练的目的意义，鼓励其积极坚持训练，树立信心。 2. 指导偏瘫患者使用体重计练习站立要循序渐进，不要急于求成。指导患者正确谨慎练习，克服恐惧心理。 3. 练习时要守护在患者身旁，密切观察其的表现，防止发生意外。 4. 教会患者家人此项练习的要领，以便根据病人情况随时练习。
重要提示： 1. 患者站位平衡达不到1级时，不能盲目用体重计练习，防止发生意外。 2. 观察患者患侧踝关节的稳定性，避免内外翻用力不正确引起踝关节骨折。 3. 患者练习站立时需观察患者动态情况以防摔倒。		**所需物品：**体重计、与体重计等高的木箱。

第一章 脑卒中康复

1.20 指导偏瘫患者进行重心转换练习以提高其平衡能力

操作步骤	知识要求	态度要求
1. 该训练适用于站位平衡达到 2 级以上的偏瘫患者。 2. 训练前向患者说明其目的意义。 3. 准备好方便束缚的衣裤及平底鞋。 4. 患者站立，医务人员位于患者身后加以保护。 5. 当练习前后移动身体时，嘱患者向前迈一步，同时身体重心向前移到前方的脚上，之后该侧下肢向后撤一步，同时重心移向后方的脚上。 6. 左右重心转换时，医务人员要站在患者身后，嘱患者双下肢分开一步，然后身体重心左右交替转移，从而完成一次重心转换。 7. 治疗频次：以患者不感疲劳，无不适为宜。一般每次半小时左右，每天1~2次。	1. 能够解释重心前后左右转移训练的意义。 2. 能够说明重心前后左右转移涉及的肌肉名称。 3. 能够描述重心前后左右转移的正确姿势。	1. 要耐心向患者及其家人解释重心转换练习的目的、作用、意义。鼓励患者坚持训练。 2. 重心转换练习对于偏瘫患者来说是一次挑战，医务人员应该帮助患者克服恐惧心理，勇敢实践，即使遇到困难也不应该气馁。要细心锻炼，保护患者练习安全，以防摔倒。 3. 重心转移练习比较繁琐，不应急躁，要积极与患者交流，让其在练习中获得成就感。
重要提示： 1. 注意观察患者脚踝处避免内外翻形成或者加重。 2. 可利用秒表计时来增强患者的重心转移能力。		**所需物品：**秒表。

1.21 指导偏瘫患者从健侧方向完成床到轮椅的转移以促进其移动能力的恢复

操作步骤	知识要求	态度要求
本训练适用于坐位平衡达到2级以上的患者。 1. 操作前准备 1.1 选择一辆适合于患者身高、体重及功能障碍的轮椅。 1.2 检查轮椅装置，手刹是否可以正常使用，检查轮椅是否处于制动状态。 1.3 向患者说明训练的目的意义及注意事项。 2. 先从健侧转移：先将轮椅（靠近身体的扶手）与患者健侧成30°~45°斜角。 3. 患者坐稳于床旁，其臀部三分之一坐于床上。 4. 患者双脚平放到地面上，健侧脚稍向前半步，健侧手扶于远侧轮椅扶手，上身重心向前，健侧手用力支撑，同时起身后，再转移至轮椅坐位上。 5. 调整坐姿，之后将双脚放于脚踏板上（图1~图3）。 图1	1. 能够描述轮椅的基本构造及使用方法。 2. 能够说明选择轮椅的基本标准。	1. 由于长期卧床使偏瘫患者受到难以忍受的折磨，一旦有能力下地，对于患者是一种巨大的鼓舞。因此，要耐心向患者说明进行从床到轮椅的转移的注意事项，不可急于求成。 2. 患者往往有恐惧心理，因此，既要向其解释训练步骤，也要积极鼓励其开展训练，即使开始遇到困难如肌肉无力或者平衡把控不好，也要循序渐进，从扶持患者到患者自己运动，要小心谨慎，注意观察患者，站在患者前面或患侧以加强保护，以增强患者的安全感。 3. 要熟悉轮椅的结构功能和使用方法，使用前认真检查轮椅是否安全可用，如果有问题及时修理。

续　表

操作步骤	知识要求	态度要求
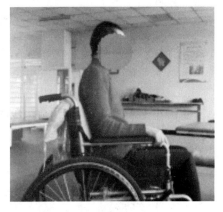 图 2 图 3		
重要提示： 1. 平衡差的患者不适宜进行此项训练。 2. 转移前必须检查轮椅的安全，如手刹、轮胎、靠背及脚踏板的高度。 3. 转移时轮椅要先制动。 4. 转移空间应宽敞，以便于操作。		**所需物品：**轮椅、床。

1.22 指导偏瘫患者练习穿脱衣服以促进其生活自理能力

操作步骤	知识要求	态度要求
适合需要生活自理的患者。 1. 操作前准备 1.1 准备适宜的较为宽松的衣服。 1.2 先将上衣整理整齐，分清衣服里外面和左右衣袖。 1.3 向病人说明练习穿衣的要点和注意事项。 1.4 患者取坐位姿势。 2. 将上衣打开，里面儿朝向膝盖放好。 3. 指导患者先用患侧手插入对侧衣袖内，再用健侧手将衣领拉至患侧肩上，脸颊固定衣领。 4. 患者健侧手由颈后抓起衣领并向健侧提拉，再将健侧手插入衣袖内。 5. 整理好衣袖及衣领后系好衣扣，穿衣完毕（图1~图4）。 6. 脱衣时首先解开衣扣，患侧手有抓握能力的情况下用患侧手固定健侧衣袖口，肘关节屈曲，健侧手臂退出，用健侧手将患侧衣袖拽出，脱衣完毕。 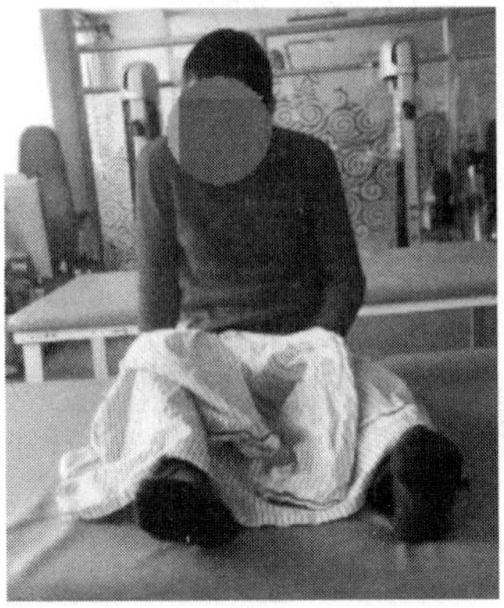	1. 能够描述练习穿脱衣服的程序和要领。 2. 能够说出练习穿脱衣服的注意事项。	1. 穿脱衣服是生活自理的必要技能，因此要鼓励患者和其家人积极进行穿脱衣服的训练。 2. 帮助患者家人准备适宜的衣服很重要，衣服选择应该宽松柔软，以便于练习。练习穿脱衣服时要考虑周围环境及气温以避免病人受凉。 3. 开始练习时，医务人员应该先作示范，教给患者家人帮助患者练习，能够描述练习穿脱衣服的要领，并在患者练习穿脱衣时要耐心协助，不能催促或者不耐烦。鼓励患者树立信心，坚持训练。 4. 根据季节或室温的变化及时更换衣服以保温或者避暑。穿脱前后将衣服整理整齐以便于下次穿脱时较容易且节约时间。

图1

第
一
章

脑
卒
中
康
复

续　表

操作步骤	知识要求	态度要求
 图 2		
 图 3		
 图 4		
重要提示: 1. 平衡能力差的患者早期不适合穿衣活动训练。 2. 尽量准备一些宽松的衣服以便于穿脱。		**所需物品:** 椅子、对襟上衣。

1.23　指导偏瘫患者练习穿脱套头衫以促进其生活自理能力

操作步骤	知识要求	态度要求
适合需要生活自理的患者。 1. 操作前准备 1.1 选择适宜大小的套头衫。 1.2 向患者说明练习的程序及注意事项。 1.3 患者取坐位姿势。 1.4 穿套头衫前应检查衣服头口和衣服前后面儿及左右衣袖。 2. 将衣服前面朝向患者大腿处放好。 3. 指导病人把患侧手插入相对应衣袖里，然后健侧手帮助患侧手伸出衣口。 4. 指导病人再把健侧手伸进相对应衣袖内，双手上举，肘屈曲，头从衣服头口伸出， 5. 把整个衣服向下拉动，健侧手帮助整理衣服，穿衣完毕。 6. 在脱套头服时，先用健侧手放在头后，将上衣体拉向上方，头退出后，用患侧手固定健侧衣袖口（患侧手无抓握能力可借用辅助器具，如长头夹子，用嘴将夹子咬住固定健侧衣袖口），将健侧手臂退出衣袖后再将患侧手臂退出衣袖，脱衣完毕。	1. 能够描述练习穿脱套头衫的要领。 2. 尽量穿宽松的衣物以便于穿脱，并且节约时间，必要时换成对开衫。	1. 能够穿脱套头衫标志着患者的生活自理能力有了进一步提升，这对患者无疑具有重要激励作用。因此，要鼓励患者坚持练习，即使开始遇到障碍，也应该努力克服。不要对患者的缓慢动作表现出不耐烦或者讥讽。 2. 耐心向患者及其家人说明练习穿脱衣服的重要意义，要鼓励患者家人帮助患者积极进行穿脱衣服的训练。 3. 对患者练习穿脱套头衫时要耐心等待，不能催促、批评，要鼓励、表扬，以便患者树立信心，加速恢复；要根据患者病情轻重安排合适的训练方法，如床上穿脱或站立位穿脱等，同时注意训练时要保护患者，以防摔倒。 4. 根据季节及室温变化调整衣服的薄厚以保温或避暑。每次练习穿脱衣服前后应将衣服整理整齐以便于下次穿脱时较容易且节约时间。
重要提示： 1. 练习穿脱衣服时要考虑周围环境及气温以避免风寒暑热。 2. 患者坐位或站位的平衡功能不佳容易发生安全问题。		**所需物品：**套头衫、床、水银镜（姿势镜）。

1.24 指导偏瘫患者练习穿脱裤子以提高其自理能力

第一章 脑卒中康复

操作步骤	知识要求	态度要求
适合需要生活自理患者。 1. 操作前准备 1.1 根据患者活动控制能力的不同，可以采取不同的体位。 1.2 根据季节选择适合的裤子。 1.3 向患者说明练习的程序和注意事项。 2. 常坐位穿裤子：首先指导患者练习穿患侧裤腿，坐位时将患腿屈髋屈膝，用健侧手将裤腿提至大腿处，然后健腿穿上裤腿。患者躺到床上，通过不断左右侧身将裤腰边提到裤腰上。也可通过桥式运动，用健侧手把裤子提好（图1~图4）。 3. 常坐位脱裤子：先将裤腰退下，然后坐起将健侧裤腿退出，再把患侧裤腿退出。 4. 床旁穿裤子：首先将患腿放在健腿上，套上裤腿提拉到大腿处，放下患腿，用患手固定裤腿以防脱落，健腿穿上裤腿，提拉至膝以上后，患者站立起来利用健侧手将裤腰提起整理好。 5. 床旁脱裤子：在患者站立时先将裤腰退至膝下后，坐到床上将健侧裤腿退出后再退出患侧裤腿。 6. 练习完毕把把裤子整理好后放置于衣柜以便于下次练习使用。 图1	1. 双桥式运动是指双下肢屈髋屈膝双脚踩稳床面后抬起臀部的动作。 2. 能够描述穿脱裤子的方法和注意事项。	1. 能够穿脱裤子标志着偏瘫患者的生活自理能力有了进一步提升，这对其无疑具有重要激励作用，因此，要鼓励患者坚持练习，即使开始遇到障碍，也应该努力克服。不要对患者的缓慢动作表现出不耐烦或者讥讽。 2. 对患者穿脱裤子练习要耐心协助、等待，甚至给予必要的帮助，不应该催促或者指责患者动作缓慢。要鼓励、表扬病人，以便患者树立信心，加速恢复。 3. 要根据患者病情轻重安排合适的训练方法，如床上穿脱或站立位穿脱等。同时注意在训练时保护患者，以防摔倒。 4. 根据季节和室温变化选择裤型训练，注意保温或避暑。

操作步骤	知识要求	态度要求
 图 2 图 3 图 4		
重要提示： 1. 练习穿脱裤子时要考虑周围环境及气温以避免风寒暑热。 2. 患者具有良好的坐位和站位平衡功能对于保障安全有重要意义。 3. 在裤腿上做标记有利于患者分辨衣服的前后左右。		所需物品：裤子、床。

第一章　脑卒中康复

1.25 指导偏瘫患者练习穿脱鞋袜以增强其生活自理能力

操作步骤	知识要求	态度要求
适合需要生活自理患者。 1. 操作前准备容易穿脱的鞋子。 2. 穿鞋时，患者取坐位，患侧脚放在健侧腿上（二郎腿），用健侧手将鞋穿上提起鞋后帮，健侧脚穿上鞋后患者弯腰提起鞋后帮，粘好粘扣，穿鞋完毕。 3. 脱鞋时，可利用一只脚踩住鞋后帮，将另一只脚伸出。反之同样方法。也可将一只脚放在腿上（二郎腿）用健侧手将鞋脱掉，然后弯腰将健侧鞋脱掉。 4. 穿袜子：首先将袜子整理好分清上下面儿，把袜腰卷至前脚掌处，将患脚放在健腿上，用健侧手将袜子套于脚上，把袜腰向脚踝处提起。然后用同样方法穿上健侧袜子。患侧肢体不灵活的患者可选用穿袜器，先将袜子套在穿袜器上，将脚伸进穿袜器，然后将穿袜器退后，整理袜子（图1）。 5. 脱袜子：可直接从脚尖处拉出袜子，也可先将袜腰退至脚踝处再用手指勾住袜口将袜子脱掉。 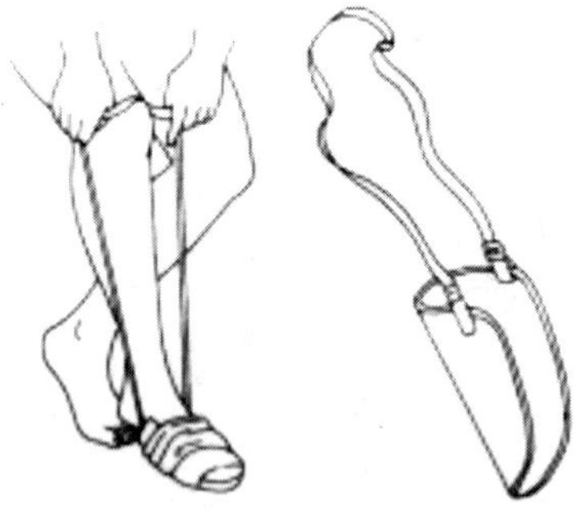	1. 患者需认识鞋袜结构与区分左右及说出结构名称。 2. 尽量选用粘扣、软底鞋，且鞋后帮稍硬些有利于穿脱。避免不利于穿脱的系鞋带鞋。 3. 必要时选用穿袜器，以帮助患侧肢体不灵活的患者。	1. 对家属及患者进行宣教，告知其需要积极配合穿脱鞋袜是生活自理的必要技能，因此要鼓励家属和患者积极进行穿脱鞋袜的训练。 2. 对患者穿脱鞋袜时要耐心协助、等待，不能催促、批评。每次要给予充足的时间练习，并且坚持用同一种方法练习，直至患者能够独立穿脱为止。 3. 操作者和家属要根据患者病情轻重安排合适的训练方法，同时注意在训练时保护患者，以防摔倒。

图1

| **重要提示：**
1. 平衡功能差的患者不适合此活动训练。
2. 穿脱前后将鞋袜整理好以便于下次穿脱时方便，且节约时间。
3. 穿脱时注意掌握体位平衡以防止摔倒。
4. 根据季节选用合适的鞋袜，避免汗脚及冻脚。
5. 注意周围环境整洁，避免摔倒后出现不必要的损伤。 | **所需物品：**椅子、床、鞋袜。 |

1.26 教会偏瘫患者使用手杖站起坐下以训练其独立起坐能力

操作步骤	知识要求	态度要求
该训练适合步态稳定性差的患者。 1. 操作前准备 1.1 向患者说明使用手杖站起坐下训练的意义及程序。 1.2 选择较稳的四脚手杖，调整好合适的高度。 1.3 帮助患者在坐位状态下检查手杖的牢固性及地面的平稳性。 2. 站起练习 2.1 指导患者将手杖放到身体健侧外前方，健侧手握手柄，双脚踩稳地面，膝盖超过脚后跟，身体重心前倾，低头弯腰抬臀部。 2.2 患者健侧手向下用力支撑，然后抬头直腰，站直后手拿稳手杖，眼睛正视前下方（图1、图2）。 3. 坐下练习 3.1 患者在站立状态下，看清床或椅子的位置，后背朝向床体，身体距离床的位置不能大于15厘米以防止坐空摔倒在地。 3.2 手持稳手杖后低头弯腰双腿屈曲，动作缓慢坐到床上。 4. 根据患者体力情况每天进行2到10组练习，每组10次。	1. 拐杖的高度调节到手握柄与股骨大转子相平。目的是维持正常体位，过高会造成肩、肘、手关节及周围组织疼痛等，过低不仅肩、肘、手腕受影响，同时腰肌也会受到牵拉，下肢不能充分屈髋屈膝踝背屈。 2. 知道手杖的结构及分类。①单足手杖：用木材或铝合金制成。适用于握力好、上肢支撑力强者，如偏瘫患者的健侧、老年人等；②多足手杖：由于有三足或四足，支撑面广且稳定性好，因此多用于平衡能力欠佳、用单足手杖不够安全的患者（图3~图5）。	1. 向患者及其家人详细解释使用手杖站起坐下训练的作用意义，使其正确给予配合。要鼓励患者积极参与训练，告诉其目前使用手拐只是为了步态训练的过渡，只要努力锻炼会有明显效果的。 2. 训练过程中要全程守护在患者身旁，开始阶段医务人员要密切观察和指导，当过一阶段熟悉以后可以由有帮助能力的患者家人守护保护。 3. 医务人员要与患者一起努力争取患者的功能完全康复。也要考虑到病情的轻重，如是否存在严重的功能障碍不能完全康复的可能。为此，应多与患者及家属进行交流、病情讨论，并应获知患者及家属的态度。 4. 应该理解患者的恐惧和担心，开始时患者由于虚弱、肌肉力量弱、控制力差等，进步不大，医务人员要给予详细指导，并且与患者进行沟通，逐渐增强其的信心。不可以挖苦或者取笑患者。

续　表

操作步骤	知识要求	态度要求
图 1 图 2	图 3 图 4 图 5	
重要提示： 1. 平衡功能差的患者或者视力差的患者不适合此训练。 2. 选择适宜的手拐可以防止发生意外并且可以避免造成异常姿态如脊柱侧弯、骨盆倾斜等。 3. 患侧脚内翻容易造成脚扭伤。		**所需物品：** 床、椅子、手杖。

第一章　脑卒中康复

1.27 教会偏瘫患者平路上使用手杖以便于独立行走

操作步骤	知识要求	态度要求
适合步态稳定性差的患者。 1. 操作前准备 1.1 选择较稳的四脚手杖，调整好合适的高度。 1.2 向患者说明平路上使用手杖进行独立行走训练的意义及程序。 2. 患者手握手杖握柄平地行走时，先出手杖，放置于健侧外前方。 3. 手持稳手杖后，患侧下肢向前迈出一步后，健侧脚向前迈出，与患侧脚处于同一水平线。 4. 站稳后进行下一步练习行周期，顺序为手杖-患侧脚-健侧脚（图1~图3）。 5. 练习平地转弯时，以患侧脚为中心点，先出手杖然后再迈健侧脚，向内侧转动。	1. 拐杖的高度调节到手握柄与股骨大转子相平。过高会造成肩、肘、手关节及周围组织疼痛等，过低不仅肩、肘、手腕受影响，同时患者腰肌也受到牵拉，下肢不能充分屈髋屈膝踝背伸 2. 能够描述手杖结构及分类。①单足手杖：用木材或铝合金制成。适用于握力好、上肢支撑力强者，如偏瘫患者的健侧、老年人等；②多足手杖：由于有三足或四足。支撑面广，且稳定性好，因此，多用于平衡能力欠佳、用单足手杖不够安全的患者（图4~图6）。 3. 使用方法分为两种：一种是三点式步行，患者使用时先伸出手杖，再迈出患侧脚，最后迈健侧脚；另一种是两点步行，手杖与患侧脚同时伸出，再迈出健脚，手杖与患侧脚作为一点，健侧脚作为一点，交替支撑体重，称为两点步行。此适用于站立平衡较稳的患者，三点式步行掌握较好者可进行两点步行训练。	1. 向患者及其家人详细解释使用手杖平路行走训练的作用意义，使其正确给予配合。要鼓励患者积极参与训练，告诉其目前使用手拐只是为了步态训练的过渡，只要努力锻炼会有明显效果的。 2. 帮助患者树立恢复功能的信心，在康复中要鼓励、表扬患者，提高其锻炼的信心。 3. 医务人员与患者一起努力争取患者的功能完全康复，也要考虑到病情的轻重是否存在出现严重的功能障碍不能完全康复的可能。为此，应多与患者及家属进行交流、病情讨论，并应获知患者及家属的态度。

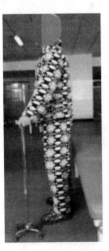

图1

续　表

操作步骤	知识要求	态度要求

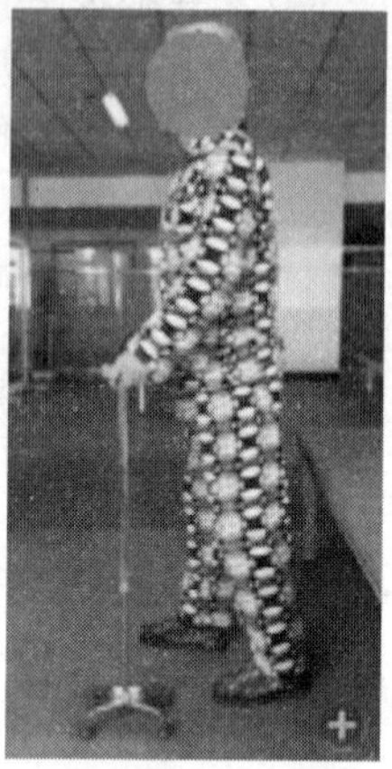

图 4

图 2

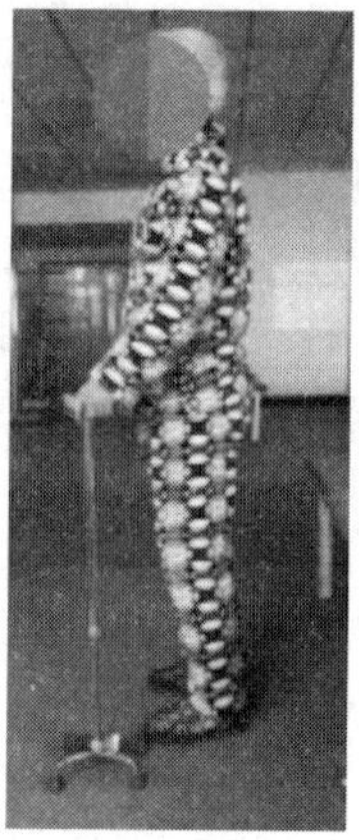

图 5

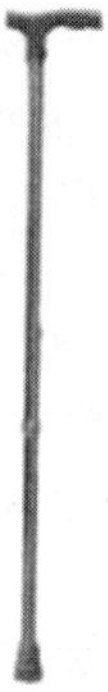

图 3

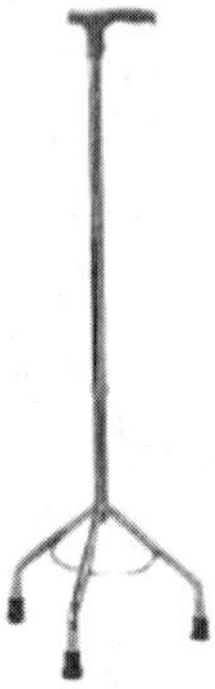

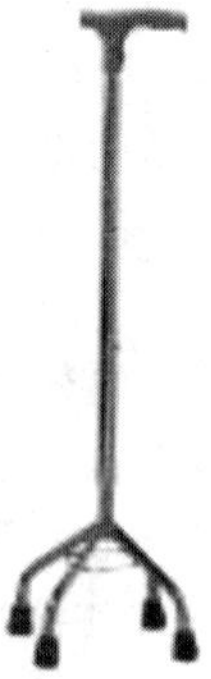

图 6

重要提示：

1. 平衡功能差的患者或者视力差的患者不适合此训练

2. 选择适宜的手拐可以防止发生意外并且可以避免造成异常姿态如脊柱侧弯、骨盆倾斜。

3. 患侧脚内翻容易造成脚扭伤。

所需物品：手杖。

第一章　脑卒中康复

1.28　教会偏瘫患者使用手杖上下斜坡的方法以便于在不同路面上行走

操作步骤	知识要求	态度要求
适合步态稳定性差的患者。 1. 操作前准备 1.1 选择较稳的四脚手杖，调整好合适的高度。 1.2 选择较为平整具有适度跨度的斜坡训练地点。 1.3 向患者详细说明练习的目的和要领。 1.4 坡度练习时，应从低到高练习。 2. 指导患者上坡时，患者健侧手持握柄，先出手杖放置于健侧外上方，身体重心前移，迈出患侧下肢，然后迈出健侧下肢，与患侧下肢处于同一水平线。站稳后进行下一步行周期训练（手杖-患侧脚-健侧脚，图1~图3）。 3. 指导患者下坡时，患者手握手杖后，双腿稍屈曲，身体重心向后，手杖放置健侧外前方，迈出患侧脚后，健侧脚与其处于同一水平线上。站稳后进行下一步行周期练习（手杖-患侧脚-健侧脚，图4~图6）。 4. 根据患者体力情况每天进行2~10组练习，每组5分钟。 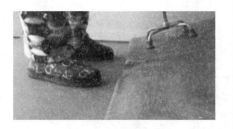 图1 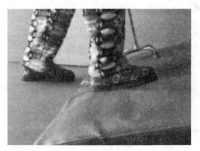 图2	1. 能够说明不同病人选择拐杖的基本要求：手杖高度需根据患者身高来调整高度，即手柄与患者股骨大转子相平行。 2. 知道手杖结构及分类。手杖结构及分类：①单足手杖：用木材或铝合金制成。适用于握力好、上肢支撑力强者，如偏瘫患者的健侧、老年人等；②多足手杖：由于有三足或四足。支撑面广，且稳定性好，因此，多用于平衡能力欠佳、用单足手杖不够安全的患者（图7~图9）。 3. 使用方法分为两种：一种是三点式步行，患者使用时先伸出手杖，再迈出患侧脚，最后迈健侧脚；另一种是两点步行，手杖与患侧脚同时伸出，再迈出健脚，手杖与患侧脚作为一点，健侧脚作为一点，交替支撑体重。此适用于站立平衡较稳的患者。三点式步行掌握较好者可进行两点步行训练。 4. 了解踝关节跖屈背伸的正常角度。	1. 向患者及其家人详细解释使用手杖上下斜坡训练的意义与练习方法，使其能够正确配合。要鼓励患者积极参与训练，告诉其目前使用手拐只是为了步态训练的过渡，只要努力锻炼会有明显效果的。 2. 该项训练较枯燥，应充分理解患者的痛苦，对其的努力给予鼓励，增强其锻炼信心。 3. 使用手杖步行训练时间比较长，应多鼓励患者家属支持患者训练。 4. 开始练习时可能由于患者不适应出现一些问题，或者患者有恐惧心理。因此，医务人员要始终守护在患者身旁，增加其安全感，同时防止发生意外。

续 表

操作步骤	知识要求	态度要求
 图 3 图 4 图 5 图 6	 图 7 图 8 图 9	
重要提示: 1. 平衡功能差的患者或者视力差的患者不适合此训练。 2. 训练中如果出拐距离太远容易因为弯腰角度过大致髋关节伸展不充分而影响步行。 3. 手拐的质量以及高度对于防止发生意外或因长期使用高低不宜的手杖造成异常姿势有重要作用。 4. 下坡时注意重心向后向下,避免坡度较陡惯性大造成摔倒。		**所需物品:** 手拐、坡度路面。

1.29　教会偏瘫患者使用手杖上下台阶的方法以便于跨越障碍

操作步骤	知识要求	态度要求
适合需要自助具辅助上下台阶训练的患者。 1. 训练前准备 1.1 选择较稳的四脚手杖，调整好合适的高度。 1.2 选择适合练习的台阶，地面不宜太光滑。 1.3 向患者说明训练的意义及练习要领。 2. 帮助患者进行上台阶练习 2.1 患者健侧手持手柄，手杖放在健侧外前方上一台阶处。 2.2 患侧下肢屈髋屈膝踝背屈后用力上抬，患脚抬放上一台阶处。 2.3 患者后健侧脚上一台阶与其患侧脚处于水平位置。 2.4 患者站稳后进行下一步行周期（图1~图3）。 3. 帮助患者进行下台阶练习 3.1 患者健侧手持手杖握柄，手杖放置于下一台阶外侧方。 3.2 患者双下肢屈髋屈膝，身体重心稍前移，健侧下肢下台阶后，患侧下肢放置同一台阶上。 3.3 患者站稳后进行下一步行周期。 4. 根据患者体力情况进行每天2~10组练习，每组10个台阶。 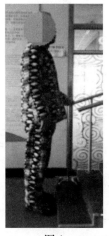 图1	1. 能够说明手杖的结构及分类。①单足手杖：用木材或铝合金制成。适用于握力好、上肢支撑力强者，如偏瘫患者的健侧、老年人等；②多足手杖：由于有三足或四足。支承面广，且稳定性好，因此，多用于平衡能力欠佳、用单足手杖不够安全的患者。 2. 使用方法分为两种：一种是三点式步行，患者使用时先伸出手杖，再迈出患侧脚，最后迈健侧脚；另一种是两点步行，手杖与患侧脚同时伸出，再迈出健脚，手杖与患侧脚作为一点，健侧脚作为一点，交替支撑体重，此点适用于站立平衡较稳者，三点式步行掌握较好者可进行两点步行平衡。 3. 能够说出上下台阶训练涉及的肌肉、关节名称。	1. 偏瘫患者进行手杖上下台阶训练对于恢复其运动功能非常必要，要说服患者按照要求坚持练习。特别要针对一些丧失康复信心、放弃治疗的患者，要详细解释练习的意义和作用，鼓励其坚持练习。 2. 患者在开始训练时，可能会出现活动不协调、肢体僵硬、疼痛等情况，因此，要耐心给予其指导，手把手帮助练习。 3. 练习过程中要保护患者安全，在指导的同时守护在患者左右。 4. 多与患者及其家人进行沟通。并且要取得患者家人的支持。 5. 锻炼过程中多鼓励患者，可减少患者的紧张并能提高患者的积极心态。 6. 指导患者训练过程中，要专心致志，不分散精力，防止患者意外受伤。

续　表

<table>
<tr><th>操作步骤</th><th>知识要求</th><th>态度要求</th></tr>
<tr><td>

图 2 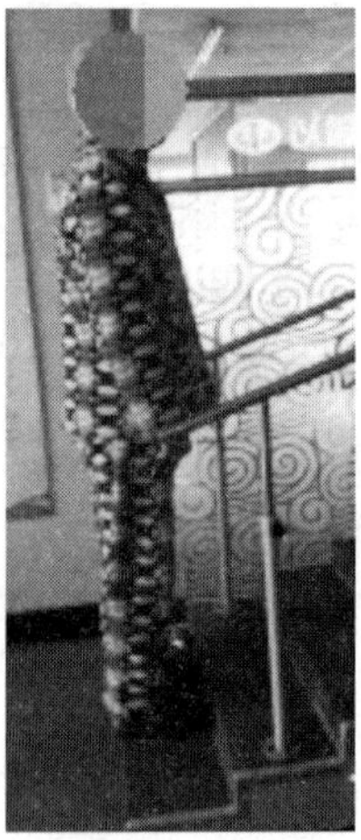

图 3

</td><td></td><td></td></tr>
<tr><td colspan="2">

重要提示：

1. 平衡功能差的患者或者视力差的患者不适合此训练。

2. 使用前检查手拐的质量以及高度，以防止发生意外或因长期使用高低不宜的手杖造成异常姿势，如脊柱侧弯、骨盆倾斜。

3. 练习上台阶时，先上的那一侧为主动（即用力较多的）；下台阶时，后下的那一侧的主动。所以，根据患者的能力，决定哪一侧为主动，如果患侧存在恢复潜力，应先上、后下患侧。

</td><td>

所需物品：楼梯、手拐。

</td></tr>
</table>

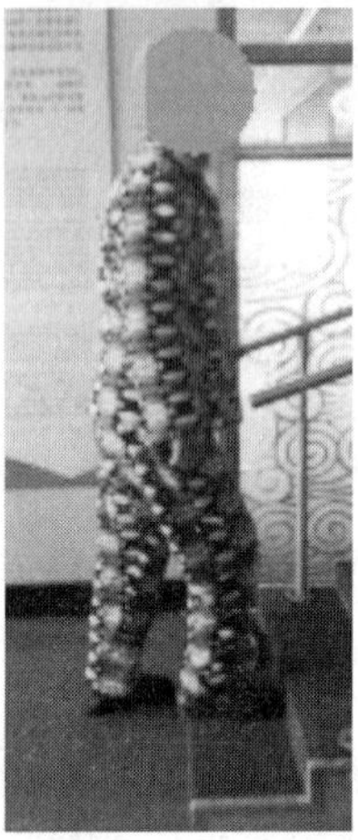

1.30　教会偏瘫患者正确使用轮椅在平路上前行后退以利于户外活动

操作步骤	知识要求	态度要求
适合在病情平稳后或后期不能独立行走的患者。 1. 操作前准备 1.1 选择适合患者的轮椅。 1.2 向患者介绍使用方法：前行：手握轮椅车轮环"1点"处；倒行：手握轮环"11点"处。 1.3 调整患者的姿势：坐稳后观察患者身体与两侧扶手距离是否对称，观察患者在轮椅坐位时头、颈、脊柱、骨盆及下肢姿势是否正确，双脚是否在脚托上。 1.4 教患者熟悉使用方法：双手松开车闸，正确划动轮椅。划动轮椅一般用大拇指和大鱼际的部位压扶在手轮圈的正上方，示指、中指、无名指和小指在手轮圈铁管的下方。 2. 指导练习向前划动轮椅：指导患者提肩、屈肘，双手握手轮圈最高点后下方1点处，然后用大鱼际和大拇指紧收手轮圈用力向前下方推，肘伸直，双手松开手轮圈，再次做提肩、屈肘，手握手轮圈的动作向前划动轮椅（图1）。 3. 指导练习向后划动轮椅患者双肘向前下伸直，双手握在手轮圈最高点前下方11点处，双手用大鱼际和大拇指紧收手轮圈用力屈肘向后下方拉动，双手松开手轮圈，再次做双肘伸直，双手收紧，向后拉动的动作（图2）。 4. 每坐20分钟后应适当抬起臀部以改善局部血液循环。	1. 轮椅分为手动与电动两大类，根据患者功能障碍情况、健康状况、年龄、职业、生活方式、用途、经济状况等选用，如脑卒中偏瘫早中期可选择手动轮椅，后期异常模式较严重患者应选用电动轮椅。 2. 了解轮椅结构，说出结构名称及作用。轮椅主要有轮椅架、车轮、制动装置、坐垫、靠背五大装置（图3）。轮椅架上有扶手、足托、脚跟带。扶手分为不可拆卸式和可拆卸式，可拆卸式便于体位转移。足托分为摆动式和可拆卸式，可拆卸式便于体位转移，足跟带防止足跟向后滑及脱落。车轮分为1对大轮和1对小轮，大轮外接手轮圈，主要划动轮椅，小轮较灵活易掌握方向。制动装置指车闸，分为凹口式和肘节式，凹口式安全可靠但费力，肘节式比凹口式刹车强，但失效较快。坐垫能为坐者提供稳定、舒适的感觉，并能有效减压，防止压疮的发生，分为泡沫塑料型、凝胶型、充气型，泡沫塑料型优点为质轻价廉，缺点为遇热易解体，容易损坏；凝胶型优点是外体接触温度上升缓慢缺点则为较重；充气型优点透气性强，缺点是易损坏。靠背：低靠背适用于下肢残疾、偏瘫、胸椎以下截肢者及行动不便的老年人；高靠背适用于躯干控制力欠佳者，如高位截瘫者及年老体弱者。 3. 将手轮圈以钟表的形式，分为1点至12点，位置同钟表一样，便于患者理解。	1. 向患者及其家人详细解释使用轮椅的意义。使用轮椅对患者可能会有不同的心理影响，一是传达积极信号，即经过长期卧床终于有可能下地活动，二是有可能会使者认为是否终身会与轮椅为伴。因此，耐心的沟通与鼓励患者非常重要。 2. 要同情患者，理解其的虚弱，要尊重患者，关心其的每一个进步。 3. 要注意感觉功能差的患者，其家人需观察其双手以防被车轮绞伤。 4. 要经常检查和维修轮椅，防止发生意外损伤。 5. 要把轮椅的特征和使用注意事项清楚地告诉患者家人。 6. 定期检查轮椅坐垫舒适度，以防止压疮。

续　表

第一章　脑卒中康复

操作步骤	知识要求	态度要求
图 1 图 2	靠背 大轮 手轮圈 扶手 座位 刹车装置 脚踏板 小轮 图 3	

重要提示： 1. 手轮圈应加固纱布等摩擦力强的物品以增加摩擦力便于患者划动。 2. 观察患者双脚是否在足托上，以防在推动轮椅时脚扭伤或骨折。	所需物品：轮椅、纱布。

1.31　指导偏瘫患者正确摆放体位以保护肩关节

操作步骤	知识要求	态度要求
1. 该练习在卫生院或患者家里进行。 2. 适合偏瘫早期卧床的患者，目的是预防肩痛等并发症，促进其肩关节运动功能恢复。 3. 向患者说明本次练习的目的及意义。 4. 备好物品如软枕。 5. 告知患者注意事项并逐一进行动作演示。 6. 帮助患者取仰卧位，把病人患侧上肢放在其体旁的枕头上，在肩胛下垫一小的软枕（防止肩胛后撤下沉），肩关节前伸，手臂伸展外旋抬高，用枕头支撑骨盆前伸，膝关节微屈曲，防止伸肌痉挛（图1）。 7. 帮助患者取健侧卧位，患者胸前放一枕头，患侧肩关节前伸，肘关节伸展，腕指关节伸展放在枕上，髋膝关节垫枕头自然屈曲（图2）。 8. 帮助患者取患侧卧位，患者前伸患侧手臂，前臂外旋，将患肩拉出，避免受压和后缩，患膝微屈，健侧膝关节放于枕上（图3）。 9. 一般卧床患者需要定时翻身（1~2小时变换体位一次），如病情允许，应尽量让患者主动翻身变换体位。	1. 能够描述仰卧位、健侧卧位、患侧卧位等体位。 2. 能够解释可能导致肩痛的一些常见因素。肩痛的病因尚不清楚，但一些常见因素可能与肩痛有关：早期肩关节不正确的活动致拉伤；肩关节粘连或关节活动范围受限；肩关节长期体位摆放不正确致肩肱关节节律丧失；肩部肌肉痉挛；滑膜炎及忽略症等。 3. 能够说出肩部的解剖结构和正常活动范围。	1. 严重的肩痛患者可能在安静时也疼痛，甚至晚上睡眠也会受到影响，这样导致患者极易出现抑郁或抵抗情绪，这类患者应细心分析肩痛的诱因及疼痛性质，耐心和患者及家人沟通，尤其对已经有抑郁或有抑郁倾向的患者，除了心理疏导及康复治疗相结合外还应考虑临床使用一些镇痛和抗抑郁类的药物。 2. 对于肩痛给患者及家属带来的睡眠及其他日常生活影响，应运用科学知识耐心地给予解释，并提供可行性合理化的建议。 3. 应教会患者家人如何正确地指导或给予患者在休息时进行正确的摆放，避免肩痛持续加重。 4. 治疗过程中应随时观察患者的呼吸情况及疲劳感受，随时发现问题解决问题。 5. 要理解和同情患者遭受疾病折磨的痛苦，关心其精神方面和身体方面的状况，给患者以安慰和科学解释，鼓励其坚持康复治疗。

续　表

操作步骤	知识要求	态度要求
图 1 　　图 2 　　图 3		
重要提示：操作不当容易造成肩胛后撤下沉、伸肌痉挛等情况。		**所需物品**：治疗床、软垫、枕头。

1.32　实施被动活动肩关节以缓解偏瘫患者肩痛

操作步骤	知识要求	态度要求
1. 该训练可以在卫生院的治疗床或患者家里进行。 2. 适用对象：偏瘫早期肩关节出现疼痛伴有关节活动范围受限的患者。 3. 向患者说明本治疗的目的及意义。 4. 告知患者及家人被动活动的动作要领注意事项，并逐一进行动作演示。 5. 肩关节被动活动 5.1 帮助患者仰卧于床边，操作者站于患侧，一手固定患臂近端，一手置于远端，注意保持肘关节伸直，将患手向头顶方向抬起至微痛处停止，然后重复进行（图1）。 5.2 操作者一手固定病人患臂近端，另外一手置于远端，注意保持肘关节伸直，缓慢将患臂向侧方上举，在外展超过90°时把患手掌心旋转至朝上方向，同样至微痛处停止，然后重复进行（图2）。 5.3 操作者一手固定患臂近端，一手握住前臂远端，缓慢使肩关节外展，在无痛范围内尽可能向头侧外展至90°，并屈肘90°，远端手活动前使其分别向头侧及足侧运动（图3）。 6. 肩关节的被动活动应在无痛或者轻微疼痛的范围内进行，动作要轻柔缓慢，切忌暴力快速活动，原则上每天活动两次，每次共30遍，每10遍休息1~3分钟。	1. 能够向患者说明被动活动肩关节训练的目的和意义。 2. 能够叙述该项训练的注意事项及动作要领。 3. 能够解释被动活动肩关节的原则。 4. 能够描述肩关节的解剖结构和正常活动范围。	1. 对于肩痛较严重，不主动积极配合治疗的患者，应耐心开导，并给其家人做宣教，让患者消除疑虑，使其积极配合治疗。 2. 治疗过程中应随时观察患者的表情变化及感受，随时发现问题解决问题。 3. 应教会患者家人如何正确地指导或给予患者在休息时进行正确的摆放，避免肩痛持续加重。 4. 如果肩痛原因一直未能明确，并且经过一段时间的康复治疗肩痛并未明显缓解，应给予患者合理的解释并建议往上一级医疗机构就诊治疗。 5. 对于肩痛的患者，可能因为疼痛主动活动积极性相对较差，这时操作者应细心和患者或家属进行沟通，应正确看待肩痛的问题，鼓励患者主动积极进行康复治疗，避免因不活动而导致肩痛越来越严重。

续　表

第一章　脑卒中康复

操作步骤	知识要求	态度要求
 图 1 图 2 图 3		
重要提示： 1. 肩关节的被动活动应在无痛或者轻微疼痛的范围内进行，动作要轻柔缓慢。 2. 早期不正确的活动会造成肩痛持续加重。		**所需物品：** 治疗床，枕头。

1.33　教会偏瘫患者利用姿势减轻痉挛

操作步骤	知识要求	态度要求
1. 该训练可以在卫生院或患者家中进行。 2. 适用对象：偏瘫患者上、下肢、手及躯干张力过高，一定程度影响身体运动，但并未造成关节僵硬强直的。 3. 向患者说明训练目的与要领。 4. 利用上肢体侧负重抑制上肢及手的肌张力以减轻痉挛：协助患者取坐位，患手放在体侧，手指伸直并且分开撑于床（椅）面上，肘伸直（可用健手帮助）；将身体重心缓慢移至患侧（图1）。 5. 利用屈腿抱膝抑制下肢伸肌的肌张力以减轻痉挛：协助患者取仰卧位，指导患者双腿屈曲，双手抱住双膝，将头从枕头上抬起，身体轻轻地翘起成进一步屈曲，该运动可减轻腿的伸肌痉挛，同时使肩胛前伸，抑制了上肢的屈肌痉挛。也可单独屈曲患腿（图2）。 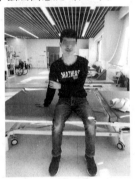 图1 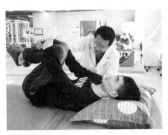 图2	1. 肌张力：是指肌组织在静息状态下的一种不随意的、持续的、微小的收缩状态，是维持身体各种姿势以及正常运动的基础。其表现形式为：静止性肌张力、姿势性肌张力及运动型肌张力。 2. 肌肉痉挛：是一种以速度依赖性张力牵张反射亢进，伴有腱反射亢进为特征的运动障碍，是出于牵张反射的反应过度引起的，是上运动神经元综合征的一部分。 3. 该项活动的作用：经过这些处理后肢体的肌张力可以一定程度的降低，肢体痉挛可以减轻。 4. 该项活动的意义：痉挛减轻后，一定程度促进局部血液循环改善，增加感觉输入的作用，也会减轻因痉挛引起的关节活动受限、疼痛，更能促进患者主动积极进行康复训练，提高日常生活功能。 5. 痉挛的影响因素：过度疲劳、疼痛、感染、寒冷、焦虑、恐惧、激动、紧张等。	1. 肢体痉挛很大程度上影响患者的日常生活活动，会对患者造成很大的心理负担，尤其是长时间处于高张力状态的患者，持续的病痛严重打击患者的意志和信心，故应给患者予一定的心理疏导，并认真耐心地向患者解释如何去降低肌张力。 2. 痉挛受许多因素的影响，应根据患者的情况，告知患者及其家人哪些因素对患者的痉挛影响比较大，应尽可能避免。 3. 对于肌张力比较高、痉挛比较严重且时间相对较长的患者，应给予更多的关注，并告知其痉挛的影响因素较多，波动比较大，自我抑制痉挛应主动积极参与，遵循相应的原则，循序渐进，不要过度疲劳而导致肌张力持续增高。 4. 练习过程中要注意保护好患者以防发生意外损伤，要专心致志，不要与别人聊天或者玩弄手机或者有其他三心二意的行为。
重要提示： 1. 上肢抗痉挛体位摆放时间不宜过长，应以手背颜色的变化为准，若颜色变深则应立即停止，放松患侧手后，即对患侧手及上臂做向心性摩擦。避免出现患手因循环功能受限而出现手肿、痉挛的症状。 2. 上肢患手体侧负重时，应在患者患侧进行保护，预防患者向患侧倾倒导致手腕部出现骨折或骨裂。		**所需物品：**治疗床。

1.34 实施牵伸肌肉肌腱训练以减轻偏瘫患者肢体痉挛

操作步骤	知识要求	态度要求
1. 该训练可以在卫生院或患者家里进行。 2. 适用对象：脑卒中痉挛期，肢体肌张力比较高，但没有达到僵硬的患者。 3. 向患者解释牵伸肌肉肌腱的目的、意义、操作要领。 4. 牵伸上肢屈肌肌群以降低上肢屈肌肌张力，减轻痉挛：协助患者仰卧位，站在病人患侧，将患侧上肢在无痛范围内尽可能外展，并保持肘关节伸直，前臂旋后。操作者一手握持患手大拇指保证伸展，另一手握持患手余下四指，使其全部伸直，缓慢使腕关节出现背屈，直至患者上肢屈肌出现紧绷感停止，至少维持此位置6秒以上，通常维持30~120秒（图1）。 5. 牵伸下肢伸肌肌群以降低下肢伸肌的肌张力，减轻痉挛：协助患者仰卧位，站在病人患侧，将患腿稍外展，膝关节处于伸直位，操作者近端手固定膝关节，远端手固定足跟，逐渐使踝关节背屈，并抬高患腿，直至患者小腿后侧出现紧绷感，维持在此位置6秒以上，通常维持在30~120秒（图2）。 6. 重复进行以上两动作，如果患者肌张力较高，但仍在手法治疗可干预的范围内，操作者或者患者家人应反复进行牵伸，以减轻肢体痉挛，并教会患者进行选择性的日常生活活动，使肌张力逐渐正常化。 图1　　　　　图2	1. 能够向患者解释牵伸肌肉肌腱的目的及意义。 2. 能够向患者及其家人讲解操作时的动作要领，并进行操作演示。	1. 应详细向患者及其家人讲述痉挛的危害性及可能给患者日常生活活动带来的严重影响。 2. 对于有恐惧和紧张心理的患者应该给予心理疏导，要耐心讲解积极引导，鼓励患者慢慢主动练习。 3. 对于语言功能有障碍或理解能力较差的患者，可以说服其家人学习并掌握练习技巧，以便在家指导和帮助患者进行练习。 4. 练习过程中要注意保护好患者以防发生意外损伤，要专心致志，不要与别人聊天或者玩弄手机或者有其他三心二意的行为。
重要提示： 如果不对痉挛进行处理，则会在一定程度上影响患者肢体功能的恢复，甚至会让患者的一些异常的运动模式得到强化，引起疼痛、关节活动受限等并发症。		**所需物品：** 治疗床，椅子。

1.35　教会偏瘫患者避免错误活动以减少肩关节半脱位的发生

操作步骤	知识要求	态度要求
1. 适用对象：偏瘫早期卧床的患者。 2. 向患者说明本次治疗的目的与意义，并向患者解释何为肩关节半脱位。 3. 偏瘫患者早期在日常生活中易导致肩关节半脱位的错误活动如下： 3.1 在活动中不正确地拉拽上肢或暴力活动上肢，很容易造成软瘫期患者肩关节半脱位，并损伤肩关节导致肩痛的发生（图1）。 3.2 在软瘫期患者长时间坐或站时把上肢处于悬空的状态，对肩关节没有给予足够的支持和保护，易导致肩关节半脱位（图2）。 3.3 在帮助软瘫期患者进行床和轮椅之间转移时，过度牵拉偏瘫上肢将加大肩关节半脱位的发生概率（图3）。 4. 告知患者和其家人在日常生活中应尽可能地避免这些错误活动，如果不可避免地出现了肩关节半脱位，应尽早治疗，以减少合并其他肩关节问题的出现。	1. 肩关节半脱位：盂肱关节机械完整性的改变，导致在肩峰和肱骨头之间形成一个可以触及的沟槽，严重的患者沟槽开达一横指（图4）。 2. 肩关节半脱位的危害：肩关节半脱位本身并不疼痛，但由于半脱位后肩关节位置的改变，肩周的肌肉长时间处于抗重力的状态而产生肌肉酸痛，将严重影响肩关节半脱位的恢复及肩关节运动功能的恢复。 3. 能够描述肩关节的解剖结构与正常活动范围。 4. 能够说出肩关节半脱位的临床表现。 5. 能够说出肩关节半脱位的诊断。	1. 要详细向患者及其家人说明日常生活中易导致肩关节半脱位的错误活动，并通俗易懂地解释错误活动导致肩关节半脱位的机制，让患者从本质上认识肩关节脱位的解剖生理基础。 2. 对于语言功能有障碍或理解能力较差的患者，要耐心沟通，不应该急躁或者敷衍。 3. 详细向患者家人说明如何避免发生容易造成软瘫期患者肩关节半脱位的错误活动。

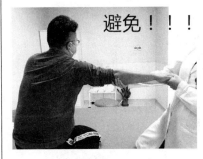

图1

续　表

操作步骤	知识要求	态度要求
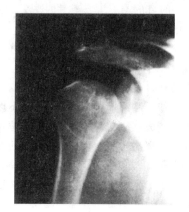 图 2 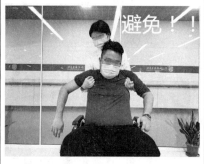 图 3	图 4	
重要提示： 1. 肩关节半脱位可能是肩痛的原因，但肩关节半脱位的患者不一定会出现 　　肩痛，也不是所有偏瘫肩痛的患者都存在半脱位。 2. 尽管肩关节半脱位并不能被确定是偏瘫肩痛的主要原因，但是应该小心 　　对待，以尽量避免半脱位的发生，特别是应该避免早期的一些错误活动。		**所需物品：**治疗床、椅子、轮椅。

第一章　脑卒中康复

1.36　手法治疗以处理偏瘫患者肩关节半脱位

操作步骤	知识要求	态度要求
1. 手法治疗适用于肩关节半脱位而不合并骨折的偏瘫患者。肩关节半脱位的临床表现呈现颈侧屈、肩胛带上提、患侧躯干拉长的姿势（图1）。 2. 向患者简要介绍操作过程及注意事项，告诉患者如何配合。 3. 患者呈坐位，操作者的手放在患者患侧肩上，保持肩胛带向下，用手掌保持其肩胛骨不成为翼状，前臂压在患者前侧下面的肋骨上，稳定胸廓和上部躯干（图2）。 4. 用一只手帮助患者反复侧屈颈部，当患者保持正确的肩胛带姿势并保持肋骨向下、向中线时，肩关节半脱位完全消失（图3）。 5. 保持肩无痛的全范围被动活动 5.1 活动患者的肩关节，保持肱骨头在盂肱关节中的正确位置。 5.2 用手指环绕肱骨头，当肩屈曲时侧旋肱骨头并轻轻向下放松。 5.3 另只手把患者伸直的手臂小心地被动上提，在被动运动过程中，操作者的手指形成一垫，防止肱骨头与关节盂边缘或肩峰发生碰撞引起疼痛（图4，右侧偏瘫）。 6. 刺激肩周稳定肌的活动和张力 6.1 通过对上肢关节的挤压，反射性刺激肌肉的活动，使患者身体重心向偏瘫侧转移。 6.2 让患侧上肢负重，操作者用手保证肩胛骨、躯干和肩关节的正确位置（图5）。 7. 直接刺激相关肌肉 7.1 一只手支持住患臂伸向前，另一只手轻轻向上拍打肱骨，肘的牵拉反射会使三角肌和冈上肌的张力和活动增加（图6，右侧偏瘫）。 7.2 接着，一手扶住患手远端，另一只手指伸直，在患者患侧冈下肌、三角肌和肱三头肌上，由近端到远端快速摩擦伸肌（图7，右侧偏瘫）。 8. 操作结束，检查病人肩关节半脱位情况，观察病人姿势判断复位情况。 9. 告诉病人及其家人应该注意的问题：不要拉拽偏瘫侧胳膊，避免出现疼痛和加重肩关节半脱位。	1. 能够描述肩关节的解剖结构、功能。 2. 能够说出颈侧屈、肩胛带、肱骨、三角肌、冈上肌、肱三头肌的形状、起止点。 3. 能够解释肩关节半脱位发生的机制： 3.1 偏瘫患者在上肢悬垂于体侧时，不仅丧失了被动肩关节锁定机制，而且从反射或相关肌肉的随意活动中得到的支持也丧失，将不可避免地引起肩关节半脱位。 3.2 偏瘫患者神经系统损伤后，神经张力增高产生不利影响，尤其是颈区增高的神经张力上提了锁骨和肩胛骨，而软瘫的躯干肌不能从下面对抗肩胛带的上提，关节盂、肩峰和锁骨被拉向上，离开肱骨头，偏瘫侧上肢的重量使肱骨头慢慢脱出形成肩关节半脱位。 4. 能够说出操作过程中可能出现的问题。	1. 偏瘫患者由于肌张力降低，极容易发生肩关节半脱位。因此，加强肩关节周围肌肉力量是预防肩关节半脱位的重要措施，这些道理需要向患者及其家人进行解释，以提高他们对于康复锻炼重要性的认识，并积极进行活动锻炼。并应该向患者和家属解释说明，半脱位的肩关节在日常生活活动中易受伤，应足够重视并按正确的方法保护好肩关节。 2. 由于患者处在瘫痪之中，难以控制活动，所以，操作时要缓慢用力，切忌用力过猛，边操作边注意患者的表现，当患者感觉不适时，要作认真检查处理。 3. 对有恐惧和紧张心理的患者应该给予心理疏导，要耐心讲解积极引导，鼓励患者慢慢主动练习。 4. 对于语言功能有障碍或理解能力较差的患者，可要求家属多学习并掌握练习技巧，回到家后再慢慢教患者练习，以确保患者能理解并学会这种练习方法。

续　表

第一章　脑卒中康复

操作步骤	知识要求	态度要求
 图 1		
 图 2		
 图 3		
 图 4		

操作步骤	知识要求	态度要求
 图 5 图 6 图 7		
重要提示： 1. 所有活动都应在病人不感到疼痛的情况下进行。 2. 经过对关节和肌肉进行保护和支持操作后病人仍然疼痛，应该考虑是否还有其他原因可能引起疼痛。		**所需物品：**治疗床、椅子、轮椅。

1.37 询问和观察偏瘫患者的临床表现以明确是否存在吞咽障碍

操作步骤	知识要求	态度要求
1. 对有可能发生吞咽困难的患者如脑血管患者尤其是多次发生脑卒中的患者以及脑干病变患者进行询问和观察。 2. 与患者及其家人进行交流，询问以下症状： 2.1 患者吞咽时有无梗阻感、异物感；有无间歇性的口或咽部疼痛；有无鼻腔返流、口臭；有无吞咽呛咳、言语及发声变化。 2.2 患者有无吸入性肺炎病史；有无胃食管反流症状，如呃逆，烧灼感，酸味，咽喉部疼痛以及胸痛等。 3. 观察吞咽障碍的表现：让患者做吞咽动作，观察吞咽过程有无喉结上下移动，在口腔内容物下咽时，如无喉结先上后下的动作，很可能有静息性误吸（即卒中后咳嗽反射不敏感，异物进入气管而不出现呛咳）。 4. 了解患者有无体重下降、饮食习惯改变、进食时间延长、食块体积减小，液体增加、食物性质改变，如半流状、食欲减低、口干、唾液减少、言语不清、睡眠失调等。 5. 如果患者出现以上阳性表现，考虑患者存在吞咽障碍。 6. 将以上询问检查结果记录在患者的病历上。	1. 能够描述与吞咽相关的解剖和生理学知识。 2. 能够解释偏瘫患者吞咽障碍的常见原因与发生机制。 3. 能够说出偏瘫患者吞咽障碍的临床表现、诊断依据。	1. 吞咽障碍是一种较为严重的情况，因为它可以影响病人的营养和水的摄入，导致患者出现营养不良和吸入性肺炎，甚至发生窒息，危及生命。所以，要重视对偏瘫患者吞咽障碍的发现和处理。 2. 患者可能因为吞咽障碍产生恐惧和绝望心理，因此，要耐心给患者解释发生吞咽障碍的原理以及处理方法，要同情患者的不幸遭遇，鼓励患者树立战胜疾病的信心。对于一些认知出现误区的老年人，要动员其家人一起做好解释工作。 3. 在询问患者时语言要通俗易懂，如果患者反应较慢，不必催促，要仔细听取其诉说，一项一项加以确认。 4. 检查病人要在光线明亮处进行，如果光线太暗，可以借助灯光，不应该靠主观感觉认定。 5. 当患者出现呛咳时，应该待好转后继续询问和检查。
重要提示： 1. 要重视偏瘫患者的吞咽障碍问题，做到早发现、早治疗。 2. 吞咽障碍可能导致吸入性肺炎甚至窒息以致危及生命。		**所需物品：** 笔、记录纸。

第一章 脑卒中康复

1.38　进行洼田饮水试验以评估偏瘫患者吞咽障碍的程度

操作步骤	知识要求	态度要求
所有偏瘫患者接诊后均应进行洼田饮水试验评估： 1. 向患者家属解释进行洼田饮水试验的目的及过程。 2. 帮助患者坐在凳子上或轮椅上，不能离床患者可取半卧位。 3. 帮助患者呈直坐位，饮30ml的温水。 4. 观察全部饮水完成的时间及过程。 5. 根据饮水时间及表现评分 　1分：5秒钟内无停顿饮完30ml； 　2分：分2次饮完，无呛咳； 　3分：能1次饮完，但有呛咳； 　4分：尽管分2次饮完，仍有呛咳； 　5分：有呛咳，不能在5秒钟内全部饮完30ml水。 6. 将试验结果和评估结果记录在病人病历上。	1. 能够说出洼田饮水试验评估的理论依据。 2. 能够描述与吞咽相关的解剖和生理学知识。 3. 能够解释偏瘫患者吞咽障碍的常见原因与发生机制。 4. 能够说出偏瘫患者吞咽障碍的临床表现、诊断依据。	1. 偏瘫患者发生吞咽障碍后，进行饮水试验可能会给患者带来痛苦，因此，要向患者做详细解释，鼓励患者坚持完成试验检查。 2. 患者可能因为吞咽障碍产生恐惧和绝望心理，因此，要耐心给患者解释发生吞咽障碍的原理以及处理方法，要同情患者的不幸遭遇，鼓励患者树立战胜疾病的信心。对于一些认知出现误区的老年人，要动员其家人一起做好解释工作。 3. 试验中，要认真观察患者反应，给患者以帮助。当患者出现呛咳时，要停止继续饮水，待患者缓解后继续。不要催促患者或者有不耐烦表现。
重要提示： 1. 洼田饮水试验3级以上且呛咳明显的患者应该插胃管进食。 2. 每次的详细记录有助于观察治疗效果。		**所需物品：**秒表、温水、量杯、记录表。

1.39 口腔感觉刺激以促进偏瘫患者吞咽功能改善

操作步骤	知识要求	态度要求
存在吞咽障碍的患者均可以进行口腔感觉刺激： 1. 治疗前准备 1.1 可以在卫生院的治疗室进行，也可以在患者家中进行。 1.2 准备棉棒在冰箱内冻好后备用，取压舌板一个，准备柠檬水一瓶，准备纱布若干块。 1.3 操作者佩戴口罩及一次性手套。 2. 帮助患者取坐位坐于凳子或轮椅上，或者背靠棉被坐在床（炕）上。 3. 操作者一手扶住患者下颌，嘱其张口。 4. 另一手用冰棉棒刺激患者前腭弓增加局部感觉输入。 5. 持冰冻棉棒轻轻刺激患者软腭、腭弓、舌根及咽后壁，每部位一次，刺激一遍后，短暂休息后重复下一组，共3组。 6. 嘱患者做干性吞咽动作，患者流口水时用纱布帮助擦去。 7. 沾有柠檬水的棉花棒摩擦唇、牙、颊和舌。 8. 用棉花棒沾上柠檬水后摩擦唇、舌、颊，诱发出干性吞咽；每部位一次，刺激一遍后，短暂休息后重复下一组，共3组。 9. 用压舌板按压舌前1/3部位，每次按压3~5秒钟，按压动作要清晰有力，诱发出干性吞咽；休息10~20秒重复下一组动作，共重复3组。 10. 上述治疗可组合进行，患者感到疲劳时停止，或出现呕吐反射即应终止刺激。 11. 治疗频率：1次/日，每次5~10分钟。 12. 询问患者有无不适，如果有，给予处理。 13. 记录治疗情况。	1. 能够用医学相关学科知识解释口腔感觉刺激治疗吞咽障碍的基本原理。 2. 能够描述口腔、咽喉部解剖结构。 3. 干性吞咽：是指仅做吞咽动作，不实际吞咽食物，可以达到练习吞咽又可以达到避免食物误入气管的风险。	1. 脑卒中后吞咽障碍的患者多伴有语言功能障碍及认知功能障碍，与患者交流时可以辅以手势，不宜急躁。要多鼓励和引导患者。 2. 吞咽障碍患者多存在流口水、口腔异味等。在操作时要不怕脏不怕累，充满爱心做好治疗工作。 3. 要态度和蔼，语言亲切，动作轻柔，不急不躁，热情诚恳，具有耐心和敬业精神，以提高患者的生活质量，减轻患者的痛苦，缩短病程。 4. 口腔感觉刺激操作应该在开始先让病人适应后再按照程序进行。如果病人出现恶心、呕吐及其他不适，要暂时减缓或者停止操作，待患者好转适应后再行操作。 5. 如果在患者家中操作，应该在明亮的光线下进行，帮助患者调至较为舒适的体位。
重要提示： 1. 冰刺激会使得部分患者恶心不适，需掌握刺激力度。 2. 避免过度刺激，患者流口水用纱布协助擦去。		**所需物品：**压舌板、冰棉棒、柠檬水1瓶、纱布、口罩、纱布、手套。

1.40　口面部感觉刺激以增加偏瘫患者面部肌肉力量和感觉输入

操作步骤	知识要求	态度要求
吞咽障碍患者如果出现面瘫和口唇闭合不良，可以实施口面部感觉刺激： 1. 治疗前准备 1.1 向患者解释口面部感觉刺激操作的过程及该项治疗的意义。 1.2 该项操作可以在卫生院或者患者家中进行。 1.3 准备冰块或湿纱布冰冻后备用。 1.4 操作者戴口罩和一次性手套。 1.5 协助患者采取坐位，坐于凳子、轮椅上或者整理后的炕上。 2. 操作者将示指、中指、无名指，微微屈曲，轻轻甩动腕部，用上述三指指腹叩击患侧面部，力度控制于无痛范围内。 3. 也可以将手呈立掌状，用四指腹侧，从口角向耳垂部方向，快速摩擦，力度有力，且保持无痛。 4. 用戴手套的示指伸入患侧口角，从内侧牵拉、按摩患者面肌，促进感觉输入，增加面肌力量。 5. 手持冰块或冰冻湿纱布，沿口角向耳垂部方向，快速摩擦，提高局部肌肉感觉刺激。 6. 上述治疗动作，3~5 次为 1 组，每次治疗 3 组，治疗频率 1 次/日，每次 3~5 分钟。 7. 规范记录治疗情况。	1. 能够说出支配面部肌肉的神经及传导通路。 2. 能够说出敲打及牵拉肌肉促进面部肌力恢复的机制。	1. 对于治疗环境的要求不应该过于苛刻，在患者家中经过适当整理也可以完成治疗，这样，既可以达到治疗目的，也可以方便患者，并节约费用。 2. 操作过程中要按照规程操作，要戴消毒手套。 3. 操作动作要柔和，当患者出现不适感觉时，要给予解决。 4. 脑卒中后吞咽障碍的患者多伴有语言功能障碍及认知功能障碍，因此，要多鼓励和引导患者进行训练。 5. 吞咽障碍患者多存在流口水、口腔异味等。在操作时要不怕脏不怕累，充满爱心做好治疗工作。 6. 要态度和蔼，语言亲切，动作轻柔，不急不躁，热情诚恳，具有耐心和敬业精神，以提高患者的生活质量，减轻患者的痛苦，缩短病程。
重要提示： 1. 本方法可有助于面肌无力、口角歪斜患者的康复。 2. 操作中要避免力度过度，避免引发疼痛不适。		**所需物品：** 冰块或湿纱布冰冻后备用、口罩、一次性手套。

1.41　刺激偏瘫患者舌体以抑制伸舌反射及改善舌体运动

操作步骤	知识要求	态度要求
适用于吞咽障碍患者尤其存在舌运动差的患者。 1. 治疗前准备 1.1 向患者说明刺激舌体的治疗方法及意义。 1.2 治疗物品准备：将棉棒蘸水后在冰箱内冷冻室内冻好后备用，取压舌板一个，操作人员佩戴口罩，带一次性手套进行操作。 1.3 患者取坐位坐于凳子或轮椅上。 2. 操作过程：操作者一手扶住患者头部，另一手持压舌板，用压舌板按压舌后部的回缩肌群，并以压舌板快速振动舌部肌群。每次刺激 5~7 次，休息片刻后重复。共操作 5 组。 3. 治疗频率：1 次/日，每次 5~10 分钟。 4. 规范记录治疗情况。	1. 能够说出吞咽反射的机制。 2. 能够描述口咽部各部分的神经支配区域变化。	1. 由于脑卒中后吞咽障碍的患者多无意识障碍，但有时伴有失语，当患者发现自己失语又不能进食时，多表现为悲观失望，感情脆弱，性情暴躁，思想负担过重，特别是患者的心理活动对疾病的反应以及治疗人员对患者施加的心理影响，会直接影响治疗效果。因此，要充分调动患者的主观能动性，使其积极配合，及时调整好心理状态，树立战胜疾病的信心。 2. 治疗过程中要态度和蔼，语言亲切，动作轻柔，不急不躁，及时观察患者反应，开始时，应先让患者适应片刻，再进行刺激操作。 3. 操作中要注意卫生，所用物品要消毒，佩戴口罩及一次性手套。
重要提示： 1. 需根据康复评估结果灵活使用本操作避免动作粗暴。 2. 不适当刺激容易给患者带来疼痛不适。		**所需物品：** 压舌板、冰棉棒、口罩、一次性手套、纱布。

1.42 进行下颌关节活动以促进偏瘫患者口腔含食能力

操作步骤	知识要求	态度要求
适用于有吞咽障碍的偏瘫患者。 1. 治疗前准备 1.1 患者准备：协助患者到治疗室后取坐位坐于凳子或轮椅上，也可在条件具备的患者家中。 1.2 物品准备：医护人员佩戴口罩，带一次性手套，准备一块纱布包有口香糖，用绳子拴住。 2. 操作方法 2.1 扩大下颌关节活动范围：嘱患者尽可能张口，然后左右交替活动下颌，从一位置运动到另一位置。每次治疗1~2分钟。 2.2 练习咀嚼扩大下颌关节活动范围：用纱布包口香糖一片并用绳子结牢，操作者抓牢绳子的一头，让患者咀嚼。咀嚼因人而异。3~5分钟后结束。 2.3 门齿咀嚼纱布增加上下齿距离：把纱布放在病人上下门齿之间进行咬合，逐步加大上下门齿距离。患者有咬合反应过度时，应用系统的脱敏技术，如用力紧闭下颌关节并保持几秒，然后放松下颌，或者进行试探性张口。 3. 治疗频率：1次/日，每次10~20分钟。 4. 规范记录治疗情况。	1. 能够说出扩大下颌关节活动范围对改善吞咽功能的作用。 2. 了解下颌关节局部解剖关系。	1. 要耐心向患者解释治疗过程，让患者明白将如何配合，告诉其治疗时需注意的问题，充分调动患者的主观能动性，使其及时调整好心理状态。 2. 要态度和蔼，语言亲切，动作轻柔，不急不躁，热情诚恳，具有耐心和敬业精神，以提高患者的生活质量，减轻患者的痛苦，缩短病程。 3. 偏瘫患者的活动障碍和长期卧床，有可能在治疗过程中难以如愿给予配合，医护人员要充分尊重患者，理解患者的状况，同情患者的不幸境况，多与患者沟通，科学解释病情，鼓励患者树立乐观心态，坚持康复训练。
重要提示： 避免操作粗暴给患者带来疼痛不适。		**所需物品：** 纱布包、口香糖、口罩、一次性手套、细绳。

1.43 指导患者面部肌肉活动以促进偏瘫患者吞咽功能

操作步骤	知识要求	态度要求
适用于偏瘫后吞咽障碍的患者。 1. 治疗前准备 1.1 患者准备：协助患者到治疗室，取坐位坐于凳子或轮椅上，也可在条件具备的患者家中。 1.2 治疗物品准备：操作者佩戴口罩，带一次性手套，准备一个镜子。 2. 操作过程：指导患者面对镜子做下列动作： 2.1 张大嘴，微笑，露牙笑、冷笑。 2.2 让患者做发"八、八、拍、拍"声音的动作，增加唇活动范围促进口唇闭合。 2.3 教患者练习吹气或吹肥皂泡以增加唇活动范围，促进口唇开闭功能。 3. 治疗频率：上述动作可多次、重复练习，一般治疗频率为1次/日，每次10分钟。	1. 能够说出口唇活动的神经支配。 2. 能够阐述该项练习的意义。	1. 要耐心向患者解释治疗过程，让患者明白将如何配合，告诉其治疗时需注意的问题，充分调动患者的主观能动性，使其调整好患者心理状态。 2. 指导患者做练习动作中，要态度和蔼，语言亲切，理解患者因为活动障碍在训练过程中可出现不能如愿或者难以配合的情况，此时，不宜急躁，要耐心与患者沟通，一步一步慢慢进行，不可以挖苦讥笑患者，更不应该挫伤患者练习的积极性。 3. 偏瘫患者的活动障碍和长期卧床，有可能在治疗过程中难以如愿给予配合，医护人员要充分尊重患者，理解患者的状况，同情患者的不幸境况，多与患者沟通，科学解释病情，鼓励患者树立乐观心态，坚持康复训练。
重要提示：需根据康复评估结果灵活使用本练习。		**所需物品：**纱布、口罩、一次性手套、镜子。

1.44 练习舌顶双侧颊部活动以促进偏瘫患者食物在口中的控制及推动

操作步骤	知识要求	态度要求
适用于偏瘫吞咽障碍患者。 1. 治疗前准备 1.1 患者准备：协助患者到治疗室，取坐位坐于凳子或轮椅上，也可在条件具备的患者家中。 1.2 治疗物品准备：操作者佩戴口罩，带一次性手套，准备镜子一个。 2. 操作过程：指导患者面对镜子做下列动作： 2.1 舌顶双侧颊部：向患者演示舌顶双侧颊部的动作，让患者模仿，操作者可用手指在患者面部相应部位给予阻力对抗，促进舌尖力量恢复。 2.2 练习舌上举：向患者演示舌上举顶住前面的牙齿，并做反复发"拉、拉、太、太"声音的动作，指导患者按照演示动作进行练习。 2.3 练习舌前伸和舌根后缩：向患者演示舌前伸及舌根后缩动作，指导患者按照演示动作进行练习，检查动作是否规范；患者可用健手照镜子，观察动作是否正确。 3. 治疗频率：上次动作可多次、重复练习，一般1次/日，每次10分钟。	1. 能够阐释舌运动在吞咽过程中的作用。 2. 能够说出口腔及舌的解剖结构。 3. 能够指出舌运动的神经支配。	1. 要耐心向患者解释治疗过程，让患者明白将如何配合，告诉其治疗时需注意的问题，充分调动患者的主观能动性，使其调整好心理状态。 2. 指导患者做练习动作中，要态度和蔼，语言亲切，理解患者因为活动障碍在训练过程中可出现不能如愿或者难以配合的情况，此时，不宜急躁，要耐心与患者沟通，一步一步慢慢进行，不可以挖苦讥笑患者，更不应该挫伤患者练习的积极性。 3. 偏瘫患者的活动障碍和长期卧床，有可能在治疗过程中难以如愿给予配合，医护人员要充分尊重患者，理解患者的状况，同情患者的不幸境况，多与患者沟通，科学解释病情，鼓励患者树立乐观心态，坚持康复训练。 4. 患者多有行动不便，口角流口水等情况，医护人员不应该嫌弃或者做出躲避患者的神态。
重要提示：需根据康复评估结果灵活使用本练习动作。		**所需物品**：纱布，口罩，一次性手套。

1.45　指导练习唇舌力量以改善偏瘫患者食物及液体在口腔中的保持能力

操作步骤	知识要求	态度要求
该练习适用于偏瘫患者吞咽障碍患者。 1. 治疗前准备 1.1 患者准备：协助患者到治疗室，取坐位坐于凳子或轮椅上，也可在条件具备的患者家中练习。 1.2 治疗物品准备：佩戴口罩，带一次性手套，备镜子一个及压舌板一个。 2. 患者取坐位或半坐位。 3. 练习双唇闭合前突：向患者演示把双唇闭合向前突出，维持5秒再放松。然后让患者模仿上述动作5~10次。 4. 练习口唇夹住棉棒：向患者演示把一个棉花棒夹在两唇之间，紧闭双唇并噘嘴不让人把棉棒拔出。然后让患者模仿上述动作5~10次。 5. 压舌板给予舌抗阻运动：用压舌板对抗顶压患者舌尖、舌背及左右两侧；上述动作反复操作5~10次为1组。 6. 患者可用健手拿镜子，观察动作是否到位。 7. 评价患者练习动作是否规范，指出存在问题并作纠正练习。 8. 上述康复动作可多次、重复进行，一般每次治疗10~15分钟，每日1次。	1. 能够说出口唇部的肌肉名称及肌肉活动的神经支配。 2. 能够阐明练习唇舌力量对于改善偏瘫患者食物及液体在口腔中保持能力的意义。	1. 要耐心向患者解释治疗过程，让患者明白将如何配合，告诉其治疗时需注意的问题，充分调动患者的主观能动性，使其调整好心理状态。 2. 要态度和蔼，语言亲切，动作轻柔，不急不躁，热情诚恳，具有耐心和敬业精神，以提高患者的生活质量，减轻患者的痛苦，缩短病程。 3. 如果患者模仿困难，应该耐心演示，让患者慢慢地一点点练习，不要挖苦或者讥笑患者的不协调动作。 4. 练习过程中应多与患者沟通，同情患者的不幸遭遇，鼓励患者积极进行练习，树立其战胜疾病的信心。
重要提示： 1. 需根据康复评估结果灵活组织使用本操作动作。 2. 实际治疗时需组合使用。		**所需物品：**镜子、口罩、一次性手套、压舌板、棉棒。

1.46 呼吸练习以协助提高偏瘫患者吞咽功能

操作步骤	知识要求	态度要求
该项操作可以在卫生院或者患者家中所进行。 1. 向患者详细解释呼吸练习的作用、意义，简要说明提高偏瘫患者吞咽功能的道理。 2. 告诉患者练习的方法和要点。 3. 帮助患者坐于凳子、轮椅上或者床（土炕）上。准备可以观察面部的镜子一个、宽窄不同的纸条或者吸管，准备一杯水。 4. 练习用鼻深吸气，然后缓慢呼气。 5. 让患者反复说出"啊、啊"的声音，重复 10~20 秒；尽可能拉长发"啊"的时间。 6. 向患者演示缩唇用力吹不同宽窄的纸条，或用吸管吹杯子里水，让患者模仿。 7. 观察患者模仿练习的动作是否正确，及时纠正错误。 8. 鼓励患者坚持每日进行本训练 3 组，每组 3~5 次，每次 5~10 次深呼吸。 上述动作重复做 5~10 次为 1 组。	1. 能够说出吞咽时呼吸器官的工作原理。 2. 能够阐述呼吸道与吞咽相关的解剖生理学基础。 3. 能够阐述呼吸练习对于提高偏瘫患者吞咽功能的作用机制。	1. 要耐心向患者解释治疗过程，让患者明白将如何配合，告诉其治疗时需注意的问题，充分调动患者的主观能动性，使其调整好心理状态。 2. 偏瘫患者吞咽功能障碍严重影响患者进食，进而影响营养摄入，不利于康复。因此，要尽早对吞咽功能障碍者进行康复治疗，包括呼吸练习。 3. 向患者解释呼吸练习的作用、意义等非常重要，可以增加患者坚持锻炼的自觉性和毅力。 4. 有些患者对于康复信心不足，甚至拒绝治疗，需要医务人员给予关心、同情、进行有效沟通，通过心理安慰帮助其消除消极态度。 5. 在指导患者练习过程中，要有足够耐心和爱心，尊重患者，不挖苦或者讥笑患者，如果患者做得不对，应该耐心纠正错误，鼓励其努力完成。
重要提示： 1. 需根据康复评估结果灵活使用本动作，实际治疗时需组合使用。 2. 鼓励患者在家坚持练习。 3. 练习保持呼吸的同时完成吞咽，可以避免食物误吸入气道。		**所需物品：**口罩、手套、镜子、水杯、水。

1.47　指导偏瘫患者练习吞咽技巧以防止吸入性肺炎

操作步骤	知识要求	态度要求
适用于不同吞咽障碍的患者。 1. 准备：先通过视频、图片、现场演示等形式演示指导不同吞咽障碍患者如何使用各种吞咽技巧。 2. 指导患者按照以下步骤模仿练习吞咽技巧： 2.1 用力吞咽法：让患者作舌用力向后移动，企图将食物推进咽腔的吞咽动作，该方法适用于各种吞咽障碍患者。 2.2 调整食物的放置位置及大小：把食物放在患者舌体中部最能感觉食物的部位；小容积的食物可预防或减少误吸入气管的危险程度，所以一般由小量开始，逐渐加大进食量直到正常：如 2ml、5ml、10ml、20ml。训练时，每次进食间隔不要少于 30 秒，避免两次食物在口中重叠现象。该方法适用于可以进食的患者。 2.3 重复吞咽：让患者连续吞咽 2 次，即先吞咽食物，随后再干咽 1 次。此方法适用于开始吞咽时咽部清洁不完全的患者或口腔有残余及相对吞咽较慢或舌活动欠佳的患者。该法也可帮助改善咽部肌肉力量。 2.4 声门上方吞咽：让患者吸气，屏住呼吸，然后吞咽1~2 次，吞咽结束后紧接着自主咳嗽以清除咽部滞留的食物，之后重新呼吸。适用于能理解并配合完成此动作的患者。 3. 让患者模仿和反复训练。	1. 能够说出吞咽障碍导致吸入性肺炎的机制。 2. 能够解释隐性误吸的概念。 3. 能够根据吞咽障碍患者不同的类型调整吞咽方式。	1. 偏瘫患者经过治疗，吞咽功能逐渐好转，可以逐步进食，但仍不同程度存在误吸可能，故指导患者使用吞咽技巧进食，可以提高患者进食信心，避免出现吸入性肺炎。 2. 向患者解释吞咽技巧的作用、意义非常重要，可以增加患者坚持锻炼的自觉性和毅力。 3. 有些患者对于康复信心不足，甚至拒绝任何治疗，需要医务人员给予关心、同情、进行有效沟通，通过心理安慰帮助其消除消极态度。 4. 在指导患者练习过程中，要有足够耐心和爱心，尊重患者，不挖苦或者讥笑患者，如果患者做得不对，应该耐心纠正错误，鼓励其努力完成。
重要提示： 1. 小容积的食物可预防或减少误吸入气管的危险程度。 2. 患者认知功能及家属配合程度是影响吸入性肺炎发生的因素。		**所需物品：** 图片、幻灯、影视资料。

1.48　指导偏瘫患者进食姿势练习以减少误吸

操作步骤	知识要求	态度要求
适用于吞咽障碍的各类患者。 1. 向患者说明进行进食姿势练习的意义及练习要点。 2. 先把进食姿势练习向患者演示一遍。 3. 协助患者采取90°坐姿：躯干垂直，头正中位，颈轻度向前屈曲约20°。 4. 头旋转位：若患者一侧咽麻痹或咽蠕动减退，可将头转向患侧，可关闭患侧梨状隐窝，将食团运送到健侧咽。 5. 头倾斜位：让患者分别向左右转头做侧方吞咽，即转头吞咽，可清除梨状隐窝处的残留食物。 6. 不同类型吞咽障碍患者适用的进食姿势： 6.1 舌抬减退时，除了做舌运动范围的练习外，进食时把食物向后放置（或用注射器将5～10ml的液体注入口咽部，越过需要舌抬高的动作），患者憋住气，头后倾，进行吞咽、咳嗽动作，以此保护气道。饮水时，可把吸管向后放置。 6.2 单纯舌功能障碍，患者头后仰，可促进食物的传送。侧舌、咽障碍，头歪向健侧，使食物位于健侧口腔。舌形成食团的运动减退时，除了做舌运动外，在进食时头稍向前低，把食团保持在前部，直到吞咽触发。舌头保持食团的协调移动范围减退时，在进食时可稍低头，把食团保持在更前部，然后抬头始发吞咽。 6.3 吞咽触发延迟或缺失时使用感觉治疗，患者头前倾，每次吞咽的食物量要小，每次吞咽的间隔时间要延长。当口腔、咽同时存在功能障碍时，开始时一般取躯干30°仰卧位，头部前屈，偏瘫侧肩部用枕头垫起，辅助者位于患者健侧。此体位食物不易从口中漏出，有利于食团向舌根运送，并可减少鼻腔反流和误咽的危险。 6.4 吞咽后误咽的患者是因为在吞咽后吸气，重力的作用使喉部的残渣落入气道。这类患者可以采取健侧卧位防止吞咽后误咽。	1. 能够说明偏瘫患者进行进食姿势练习的作用和意义。 2. 能够描述正常人吞咽参与的肌肉及吞咽动作产生的机制。	1. 要态度和蔼，语言亲切，动作轻柔，不急不躁，热情诚恳，具有耐心和敬业精神，以提高患者的生活质量，减轻患者的痛苦，缩短病程。 2. 对有吞咽障碍的患者采取这种进食位置，可以达到最大限度的气管保护。大多数神经源性吞咽障碍的患者应采取这个坐姿。此姿势同时也改善了上食管括约肌的功能，转头也可对同侧的声带施加外部压力，对一侧喉麻痹的患者有益。 3. 吞咽是将食物推入食管进而入胃的重要步骤，关系到患者的营养供应，影响患者康复。吞咽障碍会给患者带来较大烦恼和痛苦，因此，要鼓励患者克服困难，坚持训练。在训练中要严密观察患者，一旦发生食物误入气管要及时正确处理。
重要提示：咽部处于进食过程中的位置可以直接影响食物的流向，对于有吞咽障碍者，必须保持应有的姿势后方可经口进食，姿势对减少吸入性肺炎具有重要作用。		**所需物品：**图片、幻灯、影视资料。

1.49 牵伸小腿三头肌以增加偏瘫患者肌肉的延展性

操作步骤	知识要求	态度要求
1. 准备 1.1 帮助患者到治疗室，坐于治疗床上，摆放好枕头。 1.2 向患者解释牵伸腓肠肌的作用。 2. 站位牵伸腓肠肌 2.1 协助患者站于墙壁边，面向墙壁呈站立位，两腿分开与肩同宽，足尖距离墙30~40cm（根据患者身高及肢体功能可以调整，距离大，牵伸跟腱力度大，距离小则牵伸力度小）。 2.2 指导患者将健腿向前迈半步，双侧足跟着地，身体前倾，双手扶墙，健侧膝关节屈曲，患侧膝关节绷直，髋伸展，患侧足跟不能离开地面。 2.3 用力牵伸患者小腿三头肌，主要牵伸腓肠肌，牵伸持续3~5分钟。一般作为训练前的热身运动进行。 3. 被动牵伸腓肠肌 3.1 协助患者仰卧位躺在治疗床上，头枕枕头，双腿平放置于床上。 3.2 用手掌部抓握患者足跟接近跟腱部位，手腕部及前臂置于足底，沿小腿长轴方向用力牵伸腓肠肌。 3.3 身体向患者头侧倾斜，用身体的力量控制牵伸的力度。 4. 治疗过程中要注意：牵伸时间持续大约20秒，然后放松数秒，再牵拉、放松，重复4~5遍。用力和缓，有力，注意观察患者表情。避免疼痛。应注意询问患者的感觉，以便调整牵伸的力度。如患者出现疼痛，减少牵伸力度，疼痛剧烈应中止治疗，检查跟腱部位是否有损伤，如有损伤应及时处理。 5. 患者自我牵伸时，注意观察患者牵伸动作，如有错误及时给予纠正。 6. 一般治疗每日1次，5~10天为1个疗程。	1. 能够解释跟腱的局部解剖及牵伸跟腱的作用机制。 2. 能够说出牵伸跟腱的禁忌证：如严重骨质疏松，局部骨折，韧带损伤及断裂等。 3. 腓肠肌为小腿后面浅层的大块肌肉，俗称小腿肚子。肌的下端形成坚韧的跟腱连结跟骨。腓肠肌两个头分别起自股骨的内、外上髁，比目鱼肌在腓肠肌的深面，起于胫、腓骨上端的后面，两肌在小腿中部结合，向下移行为粗壮的跟腱止于跟骨结节。	1. 偏瘫患者多为老年人，往往由于行动不便产生自卑和抱怨，为此，应该向其耐心解释发病原因，纠正其错误认知，鼓励他们通过积极康复锻炼，恢复日常生活能力。 2. 对于行动不便的患者要给予更多照顾，如帮助活动、帮助解决生活不便问题。 3. 偏瘫患者多存在认知障碍，要多做演示和示范。指导患者准确、完整地掌握动作。充分认识维持软组织的伸展性，尤其是腓肠肌和股直肌，对于患者的站立、行走和走楼梯的能力极为重要。 4. 若患者存在平衡障碍，应注意在旁保护。 5. 对于没有自主活动能力的患者，每天都应进行被动牵伸治疗。 6. 治疗前应与患者耐心细致的解释治疗流程、目的及正常的感受。 7. 治疗过程中应随时观察和询问患者的感觉，随时发现问题并且给予解决。
重要提示： 1. 患者需要有一定的平衡能力，避免跌倒。 2. 被动牵伸时，牵伸者注意用力方向和力度要适当，避免过度用力，过量牵伸导致软组织损伤。 3. 避免快速牵拉、然后松开，这样达不到牵伸软组织的目的，反而容易加重痉挛状态。		**所需物品：**床、保护腰带、治疗床、枕头。

1.50 牵伸股直肌以增加偏瘫患者肌肉的延展性

操作步骤	知识要求	态度要求
1. 治疗前准备 1.1 协助患者坐于治疗床上，摆放好枕头。 1.2 向患者解释牵伸股直肌的意义及操作过程。演示主动牵伸和被动牵伸股直肌的方法及动作要领。 2. 俯卧位被动牵伸股直肌：患者取俯卧位，髋部及大腿着床。 3. 右手抓握患者下肢远端（踝关节部位），被动牵伸股直肌，左手固定同侧膝关节，使得大腿平贴于床面，不能离开。 4. 牵伸力量应和缓，有力，持续20秒，放松数秒，然后如此重复4~5遍。 5. 一般治疗每日1次，5~10次为1个疗程。	1. 股直肌是股四头肌的一部分，起自髂前下棘和髋臼上方的浅沟中，止于髌骨。 2. 能够解释股直肌牵伸的机制和治疗作用。	1. 偏瘫患者多为老年人，往往由于行动不便产生自卑和抱怨，为此，应该向其耐心解释发病原因，纠正其悲观情绪，鼓励其通过积极的康复锻炼，恢复日常生活能力。 2. 对于行动不便的患者要给予更多照顾，如协助活动、帮助解决生活不便问题。 3. 偏瘫患者做翻身及俯卧动作较费力。要协助患者摆好体位，使患者俯卧时动作舒适。 4. 被动牵伸时注意与患者沟通，了解患者感受，避免出现疼痛不适。偏瘫患者长期卧床可能出现骨质疏松，牵伸时一定注意询问患者是否有疼痛， 5. 患者在牵伸过程中如有疼痛不适，必须停止。牵伸过程，用力和缓、稳定，避免疼痛。应注意询问患者的感觉，以便调整牵伸的力度。如患者出现疼痛，减少牵伸力度，疼痛剧烈应中止治疗，检查是否有损伤，如有损伤应及时处理。
重要提示： 1. 有疼痛时应及时停止牵伸，避免出现骨折及关节与肌肉损伤。 2. 患者俯卧时避免压迫患侧上肢出现肩痛等。	**所需物品：**治疗床、枕头。	

第一章 脑卒中康复

1.51　牵伸比目鱼肌以增加偏瘫患者肌肉的延展性

操作步骤	知识要求	态度要求
1. 治疗前准备 1.1 协助患者坐于治疗床或椅子上，床上摆放好枕头。 1.2 向患者解释牵伸比目鱼的意义。演示主动牵伸比目鱼肌的方法及动作要领。 2. 使患者双腿屈曲约 90°，然后将患侧足部后移，足后置10cm，使患侧膝关节屈曲小于90°，用健腿或健手向下按压膝关节，足后跟着地。 3. 保持牵伸每次约 10 分钟，然后放松 3～5 分钟，重复进行2～3 次。 4. 一般治疗每日 1 次，5～10 次为1 个疗程。	1. 能够描述比目鱼肌的局部解剖关系，说出牵伸比目鱼肌的作用。 2. 比目鱼肌是腓肠肌下面的扁平的小腿的肌肉，起自胫、腓骨上端的后面，因形似比目鱼，故名比目鱼肌。它与腓肠肌合称小腿三头肌。起点在膝关节胫骨后端与腓骨头。止点在下方汇入跟腱止于足底。	1. 偏瘫患者多存在认知障碍，要多做演示和示范。指导患者准确、完整的掌握动作。 2. 比目鱼肌的延展性对足的后置和患肢负重至关重要。 3. 训练前短暂的被动牵伸可以很快减低肌肉僵硬。 4. 对没有自主活动能力的偏瘫患者，尤其需要每天抽出一定时间进行被动牵伸治疗。 5. 牵伸过程中遇有疼痛不适，必须停止。牵伸过程中用力要和缓，稳定，避免疼痛。同时注意询问患者的感觉，以便调整牵伸的力度。如患者出现疼痛，减少牵伸力度，感觉疼痛剧烈不能忍受者应中止治疗，并检查是否有损伤，如有损伤应及时处理。
重要提示： 1. 长时间过度牵伸容易造成软组织损伤。 2. 偏瘫患者的比目鱼肌趋向于短缩，日常生活中要经常使用本方法做牵伸治疗。		**所需物品：**椅子、治疗床。

1.52　偏瘫患者练习起坐训练以增加下肢肌力

操作步骤	知识要求	态度要求
1. 协助患者坐于治疗床上。 2. 向患者介绍练习起坐对增加下肢肌力的意义。也可以向患者演示起坐训练的正确方法及动作要领。 3. 练习站起：患者坐在凳子或床边；上半身直立，双腿后移，双足平放在地面上（调整大腿支撑使踝背屈75°）；患者上半身在髋关节处向前移动并站起。站起过程中上半身保持伸展，双眼盯着前方。可以选择高度可调节、两侧带有扶手的硬质椅子进行练习（椅子高低不同，患者站起的难易程度也不同）。鼓励患者患肢负重，限制适应性的健侧承重。 4. 练习坐下：患者屈髋、膝和踝关节使身体下降，坐回座位。身体下降时上半身在髋关节处前屈。保持重心在双脚上方，接近座位时，身体后移坐到位子上。 5. 本练习20~30个一组，休息5分钟后重复，每次3组，每日2~3次。5~10次为1个疗程。	1. 能够说明人体站起和坐位时参与的肌肉名称。 2. 能演示正确的站起和坐下的方法。 3. 能够阐述站起和坐下练习对于偏瘫病人康复的意义。	1. 站起困难是脑卒中后早期常见的问题，限制了患者在日常生活中的自理能力和参与能力。因此，练习站起对于患者的康复是重要一步，要向患者科学解释站起练习对于康复的意义。 2. 偏瘫患者多为老年人，往往由于行动不便产生自卑和抱怨，为此，应该向其耐心解释发病原因，纠正其悲观情绪，鼓励患者通过积极的康复锻炼，恢复日常生活能力。 3. 在练习过程中要富有爱心，同情患者的不幸，尊重患者人格，多与患者沟通，严密观察练习过程中患者的表现，如果患者体虚难以全部完成起坐练习，可以逐步增加练习量，不应该抱怨患者或者敷衍应付。
重要提示： 1. 起坐训练时应双侧平衡用力，避免健侧过度用力。 2. 站起困难是跌倒的最常见原因。		**所需物品：**高度可调节、带扶手的椅子或矮床。

1.53 偏瘫患者练习侧向行走以增加髋外展肌力

操作步骤	知识要求	态度要求
1. 治疗前准备 1.1 在治疗室地面划一条直线以便患者站在其上进行侧向行走锻炼。 1.2 向患者演示侧向行走训练的正确方法及动作要领。 2. 指导患者侧向行走：患者双足站立直线上，侧对直线方向，双手平伸。 3. 用双手分别抓住患者的双手，引导患者步行，同时避免跌倒。 4. 嘱患者重心转移到健侧，用健腿支撑和平衡身体的重心，然后抬起患腿向患侧侧方迈一步。 5. 患腿着地后将身体重心转移至患侧，以患腿支撑和平衡身体的重心。 6. 患者健腿再向患侧迈一步，成双足站立位。如此反复，走5~10米。休息约5分钟后，重复3次。 7. 每日练习2次，5~10次为1个疗程。	1. 能够描述髋外侧肌群的解剖学特点。 2. 能够说明练习侧向行走对于增加髋外展肌力的意义。	1. 对患者充满爱心，对存在言语功能障碍和认知障碍的患者，多做演示和解释。 2. 要全程观察和保护患者，防止跌倒；要耐心指导患者练习，不可以产生急躁情绪，要与患者保持沟通，鼓励患者的良好表现，对于信心不足或者有恐惧心理的患者做好说服工作。 3. 患者开始训练时，动作不一定完全到位，多鼓励和解释，语言应和气，不可以挖苦或者讥笑患者的不正确行为。 4. 髋关节在迈步的时候应该保持自然伸展状态。足迹应该是指向侧方的一条直线。操作者或家属可双手扶患者双手进行保护。
重要提示：侧行时成一条直线可以避免跌倒。		**所需物品**：平地。

1.54　偏瘫患者练习向后行走以增加平衡能力

操作步骤	知识要求	态度要求
1. 治疗前准备 1.1 在治疗室地面划一条任意直线，用于训练患者行走中的平衡能力。 1.2 向患者演示向后行走练习的正确方法及动作要领。 2. 指导患者向后行走练习 2.1 患者开始双足站立，背对直线方向。 2.2 用双手分别抓住患者的双手，引导患者步行，同时避免跌倒。 2.3 嘱患者将身体重心转移到健侧下肢，以支撑和平衡身体重心。 2.4 患者抬患侧肢向后方迈一步，足着地后，身体重心转移至患侧，以患侧支撑和平衡身体重心。 2.5 然后患者抬健腿向后跟一步，成双足站立位。 2.6 髋关节在迈步的时候应该保持自然伸展状态。足迹应该是指向后方的一条直线。如此反复，走5~10米。休息约5分钟后，重复3次。 3. 一般治疗每日2次，5~10次为1个疗程。	1. 能够描述髋关节的伸肌，尤其是腘绳肌的解剖结构与功能。 2. 能够解释偏瘫患者练习向后行走对于增加平衡能力的作用。	1. 对患者充满爱心，对存在言语功能障碍和认知障碍的患者，多做演示和解释。 2. 要全程观察和保护患者，防止跌倒；要耐心指导患者练习，不可以产生急躁情绪，要与患者保持沟通，鼓励患者的良好表现，对于信心不足或者有恐惧心理的患者做好说服工作。 3. 患者开始训练时，动作不一定完全到位，多鼓励和解释，语言应和气，不可以挖苦或者讥笑患者的不正确行为。
重要提示： 1. 后行时成一条直线可以避免跌倒。 2. 抓住患者的双手引导步行可以保持患者平衡。		**所需物品：**平地、直线。

1.55 偏瘫患者练习踮脚以改善其步态

操作步骤	知识要求	态度要求
1. 治疗前准备 1.1 患者训练前应穿上运动鞋。准备一厚约 10cm 的平板或台阶。 1.2 向患者讲解和演示踮脚训练的正确方法及动作要领。 2. 协助患者双足站于平板或台阶上，前脚掌踩住台阶，足跟悬空。先使足跟尽量降低，然后再提升足跟到脚面水平。20 个为一组，休息 5 分钟后重复进行。共 3 组。 3. 支撑体重。 4. 一般治疗每日 2 次，5~10 次为 1 个疗程。	1. 在整个步态周期中，主要的力量来源是在推离地面的踝关节跖屈。在站立期，踝关节跖屈肌群有助于保持踝和膝的稳定，还有助于重心前移越过前脚这一过程的控制。 2. 能够解释正常步态周期，以及腓肠肌肌力训练对步行能力的作用。 3. 患者髋和膝关节要保持伸展，若有膝关节屈曲，则提示患者的膝关节伸展肌群协调活动存在困难，肌群的收缩能够拮抗由跨两个关节的腓肠肌收缩所致的膝关节屈曲。	1. 对患者充满爱心，对存在言语功能障碍和认知障碍的患者，多做演示和解释 2. 患者开始训练时，动作不一定完全到位，多向其鼓励和解释，要全程观察和保护患者，防止跌倒；要耐心指导患者练习，不可以产生急躁情绪，要与患者保持沟通，鼓励患者的良好表现，对于信心不足或者有恐惧心理的患者做好说服工作。
重要提示： 1. 练习该项目的患者应该具备一定的站立平衡能力。 2. 做好保护工作以防止跌倒。		**所需物品：**台阶或厚约 10cm 的平板。

1.56　偏瘫患者进行跨越障碍物行走练习以预防跌倒

操作步骤	知识要求	态度要求
一旦患者能够独立行走，就能够开始跨越障碍物的训练。 1. 治疗前准备 1.1 患者训练前应穿上运动鞋。 1.2 向患者演示跨越障碍训练的正确方法及动作要领。 2. 在室内选择一长约 10 米的平地，设置一个障碍路线，设置 4~5 个高度约 10cm、长 30~40cm 的木块作为障碍物。每个木块间隔约 75cm。 3. 指导患者练习跨越以上障碍物，向前步行。 4. 每次练习两个来回，休息 5 分钟，重复 3 次。 5. 一般治疗每日 1 次，5~10 次为 1 个疗程。	1. 能够阐述跨越障碍物行走练习对于预防跌倒的意义。 2. 跨越障碍物可以提高患者的单腿平衡，练习身体重心的控制，还可以增加向前的移动和步长与足的控制。	1. 指导患者练习的过程中，要保持态度和蔼，语言亲切，具有耐心和敬业精神。 2. 偏瘫患者常存在言语及认知功能障碍，应根据病情，结合手势等辅助指导，同时还要多鼓励和引导患者进行训练。对患者做得不到位的地方，有针对性的指出，必要时做演示动作。 3. 患者开始训练时，动作不一定完全到位，多对其鼓励和解释，要全程观察和保护病人，防止跌倒；要耐心指导患者练习，不可以产生急躁情绪，要与患者保持沟通，鼓励患者的良好表现，对于信心不足或者有恐惧心理的患者做好说服工作。
重要提示： 1. 抓住患者佩戴的安全腰带进行保护可以避免跌倒。 2. 避免患者用手扶周围的物体，可以避免髋过度外展。		**所需物品：**一块长约 10 米空地，4~5 个障碍物（长 30cm、高 10cm 的木块）。

1.57　偏瘫患者上下台阶训练髋、膝和踝的伸展肌肉以增加下肢肌力

第一章　脑卒中康复

操作步骤	知识要求	态度要求
1. 治疗前准备 1.1 患者训练前应穿上运动鞋。 1.2 向患者演示台阶训练的正确方法及动作要领。 2. 向前上台阶向后下台阶练习：指导患者面向台阶站立，抬患腿，使患脚跨上台阶，然后患侧肢体的髋、膝和踝关节伸展，提升身体重心，并将健腿提上台阶。向后下台阶时，抬健腿后伸，同时患侧的髋、膝和踝关节屈曲，降低身体重心，直到健腿着地，重心转移至健侧，抬患侧下肢下台阶。 3. 侧向上下台阶练习 3.1 上台阶训练：指导患者以患侧侧向台阶站立，屈曲患侧下肢，将患侧的脚跨上台阶。然后患侧肢体的髋、膝和踝关节伸展，带动身体站上台阶。健侧下肢跟步，完成侧上台阶动作，保持身体重心直立。 3.2 侧向下台阶训练：指导患者抬健侧下肢，同时患侧的髋、膝和踝关节屈曲，降低重心直到健脚着地，重心转移至健侧，抬患腿下台阶。 3.3 向前下台阶训练：患者站在台阶上，面向下台阶方向，抬健腿，以患侧肢体支撑和平衡身体重心，患侧的髋、膝和踝关节屈曲，放低重心直到健脚着地。退回时，患侧肢体的髋、膝和踝关节伸展，提升重心并将健脚拉回台阶。此时，前脚也产生力量将重心推回，并附加向上的推动力，抬健腿上台阶。 4. 每个动作练习20次，休息5分钟为1组，每次练习3组。 5. 一般治疗每日2次，5~10次为1个疗程。	1. 能够描述髋、膝和踝等伸展肌群的解剖结构和功能。 2. 能够解释上下台阶训练髋、膝和踝的伸展肌肉对于增加下肢肌力的意义。	1. 要态度和蔼，语言亲切，不急不躁，热情诚恳，具有耐心和敬业精神。 2. 要多鼓励和引导患者进行训练。对患者做得不到位的地方，有针对性的指出，必要时通过演示让或者理解和模仿。 3. 患者开始训练时，动作不一定完全到位，多向其鼓励和解释，要全程观察和保护患者，防止跌倒；要耐心指导患者练习，不可以产生急躁情绪，要与患者保持沟通，鼓励患者的良好表现，对于信心不足或者有恐惧心理的患者做好说服工作。 4. 如果需要，应帮助患者将前脚放上台阶，确保其小腿以踝关节为轴向前完成踝关节背屈，同时防止膝关节过伸。
重要提示： 1. 做好安全保护工作以避免跌倒。 2. 下台阶时，防止支撑肢体（患侧）外旋。		**所需物品：**台阶。

1.58　指导偏瘫患者练习上肢屈伸活动以促进上肢功能

操作步骤	知识要求	态度要求
1. 治疗前准备 1.1 协助患者坐在治疗床或椅子上。 1.2 向患者介绍练习的目的及意义。 2. 患者坐于椅子上。 3. 指导患者用患侧手尽量前伸、向下够健侧足尖，（尽量下够，上肢尽量前伸，手伸展）。 4. 让患者患侧上肢肩关节上抬，肘关节屈曲，手部摸嘴。 5. 连续练习 20 次，休息 5 分钟，为一组。每日训练 3 组。5～10 次为 1 个疗程。	1. 偏瘫患者，上肢常成屈曲、内收、内旋状。本练习在做前伸动作时，可降低上肢痉挛模式，同时练习上肢上抬、够物动作。在增加肌力的同时，不增加痉挛模式。 2. 主动练习可以促进脑功能恢复，提高肢体肌力，降低痉挛模式，促进功能恢复。	1. 上肢屈伸活动练习虽然比较简单易行，但是对于偏瘫患者来说，依然不是轻而易举能够做到的，因此要先向患者说明训练的意义和目的，让患者知道坚持练习会带来积极的效果，增强患者战胜疾病的信心。 2. 尽管练习动作难度不大，开始练习时医务人员依然要专心致志指导患者练习，随时观察患者的表现，给以正确指导，及时发现解决问题，严防患者摔倒发生意外。 3. 要尊重患者，彼此沟通要语言温和、通俗易懂。如果在患者家中练习，应做好练习前的准备，同时，可以教给患者家人动作要领和注意事项。无论患者家境贫富，地位高低，都应该一视同仁。
重要提示： 1. 如果病人保持不好平衡能力，容易发生摔倒。 2. 该练习是一个连续动作，不能分开练习。		**所需物品：** 椅子或治疗床。

1.59 指导偏瘫患者进行趣味性活动以促进下肢功能

操作步骤	知识要求	态度要求
1. 在乡镇卫生院建立偏瘫患者俱乐部，就近组织参加趣味性活动的患者开展以促进下肢功能康复为目标的趣味性活动。 2. 肢体功能大致相近，具备起坐和转移功能的病人可以自愿参加趣味性活动。 3. 每次活动确定4~6名以上患者参加。 4. 准备有关物品如治疗床、口哨等。 5. 组织参加游戏的患者到能够实施趣味性活动的场所或者选择在村内较宽敞的地方。 6. 参加游戏的所有患者坐于治疗床或者适宜的木板上，每人距离100厘米左右。 7. 向参加者讲解动作规则，明确移动的方向。 8. 通过口哨发出开始口令后，患者通过站起、坐下的动作，向就近的患者移动，追赶，最早追上相邻患者的为胜者。 9. 鼓励患者自发组织进行该游戏。 10. 告诉患者游戏过程中应该注意的事项，如果出现心悸、胸闷、呼吸困难等情况应该与医务人员联系。 11. 告诉患者自己开展游戏的时间与观察指标。	1. 能够解释起坐训练和转移训练对于偏瘫患者下肢功能康复的作用机制。 2. 能够说明趣味性活动的适宜场所、间隔时间、每次活动结束的指正。	1. 偏瘫患者多为老年人，容易产生自卑和抱怨，应该向其耐心解释发病原因，纠正其错误认知，鼓励他们通过积极康复锻炼，恢复日常生活能力。 2. 说服和鼓励符合条件的患者坚持进行趣味性活动。对于行动不便的要给予更多照顾，如帮助活动、帮助解决生活不便问题。 3. 偏瘫患者多存在认知障碍，要多做演示和示范。指导患者准确、完整地掌握动作。 4. 如果患者在游戏活动中出现不适或者其他意外情况时，医护人员要沉着冷静，有序应对，及时处理。如果患者自发组织的活动，应该明确告诉患者游戏的注意事项，把医护人员的联系电话告诉患者。
重要提示：注意观察患者呼吸、心率，避免运动过量。		**所需物品**：矮床、口哨。

1.60　指导偏瘫患者进行趣味性活动以促进上肢功能

操作步骤	知识要求	态度要求
1. 治疗前准备 1.1　如果在卫生院，协助患者到治疗室，站在治疗桌前；如果在病人家中，可以根据实际条件，满足训练要求即可。 1.2　在治疗桌上摆放数个矿泉水瓶，内放置少量水。 2. 向患者介绍本次治疗的目的：通过练习翻转手背去推动杯子，以达到前臂翻转，诱发并增加前臂外旋肌力。 3. 患者站在桌子前面向瓶子。 4. 抬起患侧上肢，肩关节、肘关节前伸，腕关节背屈用手背去触碰瓶子，将瓶子推倒。 5. 患者侧面向着瓶子，将肩关节外展，肘关节伸展、用手背触碰瓶子，将瓶子推倒。家属或医护人员协助摆放瓶子的位置，监督动作完成效果；该动作循序渐进，逐渐增加难度。要求动作规范，上肢用力去触碰瓶子时，尽量使用肩前伸和抬肩动作，避免身体倾斜。 6. 本动作每次练习10~20分钟，每日练习两次。5~10次为1个疗程。	1. 能够解释趣味性主动训练的作用及意义。 2. 能够说出如何将这些功能应用于患者的日常生活中。 3. 能够描述前臂外旋肌、肩关节、肘关节、腕关节的解剖结构与功能。	1. 患者上肢及手部恢复往往较慢，患者容易失去希望，要积极给予引导，循序渐进，对患者训练的进步给予鼓励。 2. 对患者操作不到位的地方，给予及时纠正，要多做演示和示范。指导患者准确、完整地掌握动作。要充分尊重患者，即便是患者反复出现错误操作，也不要挖苦讽刺讥笑，要耐心给予其纠正指导。 3. 如果患者在游戏活动中出现不适或者其他意外情况时，要沉着冷静，有序应对，及时处理。 4. 如果在患者家中练习，对于场地和条件不可能达到卫生院的条件，因此，要因陋就简。 5. 训练过程中应该多与患者沟通，了解其心理状态，努力帮助患者解决存在的疑惑和困难。
重要提示： 1. 训练中避免患者身体摆动。 2. 训练中保护好患者，防止发生意外。		**所需物品：**5~6个矿泉水瓶，内放清水，水的多少根据患者肢体功能调整。

第一章　脑卒中康复

1.61 指导偏瘫患者进行趣味性活动以促进抬肩动作

操作步骤	知识要求	态度要求
1. 治疗前准备 1.1 如果在卫生院，应协助患者到治疗室，坐于治疗椅子上。 1.2 治疗室准备一个大衣架，套圈 10~15 个。 1.3 向患者介绍本次训练的目的，通过练习上臂上抬前伸，将套圈挂到大衣架上，以达到练习上臂上抬前伸，诱发三角肌收缩，改善上肢抬肩动作。 2. 患者坐在治疗床（或椅子）上。 3. 将套圈放在患者身体一侧，面前放一个大衣架，衣架高度以患者抬肩上举可够及为宜。 4. 患者双手交叉，患侧拇指在上方，健手手指分别插入患手手指，手掌相对握手。 5. 患者用健手手指持套圈，然后用健侧上肢带动患侧上肢（患侧上臂、肩部尽量用力，给予健侧必要的辅助），前伸上抬，将套圈挂到大衣架上。 6. 依此类推，将套圈全部挂为1组。家属或医护人员协助摆放套圈和衣架的位置，监督动作完成效果。 7. 本动作每次练习 10~20 分钟，每日练习两次。5~10 次为 1 个疗程。	1. 能够说明通过趣味性主动训练对于诱发患侧肢体相关肌力收缩，增加肌力，提高肢体功能的意义。 2. 能够描述三角肌的解剖结构与功能。	1. 患者上肢及手部恢复往往较慢，患者容易失去希望，要积极给予引导，循序渐进，对患者训练的进步给予鼓励。 2. 患者操作不到位的地方，及时给予纠正，要多做演示和示范。指导患者准确、完整地掌握动作。要充分尊重患者，即便是患者反复出现错误操作，也不要挖苦讽刺讥笑，要耐心给予纠正指导。 3. 如果患者在游戏活动中出现不适或者其他意外情况时，要沉着冷静，有序应对，及时处理。 4. 如果在患者家中练习，对于场地和条件不可能达到卫生院的条件，因此，要因陋就简。 5. 训练过程中应该多与患者沟通，了解其心理状态，努力帮助患者解决存在的疑惑和困难。
重要提示： 1. 训练中避免患者身体摆动。 2. 训练中保护好患者，防止发生意外。		**所需物品：** 大衣架 1 个、套圈 12~15 个、治疗床或椅子 1 个。

第一章 脑卒中康复

1.62 指导偏瘫患者进行趣味性活动以促进前臂功能

操作步骤	知识要求	态度要求
1. 治疗前准备 1.1 如果在卫生院,协助患者到治疗室,坐于治疗椅子上。也可在患者家中进行。 1.2 准备一个治疗桌,桌子上放置空玻璃水杯1个。 1.3 向患者介绍本次治疗的过程和目的。 2. 患者坐在桌子前。 3. 患者面向空玻璃水杯,其前臂放在桌面上,手掌呈中立位,用手背挨着空玻璃水杯。 4. 患者将前臂外旋,翻转手,使手掌向上,同时用手背推动水杯移动;要求动作规范,避免身体倾斜帮助。 5. 本动作每次练习 10~20 分钟,每日练习两次。5~10 次为 1 个疗程。	1. 能够解释通过趣味性主动训练的作用与意义。 2. 能够描述手掌的中立位和臂外旋的形态。	1. 患者上肢及手部恢复往往较慢,患者容易失去希望,要积极给予引导,循序渐进,对患者训练的进步给予鼓励。 2. 患者操作不到位的地方,及时给予纠正,要多做演示和示范。指导患者准确、完整地掌握动作。要充分尊重患者,即便是患者反复出现错误操作,也不要挖苦讽刺讥笑,要耐心给予纠正指导。 3. 如果患者在游戏活动中出现不适或者其他意外情况时,要沉着冷静,有序应对,及时处理。 4. 如果在患者家中练习,对于场地和条件不可能达到卫生院的条件,因此,要因陋就简。 5. 训练过程中应该多与患者沟通,了解其心理状态,努力帮助患者解决存在的疑惑和困难。
重要提示: 1. 训练中避免患者身体摆动。 2. 训练中保护好患者,防止发生意外。		**所需物品:**桌子、空玻璃水杯。

1.63　指导偏瘫患者进行趣味性活动以促进上肢协调性

操作步骤	知识要求	态度要求
1. 治疗前准备 1.1 如果在卫生院，要协助患者到治疗室，坐于治疗椅子上。也可以在患者家中进行训练。 1.2 准备治疗桌和毛巾一块。 2. 向患者介绍本次训练的目的及动作要领。 3. 患者坐在桌子前。 4. 桌子铺一块毛巾。 5. 患者患手在下，健手在上。 6. 让患者用健手带动患手做擦桌子动作，尽量将桌子的各个位置都擦到。 7. 训练过程中，观察患者动作是否规范，用健侧肢体带动患侧肢体活动时，要求双侧肢体尽可能对称用力，而不是仅仅使用健侧肢体活动。检查肩关节前屈动作，手指是否完全伸直等。 8. 一般治疗每日1次，5~10次为1个疗程。	1. 能够解释通过趣味性肩部活动训练，对于带动患手运动促进上肢活动和扩大关节活动范围的原理。 2. 能够说明通过健侧肢体带动患者肢体活动，可以增加患侧上肢肌肉力量、扩大上肢诸关节活动范围。	1. 患者上肢及手部恢复往往较慢，容易失去希望，要积极给予其引导，循序渐进，并对患者训练的进步给予鼓励。 2. 患者操作不到位的地方，及时给予纠正，要多做演示和示范。指导患者准确、完整地掌握动作。要充分尊重患者，即便是患者反复出现错误操作，也不要挖苦讽刺讥笑，要耐心给予纠正指导。 3. 如果患者在游戏活动中出现不适或者其他意外情况时，要沉着冷静，有序应对，及时处理。 4. 如果在患者家中练习，对于场地和条件不可能达到卫生院的条件，因此，要因陋就简。 5. 训练过程中应该多与患者沟通，了解其心理状态，努力帮助患者解决存在的疑惑和困难。
重要提示： 1. 训练中避免患者身体摆动。 2. 训练中保护好患者，防止发生意外。		**所需物品：**桌子、毛巾、椅子。

1.64　心理访谈以了解偏瘫患者的内心感受

操作步骤	知识要求	态度要求
1. 选择安静、宽松、温馨的交流环境。 2. 向患者说明心理访谈的目的、意义，争取得到患者的积极配合。 3. 详细询问患者的病史、病程及现状。 4. 如果患者对过往的记忆不清楚，则要在患者同意的前提下通过其家属了解病史。 5. 可以用观察法或评测量表评估患者的心理状态。 6. 在访谈过程中注意观察患者的面部表情、说话的语气语调、情感反应等。 7. 用量表评测时详细讲解量表的条目内容，以获取患者较为客观的真实心理情况。 8. 对访谈内容进行整理，确定患者的主要问题点。 9. 评估患者的自杀风险，既往自杀的意念和（或）企图，可采取的方法和执行自杀计划的能力，要将患者有自杀风险的情况告知其家人，并共同协作防备危险的发生。	1. 能够说出心理访谈的方法、目的和意义。 2. 能够解释精神、心理学的基本概念。 3. 能够说出常用评测量表的使用方法，能够分析评测结果。 4. 能够阐述脑卒中后患者的情绪障碍及心理状态变化。 5. 能够说出良好沟通能力和观察技巧的具体运用。	1. 心理访谈应该由经过专门训练的人员来实施，其能够熟练使用常用的访谈量表，熟悉访谈的基本方法和技巧，严格按照访谈原则操作。 2. 访谈应该选择在相对安静，并且确保患者的隐私不被泄漏的环境里进行。 3. 访谈开始应该与患者进行充分沟通，使患者理解访谈的意义，建立信任。 4. 与患者说话口气要温和、委婉，态度诚恳，使患者容易接受。 5. 特别是针对有语言障碍的患者，不要心急，要有耐心。 6. 交谈时注意力集中，真诚倾听，取得患者的信任。切莫东张西望、心神不定，表现出一副漫不经心的样子。 7. 评定过程中要全面分析、坦诚相见，不可主观臆断。
重要提示： 1. 向患者说明访谈的保密原则，利于患者充分暴露内心活动。 2. 要主导谈话过程的方向和内容。		**所需物品：** 心理咨询室，各种评测量表，主要包括抑郁量表、焦虑量表、简易精神状况量表。

1.65　教会偏瘫患者识别积极和消极心理状态以便自我调整

操作步骤	知识要求	态度要求
1. 选择安静、宽松、温馨的沟通环境。 2. 循序渐进地引导患者叙述内心想法。 3. 告诉患者哪些是积极的，哪些是消极的： 3.1 积极的心态：乐观、自信、勇敢面对现实、配合治疗等。 3.2 消极的心态：悲观、失望、恐惧、自卑、怯于接受现实等。 4. 对于积极的心态要给予肯定表扬，对于消极的心态要及时纠正引导。 5. 引导患者以积极的方式消除心理不平衡，改变不现实、不合理的信念。 6. 帮助患者正确进行情绪管理：可以通过自我暗示、转移注意力、倾诉、听音乐等来宣泄自己的情绪。 7. 心理暗示：采用积极的自我暗示，可帮助患者稳定情绪、树立自信心及战胜困难和挫折的勇气。可采取"别总是自己跟自己过不去""要乐观面对现实""好心情是自己创造的"等积极言语来进行自我心理暗示。 8. 培养患者的自我认识和自我矫正能力。	1. 能够阐述普通心理学的基本概念和原理。 2. 能够说明抑郁和焦虑的诊断依据。 3. 能够说出消极和积极心态的常见情绪类型。 4. 具备解释并且演示良好的沟通技巧。 5. 能够解释心理暗示方法的实施过程。 6. 能够解释乐观、自信、勇敢、悲观、失望、恐惧、自卑等概念。	1. 心理治疗应该由经过专门训练的人员来实施，其能够熟练使用常用的治疗方法，客观分析和识别患者的积极和消极心理状态，遵循心理学的基本原则和方法。 2. 访谈应该选择在相对安静，并且确保患者的隐私不被泄漏的环境里进行。 3. 访谈开始应该与患者进行充分沟通，使患者理解访谈的意义，建立信任。 4. 与患者说话口气要温和、委婉，态度诚恳，使患者容易接受。 5. 特别是针对有语言障碍的患者，不要心急，要有耐心。 6. 交谈时注意力集中，真诚倾听，取得患者的信任。切莫东张西望、心神不定，表现出一副漫不经心的样子。 7. 评测过程中要全面分析、坦诚相见，不可主观臆断。
重要提示： 1. 治疗者要起到主导作用，要把控内容主题方向。 2. 用含蓄巧妙的方法去引导，能获得更好的效果。		**所需物品：** 心理咨询室，各种评测量表，主要包括抑郁量表、焦虑量表、简易精神状况量表。

1.66 实施心理疏导以改善偏瘫患者抑郁状态

操作步骤	知识要求	态度要求
1. 选择安静、宽松、温馨的疏导环境。 2. 向患者说明心理疏导的目的和意义。 3. 进行信息收集与信息反馈，心理操作者根据患者存在的问题，引导患者有序地把心理阻塞症结、心灵深处的隐情等充分表达出来。 4. 在整个过程中可以用点头或者是肯定的语气鼓励患者完全释放。 5. 帮助患者澄清自己的某些情绪反应，分辨哪些属于正常情感反应，哪些属于异常情感反应。 6. 协助患者归纳总结。 7. 和患者共同对目前所存在的情绪问题进行逐一分析，逐个击破，从而达到改善抑郁的目的。 8. 激励患者自我领悟、自我认识和自我矫正，促进患者自身心理的转化，减轻、缓解、消除症状。 9. 充分调动患者的治疗能动性，帮助患者树立战胜疾病的信心。	1. 能够解释心理学的基本概念和常用术语。 2. 能够说出心理沟通的方法和技巧。 3. 能够说出沟通中肢体语言和面部表情的类别和应用特点，善于运用肢体语言和面部表情从而使整个过程顺利进行。 4. 能够阐述归纳总结分析判断的基本方法和过程。 5. 能够阐述心理疏导疗法的基础理论。 6. 能够解释心理疏导治疗的基本模式。 7. 引导：是在系统了解的基础上，抓住主线，循循善诱，提高患者的认识，把各种不正确的认识及病理心理引向科学、正确、健康的轨道，也就是病理心理到生理心理的转化过程。	1. 心理治疗应该由经过专门训练的人员来实施，能够熟练使用常用的治疗方法，客观分析和识别患者的积极和消极心理状态，能够遵循心理学的基本原则和方法。 2. 真诚地对待患者，说话口气温和，语调迟缓，语气坚定。 3. 培养医患间的感情，与患者感同身受。善于观察患者的言行。 4. 整个过程中配合适当的微笑和关心。 5. 在患者不同的病情阶段，语言使用准确、鲜明、生动、灵活、亲切、合理。 6. 加强语言艺术修养，将科学性与趣味性相结合。 7. 注意信息的丢失和失真问题，以避免给治疗带来阻碍。 8. 要注意疏导过程的调控。 9. 掌握节奏，循序渐进。
重要提示： 1. 以"不知→知→认识→实践→效果→再认识→再实践→效果巩固"的模式进行。 2. 注意减少患者对疏导者的依赖性，帮助其培养独立解决问题的能力。 3. 注意摸清全面的情况，必要时改变周围的环境和条件。		**所需物品：**心理咨询室，各种评测量表，主要包括抑郁量表、焦虑量表、简易精神状况量表。

1.67 指导患者进行放松训练以缓解偏瘫患者焦虑状态

操作步骤	知识要求	态度要求
对处在焦虑状态的患者，可以通过放松训练缓解其焦虑状态，包括呼吸放松训练和肌肉放松训练。 1. 呼吸放松 1.1 患者穿着舒适宽松的衣服，采取坐姿、站姿或卧姿。 1.2 吸引患者把注意力集中在腹部肚脐下方。 1.3 告诉患者用鼻孔慢慢吸气，想象空气从鼻腔慢慢沿着气管进入腹部，随着气体不断增加，腹部慢慢鼓起来。 1.4 指导病人当吸足气后，稍微闭一下，以便氧气和气管内浊气相互交换。 1.5 告诉病人用鼻和口同时将气体从腹部自然吐出来恢复原状。 1.6 病人按照以上方法，重复做3~5遍。 2. 肌肉放松：指导患者做如下活动： 2.1 深吸一口气，保持5~10秒，再保持5~10秒。慢慢把气呼出来，保持5~10秒，再保持5~10秒。 2.2 手部和臂部处于放松状态，然后握紧双拳，使手和前臂紧张-放松。 2.3 自腕关节向上弯曲双手，尽量使手指指着肩部，使手背和前臂肌肉紧张-放松。 2.4 耸起肩膀，越高越好，使肩部紧张-放松。 2.5 皱起额头，保持紧张，然后放松，并略闭眼。 2.6 用力将舌头抵住口腔上部，使口腔内肌肉紧张-放松。 2.7 紧闭双唇，使口腔和上腭紧张-放松。 2.8 用力仰起（或低下）头部，使背部肩膀及颈部紧张-放松。 2.9 使腹部进行紧张-放松的运动。 2.10 臀部用力压住座椅，使臀部肌肉进行紧张-放松的运动。 2.11 抽紧腿部肌肉，伸直双腿，使腿部肌肉紧张，然后将腿放回原姿势-放松。 2.12 双脚脚趾向上，逐渐抬起双脚，使双脚和小腿部肌肉紧张-放松；向下弓起脚趾，犹如要将脚趾埋入沙土一般，使双脚弯曲紧张-放松。恢复原状。 2.13 每个动作重复做3~5遍。 3. 与病人交流，评估病人焦虑状态是否得到缓解。 4. 告诉病人以后如果遇到焦虑状态，按以上方法缓解。	1. 能够解释焦虑。 2. 能够阐述呼吸放松及肌肉放松对缓解焦虑的作用机制。 3. 能够演示呼吸放松、肌肉放松的规范操作过程。 4. 能够描述与肌肉放松相关的解剖学知识。	1. 偏瘫患者由于处在孤独和病痛之中，极容易出现焦虑，医务人员应该给予理解和同情。 2. 患者由于长期卧床或者行动不便，机体活动可能失去平衡，进行放松训练难以控制自己的活动，因此，应该给予其保护和协助。 3. 偏瘫患者在听力、感觉方面也可能出现减退甚至丧失，因此，交流时应该根据患者情况配合肢体语言或动作示范。 4. 有时患者可能急躁，或者对于康复失去信心，因此，要适时适度给予患者安慰和鼓励。 5. 当患者不能够按照指导操作时，应该给予心理疏导和安慰，以缓解期焦虑状态。 6. 在做法上要注意循序渐进，速度要缓慢。 7. 动作有节律，缓慢自然。 8. 对患者要有耐心。
重要提示： 1. 患者不能佩戴手表、腰带及领带等物品。 2. 患者要把气吸深、吸足。 3. 对身体某部分肌肉进行放松演示时，一定要留有充分时间，以便让患者细心体会当时的放松感觉。 4. 放松训练时紧张和松弛交替进行，按一定的顺序训练：手、手臂、脸部、颈部、躯干、腿部。 5. 放松训练的效果决定于患者对此项训练的相信程度。		**所需物品：**训练厅、训练床、沙发或舒适的靠背椅。

1.68　实施认知-行为治疗以改变偏瘫患者认知和矫正不良行为

操作步骤	知识要求	态度要求
针对出现不合理认知的患者，实施认知-行为治疗： 1. 认知重建 1.1 了解患者对自身状况的认识想法。 1.2 识别并确认每一个错误的、负性或否定性认知，分析它们同患者的生活环境及周围人行为方式的内在联系。 1.3 教会患者识别和意识到歪曲与错误的认知。 1.4 建立克服和战胜不良认知的信念。 2. 心理应对 2.1 向患者列举认知歪曲的行为，示范正确的行为。 2.2 鼓励患者坚持每天回顾并发现自己的优点或长处并记录。 2.3 说服患者针对自己的消极思想，提出积极的想法。 2.4 通过具体事例来帮助患者修正认知和矫正错误思想。 2.5 用现实的或理性的信念替代极端或错误的信念。 2.6 通过改变患者对己、对人或对事的看法与态度来应对心理问题。 3. 问题解决 3.1 协助患者制订生活中的小目标。 3.2 患者循序渐进，逐步完成一些力所能及的活动。 3.3 患者在克服目标行为的同时大声用言语自我指导，树立战胜自我的信心。 3.4 医师在这一过程中，给予反馈，帮助患者分析问题，发现问题。 3.5 当患者有困难时适时给予鼓励，有进步时给予强化。 3.6 鼓励患者用积极的解决问题的方法替代消极不合理的方法，从而改变认知活动。 3.7 面对每个歪曲和错误的信念，逐一击破，逐步改善，最后达到治疗的目的。 3.8 每天布置家庭作业，根据患者完成情况及时调整治疗目标。	1. 能够解释心理学、行为学的基本概念与原理。 2. 能够指出认知治疗和矫正不良行为的基本原则与机制。 3. 能识别正常认知和认知歪曲。 4. 能够说出认知行为疗法的基本要领。 5. 能够阐释歪曲不合理的信念和错误的认知所包含的内容。	1. 有为数不少的偏瘫患者存在认知问题和不良行为，这与其长期处于封闭状态、参与社会活动少及病痛折磨甚至被冷落、歧视有关。因此，要耐心细致地与患者进行深入交流，了解其疾苦和痛楚，要更加专注地倾听其心声，对其不幸遭遇表示同情，用诚恳的语言安慰患者。 2. 要表现出尊重患者、关怀患者的语言和行为温和、真诚，不要流露歧视患者的情绪。 3. 亲切地倾听来访者的陈述。适时鼓励和引导患者。 4. 取得患者的信任以提高治疗的效果。
重要提示： 1. 认知性治疗措施是针对抑郁时的病态体验，包括绝望和罪过感。 2. 治疗中或纠正否定性认知过程中应注意强化肯定性认知。	**所需物品：** 心理咨询室、沙发或舒适的靠背椅、音乐治疗设备。

1.69 心理干预以消除偏瘫患者自杀意念

操作步骤	知识要求	态度要求
1. 确定偏瘫患者的自杀意念 1.1 患者有高度的绝望感：言谈中流露出活着没有意义，频频叹息生不如死等，绝望程度越高越有可能自杀。 1.2 患者逃避现实，感到不能应付生活问题，断定所遇到的问题不可能解决，会感到无路可走。 1.3 以往有过自杀行为。 2. 对有自杀意念或行为的患者实施心理干预 2.1 与患者平等地坐在一起，告诉患者尽情地诉说自己的遭遇与心情。 2.2 不要打断患者诉说，对于重要的问题要给予记录。 2.3 关注患者流露的无助、自卑、失望等，防止有自杀意念。 2.4 发现和归纳患者的问题，与之进行讨论。协助患者制订一些生活的小目标，并循序渐进，重拾生活的乐趣和信心。 2.5 对于极度悲哀的患者，帮助其分析并让其了解，所遇到的任何问题总有解决的可能性，激发患者的责任感和担当感，讨论自杀后对亲人的伤害和后果问题。 2.6 对于陷入痛苦的患者要耐心倾听，鼓励他们将心中的委屈、压抑、担心、焦虑都说出来，或是大哭出来也可以缓解痛苦情绪。 2.7 与患者一起分析问题，并且列出若干解决问题的方案选项。 2.8 对于有自杀行为的患者，应该求援有关人员如保安及时干预、转介或转诊。 2.9 与患者家人交流并且对患者提供紧密的照顾和陪护，防止自杀行为的发生。	1. 能够说出心理学的基本概念和自杀干预的原理。 2. 能够解释危机干预的概念：从心理上解决迫在眉睫的危机，使症状立刻得到缓解和永久的消失，使心理状态恢复到危机前的水平，并获得新的应付技能，以预防将来心理危机的发生。 3. 能够说出沟通的一般技巧。 4. 能够说出洞察自杀倾向的技能。	1. 偏瘫患者因生活不能自理、不方便参与社会等产生悲观失望情绪，特别是家庭条件不佳、经济困难或者身边缺乏亲人关照时，极容易产生自杀意念。因此，不仅要注意疾病，还要关心其生存环境和生存质量。不可因为其贫困、家境不好而歧视患者。 2. 要耐心倾听患者诉说，哪怕是哭泣、悲愤、情绪激动说出一些离谱、抱怨的话，也应该倾听下去，不应有冷漠、震惊、可怜等消极态度或行为表示。 3. 要看着患者的诉说而不是表现东张西望的分心或者忐忑不安的敷衍。当患者表现极度悲哀时要表现出同情，给以安慰。不责备患者，不讲大道理，应该心平气和、推心置腹地帮助患者走出危机和痛苦。不讨论自杀的对与错。 4. 教给患者家人一些关怀、开导、交流技巧，建立联系，随时给以帮助。 5. 要运用科学知识和道理解决患者的困惑和迷茫，向其家人说明患者的病理心理倾向，破除迷信。
重要提示： 1. 充分有效的沟通对于有自杀意念或行为的患者具有重要作用。 2. 干预是在与患者的交流过程中完成的。 3. 自杀倾向可以通过心理晤谈洞察。		**所需物品：**心理咨询室。

1.70　实施电刺激疗法以改善偏瘫患者的神经功能

操作步骤	知识要求	态度要求
1. 向患者说明多功能神经康复诊疗系统康复治疗的流程和注意事项及配合方法。 2. 协助患者到达治疗地点，为不能行走的患者提供帮助。 3. 根据治疗部位的需要，选择最合适的体位，包括坐位、俯卧位、侧卧位、仰卧位、扶站位，确保患者能最轻松完成指定部位治疗的需要。 4. 电极的安装方法须仔细参照说明书的指引，也可从随机配置的培训光盘中学习了解。 5. 检查诊疗系统的各开关，电极的电缆插头是否牢固插在输出孔内，接通电源，打开 0/1 开关，系统自检后自动进入。 6. 轻触操作薄膜开关，选择合适的治疗模式（PBF、NBF、ESFN、TENS1、TENS2），诊疗系统将通过语音提示你当前选择的治疗模式。 7. 设定合适的刺激电流强度，以功能位的实现和患者的耐受为原则进行设定，其他参数不要动，直接采用出厂设置即可。 8. 治疗过程中，应注意询问患者的感觉，以便及时调节输出。如患者有不适感，应降低电流强度，严重的应中止治疗，并检查治疗部位有否电灼伤，如有应及时处理。 9. 一般每次治疗 20 分钟。 10. 治疗完毕，关闭电源，从患者身上取下电极，并将电极存放到专门配置的保护膜片及密封袋中，以备下次治疗重复使用。 11. 一般治疗每日 1~2 次，每周 5 天，40~60 次为 1 个疗程。	1. 能够解释电刺激疗法对于改善偏瘫患者神经功能的基本原理。 2. 诊疗系统是以肌电生物反馈和功能电刺激技术的结合为核心，通俗被称为"神经功能重建"，可实现中风偏瘫患者的综合康复治疗。 3. 神经功能重建的机制是通过运动再学习，利用脑可塑性原理而实现的。 4. 诊疗系统除可治疗肢体偏瘫外，还可以对有中风高危因素的人群进行预防性治疗，即采用 ESFN 模式，改善大脑供血、促进脑保护、改善睡眠状态等。 5. 了解 0~5 级不同肌力水平的表现，包括：①0 级软瘫；②1 级无明显动作；③2 级无关节活动；④3 级无法抗阻运动；⑤4 级无法随意运动；⑥5 级可实现随意运动。根据不同的肌力水平选择不同的电流强度和电极片大小尺寸（即肌力越小，选择更大规格的电极片）。 6. 诊疗系统临床禁忌证：恶性肿瘤、出血倾向、活动性肺结核、妊娠、心脏起搏器安装植入者。	1. 要正确理解和运用神经康复诊疗系统的适应指征，不盲目使用。要科学解释该治疗系统的作用与功能，防止过度应用或者滥用。 2. 每次做治疗时都要认真、仔细，并且有耐心，特别是针对小儿和老年患者。 3. 每次康复治疗前应耐心向患者说明训练的目的、配合治疗的过程（根据语音提示进行循环式闭环训练）。 4. 应鼓励患者树立康复的信心，循序渐进，配合日常生活，积极开展其他体育锻炼，增强体质。 5. 治疗过程中要持续守护在患者身旁，发现问题及时处理。不要把护理观察责任交给患者家人或者陪护者。
重要提示： 1. 本诊疗系统工作时要采集训练肌肉的表面肌电，应尽量做到远离其他大功率治疗仪器，尤其是不要直接共用一个电源插座。 2. 本诊疗系统不防水，要避免盐水、酒精等渗入到设备中。 3. 本诊疗系统的输出电缆要尽量平行不要交叉、打圈，拔插电极时不要直接拽线，而是在插针部分进行拔插。 4. 安装电极前，应对治疗部位的表面皮肤进行脱脂清洁（95% 的酒精），否则将降低电极的使用次数。 5. 不同的患者严禁交叉使用同一组电极。 6. 操作时，对薄膜控制键要轻触，不要暴力按键或用尖状物按触键，否则将导致按键失效或不灵敏。		**所需物品：**便携式单通道或双通道多功能神经康复诊疗系统；治疗电极线；治疗电极（自粘吸水棉）；各种不同规格的捆扎带。

（李亚文　汤炳煌　陈秀明　吴丽君　常永霞　李红玲　池　林）

第二章　颅脑损伤康复

　　概念： 颅脑损伤是一种常见外伤，其发生率居全身创伤的第一位，仅次于四肢骨折。根据外伤后脑膜的完整与否将颅脑损伤分为开放性和闭合性颅脑损伤；根据神经病理学，颅脑损伤分为脑震荡、脑挫裂伤、弥漫性轴索损伤、颅内出血等；根据伤情程度又可分为轻、中、重、特重颅脑损伤四型。颅脑损伤的主要临床表现有：意识障碍；头痛、呕吐；瞳孔光反应异常；呼吸、脉搏浅弱，节律紊乱，血压下降；运动功能障碍；认知功能障碍；行为障碍；语言障碍；情绪障碍；日常生活活动能力障碍等。重型颅脑损伤常常可以引起水、盐代谢紊乱，高渗高血糖非酮性昏迷，脑性肺水肿甚至脑死亡等。

　　康复目标： 颅脑损伤的康复目标是综合使用各种康复措施使患者的意识逐渐恢复，然后再针对其感觉功能、运动功能、认知功能、言语交流功能、生活自理能力和社会交往、参与能力进行康复，争取达到最大程度恢复，提高其生活自理能力，早日回归家庭和社会。

　　康复指征： 颅脑损伤引起的功能障碍多种多样，病情轻重不一。康复原则是：患者生命体征一旦平稳，即可对其进行全面功能障碍评估，然后在不影响患者临床救治前提下，尽早根据患者存在的功能障碍类型进行相应的康复训练。

　　康复方法： 护理技术、多感觉刺激、针灸疗法、体位摆放技术、日常生活能力训练、关节活动技术、关节肌肉牵伸松动技术、认知训练、言语训练、吞咽训练等。

2.71 进行多种感觉刺激以促进颅脑损伤患者觉醒

操作步骤	知识要求	态度要求
1. 评估患者生命体征和觉醒情况，确定昏迷分级及颅内压情况。 2. 向患者家属解释感觉刺激输入对患者恢复神志的作用，取得家属的配合。 3. 进行听觉刺激：给患者戴耳机，让其听熟悉的音乐、幽默故事、亲人的呼唤等声音。音量以常人能听清且感觉舒适为宜。 4. 进行视觉刺激：拿患者家属或朋友的照片给患者看，要在全部视野范围内进行系统刺激，产生不同部位的不同反应。患者注视图像或视觉追踪图像均是视觉刺激反应的表现。 5. 进行嗅觉刺激：把香水放在患者鼻子前随呼吸吸入，每次 10~15 秒。如果患者可露出喜欢的微笑，说明对刺激有反应。 6. 进行味觉刺激：用棉花球沾上调味汁涂擦患者的唇、舌。 7. 进行触觉刺激：可通过给患者翻身、洗澡、穿衣服等，也可用按摩法接触患者身体各个部位，甚至用患者自己的手触及全身，如把毛巾放在患者手上，帮助患者洗自己脸部。 8. 进行前庭刺激：做颈部运动，在垫子上做旋转运动，在轮椅上做摇摆式推进运动，以刺激前庭。 9. 每天做以上刺激 1 次，每次做 10~20 分钟。 10. 每次操作结束都应该记录病人的反应情况。	1. 能够解释格拉斯哥量表的内容，并且能够给脑外伤后昏迷的病人分级。 2. 能够说出患者接受康复治疗的标准：生命体征平稳，即体温、呼吸、心率、血压稳定，特别是颅内压持续 24 小时稳定在 2.7kPa 以内即可接受康复训练。 3. 能够用医学理论解释听觉、嗅觉、味觉、触觉产生的机制。 4. 能够说明前庭的解剖与生理功能。 5. 能够解释昏迷、颅内压、神志的概念。	1. 脑外伤是一种意外灾难，患者和其家人遭遇如此打击会极度悲伤，因此，家人渴望患者觉醒的愿望会十分强烈，甚至一些患者家人会表现出急躁或者抱怨，对此，工作人员应该给以理解，并且做耐心解释，避免因为沟通问题出现误会。 2. 如果患者在家中治疗，应该把观察病情的相关知识和正确的刺激方法教给其家中易于接受和细心的人，日常由他们实施刺激。 3. 在给患者进行听觉、嗅觉、味觉、触觉、前庭等刺激时，操作要规范、动作轻柔。 4. 鼓励患者家属坚持对患者的照顾。
重要提示： 1. 噪声会影响听觉刺激效果，要有避免噪声措施。 2. 前庭刺激要注意避免损伤患者头部伤口。		**所需物品：**音乐播放器、香水、棉球、调味汁、幻灯、图片、宣传册。

第二章 颅脑损伤康复

2.72　教给患者家人 4 种护理方法以预防颅脑损伤并发症

操作步骤	知识要求	态度要求
1. 评估患者生命体征和觉醒情况，确定昏迷分级及颅内压情况。 2. 如果病情允许，可开展以下康复活动。 3. 定时翻身：定时给患者翻身、拍背，至少每 2 小时翻身 1 次。以预防压疮及肢体畸形挛缩，也有利于预防肺感染。 4. 关节被动活动：帮助患者被动活动肢体各个关节。按照从近端关节至远端关节的顺序进行活动。关节被动活动度的练习可每天 2 次，每个关节 10 次，训练的手法应轻柔、缓慢，活动时固定关节一端，活动另一端，同时应在正常关节活动范围内进行，避免引起疼痛。 5. 呼吸功能管理：保持呼吸道通畅，定时变换体位、叩背排痰。协助患者变换成侧卧位，用手掌拍击患者的胸背部。叩击时五指并拢，掌呈杯形。每次叩击有一定"空空"响声，叩击者腕关节用力，自胸廓边缘向中央（由外向内）由下向上有节奏地依次叩击患者的背部，每一侧叩击 1~3 分钟，每分钟 120~180 次，叩击力量要适中，以患者不会感到疼痛为宜。叩击时用单层内衣保护胸廓部位，避免直接叩击引起皮肤发红。 6. 坐位训练：待患者生命体征平稳，可逐渐摇高床头，头部位置 15°、30°、45°、60°、75°、90° 分阶段进行，逐步进行坐位训练。一旦意识障碍加重、颅内压升高就应立即停止。 7. 记录每次康复治疗的情况。	1. 能够解释定时变换体位、关节被动活动、呼吸功能管理、坐位训练等护理活动的作用原理及意义。 2. 能够说出患者接受康复治疗的标准：生命体征平稳，即体温、呼吸、心率、血压稳定，特别是颅内压持续 24 小时稳定在 2.7kPa 以内即可接受康复训练。 3. 能够说出脑外伤昏迷患者常见的并发症及其临床表现，如肺部感染、肢体挛缩、压疮等产生的原因及康复治疗措施。 4. 能够说明康复护理中有可能出现的问题、风险及其判断和处理方法。	1. 颅脑损伤病人由于病情复杂、病程较长，持续的治疗容易消耗家庭成员的体力和费用，使患者家人感觉心神疲惫和极大负担，由此，也容易放松、消弱对患者的护理耐心，因此，要积极鼓励患者家人的信心，使其坚持对患者的周到细心照顾。 2. 向患者家人科学解释颅脑损伤康复的原理和护理计划非常必要，可以把一些成功的康复案例讲给他们，耐心回答他们的疑惑和问题。 3. 由于患者在颅脑损伤并后可能出现意识及精神状况的改变，在配合康复治疗上会出现问题，比如出现不能够很好配合的情况，所以，在进行定时翻身、关节被动活动、呼吸功能管理等方面应该理解患者的临床状况，耐心细致给予治疗。 4. 家属在患者发病后，通常情绪急躁，容易过度治疗，也有可能担心风险而不支持康复治疗，为此，需给予科学解释，充分听取其家人的意见，提出若干可以选择的方案共同讨论，综合考虑患者情况进行选择。
重要提示： 1. 患者生命体征平稳即可开展康复治疗。 2. 太早练习坐位易发生脑疝，应经过医生评估后进行。 3. 排痰过程中要注意观察患者面色、呼吸情况以免发生窒息等。		**所需物品：**幻灯、图片、宣传册。

2.73　针灸治疗以促进颅脑损伤患者功能恢复

操作步骤	知识要求	态度要求
1. 患者可以在卫生院或者家中接受治疗。 2. 针灸前向患者说明需要配合和注意的事项，包括消毒、针刺所产生的疼痛、针刺过程中可能出现的不良反应（如晕针等）、针刺后针孔的处理（针刺后2小时内不要浸洗针刺部位、不要受风）。 3. 医生清洁洗手。 4. 选穴部位常规消毒后进行针刺 4.1 选双侧内关穴，位于前臂正中，腕横纹上2寸，在桡侧屈腕肌腱与掌长肌腱之间取穴，直刺0.5~1寸，采用捻转提插相结合的泻法，施手法1分钟。 4.2 选人中穴，位于上嘴唇沟的上三分之一与下三分之二交界处，向鼻中隔方向斜刺0.3~0.5寸，用重雀啄手法，至眼球湿润或流泪为度。 4.3 选患侧三阴交穴，位于小腿内侧；在足内踝上3寸，胫骨内侧缘后方，沿胫骨内侧缘与皮肤呈45°角斜刺，进针1~1.5寸，用提插补法，使患侧下肢抽动3次为度。 4.4 选辅穴：患侧极泉穴，位于腋窝顶点，腋动脉搏动处；患侧尺泽穴，位于肘横纹中，肱二头肌腱桡侧凹陷处；患侧委中穴，位于腘横纹中点，当股二头肌肌腱与半腱肌肌腱的中间取穴。上述主穴及辅穴不留针。 4.5 选配穴：根据病情，选取肩髃、曲池、手三里、外关、合谷、中渚、足三里、丰隆、丘墟、照海、太冲等。留针20分钟。20分钟后起针。 5. 针灸每日1次，10次为1个疗程。如果患肢能够保持较好的肌张力或出现自主运动视为有效，可继续进行下一疗程的治疗。 6. 每次针灸过程中和结束后，均要与患者或其家属沟通，观察患者有无不适，帮助患者整理好衣服。 7. 每次操作均要有完整记录。	1. 能够说出醒脑开窍法针刺治疗促进脑外伤苏醒、促进肢体功能恢复的主穴、配穴等，说出每个穴位的位置及针刺方法。 2. 能够指出肩髃、曲池、手三里、外关、合谷、中渚、足三里、丰隆、丘墟、照海、太冲的解剖位置，描述进针方法。 3. 能够描述以上穴位"得针-有效"的感觉，说出针刺可能出现的异常及处理方法。	1. 偏瘫患者多行动不便，应协助患者上下治疗床，协助其穿脱衣服及摆放体位。 2. 针刺治疗时，要严肃认真，精准细致，治疗前向患者解释治疗的目的及注意事项。 3. 有些患者对于针灸可能会产生恐惧，要在针灸前给患者进行介绍和解释。当患者表达出疼痛时，要认真检查进针是否正确，不要无视患者的反应。 4. 当实施针灸一定疗程后，如果效果不明显，应该调整治疗方案。如果患者康复期待急迫，对于针灸的期望值很高，应该进行科学解释和给予正确引导。 5. 如果在患者家中实施针灸，应该在明亮的光线下进行，室温应该适宜。 6. 要严格按照规范操作，每次针灸以前都要做好消毒。
重要提示： 1. 针刺过程中，注意观察患者状态，遇有晕针、滞针、弯针、断针、血肿等情况需及时给予处理。 2. 患者存在血液疾病或针刺部位感染时不宜针刺。	**所需物品：**酒精、消毒棉球、无菌针灸针、治疗床。	

2.74 针对性练习以改善颅脑损伤患者视觉失认的不同症状

操作步骤	知识要求	态度要求
颅脑损伤的患者进入有意识，但认知、言语和肢体运动仍有严重障碍这个阶段后，根据对其认知能力的评价结果选择难易适度的针对性练习进行训练。 1. 治疗前准备 1.1 患者可以在家中练习。 1.2 准备治疗物品。 2. 练习方法 2.1 视物体失认的练习：让患者用火柴、积木、拼版（按先易后难顺序）等构成不同图案。向患者演示拼积木图案，然后要求患者按其排列顺序拼积木，如正确后再加大难度进行。 2.2 视空间失认的练习：如患者垂直线感异常，操作者监控患者头的位置，偏斜时用声音给患者听觉暗示。进行镜子前训练，在中间放垂直线，让患者认知垂直线，反复训练。 2.3 面孔失认的练习：通过反复看照片，让患者尽量记住与其有关的重要人物的姓名，如家人、医生、护士。帮助患者找出照片与名字之间的联系方式。 2.4 颜色失认的练习：使用色卡，训练患者命名和辨别颜色，随着患者的进步，逐渐增加颜色的种类。同时，鼓励患者利用其他正常的感觉输入方式，如利用触觉或听觉辨识人物和物品。 3. 治疗频率：1 次/日，10 次为 1 个疗程。 4. 规范记录治疗情况。	1. 失认症的概念：失认症是指在没有感官功能不全、智力衰退、意识不清、注意力不集中的情况下，不能通过器官认识身体部位和熟悉物体的临床症状。包括视觉、听觉、触觉和身体部位的认识能力缺失。常由大脑半球特定的功能部位受损所引起的一种后天性感知知觉功能障碍。视觉失认患者常同时伴有左侧偏盲、失读症及颜色失认等。有的不能分辨家人面容等。 2. 能够解释视觉失认、视空间失认、颜色失认、面孔失认的不同表现及其相应针对性练习的机制、方法和意义。 3. 能够运用解剖生理学理论解释颅脑损伤病人视觉失认的机制。	1. 操作者做治疗时要充分理解患者的处境，科学给予评估及治疗协助患者康复。 2. 视觉失认的患者会感觉非常痛苦，由此，可能表现为悲伤、苦恼、失望、急躁等情绪，因此，应该耐心诱导患者逐步进行相应的康复训练。 3. 进行练习时，要遵循先易后难、循序渐进的原则。
重要提示： 失认症是脑外伤后感觉信息向概念化水平的传输过程受到破坏的结果。伴有视觉失认的患者需要借助视觉以外的感觉系统才能够理解视觉刺激物的特征，因此治疗人员和患者家属在平时患者生活或训练过程中要做好对其的保护和照顾，以及康复指导工作。	**所需物品：** 火柴、积木、拼图板等、作业治疗桌、椅子、镜子、线、重锤、照片、色卡等。	

2.75　实物操作练习以改善颅脑损伤患者触觉失认

操作步骤	知识要求	态度要求
1. 存在触觉失认及感觉障碍的颅脑损伤患者应该进行实物操作练习。该活动也可以在患者家中进行。 2. 能独立坐位的患者一般都可以进行此项练习。 3. 练习用品选择 3.1 练习开始前，在桌子上摆放各种物品，如球、铅笔、硬币、戒指、纽扣、积木、剪刀等。 3.2 与患者沟通后，让其先看一遍桌上放置的各种物体，然后蒙住患者眼睛，开始进行练习。 3.3 先让患者闭眼用手触摸其中一件，辨认为何物，然后放回桌面。 3.4 再让患者睁眼，从中挑出刚才触摸过的物体。 4. 几何图形选择练习 4.1 让患者闭眼用手触摸准备好的塑料片几何图形，如椭圆形、圆形、三角形、五角星形、正方形、六角形、菱形、梯形等，触摸其中的一件，然后放回桌面。 4.2 让患者睁眼，从中挑出刚才触摸过的图形。 5. 不同材质物品命名：闭眼用手触摸准备好的粗砂纸、细砂纸、布料、绸缎等不同材质的物品让患者辨认，并命名。 6. 以上练习1次/日，10次为1个疗程。 7. 规范记录治疗情况。	1. 能够解释触觉性失认症：主要为实体感觉缺失，患者触觉、温度觉、本体感觉等基本感觉存在，但闭目后不能凭触觉辨别物品。 2. 能够解释触觉失认的病理机制。 3. 能够说明颅脑损伤者进行实物操作练习的作用、意义。 4. 能够阐述触觉的形成过程。	1. 触觉失认的患者因为对物体无感觉，会影响其生活活动，这对其是一种沉重打击。因此，患者渴望通过练习尽快恢复。如果效果缓慢，患者会丧失信心。为此，要用科学知识向患者解释康复的过程，鼓励其坚持练习，树立信心。 2. 在练习过程中，理解患者的困难，耐心给予指导，要与其进行良好沟通，耐心鼓励患者训练。 3. 不要对患者的错误识别进行讽刺挖苦，如果患者认知严重障碍，也应该耐心进行练习。在练习中，尽可能与患者沟通，通过交流，增进其对疾病发生发展的科学认识，提高患者战胜疾病的信心。 4. 可以把该练习方法教给患者家人，增加家人对患者的了解和照顾，同时，可以由患者实施该训练。
重要提示： 触摸实物时避免损伤患者的手部皮肤。		**所需物品：** 球、铅笔、硬币、戒指、纽扣、积木、剪刀、各种塑料图形、不同材质的物体等，塑料片几何图形，如椭圆形、圆形、三角形、五角星形、正方形、六角形、菱形、梯形，粗砂纸、细砂纸、布料、绸缎等物品。

2.76 患侧感觉刺激以改善颅脑损伤患者患侧忽略

操作步骤	知识要求	态度要求
1. 患侧感觉刺激训练也可以在患者家中进行，患者可坐在轮椅或圈椅上。 2. 向患者讲解患侧感觉刺激训练的过程、方法，使其有心理准备，积极配合。 3. 进行增加患侧感觉输入的刺激 3.1 用手、粗糙的毛巾、毛刷、冰或振动按摩器其中的任何一种对患者忽略侧肢体的皮肤进行冷、热觉、触觉刺激。 3.2 患者自己在注视下用健侧手摩擦患侧上肢。 3.3 患者主动或被动活动忽略侧肢体。 3.4 患侧肢体做负重训练。 4. 训练患者对忽略侧有意识的扫描：面对镜子自画像，进行梳洗，阅读看书等动作。 5. 注意力训练：给患者一张报纸进行阅读，对其注意忽略侧的文字进行提示，避免漏读。反复训练达到纠正偏侧忽略的作用。 6. 交叉促进训练：患者健侧上肢越过中线在患侧进行作业；如果上肢的近端功能有一些恢复，可以借助滑板在桌面上做跨中线的弧形活动。 7. 木钉盘作业：将木钉放在忽略侧，让患者将木钉拿起插进位于健侧的木钉盘中，整个过程均需在患者的目光注视下进行。 8. 治疗频率：1次/日，10次为1个疗程。 9. 倾听患者的训练感受，鼓励其自我练习。 10. 定期家访回访，评价患者训练效果，并且给予进一步指导。	1. 单侧忽略的概念：表现为患者不能对大脑损伤灶对侧身体或空间呈现的刺激做出反应。 2. 能够阐述患侧感觉刺激对于改善颅脑损伤患侧忽略的作用与机制。 3. 能够说明增加患侧感觉输入刺激、对忽略侧有意识的扫描、注意力训练、交叉促进训练、木钉盘作业训练的作用机制。	1. 患者出现单侧忽略时，常不能自我认知，日常生活中因单侧忽略存在受伤风险，需加强保护。 2. 需耐心细致，积极鼓励患者。多给予动作提示，避免对其言语呵斥。 3. 同情患者的痛苦遭遇，理解患者的急躁情绪，对患者要尊重，与其进行有效沟通，缓解其心理压力，鼓舞其战胜疾病的信心。 4. 开始练习时，要求不宜太高、强度不宜过大，应该循序渐进，给患者适应的时间，逐步提高训练水平。 5. 练习过程要高度专注于患者，注意保护好患者防止发生意外。
重要提示： 1. 床档加在忽略侧或将床靠近忽略侧墙壁防坠床。 2. 使用有靠背的轮椅或圈椅或硬质沙发可以减少患者坐位时摔倒。 3. 为防止患者发生意外，可将食物、电话、呼叫铃放在其健侧。 4. 患者行走时注意保护和监视，防止碰撞受伤。		**所需物品：**粗糙的毛巾、毛刷、冰、振动按摩器、木钉板、镜子、纸、笔、滑板、桌面、报纸、木钉盘。

2.77 指导患者练习摆放积木或纸板以改善颅脑损伤患者结构性失用

操作步骤	知识要求	态度要求
1. 该项练习可以在患者家中或者卫生院进行，准备好用品。 2. 与患者沟通，说明练习的目的、意义、方法。 3. 空间定位作业练习 3.1 将四块正方形硬纸板或塑料板，摆成横向平行排列、纵向垂直排列或呈对角线排列，让患者照着图形复制出来。 3.2 也可以把几张相同的图卡（或实物）摆成一排，其中一张上下颠倒摆放，让患者找出这张颠倒摆放的图卡（或实物）。 3.3 还可以练习把一块积木分别放在另一块积木的上方、前方、后方、左侧和右侧，让患者找出。 4. 触觉-运动觉输入作业练习：练习组装物体和拼装玩具，以提高患者估计短距离物体与点的相对位置的能力。 4.1 在患者面前摆两个积木（距离大于两肩），分别标示为左侧和右侧。患者健手持一个积木，跟随操作者"左""右"的口令，放在"左"或者"右"的积木前。 4.2 日常生活活动能力（ADL）训练：练习整理橱柜内容物等，掌握基本的空间定位概念。 5. 功能适应性训练：环境调整是最有效的补偿空间定位障碍的方法。如家庭和工作环境应简洁，物体位置固定，使用标签帮助定位；家里物品或经常使用的物品使用个性化的标记，并指导如何有效地寻求帮助。 6. 以上练习1次/日，10次为1个疗程。 7. 可以逐步把该项练习教给患者及其家人，在家人指导下练习。 8. 练习过程中认真观察患者反应，与患者进行沟通，及时给予评价和调整。	1. 能够说出结构性失用的概念与形成机制。 2. 能够识别结构性失用患者的临床特征。 3. 能够解释空间定位作业练习、触觉-运动觉输入作业练习、功能适应性训练对于颅脑损伤结构性失用患者的治疗作用和意义。 4. 了解ADL训练的内容和方法。	1. 颅脑损伤结构性失用会给患者生活带来较大麻烦，也是容易使患者丧失生活信心的重要因素之一。为此，应该同情患者的不幸，理解患者的情绪，与患者进行耐心沟通，鼓舞其坚持练习，树立战胜疾病的信心。 2. 在指导患者进行图卡、积木等练习时，要细心、耐心，营造快乐、宽松的气氛和环境，科学解答患者的问题和疑惑，努力使其保持好的心情。 3. 当患者操作出现错误时，不要抱怨患者，应该询问其有什么问题，并且给予解决。 4. 提高患者参与康复训练的积极性。治疗由易到难逐渐增加难度。 5. 要理解患者的痛苦和行动障碍带来的困难，宽容患者的不恰当问题和练习中出现的失误。不可以挖苦讽刺患者。
重要提示：不清晰的指令或患者听不懂的专业术语可能会给其带来误解，影响训练，故避免使用。		**所需物品**：作业治疗桌、拼图板、积木。

2.78　感觉整合训练以改善颅脑损伤患者左右分辨障碍

操作步骤	知识要求	态度要求
1. 该项练习可以在卫生院或者患者家中进行，练习前做好相应准备。 2. 与患者沟通，向其介绍练习目的、方法。 3. 改善功能的作业活动 3.1 嘱患者注视患侧上肢或下肢，并告诉患者："请按摩或活动您的左（右）侧上肢（下肢、手）"，患者使用健手进行按摩及被动活动。 3.2 左右识别训练：告诉患者："抬起您的左（右）上肢（手、下肢）""注视您的左（右）上肢（手、下肢）"，反复使用上述包含左右的口令或进行与左右有关的活动。 4. 感觉整合疗法：把感觉输入与特定的运动反应联系在一起，如指导患者用自己的手或粗糙的毛巾摩擦身体的某一部位并说出该部位的名称；或模仿操作者的动作，如用右手触摸左耳，将左手放在右膝上等。 5. 强化辨识训练：强化对身体各部分及其相互间关系的认识。告诉病人做出动作，如"指出或触摸你的大腿"，或呼出指定身体部位名称，也可以练习人体拼图。 6. 训练频率：1 次/日，10 次为 1 个疗程。 7. 练习过程中与患者进行沟通，仔细观察其反应。	1. 能够说明感觉整合训练对于颅脑损伤患者左右分辨障碍治疗的作用、意义。 2. 能够说出左右分辨障碍的概念及评估方法。 3. 能够说出改善功能的作业活动、功能适应性训练、感觉整合疗法、强化辨识训练对于颅脑损伤患者左右分辨障碍治疗的基本原理。	1. 颅脑损伤结构性失用会给患者生活带来较大麻烦，也是容易使患者丧失生活信心的重要因素之一。为此，应该同情患者的不幸，理解其的情绪，与其进行耐心沟通，鼓舞其坚持练习，树立战胜疾病的信心。 2. 训练过程中要耐心、细致，多鼓励患者，对患者的进步给予肯定。提高患者参与康复训练的积极性。 3. 用患者能够听得懂的通俗语言进行指导，尽量少用专业术语，以避免错误理解。 4. 说服和鼓励患者坚持练习，遇到问题及时给予解决。说服和鼓励患者家人为患者练习提供方便，并且指导好患者的训练。 5. 要充分尊重患者，理解患者行动障碍带来的困难和痛苦；宽容患者的不恰当问题和练习中出现的失误。不可以挖苦讽刺患者。
重要提示：不清晰的指令或患者听不懂的专业术语可以带来误解，影响训练，故应避免。		**所需物品**：作业治疗桌、椅子。

2.79 听觉训练以改善颅脑损伤患者注意力

操作步骤	知识要求	态度要求
1. 本训练适合于存在记忆力障碍的颅脑损伤患者，其能完成坐位，配合治疗。 2. 训练可以在卫生院或者患者家中进行。先与患者沟通，告诉其进行听觉训练可以增加注意力，提高认知功能。 3. 读数练习：读出一些数字如 78628，让患者听完后复述出来或者在纸上写出来。 4. 注意力训练：读出一段数字，如 34128719912211431。凡是念到 1 的时候，让患者用手拍桌子（或者其他容易产生声音的物体）一下。 5. 词语思维训练：念一系列词语（如凳子、老师、洗衣机、篮球、电视机、自行车、书包、电冰箱、作业本、奥运、空调、电风扇、电话机、月球、火箭、手机、钢笔、手机、篮球、羽毛球、五一路、飞机、刀剑等）让患者听，如当听到"电器"一词的时候，患者举起右手，听到"学习用品"一词时举起左手。 6. 寻找差异训练：如读出下面两句话，让患者仔细听并快速找出乙句与甲句不同的地方。甲句与乙句为"甲：家乡的清晨，是那么的宁静，那么的纯洁，那么的美丽。""乙：家乡的清晨，是那么的安静，那么的舒适，那么的美丽。" 7. 选择患者精神状态最好、最配合的时候进行听觉训练，每天训练次数以及每次训练的时间依病人具体表现而定，患者感觉疲劳或注意力不集中时可终止训练。 8. 把每次训练的情况进行记录。	1. 能够说出脑外伤注意力障碍的临床表现及病理机制。 2. 能够阐述读数练习、注意力训练、词语思维训练、找差异训练对于改善颅脑损伤患者注意力的作用、意义。 3. 能够描述听觉产生的心理学基础。	1. 颅脑损伤患者出现注意力会严重影响其学习、生活，对患者是一种困扰，也会引起其焦虑不安。因此，要积极说服和鼓励患者坚持听觉训练。 2. 听觉训练时要耐心、细致，多鼓励患者，对患者的进步给予肯定，提高患者参与康复训练的积极性。 3. 听觉训练应该选择在较为安静的地方进行，应该耐心地、有步骤地循序渐进练习。时机成熟后该项训练也可以教给患者家人坚持进行，医护人员定期家访指导。 4. 要充分尊重患者，理解其痛苦和行动障碍带来的困难；宽容患者的不恰当问题和练习中出现的失误。不可以挖苦讽刺患者。
重要提示： 1. 选择安静、封闭的场所进行训练以减少对治疗的干扰。 2. 训练使用的数字、词语、句子可以根据情况进行选择。 3. 读数字和词语发音要准确，病人能听懂。		**所需物品：**纸、笔、安静独立的治疗室。

（陈秀明　王　晶　刘春茹　李红玲　池　林）

第三章　脑　瘫　康　复

概念： 脑瘫是由于发育中的脑部非进行性损伤引起的一组持续性的以运动和姿势发育障碍为主的症候群。常伴随感觉、认知、交流、视听障碍及癫痫，并可继发骨骼、肌肉病变。各国的发病率差异不大，约占出生婴儿的千分之一至千分之三。

康复目标： 脑瘫是发育中大脑的损伤，任何单一的治疗都不能彻底解决脑瘫儿童的所有问题，应采取综合措施（如运动疗法、作业疗法、语言矫治、物理因子、药物治疗、针灸、按摩、手术、矫形器、辅助器、心理康复、教育康复、社区康复、社会康复等），以尽最大可能促进患儿的康复。

康复指征： 诊断明确，经康复评定发现患儿存在下列情况时，均可进行康复治疗：发育水平低下；运动障碍或异常姿势；精细协调动作障碍，生活、学习、社交出现困难；反射发育异常；肌紧张异常，肢体变形、挛缩；语言发育迟缓，发音器官功能障碍，交流意愿障碍；感知障碍等。

康复方法： 针对脑瘫的康复治疗方法很多，本章重点介绍提高患儿姿势控制能力、运动协调能力、降低肌张力、预防挛缩畸形、改善吞咽功能、促进患儿生活自理和社交能力的治疗技术。本章所述的治疗性活动，最好融入到患儿的日常生活当中，不局限于每日的次数。

3.80 观察儿童俯卧位下的活动以评估其运动功能发育情况

操作步骤	知识要求	态度要求
1. 该活动可以在卫生院或者患儿家中进行。 2. 与儿童家长沟通，告诉其观察的目的，需要配合的要点。 3. 将儿童放在垫子上，使其处于俯卧位。 4. 通过声音、鲜艳的颜色来引导儿童做出各种运动。 5. 观察儿童处于俯卧位下的表现 5.1 儿童头和肢体有什么动作？是否能将双手伸到前面？ 5.2 儿童能否会用一条腿或双腿交替踢？动作是否对称？ 5.3 儿童是否能抬起头？ 5.4 儿童是否能够抬起头并向两边转动？ 5.5 儿童是否能试着滚动身体？ 5.6 儿童是否能够用前臂撑起身体，并伸出一只手？或前臂被压在身子下边不能抽出来？ 5.7 儿童的腿在什么位置？ 5.8 儿童头和身体是否在一条直线上？ 6. 根据以上内容对儿童运动能力进行评估。 7. 记录观察和分析结果。 8. 将评估结果与儿童家长讨论。	1. 能够解释不同时期儿童活动的基本能力、特点。 2. 能够熟记和阐述正常儿童发育里程碑：二抬四翻六会坐，七滚八爬周会走。 3. 能够说明观察脑瘫儿童的主要临床特征：运动发育落后或异常、肌张力异常、姿势异常、反射异常等。 4. 能够用病理生理解剖学基础解释脑瘫患儿的临床表现。	1. 家中有脑瘫患儿对整个家庭都是一个沉重打击和负担，许多家中因此而不惜代价到处求医，这给家庭造成了严重的精神压力和心理负担。为此，医护人员要对患儿家人的不幸遭遇给予同情，理解他们的悲痛心情，宽容他们的抱怨和情绪变化。对患儿要表现出高度关切和重视，尽可能给予帮助。 2. 在做治疗时，要与儿童保持平视，如儿童俯卧在地板上，要让他看见你的面部；如果患儿与你不熟悉，而且不喜欢俯卧，你要先在他喜欢的姿势下玩一会儿。只有在自然的情形下，才能观察出儿童真实的能力。 3. 与儿童家长沟通时，语气要和蔼，解释要通俗易懂，使其能够准确明白提出的要求。 4. 在给儿童做评定时一定要认真、客观、仔细且有耐心，严格依据有关评价指标进行评价。对于各种评价指标要仔细确认分析，不要草率作出评估结论。如果确定不了，应该请同行会诊。 5. 不要讥讽和嘲笑儿童的病理表现。
重要提示： 1. 不清楚婴幼儿的发育顺序容易造成评估结果失误。 2. 儿童相应年龄阶段不能出现抬头、翻身等动作时，提示是可疑运动发育迟缓。 3. 评估要在儿童无饥饿、清醒、情绪良好的状态下进行。		**所需物品：**颜色鲜艳、能发声的玩具如彩带、摇铃、滚动的物体等、毛巾或被子、泡沫软垫。

3.81 实施抬头训练以改善脑瘫儿童的头部控制能力

操作步骤	知识要求	态度要求
1. 该项训练可以在卫生院或者脑瘫儿童家中进行。 2. 与患儿家长沟通，解释抬头训练的目的、训练中的注意事项，要在患儿家长的协助下实施训练。 3. 准备好所需物品。 4. 头部控制训练 4.1 将患儿置于被动坐位，后背紧靠操作者的胸腹部。 4.2 一只手控制患儿双手在其胸前，另一只手帮助患儿控制头的运动，使其保持正中。 4.3 上述活动能够完成时，让患儿取坐位，在保持肩及上部躯干正常位置情况下，使其倒向前方及后方。对患儿进行头部自我控制能力训练。 5. 颈部活动训练 5.1 将患儿仰卧，头转向一侧，用颜色鲜艳的玩具吸引其注意力（玩具放在患儿眼睛正前方 15~20cm）。 5.2 也可以用能发声音的玩具在旁边逗引，根据患儿眼睛追随玩具的速度，缓慢移动玩具，促进患儿头部移动。 5.3 当患儿头部转到正中立位时，争取保持的时间足够长，并对患儿完成动作加以鼓励。 6. 颈部肌肉力量训练 6.1 拉起训练：将患儿面对面放在操作者身上，操作者背靠三角垫，双腿屈曲。将患儿斜躺在腿上，头放在膝盖上，将患儿双手拉起保持双肘伸直，使头、躯干抬起坐起，促使抬头直立，锻炼颈部（图1）。 6.2 挺胸抬头训练：将患儿平躺，胸下塞入一个小枕头或三角垫（图2）。两臂伸在枕前时必须伸直，可用手扶住其上臂或肩部，头抬起时可以用手按住腰部或以沙袋固定，逐渐延长其支撑时间。若患儿头能抬起，同时让他追视有趣玩具。 6.3 俯卧位训练：患儿趴在大球上，按住腰部让球向后滚动，患儿则会抬起头部、弯曲腰部挺起胸来。 7. 记录操作过程。	1. 儿童抬头的发育顺序 1.1 1个月，俯卧位时能勉强抬头 1~2 秒。 1.2 3个月，抬头较稳，能俯卧抬头 45°~90°；拉坐时婴儿头滞后。 1.3 4个月，能俯卧抬胸，拉坐时竖头很稳，并能左右自由转动。 1.4 6个月，拉坐时可主动向前举头。 2. 能够阐述脑瘫儿童头部控制训练、颈部控制训练、颈部肌肉力量训练、拉起训练、挺胸抬头训练，俯卧位训练对于提高脑瘫儿童头部控制能力的作用和意义。 3. 能够描述正常儿童的生长发育规律与生理特点。	1. 家庭有脑瘫儿童会使整个家庭处在悲痛之中，以致身心疲惫。所以，医护人员对于这种家庭的不幸要表示同情，尽力帮助其摆脱困境。要鼓励儿童家庭坚持给孩子练习，也可以把训练方法教会家长，一起帮助儿童练习，争取早日康复。 2. 不要嫌弃脑瘫儿童，更不应该出现对贫困家庭的照顾疏忽或者懈怠。要同情这样家庭的不幸遭遇。 3. 努力与脑瘫儿童建立良好的朋友关系。治疗时，力争使儿童积极配合并与医护人员互动。 4. 应坚持循序渐进原则，重复训练的原则。儿童容易产生厌倦情绪，因此医护人员要不断变化训练方法，提高儿童参与训练的兴趣。 5. 操作要轻柔有耐心。

操作步骤	知识要求	态度要求
 图 1 图 2		

第三章　脑瘫康复

重要提示： 1. 颈部活动训练时，注意向两侧转动的时间要相同。 2. 挺胸抬头训练时，容易关注前后的反应而忽略左右，应注意。	**所需物品：** 颜色鲜艳、能发声的玩具，如彩带、摇铃、滚动的物体等、三角垫、毛巾圈或被子、大球、沙袋。

3.82　实施翻身训练以改善脑瘫儿童身体的协调能力

操作步骤	知识要求	态度要求
1. 与患儿家长沟通，说明脑瘫儿童实施翻身训练的目的，训练中注意事项及需要配合的要点。 2. 准备物品如垫子、毛巾、色彩鲜艳或能发出声音的玩具；泡沫软垫或治疗床等。 3. 训练过程 3.1 使患儿躺在垫子上或者治疗床上，操作者跪在患儿脚部前面，面朝患儿，用双手分别抓住患儿的脚。 3.2 把患儿两脚分开，然后将患儿双手左右交叉，以下肢带动髋部，使骨盆旋转带动躯干，以及肩部旋转，这样患儿会从仰卧翻身至俯卧。 3.3 患儿仰卧位，治疗人员跪在患儿头部前面，将患儿双上肢伸直上举到患儿头顶。 3.4 双手握住患儿的肘部或肩部，使患儿的肩部旋转，带动躯干骨盆旋转，这样患儿可从仰卧到俯卧。 3.5 患儿平躺，将其上肢水平上举，一侧上肢交叉到对侧上肢旁，并（叮嘱）引导其向另一侧看，患儿的头转向该侧，再带动躯干及下肢一起转动，从而实现翻身动作。 3.6 患儿平躺，屈曲单侧的髋关节和膝关节，下肢转向对侧带动身体扭转并翻身，在治疗中，治疗人员慢慢减少协助，使患儿自己完成动作。患儿仰卧位，握住患儿双膝，屈曲一侧的腿扭转向侧方，转动骨盆成半侧位（图1、图2）。反过来再回到仰卧位，再屈曲对侧腿，带动骨盆向对侧翻身。 4. 操作中，注意观察患儿的情况。 5. 对每次操作进行记录。 6. 告诉患儿家长应该注意的问题。	1. 能够解释翻身训练对于改善儿童身体协调能力的作用、意义。 2. 儿童正确的翻身：俯卧位儿童下肢向上抬起，然后向翻身方向扭转。这样下半身呈侧位，上半身抬起、产生上半身与下半身之间的扭转运动。上半身连带骨盆转成侧位，用身体下侧的手支起上半身，头也向垂直方向用力，头先垂直扭转连带上半身，接着下半身回转，全身便成俯卧位。	1. 在患儿身上做如此复杂的操作，一定要与其家长进行说明、解释，并且得到同意和配合。 2. 要充分理解家长对孩子的爱惜，任何粗暴动作都可能引起家长的不满甚至愤怒。因此，训练操作要格外细心轻柔。无论使用哪种方法，首先要根据患儿的具体情况分析问题，选择适合患儿的方法。 3. 注意说话的语气，语速要缓，表达清楚，患儿才能够根据指令积极配合治疗。 4. 操作者使用玩具引诱患儿翻身，不能将玩具举太高，并且要有语言上的引导。 5. 坚持不懈地重复训练原则，使患儿能够熟练掌握翻身技巧。 6. 在翻身动作训练时，操作者应该适当帮助患儿，但不应让患儿在训练中产生依赖。 7. 要格外有耐心和爱心对待哭闹不止和不配合的患儿。

操作步骤	知识要求	态度要求
 图 1 图 2		
重要提示： 1. 辅助患儿翻身前，一定要引导患儿的头转向即将翻身的一侧。 2. 患儿翻身时，一定要将其体位摆好。		**所需物品：**垫子、毛巾、色彩鲜艳或能发出声音的玩具、泡沫软垫或治疗床。

3.83　实施坐位训练以改善脑瘫儿童的姿势控制能力

操作步骤	知识要求	态度要求
1. 与患儿家长沟通，说明患儿坐位训练的目的，训练中注意事项及配合训练的要点。 2. 将患儿侧卧，屈曲患儿位于上方的腿使脚放平，操作者一手固定上方的髋腰部，并向下用力，另一手轻轻地向上推患儿位于下方的肩部。这样，在训练患儿坐起来的过程时，既不加重下肢的痉挛，也可以增加自我控制能力。 3. 将患儿放在床边，身后放一个垫子或用被子卷成一个卷，让患儿倚靠，双脚放在凳子（高度适中，坐下时患儿膝关节能够屈膝90°）上，可以根据具体情况固定患儿的髋或肩。 4. 当患儿全身肌张力低时，在前面放置一张根据患儿坐高制作的小桌子，使患儿边玩耍边强化坐位姿势（图1）。如果肌张力很高，可以在患儿背后给予支持，尽量使髋关节前屈。膝关节同时有屈曲时，可将双手从患儿腋下伸出手来按压膝关节使双下肢直坐（图2）。 5. 患儿坐在有靠背的椅子上，腰挺直，椅子高度以双足全部着地为标准，膝踝关节均屈曲90°，头部保持直立（图3）。如果患儿头和身体不能充分控制时，可以制作一个扶手来防止肩向后撤，同时防止两腿过度外展，对徐动型脑瘫儿童，应加以固定，以防止摔倒在地，保证坐位下的安全（图4）。 6. 每天实施上述治疗两次，每次训练20分钟左右。	1. 能够解释坐位训练对于脑瘫儿童的意义。 2. 儿童粗大运动——坐的发育顺序： 2.1 1个月腰背肌无力，坐时躯干呈C形。 2.2 3个月仅腰部弯曲呈弧形。 2.3 5个月靠坐时腰能伸直。 2.4 6~7个月会独坐。 3. 能够阐述脑瘫的发病原理，解释临床表现。	1. 要充分理解家长对孩子的疼爱，任何粗暴动作都可能引起患儿家长的不满甚至愤怒，因此，训练操作要格外细心轻柔。无论使用哪种方法，首先要根据患儿的具体情况分析问题，选择适宜的方法。 2. 注意患儿的安全，尤其是肌张力比较低的患儿，否则会对其造成伤害。 3. 训练中要提高患儿的注意力，充分了解患儿的心理状态，用其喜欢的音乐、玩具、游戏来帮助其进行训练。 4. 应该对患儿的每一个进步进行表扬，鼓励其继续努力，坚持锻炼，增强患儿对训练的兴趣。

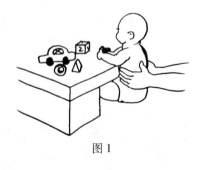

图1

操作步骤	知识要求	态度要求
图 2 图 3 图 4		
重要提示： 1. 患儿坐位时，一定要坐在骶骨上。 2. 患儿坐位时，头和躯干，躯干和骨盆，骨盆和腿要在一条直线上。		**所需物品：**床、小垫子、被子、玩具、椅子、小桌子。

3.84 实施爬行训练以改善脑瘫儿童的运动协调能力

操作步骤	知识要求	态度要求
1. 与患儿家长沟通，告诉患儿家长爬行训练的目的，训练中注意事项及配合治疗的注意事项。 2. 该项训练可以在卫生院或者患儿家中进行。 3. 准备好所需物品。 4. 俯爬训练 4.1 选在容易回转的场地，患儿俯卧位。 4.2 俯爬时，在患儿能够抓到的地方摆放玩具，一只手支撑，让患儿用另一只手去抓，当其同侧下肢不能屈曲时，要协助患儿提起该侧下肢。同时摇晃玩具让其去抓取，然后再换方向去抓取。 4.3 可以诱导患儿向后方退着爬，再反过来回到原处，然后再诱导向相反的方向爬（图1）。 5. 在患儿能做出四爬姿势时，要轻轻地推其一侧腰和肩，练习向旁边倾斜而不倒。一侧做完后再做对侧。接着做向前后左右各方向倾斜的练习，力量以患儿能支持住身体不倒为适宜。移动时，协助患儿先右手向前，接着左足前出，再出左手，再出右足，直到他自己能做出此动作为止，要反复练习。为增加训练的效果，可以让患儿在四爬位的情况下，移动去取玩具和零食（图2）。 6. 患儿能在膝立后，用两手和两足爬即成为高爬姿势，如能在腰下垫起一充气球即为四爬位。所以，患儿不能完成高爬时，可以在腰下垫大球练习。 7. 记录训练过程。	1. 能够解释爬行训练对于改善脑瘫儿童的运动协调能力的作用与意义。 2. 能够描述小儿躯体和肢体活动的特点。 3. 儿童粗大运动——爬的发育顺序： 3.1 1个月俯卧位时已有反射性匍匐动作，之后匍匐动作愈来愈发展。 3.2 2个月俯卧时能交替踢腿。 3.3 3~4个月能用肘支撑数分钟。 3.4 6个月以腹部为中心转圈。 3.5 7~8个月用手支撑胸腹部使身体离开床面。 3.6 9~10个月能用手和膝盖着地爬行。 3.7 12~15个月能爬越障碍物或爬上台阶。	1. 要充分理解脑瘫儿童家中的不幸遭遇，理解家长渴望治愈患儿的急迫心情，对于患儿家长的急躁甚至抱怨能够容忍。要向患儿家长科学解释疾病过程，使他们正确认识疾病，树立信心，共同促进患儿早日康复。 2. 该项训练在医护人员实施治疗一段时间后，如果患儿家长已经掌握训练方法，也可以由患儿家长按照步骤操作，告诉其练习中应该注意的问题，定期进行家访，与患儿家长讨论训练效果和下一步治疗方案。 3. 治疗期间，应该不断诱导患儿爬行，坚持重复原则，使其最终能够巩固这项技能。对患儿进行推拉动作要轻，不能猛推猛拉，防止对其造成伤害。 4. 应该与患儿建立友谊关系，使其喜欢训练，而不是逃避训练。 5. 对于上肢力量弱的患儿，操作者在训练时，要给予支撑，防止患儿出现意外。 6. 要格外有耐心和爱心对待哭闹不止和不配合的患儿。

操作步骤	知识要求	态度要求
图 1　 　图 2		
重要提示： 1. 当患儿爬行时，髋关节、膝关节不能屈曲，出现蹦跳，操作者要握住脚踝，将两腿向前推动（图 2）。 2. 如果急于训练爬行而不停地移动玩具，会使儿童失去兴趣，应注意。		**所需物品：**垫子、玩具、食物、大球。

3.85 实施站立位训练以改善脑瘫儿童的下肢姿势

操作步骤	知识要求	态度要求
1. 与患儿家长沟通，说明站立训练的目的，训练中注意事项及配合治疗的要点。 2. 该项训练可以在卫生院或者患儿家中进行。 3. 准备所需物品，患儿呈坐位。 4. 先按患儿的身形，调整站立架的主板和膝板高低，然后将其双脚分开（膝关节不能出现或强化膝关节反张，保持屈曲 8°~15°），脚尖摆正，放在足板上。再将患儿身体前方固定于主板及膝板上，粘上胸带、骨盆带固定躯干，粘上足部固定带，并依据足部状况调整足踏板及倾斜度，让患儿在这种体位下每次持续站 15~20 分钟，每日 2 次（图 1）。 5. 如果脑瘫儿童躯干和下肢能够支持体重，但骨盆稳定性较差，可以先让患儿双手握住床栏之类的固定物品，操作者双手放在患儿的骨盆上向下施加一定的压力，使患儿学会控制骨盆、膝关节的能力（图 2）。 6. 患儿的跪位平衡训练：让患儿取双膝跪位，双手握住床栏或椅子背、扶手等，操作者把双手放在患儿骨盆两侧，帮助其控制骨盆，直到其不需要扶持，能够自由自在地玩耍眼前的玩具为止。 7. 患儿立位下左右方向平衡训练：双手放于患儿骨盆两侧，当身体重心移向一侧时，用放在该侧的手通过骨盆向下肢施加一个向下的压力（图 3）。另一只手通过上提患儿的骨盆诱导患儿放松该侧下肢，身体重心移向对侧。 8. 立位下前后方向平衡训练：使患儿以一脚前一脚后的姿势站立，当其身体重心移向前脚时，一只手放在该侧的臀部，给患儿一向前的推力，另一只手放在患儿对侧肩膀，以确保躯干也随之前移。反之，重心向后移时，双手推力变为向后拉（图 4）。 9. 记录治疗情况。	1. 能够解释站立位训练对于改善脑瘫儿童的异常姿势的作用和意义。 2. 了解儿童粗大运动——站的发育顺序 2.1 1 个月扶直立位时双下肢不能负重，向前移动时出现踏步反射。 2.2 2~3 个月扶立时双下肢稍微能负重。 2.3 5~6 个月双下肢可负重，并能扶着在成人怀中跳跃。 2.4 8 个月婴儿背、臀、腿能伸直，扶之能站立。 2.5 9 个月会自行扶栏站立。	1. 在该项康复治疗以前要向患儿家长详细说明训练意义，在征得理解和支持下制订训练计划。 2. 当患儿站立时，要防止患儿摔倒，因患儿摔倒可能造成其对这项训练的恐惧。 3. 训练中，医护人员应该逐渐减少对患儿的帮助，增加患儿的肢体控制能力。 4. 训练中切莫着急，对患儿训练要有信心，要仔细、认真。注意站立位的异常姿势，如尖足、交叉、膝反张等。 5. 要格外有耐心和爱心对待哭闹不止和不配合的患儿。

操作步骤	知识要求	态度要求
 图 1A　　　　　图 1B 图 2 图 3　　　　　图 4		
重要提示： 1. 被动站立训练时慎用斜板，以免患儿足弓变平造成扁平足。 2. 主动站立训练应该防止患儿因肌张力减低或痉挛造成长短腿。		**所需物品：**站立架、床栏、椅子、扶手、玩具。

3.86 实施步行训练以改善脑瘫儿童的运动能力

操作步骤	知识要求	态度要求
1. 与患儿家长沟通，说明患儿步行训练的目的，训练中注意事项及配合治疗的要点。 2. 该项训练可以在卫生院或者患儿家中进行。 3. 准备所用物品如下肢矫形器、镜子。 4. 在患儿能够完成站立的情况下，进行躯干回旋能力训练。 5. 患儿取站立位。 6. 站在患儿的前方，双手握住患儿的骨盆或两肩进行迈步和身体旋转的诱导。 7. 重心转移能力训练：用双手分别扶住患儿的两侧髋骨，在一腿开始向前迈步时，将患儿该侧的髋骨向对侧推，然后对侧重复上述动作，每一步都要缓慢进行。经过多次训练患儿能力提高后，可以逐渐减少手法帮助，用语言指导并可提快节奏。 8. 帮助上肢摆动：握住患儿的手，鼓励右腿先向前迈步时，同时帮助患儿左手向前摆动，根据患儿的能力，可原地踏步的方式进行，先用右腿向前迈一步，帮助患儿左手向前摆动或把左手向前摆动，鼓励右腿同时向前，然后左手向后，右腿同时向后迈。 9. 训练时应注意让患儿向前方迈步之前，先将身体重心移到另一侧的下肢，再向前迈步，并且步伐缓慢，使两侧下肢完成时间大致相等，让其感受到两侧交替步行的感觉和交替负重的感觉（图1）。 10. 扶肩步行训练：双手扶住患儿两肩，使患儿一侧下肢向前方迈出；让患儿相反一侧的肩及上肢同时向前运动，另一侧躯干也向前旋转（图2）。 11. 可以将该训练方式教给患儿家长进行训练。 12. 记录每次训练的情况，告诉患儿家长训练期间的注意事项。	1. 能够解释步行训练对改善脑瘫儿童异常步态的作用机制。 2. 能够利用力学和解剖学、生理学分析正常的步态。 3. 儿童粗大运动的发育顺序 3.1 9个月会自行扶栏站立。 3.2 10~11个月扶栏时能抬起一只脚或扶栏横行，牵着两只手还能向前走。 3.3 12~15个月独立走稳。 3.4 18个月拉着玩具能倒退着走。 3.5 2岁能跑，但动作不协调。 3.6 4~5岁能快跑，手和手臂摆动协调。 4. 能够给家长分析步行训练效果。	1. 帮助脑瘫儿童进行步行训练需要专业知识、技巧和足够耐心，要与患儿家长说明训练的意义，在其家长的协助下进行训练。 2. 训练中手法要轻柔、动作要控制适当，根据患儿的具体情况制订有针对性步行训练计划。对于能够掌握该技能的患儿家长，可以经过几次演示和讲解使其学会训练步骤，在家中实施训练。 3. 在治疗中要与患儿及其家长配合默契，建立良好的友谊关系，使康复达到最好的效果。 4. 在治疗中，要多鼓励患儿，使其有自信心积极配合治疗。不要批评。

操作步骤	知识要求	态度要求
 图 1 图 2		
重要提示： 1. 步行训练中患儿出现尖足，提示训练中要穿戴矫形器。 2. 握住患儿的手可以避免由于行走用力引起的上肢屈肌痉挛，同时增加行走的协调性。 3. 如有患儿绷紧骨盆来使身体稳定，提示患儿必须夸张地弯曲和伸展身体才能移动或者迈步。		**所需物品：**下肢矫形器、镜子。

3.87 实施关节被动活动以保持脑瘫儿童关节灵活度

操作步骤	知识要求	态度要求
1. 与患儿家长沟通，说明被动肌肉牵拉训练的目的、训练中的注意事项及配合治疗的事项。 2. 该项训练可以在卫生院或者患儿家中进行。 3. 准备 PT 床，也可以用泡沫软垫代替。 4. 髋关节屈曲训练 4.1 患儿平躺，给患儿做被动屈髋动作。 4.2 操作者的一只手放在患儿屈曲大腿的后部，另一只手固定患儿伸直的大腿。 4.3 经过 5~30 秒后，当手感到髋关节屈曲的阻力逐渐减小时，再缓慢将患儿屈曲的腿伸直。 4.4 以上训练做 3~5 次，双腿轮替进行（图1）。 5. 髋关节外展、外旋训练 5.1 患儿平躺，双腿被动屈曲，靠近胸部。 5.2 使患儿背部呈一弧形，慢慢前摇（缓慢向前用力，幅度不要太大，频率要缓）几下，直至感觉患儿双腿肌张力有所缓解。 5.3 操作者双手按住患儿两侧膝关节的内侧面，将双膝慢慢外展，保持一段时间，直至患儿能够维持此姿势，再慢慢松开双手。 6. 跟腱牵拉训练 6.1 患儿平躺。 6.2 一只手握住患儿的脚踝处，另一只手握住其脚跟。 6.3 让患儿脚心贴于前臂，用力沿水平方向向上拉（图2）。 7. 记录治疗情况。 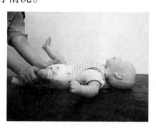 图 1 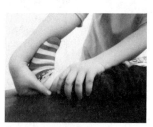 图 2	1. 能够解释髋关节与跟腱牵拉训练对于预防脑瘫儿童关节挛缩畸形的作用原理。 2. 能够说明髋关节活动的解剖生理学基础。 3. 能够说出被动牵拉的程序和作用，阐述被动牵拉的速度和时间。 4. 能够解释关节发生挛缩畸形的病理学。 5. 能够描述相关的解剖知识，列出肌肉走向和关节结构。 6. 能够阐述容易造成挛缩畸形的关节。	1. 髋关节与跟腱牵拉训练可能会引起儿童疼痛而哭闹，故要与患儿家长说明操作的过程，取得理解。同时，在操作中动作要轻柔缓慢，切勿粗暴发生损伤。 2. 寒冷季节注意给患儿保暖，家长的帮助是必要的，甚至可以教给患儿家长练习方法。 3. 操作时一定要认真、仔细，知晓所牵拉的肌肉、关节的具体情况。 4. 骨折刚愈合时，如在骨折处进行关节牵拉，应给予保护固定。 5. 对长时间固定无活动的关节进行牵拉时，应注意牵拉强度，防损伤。 6. 对有水肿的组织做牵拉时，在牵拉结束后应给予冰敷。 7. 牵拉训练结束后，应让患儿做些主动运动或功能活动。
重要提示： 1. 牵拉用力要适度，以有牵伸感但不疼痛为宜。对低龄患儿不能自己有效表达时，需要观察患儿的面部表情。 2. 牵拉跟腱时切忌用力压脚掌，否则容易导致患儿足弓的破坏。		**所需物品：** PT 床或泡沫软垫、枕头。

3.88 教给患儿家长儿童体位变化操作方法以预防脑瘫儿童肢体挛缩与畸形

操作步骤	知识要求	态度要求
1. 该项治疗可以在卫生院或者患儿家中进行。 2. 向脑瘫儿童的家长介绍患儿变换体位以预防脑瘫儿童肢体挛缩与畸形的意义。可以先观看视频，之后进行现场演示，让脑瘫儿童的家长学会变换体位操作方法。 3. 边讲解边演示以下操作方法 3.1 患儿仰卧位时需要在肩和髋关节下垫上毛巾卷或枕头，以预防不良姿势出现；对全身屈肌张力增高的患儿可采用俯卧位利于放松屈肌，取俯卧时最好在患儿面前放一些可以吸引其的物体，促使其抬头。 3.2 侧卧位有利于放松患儿的躯干肌，可以在患儿两腿之间放一个小垫子，上面的腿稍微弯曲一些，同时提醒患儿将上肢放在身体前面，不要压在身体下面。必要时可以协助患儿将双手放在身体前面。有效防止患儿屈肌张力过高。 3.3 严重伸肌痉挛的患儿：操作者握住患儿双腿（仰卧位）并将双腿分开，然后使其双腿弯曲，双手置于身体两侧，头部抬起，不让头部向后仰，这样能有效阻止身体向后挺。注意双手分开，不让头部有所依靠，阻止身体向后挺。 3.4 严重屈肌痉挛的患儿：患儿俯卧位，操作者先让患儿偏向一侧，用一只手从患儿一侧的腋下伸出，抓住患儿的手臂，使双臂伸直，防止胳膊向下弯曲，另一只手伸到患儿两腿中间，手掌托住患儿的下腹部抱起，使患儿的臀部紧贴医护人员的上腹部，使患儿有安全感。 3.5 手足徐动型的患儿：把患儿抱起前，让患儿的双手合在一起，双侧腿靠拢，关节屈曲，并尽量接近胸部，做好这一姿势后，操作者把患儿抱在胸前，或抱在身体一侧。 3.6 肌肉松弛无力的患儿：因患儿身体软弱无力，头颈部无自控能力，所以要帮助患儿把双腿蜷起，给患儿一个好的支撑，使头微微下垂（图1）。也可以从患儿的腋下穿过，手掌托住患儿的臀部（图2）。 4. 该项治疗方法可以教给能够操作的患儿家长在家中实施。 图1　　　　图2	1. 能够阐述变换体位对于预防脑瘫儿童肢体挛缩与畸形的意义及机制。 2. 能够说出脑瘫儿童变换体位过程中容易出现的问题及其预防措施。 3. 能够说明沟通的基本要领和技巧。	1. 说服患儿家长努力掌握儿童变换体位训练方法，认真听取讲解，仔细观看演示。对于不善于沟通的家长或者不愿意动手练习的参加者应该鼓励其逐步练习。 2. 要有耐心教给患儿家长规范正确的操作方法，不应该急躁甚至讥讽那些手脚反应慢的人。 3. 演示操作要严格按照规范进行。关键环节和技巧要放慢操作速度演示，便于观摩学习。 4. 脑瘫儿童由于运动功能障碍，不能像普通儿童一样体验不同的姿势，所以需要医护人员的帮助；要根据患儿的个人能力，提供帮助。 5. 不断变换体位的过程中，可以听一些音乐，讲故事，使患儿处于放松状态。
重要提示： 患儿睡眠时不要太强调睡姿，以免影响其休息。		**所需物品：** 枕头、毛巾、小垫子。

3.89　应用矫形器（短脚托）以改善脑瘫儿童关节挛缩与畸形

操作步骤	知识要求	态度要求
1. 与患儿家长沟通，说明应用矫形器（短脚托）预防关节挛缩与畸形的作用，取得其积极配合。 2. 根据患儿的具体情况，由专业人士配制匹配的矫形器（短脚托）。 3. 矫形器（短脚托）试穿合适后，教给患儿及其家长使用方法。 4. 在给患儿穿脚托之前，最好做踝关节的被动活动和跟腱的牵伸，之后根据患儿的能力采取舒适的体位。如果患儿坐位或卧位，穿脚托前要给患儿穿上棉线袜子，袜子的高度与脚托的高度平齐或高于脚托。 5. 穿脚托时应先将患儿膝关节屈曲，一手固定脚踝的部位，使脚掌向上（踝关节背屈），一手握住脚托足跟的后面，将脚跟放于脚托内，脚跟要紧贴脚托。 6. 固定脚踝部位的手不放松，而位于脚托后面的手放开，将固定的带子穿过扣子系好，然后松开脚踝部位的手，系好脚托上面的带子。如果脚面前部有带子，也要系好。 7. 让家长现场演示给患儿穿戴脚托。	1. 能够说出各种矫形器对于预防脑瘫儿童挛缩与畸形的作用原理。 2. 能够陈述各种矫形器的结构、适应证、优缺点。 3. 能够说出使用矫形器容易出现的问题与处理方法。	1. 选择矫形器要与患儿家长进行充分沟通，客观解释使用矫形器的意义。 2. 要根据患儿具体情况，确定矫形器类型。 3. 选择购买矫形器应该与患儿家长商量，考虑其支付能力，尽量减少不必要的支付。 4. 在演练给患儿戴矫形器以前，要认真仔细检查矫形器的质量、大小及有无可能造成损伤的问题。在戴矫形器过程中，要与患儿进行沟通，防止其出现恐惧害怕心理。如果患儿拒绝使用或者不配合，要耐心细致与患儿交流，说明其作用。在操作过程中要注意观察，防止发生意外伤害。
重要提示： 1. 系带过紧会影响局部的血液循环。 2. 系带过松不能保持踝关节在脚托内的位置易影响穿脚托的效果。		**所需物品：** 脚托。

第三章　脑瘫康复

3.90　实施控制关键点操作以缓解脑瘫儿童肌肉痉挛

操作步骤	知识要求	态度要求
1. 与患儿家长沟通，说明控制训练的关键点对于缓解脑瘫儿童肌肉痉挛的作用、意义。 2. 头部关键点操作 2.1 将患儿放在操作者的腿上，使其背靠操作者胸部，操作者双手扶住患儿头部两侧帮其前屈，该活动可以抑制患儿全身伸展状态出现，促进其屈曲运动。 2.2 使患儿俯卧，操作者一手托住患儿下巴，另一只手扶住其一侧脸颊，帮其头部背伸。该活动可以抑制全身屈曲状态，促进伸展运动。 2.3 将患儿坐在操作者腿上，背靠操作者胸部，双手从患儿背后扶住其两侧脸颊，完成头部回旋。该活动可以抑制和纠正患儿全身屈曲和伸展姿势，促进其躯干回旋，四肢外展、外旋及内收、内旋姿势。 3. 上肢与肩部的关键点操作 3.1 协助患儿站立位，一手握住其手腕，另一只手扶住其同侧肩部，帮助患儿肩关节前屈。该活动可以抑制患儿头背伸及全身伸展姿势，促进全身屈曲姿势。 3.2 协助患儿站立位，一手握住其手腕，另一只手扶住其同侧肩部，完成肩关节后伸。该活动可以抑制患儿头前屈及全身屈曲姿势，促进全身伸展姿势。 4. 躯干部的关键点操作 4.1 协助患儿仰卧位，操作者坐在患儿足端，用自己的腿夹住患儿两脚，拉起患儿双手，使其躯干前屈。该活动可以对全身性伸展姿势起到抑制作用，对屈曲姿势及屈曲运动起促进的作用。 4.2 协助患儿俯卧位，一只手按住儿童臀部，另一只手扶住其躯干，帮助患儿完成躯干背伸。该活动可以对全身性屈曲姿势起到抑制作用，对伸展姿势及伸展运动起促进的作用。 4.3 协助患儿坐位，一只手扶住患儿肩部，另一只手控制其髋关节。该活动可以破坏其全身性屈曲、伸展的病理模式。 5. 下肢及骨盆关键点操作 5.1 协助患儿俯卧位，一只手托住患儿脚跟，另一只手分开患儿对侧腿，完成屈曲下肢。该活动可以促进髋关节外展、外旋，促进踝关节背屈。 5.2 协助患儿取坐位，双手放在患儿骨盆两侧，使骨盆后仰，使其上半身屈曲占优势，下半身伸展占优势。 5.3 患儿站立时，双手放在其骨盆两侧，完成身体后仰，该活动可以促进全身伸展姿势。 5.4 患儿在坐位时，双手使患儿骨盆前倾，可引起上部躯干伸展姿势及下肢屈曲姿势。 5.5 患儿在站立时，双手控制其骨盆，完成身体前倾，促进全身屈曲姿势。	1. 能够解释控制关键点训练对于缓解脑瘫儿童肌肉痉挛的作用机制。 2. 能够描述正常儿童躯干四肢活动的范围及与正常活动相关的解剖结构。	1. 操作中要动作轻柔不粗暴，如果患儿疼痛啼哭，应停止训练。 2. 要充分理解患儿家长爱惜孩子的心情，动作要缓慢进行。操作时手要用力适当，轻轻触摸达不到控制或引导的效果；如果用力过大既不舒服也不会有良好效果。 3. 医护人员平时要经常练习操作，用心体会和感觉，不断积累经验。对于新人员，应先练好基本功，再去患儿身体上操作，不可以把患病儿童当作练习对象。
重要提示：如果在头部关键点操作时患儿呈现头前屈出现下肢的伸展模式，提示患儿存在对称性紧张性颈反射，需要避免。		**所需物品**：枕头、毛巾。

3.91 刺激感受器以提高脑瘫儿童的肌张力

操作步骤	知识要求	态度要求
1. 与患儿家长沟通，解释感觉刺激对提高脑瘫儿童肌张力的作用、意义。说明操作要点及需要患儿家长协助的事项。 2. 该项操作可以在卫生院或者患儿家中进行。 3. 备好所需物品如枕头、毛巾、凳子。 4. 刺激上肢：患儿仰卧位，肢体呈伸展状态。操作者握住患儿的手，向腕、肘和肩的方向推，给患儿的关节一些挤压。或者把患儿置于俯卧位，上臂垂直，用前臂支撑，在患儿肩关节处向肘关节的方向挤压，此时的肘关节要在肩关节的正下方。 5. 刺激下肢：患儿仰卧位，操作者握住患儿的脚，向髋的方向推；患儿坐位时，在背部和胸部从上往下或从下往上推。同时鼓励患儿活动，如翻身、爬、坐或站，随着这些抗重力活动的不断增加，患儿的力量也将得到增强。 6. 保持反应：把患儿肢体被动放置在一定体位，如俯卧位，然后帮助其缓慢抬起，逐渐减少支持或突然撒手，使肢体滞空，从而增加患儿关节各部位的同时收缩。此时患儿有意识的控制，可以对姿势变化的肌肉起到自动调节的作用。 7. 患儿呈仰卧位，一手握住患儿的一侧下肢的膝盖，另一手托住患儿的足跟，进行屈伸动作的练习。根据患儿的活动自主能力，决定帮助程度的大小。还可以对患儿的肢体进行快速的擦刷，叩击肢体和躯干以起到刺激张力的作用。 8. 操作者和患儿面对面坐（操作者席地而坐，患儿端坐在凳子上），操作者双脚掌固定患儿脚部，双手控制其骨盆，把患儿的双手放在操作者肩上，通过讲故事或者做一些简单的拍手掌游戏，引起患儿发声或者发笑，以达到刺激肌张力的目的。 9. 治疗要随时做，使其成为患儿生活中的一部分。 10. 记录治疗情况。	1. 能够阐述刺激感受器对于提高脑瘫儿童肌张力的作用机制。 2. 能够说出小儿躯干和四肢的正常活动范围。 3. 能够描述感觉刺激的反射弧。 4. 通过叩击可提高患儿一定部位肌肉的肌张力，在四肢躯干上有规律地或任意地叩击后出现肌紧张，保持患儿的正常姿势。 5. 关节负重是指通过重力使关节负重，刺激本体感受器使关节周围肌肉产生共同收缩以提高关节的稳定性。 6. 位置反应是指短暂保持某种体位的能力，是肢体重量刺激引发的正常姿势反应。 7. 保持反应是指对所处体位的有意识的控制能力。	1. 由于脑瘫患儿肌张力较弱，患儿的活动受限，躯体处在不平衡不稳定状态。所以，帮助患儿活动和训练时一定要仔细、稳妥，以免发生意外损伤。 2. 要理解患儿家长对孩子的爱惜，应该宽容其在某些情况下的抱怨。 3. 关节负重及位置反应训练时，要不断鼓励患儿自己保持姿势，让其逐渐脱离帮助。 4. 训练时，防止患儿摔倒，让其体验在重力的环境下掌握平衡的感觉。 5. 操作过程中应该不断创造乐趣，提高患儿对训练的兴趣。
重要提示：操作中谨防疏忽大意，否则容易造成患儿意外伤害。		**所需物品：**枕头、毛巾、凳子。

3.92 进行精细运动训练以提高脑瘫儿童手的技巧性动作

操作步骤	知识要求	态度要求
1. 与患儿及其家长进行沟通，说明治疗目的和方法及配合治疗的要点。 2. 控制患儿手指的抓握训练：将患儿大拇指桡外展，其余四指就容易伸展；用一只手通过患儿掌心握住，然后将腕关节背屈并施加一定压力，保持数秒钟，待患儿手伸展后，操作者可把小玩具放到手中，并用力握患儿的手，这样可促进患儿拿住玩具。 3. 控制患儿手指的伸展训练：轻轻敲击其手臂指伸肌腱，再由腕部向手指方向轻擦，同时配合"手打开，手打开"的语言提示，将患儿的手抬高至头上，并使肘关节伸展，腕关节掌屈，也可使手伸展，注意配合必要的言语提示。 4. 促进手部有更好的感觉性活动：操作者用油、布、刷子等物品去刷患儿的手、手指（动作要轻柔、缓慢）；将患儿双手插入黏土撑开；让患儿双手挤压黏土、豆/沙子等；让患儿用手撑开橡皮筋、捏皮夹等；以此感受不同物体对其的刺激。 5. 要提醒家长要把这些训练项目融入日常生活当中去。	1. 儿童精细运动的发育顺序： 1.1 1个月两手握拳，玩具碰到手时握得更紧。 1.2 3个月手指碰到玩具出现主动抓握，并可能将玩具握较长时间，会缓慢伸出双臂够悬挂于胸前的玩具，但动作不协调。 1.3 6个月手会迅速伸出抓前面的玩具，玩具从手中掉下会再取起，抓握方式为全掌大把抓握。 1.4 8个月会用多种方法玩一种玩具，例如双手传递，敲桌面，操作方式为桡掌或桡指抓握。 1.5 10个月能够拇、示指对指取小物品，会笨拙主动松手放下或扔掉手中的玩具。 1.6 12个月灵巧地钳式捏起小圆球，一手能同时抓2~3个小物品，并且会轻轻地抛球。 2. 能够阐述精细运动训练对于提高脑瘫儿童手的技巧性动作的原理。 3. 能够解释精细运动的概念与范畴。	1. 医护人员应该能够不厌其烦地帮助患儿进行训练，找到患儿的问题所在。 2. 训练中语气和蔼，讲话清楚，不能责骂患儿。 3. 应该注意患儿训练中的安全，防止热水烫伤，剪刀扎伤。 4. 可能有些家长会怀疑这些细小练习不会对患儿的康复产生帮助，因而，也就有可能动摇康复训练的信心。为此，要向患儿家长科学解释治疗训练的机制，坚定其坚持治疗的信心。 5. 精细运动训练需要具有一定的经验和理论支持，因此，专业人员要在平时加强学习和训练，掌握娴熟的技术。
重要提示： 1. 对低龄患儿应注意不要让患儿把豆子之类的小东西放到嘴里，容易导致危险。 2. 抓握的训练可以有效训练手眼协调的能力。 3. 进行手指分离训练，有近端控制能力时，才可以使用剪刀等锐利工具。		**所需物品：**油、布、刷子、黏土、豆、沙子、吹风机、橡皮筋、皮夹、热水杯、冰水杯、玩具、皮球、积木、方块、镊子、海绵、面粉、剪刀、瓶子盖等。

3.93　实施辅助进食训练以改善脑瘫儿童的进食能力

第三章　脑瘫康复

操作步骤	知识要求	态度要求
1. 与有进食障碍的患儿家长沟通，向家长说明进食障碍的危害。 2. 进食体位：即头和肩向前，髋关节屈曲。患儿坐在椅子上时，躯干端正，头微屈，下肢髋、膝、踝关节均保持90°。坐不稳的患儿用背架支持喂食可以轻松些。患儿坐稳后，将其两腿分开，跨坐在喂食者的大腿上，并控制肩保持向前。 3. 食物：选择易于抓握的黏稠度大的食物。 4. 借助自助工具：如 D 型杯/防滑垫/盘挡等。 5. 餐具的选择：勺子的选用，不可太大也不宜过深，食物应盛少一些。从患儿口部正中送入舌的后 1/3 处，然后用勺子轻轻向下一压，诱导双唇合拢，出现吞咽反射，待把食物移出勺子之后，再由原路移出勺子。注意，勺子出入时，尽量避免碰到牙床，以免引起咬合反射出现，也不可与舌头接触，否则会加剧舌头外伸的现象。 6. 当患儿可以自己进食时，除帮助其采用正确姿势外，还可诱导患儿以常用手握法握住勺子，当食物盛满时，慢慢旋转前臂，把食物送入口中。 7. 如果患儿手部功能较好，握勺子的手法可采用指腹的方法，这样更接近于正常。儿童所用饭碗或碟子的底部，也可加一些橡皮圈和吸盘，起到固定作用。饭碗摆放在患儿正前方，患儿的另一只手可扶住固定着的饭碗或桌子固定的小木棒，以固定身体的位置，尽可能避免身体倾斜向握勺子的一侧。 8. 以上进食训练方法应该教给家长掌握，以使其能够坚持按照正确的方法给患儿喂食。	1. 进食的必备条件：头、躯干、上肢的协调动作与坐位平衡；手、口、眼协调；手的伸展、抓握、放开功能；咀嚼、舔、吸吮、咽下时的口唇、舌及下颌的动作。 2. 能够描述吞咽的解剖学知识，阐明进食在体内循环的过程。	1. 给患儿进食时，患儿和操作者之间应该有目光交流。这样患儿就可以把自己的需要和感觉告诉对方，而且患儿还可以看到自己吃饭的过程。 2. 避免用勺子抹去残留食物，应该用手绢轻轻擦去。注意把握好每次进食的频率和进食量，防止出现呛咳。如果出现呛咳，应暂停进食，观察是否有食物进入呼吸道，如果有，应进行处理。 3. 注意与患儿的交流，不断提醒患儿张口等。同时，注意患儿的安全，防止忙中出错或者出现意外损伤。 4. 开始训练进食时，要尽可能与患儿进行沟通或者与其家人进行良好沟通，以取得良好配合完成正确的进食过程。 5. 如果患儿不配合进食或者哭闹，要与其家长耐心转移其注意力，与患儿进行沟通，或者用玩具等方式改变不配合状态。要耐心细致、体贴关爱患儿。
重要提示： 1. 喂食时要注意避免引起患儿的头部过度伸展和向一侧回旋。 2. 遇有下列问题时需辅助进食：咀嚼、吞咽、嘴闭合障碍；不会用嘴从勺子中取食；不能保持正确的坐姿；不能从盘中取食后送至口中；不能控制液体入量。		所需物品：椅子、自助具、D 型杯、防滑垫、盘挡、勺子、饭碗、碟子、橡胶圈、吸盘、小木棒等。

3.94 实施更衣训练以提高脑瘫儿童的生活自理能力

操作步骤	知识要求	态度要求
1. 与患儿及其家长进行沟通，说明更衣训练的目的和方法。 2. 穿衣时的体位（避免引起或加重痉挛）：俯卧穿衣，让患儿趴在操作者的双腿上，将患儿双髋/膝关节屈曲并分开；仰卧位穿衣时应在儿童枕部垫一个枕头，将患儿髋关节/膝关节保持在屈曲位；坐位穿衣时，患儿应保持坐位平衡，髋关节屈曲，躯干前倾。 3. 痉挛型脑瘫儿童脱衣：患儿开始学习自己穿衣服时，为避免身体出现僵直，通常采取侧卧位，使颈、髋、膝关节保持屈曲状态，帮助儿童伸展上肢支持自己体重的同时，脱下衣服。 4. 手足徐动型脑瘫儿童穿衣：肌张力波动、有不自主运动、姿势控制能力差的患儿不能独坐，没有平衡力，当患儿用双手自己穿衣服时，在臀部、大腿、膝盖或脚给一个支撑点。当弯腿脱裤子时，给予骨盆处实施一定的压力，可以使儿童从髋关节处前移，并保持背部伸直（图1）。如握住患儿的大腿，让重心放在右边的屁股上，能使患儿转移重心，以便举起另外一条腿穿袜子（图2）。 5. 一侧上肢或一侧身体障碍者：应选择适应穿衣或代偿方法 5.1 选择轻便、宽松的上衣。 5.2 坐位平衡较差时予以支持。 5.3 穿前开襟的衣服时，先穿患侧，后穿健侧。脱衣时，先脱患侧一半，再将健侧袖子全部脱下来，最后退出患侧的衣袖。 5.4 穿套头式上衣时，先将上衣背朝上放在膝上，将患手插入衣袖，并将手伸出袖口，再将健手插入衣袖并伸出，用健手将衣服尽量往患肩上拉，将衣服后身部分收起并抓住，头从领口钻出，整理衣服。脱衣服时，将衣服后身部分向上拉起，先退出头部，再退出双肩和双手。	1. 能够说出实施更衣训练对于提高脑瘫儿童生活自理能力的意义。 2. 儿童穿衣技能是要在粗大运动和精细运动的发育过程中慢慢掌握的 2.1 1岁时可以配合家长穿脱衣服。 2.2 3岁时可以自己穿脱宽松的衣裤。 2.3 4岁时能系大扣子。 2.4 6岁时能做系鞋带等复杂及精细动作。	1. 穿脱衣服是人们基本的生活技能之一，对于因为脑瘫而不能掌握这一技能的患儿来说，这是一件十分痛苦的事情，对患儿及其家人会产生重大的压力。因此，对脑瘫儿童进行穿脱衣服训练，不仅可以促进其生活自理能力的形成，更重要的是会给患儿及家人带来重大喜悦和信心。所以，要认真实施这项训练。 2. 穿衣动作训练时切忌着急，要缓慢进行训练，不要引起患儿痉挛。 3. 训练时，动作要缓慢，给患儿反应的时间，这样对患儿有益。 4. 穿衣时，要与患儿进行良好沟通，让其明白穿衣服的顺序，能够积极配合和响应。

续　表

操作步骤	知识要求	态度要求
 图 1 图 2		
重要提示：衣服须有醒目标志，如果衣服左右、前后不分会给穿衣造成困难。		**所需物品：**枕头、宽松的衣服、开襟的衣服、套头衫、衣钩、拉环、尼龙扣、大扣子或按扣。

第三章　脑瘫康复

3.95 如厕训练以改变脑瘫儿童的卫生习惯及其自尊

操作步骤	知识要求	态度要求
1. 如厕训练适合 2 岁以上的患儿。训练目的是训练患儿知道什么时候需要大小便、并学会控制大小便、在需要的时候能够及时告诉他人。 2. 判断膀胱控制能力：小便时一次尿是不是很多？能否保持衣裤干燥几小时？是否有特殊表情或动作？如果以上三个都有，表明已具有膀胱控制能力和排尿意识。 3. 确认如厕的身体条件：能拾起细小物件；能很好地行走/移动自己；能蹲/坐在凳子上；如果上述可以完成，说明患儿具备如厕的身体条件。 4. 判断能否如厕的智力条件：为了了解是否具备理解与合作能力，可以要求其做简单的几件事：躺下、坐起、指出身体的部位，将玩具放入盒子中，递送物件、模仿鼓掌等简单活动，如能完成，说明其已具备如厕的智力条件。 5. 训练如厕：坐便盆时应保持的体位为：髋关节屈曲位，两下肢分开，肩与上肢尽量向前。有稳定性好的便盆，便盆的坐面与臀部紧密接触，后面有支持物，患儿坐于上面两足正好着地。或者将大凳子倒放，置便盆于其中，凳子横木可以抓握，可以避免患儿在其中跌倒（图 1）。如患儿具备独立排泄能力时，让患儿用一只手抓握栏杆，另一只手脱下裤子，身体慢慢下移。坐于便盆上，完成排泄动作（图 2）。 6. 适应性辅助用具或设备的使用 6.1 坐便器带自动冲洗或烘干装置。上肢关节活动受限、截肢或手指感觉缺失者可使用安装在坐便器上的自动冲洗器清洁。 6.2 扶手用于肌力弱或协调性差者，在如厕和清洁时保持稳定。 6.3 调节坐便器：升高坐便器有助于下肢关节活动受限者使用。 6.4 夜间在床旁放置便器以避免去厕所不方便。 7. 逐渐训练和培养患儿的如厕习惯。 图1 　　　　　　图2	1. 能够说明脑瘫儿童如厕训练的意义。 2. 了解脑瘫儿童如厕的障碍主要表现：①不能上下坐便器；②手不能接触到会阴部；③不能拿住和使用卫生纸；④不能穿脱裤子；⑤不能使用尿壶或便器。	1. 如厕是人们基本的生活技能之一，对于因为脑瘫而不能完成这一活动的患儿来说，是一件十分痛苦的事情，对患儿及其家人会产生重大的压力。因此，对脑瘫儿童进行如厕训练，不仅可以促进其生活自理能力的形成，更重要的是会给患儿及家人带来重大喜悦和信心。所以，要认真实施这项训练。 2. 患儿能够按时或按要求排便后，要积极鼓励，可以是亲昵的表示、微笑的面孔。但是当排便不成功时，即坐在便盆上 10 分钟后仍然没有排便，应离开便盆正常做其他活动。 3. 如果训练中患儿尿湿裤子，要及时更换。采用自动冲洗坐便器则可使患儿不需要依赖他人进行清洁。能够独立脱穿裤子有助于轻度脑瘫儿童建立自信，使其敢于在学校或公共场所的环境使用厕所。可以采用松紧带或尼龙搭扣代替皮带、扣子、拉链等，裤子宜宽松、简单，不宜穿着多层。
重要提示：膀胱、直肠控制能力是如厕训练成功的先决条件。		**所需物品**：宽松的衣裤、扶手、坐便器、凳子、尼龙扣、椅子、玩具等。

第三章 脑瘫康复

3.96 实施口腔刺激以提高脑瘫儿童的进食能力

操作步骤	知识要求	态度要求
1. 判断患儿是否存在口部感觉过敏，是否有以下问题：如挑食、营养不足、进食兴趣少、恐惧、构音困难。 2. 准备训练物品如音乐、餐具、帽子、气球、各种不同质地的玩具、无菌手套。 3. 与患儿建立信任。运用音乐或者游戏帮助患儿运用餐具把食物慢慢推进，不要强行把食物送入患儿口腔，鼓励其自己进食，也可以让患儿用手指抓食物，减少负面的口腔经验。并且合理安排好进食时间，如饥饿时会增加患儿对食物的接受能力。 4. 降低头部过敏反应：如用手轻轻抚摸患儿的头顶，与其进行头部游戏：玩戴脱帽子、头顶气球等，可以降低头部的过敏反应，还可以让患儿的脸部多与各种不同质地的玩具接触等方式来降低脸部过敏反应。 5. 降低口部过敏反应：当患儿头部的过敏反应得以缓解或消失时，可以着手降低口部过敏反应的训练 5.1 洗净双手（有条件的戴无菌手套），用示指给患儿上牙床中部一快速的压迫感（此区域为上下牙床最敏感的部位），之后移开手指，把患儿上、下颌合并。 5.2 将示指由患儿上牙床中部牙齿的背面慢慢滑动到前面，再移开手指，把患儿上、下颌合并，诱导其吞咽动作。用此方法可从患儿的牙床中部牙齿开始到侧部，逐渐降低患儿整个上、下牙床过敏反应。 6. 降低舌部过敏反应，可用示指由前向后，慢慢地在患儿舌上抚摸，以逐步降低其过敏的程度。每次抚摸后，应进行上下颌骨的合并、诱导其吞咽动作。	1. 能够解释脑瘫儿童发生过敏反应的原因与机制。 2. 能够说明咳嗽，吞咽反射的产生机制。 3. 能够阐述实施口腔刺激对于提高脑瘫儿童的进食能力的作用和意义。	1. 这个训练的重要意义一般很难引起脑瘫儿童家长的重视，因此，在实施之前，应该详细向脑瘫儿童家人解释刺激对于提高脑瘫儿童的进食能力的作用，以引起其重视，并给予配合，对于能够胜任的家人，可以将刺激方法教给他们在家实施。 2. 在操作前，要与患儿建立良好的关系，取得患儿的信任。 3. 口部操作要注意卫生，一是防止传染给患儿其他的疾病，再就是消除脑瘫儿童家人的担心。 4. 操作切莫着急，对患儿刺激时，要温柔，不能用力太大。有耐心，如果其哭闹不配合，要采取一些引导措施。
重要提示： 1. 运用不同质地的东西刺激面部时尽量避免给患儿带来不适。 2. 面部刺激时要注意由外到内的顺序，以获取患儿的信任。		**所需物品：**音乐、餐具、帽子、气球、各种不同质地的玩具、无菌手套等。

3.97 进行舌、颌训练以改善脑瘫儿童的咀嚼功能

操作步骤	知识要求	态度要求
1. 向脑瘫儿童家人说明舌、颌训练对于改善脑瘫儿童咀嚼功能的意义。 2. 准备物品如勺子、食物、铝箔、吸管、饮料（酸奶、豆浆）、饼干、橡皮糖、塑料条等。 3. 减少舌头前推的方法。 3.1 让患儿保持正确坐姿，放一点食物在勺子（正常勺子，非塑料）上，保持45°，轻擦过下唇进口，进口后把勺子放平，轻轻在舌头上按一按（大概2秒）然后把勺子慢慢向上提出来（图1）。 3.2 把一小片铝箔对折，要患儿用双唇含住，保持时间的长短依孩子能力而定，可以讲故事转移患儿注意力（图2）。 3.3 练习游戏：如用吸管吸较稠密的饮料（酸奶、豆浆等）以加强唇部控制能力；也可以让患儿紧闭口唇，吹气把脸颊扩张，鼓励其坚持较长时间；或者练习发声如"爸""妈""波""爬""猫"。 4. 咀嚼训练：若发现患儿有异常颌活动，有被食物卡住的危险性，以及挑食的现象，可进行咀嚼训练。 4.1 站在患儿的后面，一手固定其头、颌位置，另一只手把饼干轻轻放在其舌头上。要患儿把饼干用舌头移动到一边，放牙上，然后咬一口（图3）。 4.2 同上方法固定好患儿头、颌。把饼干轻轻放在牙上，引导患儿连咬2~3次。患儿进行咬的动作时，可以通过移动饼干位置，达到让患儿用不同牙齿接触饼干的目的。 5. 教给患儿家长操作方法，回家进行训练。	1. 脑瘫儿童进食困难的原因：是否有上下颌合不拢，下颌经常倾斜到一侧，舌头伸向外面，不断把口水或食物推到口外的情况。掌握舌头、颌的功能。 2. 能够解释舌、颌训练对于改善脑瘫儿童咀嚼功能的作用原理。 3. 能够描述舌的解剖结构，阐述舌的生理功能。	1. 应该把该项练习教给脑瘫儿童家长，在演示操作中，掌握好勺子技巧，注意训练中的细节，要有耐心地进行训练。 2. 在训练中，要与患儿进行良好互动，努力使训练建立在快乐之中，注意把握训练速度，注意促使患儿咬饼干时舌头应该跟着饼干而动。如果能咬断食物，注意及时控制患儿咬掉食物的分量。 3. 训练中要高度注意患儿安全，防止食物卡住等，一旦出现要立刻给予正确处理，不要惊慌失措。平时，要加强实际演练。

续　表

操作步骤	知识要求	态度要求
图 1 　图 2 　图 3		
重要提示： 1. 如患儿不能安全吞咽固定食物，提示不要用容易咬碎的食物做训练而改用塑料条或橡皮糖等用具。 2. 训练过程中出现患儿噎食时，首先停止喂食，然后使患儿前倾刺激食物吐出，接着吐掉口腔中的食物；如果处理效果不佳要及时转院。 3. 患儿有咬合反射不可以使用塑料勺子以防咬断。		**所需物品：**勺子、食物、铝箔、吸管、饮料（酸奶、豆浆）、饼干、橡皮糖、塑料条。

3.98 进行饮水训练以防止脑瘫儿童饮水呛咳

操作步骤	知识要求	态度要求
1. 脑瘫儿童在日常饮水活动中，头部后仰，出现非控制性躯干后伸、僵硬而产生呛咳。 2. 如存在饮水呛咳，应告知家长患儿在日常饮水中的注意事项，并教其掌握正确的饮水方式。 3. 准备物品包括 U 形塑料水杯、黏稠度比较高的小米粥或者玉米糊。 4. 让脑瘫儿童轻轻闭合下颌，唇与杯子的形状吻合，吸饮水（或者饮料）后含入口中。闭唇后舌抵硬腭，出现吞咽的连续、协调运动。 5. 把患儿抱在怀中，使其后颈部伸展、低头。 6. 使用纸质的或者软质的塑料杯子（手握杯子时不能变形），喝水的时候，杯子的边缘不能碰到患儿的鼻子（可以切去杯子边缘的1/3）（图1）。 7. 把杯子放在患儿嘴边后轻轻下压，待唇接触到水或者饮料后再将杯子倾斜，倾斜的角度逐渐增大。 8. 双唇闭合时是其吞咽阶段，水杯可以离开嘴唇。如果喝水的动作熟练之后，杯子不离开嘴唇也能进行连续 2 次或更多次的吞咽。 9. 指导脑瘫儿童家长学会帮助患儿饮水的方法。 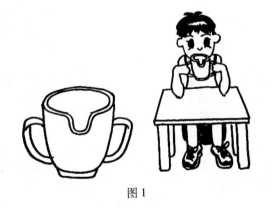 图1	1. 能够阐述饮水训练对于防止脑瘫儿童饮水呛咳的机制。 2. 能够解释正常儿童饮水的解剖生理学基础。 3. 能够说出患儿饮水呛咳的常见原因。	1. 解除饮水障碍对于脑瘫儿童具有非常重要的意义。因为饮水呛咳不但可以导致儿童生理需要水分的补充不足，而且还可能引起腹部感染。所以，要向患儿家长说明其危害，并且学会正确地帮助患儿饮水的方法。 2. 掌握饮水的技巧，避免引起患儿的呛咳，而产生恐惧感，进而对训练产生消极情绪。要鼓励患儿不断尝试避免呛咳的饮水方法。训练时，可以选用黏稠的液体，以避免液体流速过快，防止患儿因吞咽而引起的呛咳。 3. 尽量选择患儿喜欢的饮品进行训练，可以增加患儿训练的积极性。 4. 要与患儿建立良好的关系，让患儿感觉到有人在其旁边，有安全感。 5. 饮水训练要有足够耐心，循序渐进，尽量避免发生呛咳。容忍患儿在发生呛咳后的拒绝和哭闹，要与患儿家人一起进行良好的训练，达到康复目的。
重要提示： 1. 如患儿自己不能控制下颌，提示有引起误咽和呕吐的风险。 2. 练习用杯子喝水之前，必须练习用唇吸汤匙上的食物。 3. 训练中，避免使用碳酸饮料。		**所需物品：** U 形塑料水杯、黏稠度比较高的小米粥或者玉米糊。

第三章 脑瘫康复

3.99 训练使用轮椅以增加脑瘫儿童的活动空间

操作步骤	知识要求	态度要求
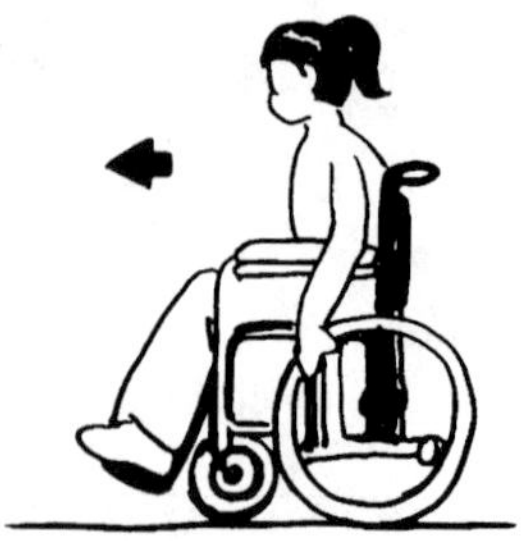 1. 向患儿家长解释轮椅在脑瘫儿童生活中应用的作用与意义。 2. 根据患儿的需要，选择合适的轮椅，认识轮椅的部件及使用方法，如手刹操作、安全带固定。 3. 购买合适的轮椅后，进行轮椅技巧的训练。 4. 选择足够宽敞安全的空间实施训练。 5. 使用轮椅的方法 5.1 转移法：偏瘫患儿采用先站立，再转动方向的转移方法，轮椅与床呈 30°～60°角。肌力差的患儿可以利用斜角法转移，即轮椅刹车，与床成 45°角，用膝和足固定患儿的膝和足，双手握住患儿的腰带或托住双髋，或一只手置于其髋下，另一手置于其肩胛部向上提，用双手一侧支撑在床上，另一侧支撑在轮椅上，以双腿为轴转移坐在床上，可以把轮椅一侧扶手取下，转移时，臀部要抬高。如果患儿有能力自己转移，可以让其自己转移。 5.2 平地驱动轮椅的方法：先将轮椅车闸松开，脑瘫儿童身体向后直坐，眼睛向前看，双上肢后伸，稍屈肘，握住车轮的后半部分，上肢向前倾的同时双上肢向前推动轮椅并伸直肘关节，肘关节完全伸展后松开手轮，上肢自然放松下垂于大轮的轴心位置。 5.3 大轮平衡技术：患儿头稍后仰，上身挺直两臂后伸，肘微屈，手抓紧手轮，拇指放在手轮圈，先将手轮轻轻向后拉，随后快速向前推，脚轮离地。调整身体和手轮以维持平衡，当轮椅前倾时上身后仰，同时向前推手轮；当轮椅后仰时上身前倾，同时向后拉手轮（图1～图7）。 5.4 减压训练：由于久坐轮椅者坐骨结节等处压力很大，应以乘坐轮椅的第一天就掌握减压的动作并成为一种习惯，根据患儿的能力和乘坐功能，两侧交替减压，一般每隔 30 分钟左右一次。 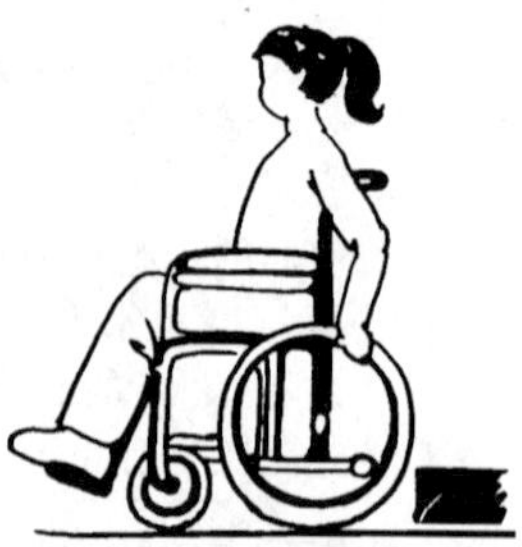	1. 能够演示使用轮椅的方法及其要领。 2. 能够描述轮椅的类型，轮椅的结构，轮椅的检查和保养方法。	1. 轮椅对于脑瘫儿童的行动具有帮助，可以使患儿离开床而在更大范围内活动，这无疑是对患儿的巨大鼓舞。所以，训练患儿使用轮椅是一项重要的康复内容，应该高度重视。 2. 训练独立转移的时机要适当。太早，患儿会因失败而失去信心；太晚，会因依赖而失去兴趣。 3. 指导训练时，衣着要方便活动，鞋要防滑，注意头发和戒指不能掠过或损伤患儿。 4. 练习中要全神贯注，防止发生意外损伤，指导要耐心，表现出同情心和爱心。要定期帮助检查和维护轮椅。

图 1　准备姿势　　　　图 2　前推

操作步骤	知识要求	态度要求
图3　减速　　　　　图4　后拉 图5　起动　　　　　图6　保持平衡 图7　落地		

重要提示：	所需物品：轮椅、
1. 帮助儿童转移时手要从儿童背后绕过支撑腰部，避免牵拉患侧上肢。 2. 帮助儿童转移，操作者不能单靠体力，要掌握用力的技巧。	橡胶手套、与轮椅高度相差不多的床。

3.100 实施多感觉刺激以促进脑瘫儿童婴儿期的脑功能发展

操作步骤	知识要求	态度要求
1. 对于有感知觉障碍的脑瘫儿童，实施多感觉刺激训练。 2. 向患儿家中解释多感觉刺激对于促进脑瘫儿童脑功能发展的意义。 3. 准备物品，选择在合适的场地进行训练。 4. 多感觉刺激训练 4.1 让儿光着手脚，在沾有面粉、剃须膏或糨糊等不同质地材料（如彩色纸、塑料胶）上活动，以刺激本体觉，促进手眼协调或手足协调能力。 4.2 恰当用水容易突破患儿的心理障碍；如用莲蓬头喷射患儿身体各部位，从头到脚，从四肢到躯干；也可以让患儿浸泡在浴池中（先让脚进入，再慢慢整个身体缓缓浸入），用冷、温、热三种不同水温让患儿体验。 4.3 肌张力不稳定会影响到本体感觉，因此，要与患儿面对面，采用单膝跪、全跪或站立姿势，与患儿双掌对合，十指紧扣，慢慢用力互推，引导患儿保持不倒。 4.4 让患儿坐在一球上或骑坐在一个大的轮胎内胎上，在保持双足着地情况下缓慢移动球或轮胎。通过不断活动中从地面上拾起物体并将其放在一个塑料筐里面。 4.5 对有动作计划能力发展障碍的患儿，可以将不同质地的物品如棉花球、豆、胶粒、发泡胶等分别放于不同盒子（根据物品大小，选择合适的盒子，尽量比原来物品大 1/2 左右）内，将这几个盒子排列成一条路线，可以是弯曲的或 S 形等，盒子之间的距离在 10cm 左右，让患儿脱掉鞋袜，沿盒子一步一个行走，根据患儿的能力给予适当的辅助。 5. 根据患儿的具体情况，合理安排治疗时间，一般建议 15~20 分钟之间。	1. 能够解释感知觉障碍、本体觉的概念。 2. 能够阐述多感觉刺激对于促进脑瘫儿童婴儿期的脑功能发展的作用机制。 3. 痉挛型脑瘫儿童手的触觉障碍较张力障碍型脑瘫常见，偏瘫儿童触觉障碍比较常见且影响双侧。	1. 感觉调节障碍影响觉醒水平和注意力，因而阻碍学习及目的性任务的完成，这会给患儿带来严重影响。因此，要向患儿家人解释多感觉刺激对于促进脑瘫儿童婴儿期的脑功能发展的意义。要认真准备和安排每次训练，注意任何一个环节和动作，防止在训练中发生意外。 2. 要给予患儿安全感，保护好患儿，多鼓励，并在训练中给予适当帮助和协助。使其在安全和被支援的情况下进行游戏。 3. 训练中要重视让患儿作主导，尊重其兴趣。 4. 适度帮助患儿，不要让患儿产生依赖。注重和患儿之间良好沟通关系的维持。 5. 选择练习材料时要注意其环保指标，防止不合格产品对患儿可能造成的伤害。
重要提示： 1. 操作过程要有力度地接触感觉过敏的患儿。 2. 避免过度帮助患儿以产生依赖。		**所需物品：**面粉、剃须膏、彩色纸、塑料胶、莲蓬头、各种温度的水、棉花球、豆、胶粒、发泡胶、盒子、轮胎等。

3.101　开展游戏活动以提高脑瘫儿童的感知与运动功能

操作步骤	知识要求	态度要求
1. 向脑瘫儿童家长说明游戏对于提高脑瘫儿童感知与运动功能的意义，要与患儿进行游戏互动。 2. 准备游戏物品和材料，在合适的场地进行游戏。 3. 痉挛型双瘫儿童实施的游戏 3.1 滚球游戏：由医护人员、患儿家属、患儿共同参与。让患儿坐在凳子上，保持姿势对称，双下肢着地，负荷体重，使躯干稳定。操作者在患儿后面从双侧把握其骨盆，使下肢负荷。其家长坐在患儿对面，中间隔相应的距离，向患儿滚动圆球，让患儿双手接住后再向家长方向滚动（图1）。 3.2 积木游戏：操作者和脑瘫儿童一起参与。让儿童坐在三面桌子的中间，在桌子上用积木搭桥，再让儿童拿着玩具如小火车从桥上通过。操作者在患儿后方扶持患儿的一侧上肢，握住手使其伸展，并扶持其肘关节，使患儿上肢伸展，腕关节背屈。这样患儿的躯干和骨盆可以稳定，能够维持伸展活动（图2）。 4. 痉挛型偏瘫儿童实施橡皮泥游戏：让患儿两手握同一木棒，类似擀面一样去压橡皮泥或黏土，操作者给予协助，使患儿保持姿势对称，防止患侧肩胛骨后移（图3）。 5. 手足徐动型偏瘫儿童实施毛线游戏：医护人员盘腿坐于床上，让患儿坐在其膝上，用胸部及肩部抑制患儿的头后伸和肩胛骨内收，让患儿两足底着床使骨盆稳定，操作者的双腿分别压住患儿的双腿，双腿间置一木箱，让患儿在上面游戏，也可以用毛线缠绕成球作为玩具。 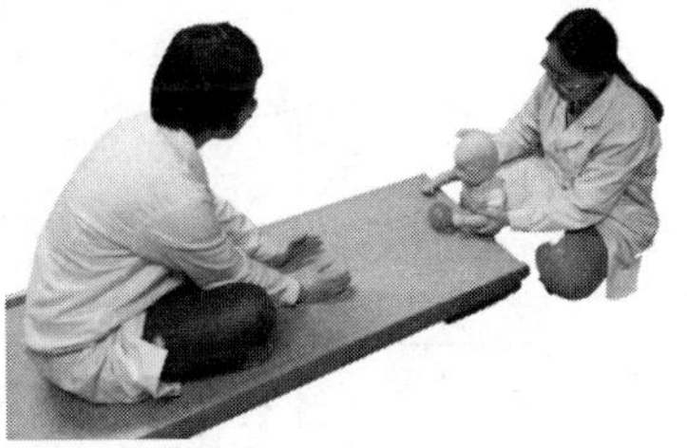	1. 能够阐述实施游戏活动对于提高脑瘫儿童感知与运动功能的作用机制。 2. 能够解释痉挛型双瘫、痉挛型偏瘫、手足徐动型的概念与特点。 3. 大部分的游戏活动会运用四肢、移动身体、运用感官感觉认识外在世界。患儿可以通过游戏，促进肌肉的成长，练习如何控制身体各部分的协调如手眼协调等。	1. 让患儿主导，尊重孩子的兴趣。要时刻注意保护好其安全，严防疏忽大意发生意外。 2. 留心观察患儿的反应和感受，是否过度兴奋，是否主动参与等。 3. 耐心等待患儿完成活动，即使花很长时间才能完成某项任务，也不应该急躁和敷衍。 4. 训练过程要表现出极大的耐心、爱心和信心。 5. 给予患儿安全感，保护患儿、鼓励患儿、协助患儿、以确保患儿在安全和被支援的情况下进行游戏。

图 1

续　表

操作步骤	知识要求	态度要求
图 2 图 3		
重要提示： 1. 痉挛型偏瘫患儿游戏时，要防止患儿的患手不在视野范围之内。 2. 防止痉挛型双瘫儿童在"W形"坐位时，一只手支于床上而用另一只手游戏。		**所需物品：** 凳子、圆球、积木、小火车、木棒、黏土、毛线。

3.102 开展游戏活动以提高脑瘫儿童的认知能力

操作步骤	知识要求	态度要求
1. 脑瘫儿童合并认知障碍的应该进行认知能力训练。认知训练分4个年龄段：分别为0~3个月、3~6个月、6~9个月、9~12个月。 2. 准备游戏物品和材料，选择在合适的场地进行游戏。 3. 向脑瘫儿童家长说明游戏对于提高认知能力的作用、意义及注意事项。 4. 视觉刺激游戏：完成手眼协调功能，让患儿看新鲜玩具，看父母说话的笑脸，每日数次，每次1分钟 4.1 红球追视180°（3次通过），如患儿不进行追视，可通过能发声的玩具，如拨浪鼓，诱导其追视。 4.2 玩具追视：桌子旁边放一活动玩具，让患儿追视。 4.3 藏玩具：在患儿面前将玩具放在毛巾下3次，让患儿寻找。 4.4 光照：可以用灯光、手电、幻灯，黑白图片等作为刺激目标，光照和不光照之比为1:5，每组5次。每日30~60组，间隔5秒钟。 5. 听觉刺激游戏 5.1 父母对患儿大声说话，但是表情要带笑容，不能是大喊大骂的形式。 5.2 把装有豆子的盒子在患儿面前摇晃，每次数响，每次30~60次。 5.3 与患儿一起唱歌，患儿一定要发声，主动跟着唱。 6. 皮肤刺激游戏：感觉温度：把热、凉、硬、软等物品（注意温度要适宜，凉为15℃、热为37℃）不断抚摸患儿皮肤，动作要轻柔。 7. 不断评估患儿的认知水平，根据患儿的认知水平，选择适合患儿的游戏。	1. 能够解释视觉刺激、听觉刺激、皮肤刺激等游戏对于提高脑瘫儿童的认知能力的作用与意义。 2. 能够阐述听觉、视觉、温度觉的生理反射原理。	1. 要向脑瘫儿童家长科学解释游戏活动对于提高脑瘫儿童的认知能力的作用与意义。留心观察患儿的反应和感受，观察患儿的表情和动作，观察其会不会一边玩一边笑，会不会主动参与。有针对性地给予指导。 2. 脑瘫儿童比较敏感，其会从表情和态度中判断自己是否受欢迎，因此要充满爱心对待患儿的游戏。说话语气要轻，让患儿产生亲切感。 3. 有趣及具体的游戏有助患儿记忆，所以透过患儿喜欢的游戏，可以培养他们的注意力和记忆力，也让患儿从游戏中观察，去探索和思考。在游戏中，患儿不断探索和接触周围环境及事物，从而促进他们的智力，并提升解决问题的能力和创造力等。 4. 注意刺激的强度不宜过强，要适宜患儿的个体情况。 5. 以上活动可以教给患儿家人，以便能够保持患儿训练。但要定期家访，发现并且及时纠正问题。
重要提示： 1. 注意皮肤刺激不要烫伤、冻伤患儿。 2. 不能将光线直射患儿的眼睛。 3. 游戏过程中，要细致观察患儿的反应，如果是他感兴趣的活动，可以允许他多玩一会儿。	**所需物品：**红球、桌子、拨浪鼓、各种热、凉、硬、软的物品、豆子、盒子、手电、幻灯片等。	

（尚晓义 魏国荣）

第四章　脊髓损伤康复

概念： 脊髓损伤是指由于各种原因引起的脊髓结构、功能的损害，造成损伤水平以下运动、感觉、大小便功能及性功能障碍。颈脊髓损伤造成四肢瘫痪时称四肢瘫，胸段以下脊髓损伤造成躯干及下肢瘫痪而未累及上肢时称截瘫。

康复目标： 根据患者脊髓损伤的节段高低设置不同的康复目标，使患者能够克服心理障碍，在尽可能少的家属陪护下达到部分生活自理，尽最大可能的融入到正常生活中。

康复指征： 脊髓损伤后，一旦生命体征稳定，即可以开始康复介入，康复训练开始得越早，患者的功能恢复程度就越理想。

康复方法： 急性期主要采取床边训练方法。主要目的是防止失用综合征，如预防肌肉萎缩、骨质疏松、关节挛缩等，为今后的康复治疗创造条件。患者骨折部位稳定、神经损害或压迫症状稳定、呼吸平稳后即可进入恢复期治疗。主要内容包括肌力训练，垫上训练（翻身训练、牵伸训练、垫上移动训练、手膝位负重及移行训练），坐位训练，转移训练，步行训练（治疗性步行、家庭功能性行走、社区功能性行走）等。

4.103　肩关节被动活动以维持脊髓损伤患者肩关节活动度

操作步骤	知识要求	态度要求
1. 脊髓损伤高位截瘫患者的肩关节活动受限时，需要进行肩关节被动活动。 2. 该项活动可以在卫生院或者患者家中进行。 3. 与患者沟通，解释肩关节被动活动对于维持脊髓损伤患者肩关节活动度的作用、意义。 4. 说明进行肩关节被动活动的程序，以便于配合。 5. 帮助患者平躺在床上或者炕上，被活动侧躯干尽可能靠近床边，以不掉落为宜。 6. 坐在患者一侧，一手握住患者上肢肘部，另一手握住其腕部，将患臂经体前在肩关节活动的可能范围内移至头部即为屈曲，将肢体返回并向后背侧活动至最大约40°即为伸展或后伸（图1）。 7. 坐在患者一侧，一手握住患肢肘部，另一手握住其腕部，使上肢在水平面上远离躯干为外展，返回靠近躯干即内收（图2）。 8. 在患者外展90°，肘屈曲90°位置下，一手握住患者肘部，另一手握住其腕部，将手前臂向头部活动即为外旋，向足转动为内旋（图3、图4）。 9. 肩关节各个活动每次重复10下，每天1~2次。使肩关节活动基本保持在正常或接近正常的生理范围内即可。 10. 治疗完毕询问病人感觉，并记录治疗情况。 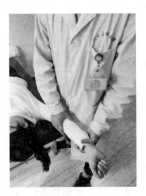 图1	1. 能够阐述肩关节被动活动对于维持脊髓损伤患者肩关节活动度的意义及原理。 2. 能够描述人体正常的肩关节活动范围及参与活动的肌肉结构。 3. 肩关节的生理运动范围：前屈150°~170°；后伸40°~45°；外展160°~180°；内收0°；内旋70°~90°；外旋40°~50°。 4. 能够说出脊髓损伤的临床表现。 5. 肩关节被动活动的禁忌证：新发骨折、关节不稳定者、严重疼痛和无法配合者等。	1. 脊髓损伤高位截瘫患者截瘫平面以下失去活动能力，这对患者无疑是一种严重打击。其往往丧失信心，心情沮丧、苦恼，甚至不抱希望。特别是家境贫困的家庭，丧失劳动力和巨大的医疗护理负担给家庭以沉重打击。为此，工作人员应该同情患者的不幸遭遇，鼓励其战胜疾病的信心，坚持治疗和康复。 2. 长期卧床会消磨患者意志，自尊心受到伤害。特别是生活不能自理，使患者心理压力增大。为此，与患者谈话要注意说话方式，避免说伤害其自尊心的语言，不要表现出嫌弃患者的行为。 3. 实施肩关节被动活动时注意不要用力过猛，不要超过关节的生理运动范围，避免二次损伤。 4. 在进行被动活动之前要取得患者的理解和同意，以积极的言语方式与患者交流并展开治疗活动，也需鼓励患者。

续　表

操作步骤	知识要求	态度要求
图 2 　　图 3 　　图 4		
重要提示： 1. 被动活动要避免损伤患者关节和软组织。 2. 有骨折或者肌肉拉伤等情况下禁止进行被动活动。 3. 如果患者出现突然疼痛，则应立即停止练习。		**所需物品：**床、椅子。

第四章　脊髓损伤康复

4.104　进行肘关节被动活动以维持脊髓损伤患者肘关节活动度

操作步骤	知识要求	态度要求
1. 高位脊髓损伤导致患者的肘关节活动受限情况下，需要进行肘关节的被动活动训练。 2. 该项训练可以在卫生院或者患者家中进行。 3. 与患者沟通，解释肘关节被动活动对于维持肘关节活动度的作用、意义。 4. 患者平躺在床上或者炕上，侧上肢伸直自然放松，靠近治疗床边。 5. 坐在患者一侧，一手置于患者肘上方固定患者上臂，另一只手抓住患者手腕部（用力部位）。 6. 用手带动患者手腕使手腕尽量靠近大臂即为肘屈曲（图1），返回起始位即为肘伸展（图2）。 7. 重复以上动作，尽量达到肘关节无痛范围的最大值。 8. 肘关节屈伸活动每次10下，每天1~2次。 9. 每次训练结束后询问病人感觉，并记录治疗过程。 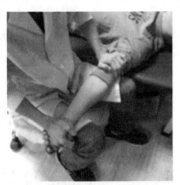 图1 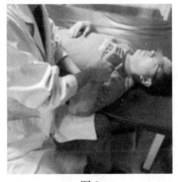 图2	1. 能够解释肘关节被动活动对于维持脊髓损伤病人肘关节活动度的意义和原理。 2. 能够描述肘关节的基本构造。 3. 肘关节的生理运动范围：屈曲0°~150°；伸展0°。 4. 能说出脊髓损伤的临床表现。 5. 肘关节被动活动的禁忌证：新发骨折、关节不稳定者、严重疼痛和无法配合者等。	1. 脊髓损伤高位截瘫患者截瘫平面以下失去活动能力，这对患者无疑是一种严重打击。患者往往丧失信心，心情沮丧、苦恼，甚至不抱希望。特别是家境贫困的家庭，丧失劳动力和巨大的医疗护理负担给家庭以沉重打击。为此，工作人员应该同情患者的不幸遭遇，鼓励其战胜疾病的信心，坚持治疗和康复。 2. 长期卧床会消磨病人意志，使其自尊心受到伤害。特别是生活不能自理，使患者心理压力增大。为此，与患者谈话要注意说话方式，避免说伤害患者自尊心的语言。不要表现出嫌弃患者的行为。 3. 练习肩关节活动时注意不要用力过猛，不要超过关节的生理活动范围，避免二次损伤。 4. 在进行被动活动之前应该要取得患者的理解和同意，以正性的言语方式与患者交流并展开治疗活动，并鼓励患者。
重要提示： 1. 被动活动要注意动作轻柔，避免损伤患者关节和软组织。 2. 有骨折或者肌肉拉伤等情况下禁止进行被动活动。 3. 如果患者出现突然疼痛，则要停止活动。 4. 由于肌张力或精神因素等致使患者无法配合时避免进行此活动。	**所需物品：**床、椅子。	

4.105 进行腕关节被动活动以维持脊髓损伤患者腕关节活动度

操作步骤	知识要求	态度要求
1. 脊髓损伤导致无法主动活动腕关节的患者需要进行腕关节被动活动。 2. 该项活动可以在卫生院或者患者家中进行。 3. 与患者沟通，说明腕关节被动活动对于维持上肢功能的作用和意义，在其配合下进行训练。 4. 患者平躺在床（炕）上，上肢中立位自然放在床上或放在操作者腿上。 5. 操作人员一手握住患者手腕近端固定，另一只手握住患者手掌。 6. 缓慢用力使患者手掌靠近前臂屈侧即为腕掌屈（图1），使手尽量靠近前臂伸侧即为腕背伸（图2）。 7. 缓慢用力在水平面上使手掌靠近尺骨为尺偏（图3），靠近桡骨为桡偏（图4）。 8. 腕关节掌屈、背伸动作每次活动10下，每天1~2次。 9. 询问病人感受并记录，使患者腕关节活动度保持在正常或接近正常生理活动范围内。	1. 能够解释腕关节被动活动对于维持腕关节活动度的作用和机制。 2. 腕关节的基本构造和生理运动范围：掌屈 $0°\sim60°$；背伸 $0°\sim60°$；尺偏 $0°\sim40°$；桡偏 $0°\sim30°$。 3. 能够阐述脊髓损伤的病理变化与临床表现。 4. 腕关节被动活动的禁忌证：新发骨折、关节不稳定者、严重疼痛和无法配合者等。	1. 脊髓损伤导致患者无法主动活动腕关节会影响患者的基本生活功能，会给其带来痛苦和沮丧。因此，要向其详细解释腕关节被动活动对于维持脊髓损伤患者腕关节活动度的意义，鼓励其积极参与练习，坚持治疗和康复。 2. 操作时注意不要用力过猛，不要超过关节的生理运动范围，避免二次损伤。 3. 在进行被动活动之前要取得患者的理解和同意，以通俗的言语与患者交流并展开治疗活动。

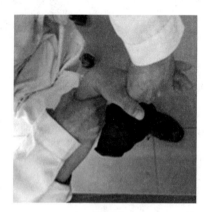

图 1

第四章 脊髓损伤康复

操作步骤	知识要求	态度要求
 图 2 图 3 图 4		
重要提示： 1. 被动活动要动作轻柔以免损伤患者关节和软组织。 2. 由于肌张力或精神因素等致使患者无法配合时应避免进行此活动。 3. 如果患者出现突然疼痛，则要立即停止活动。		**所需物品：**床、椅子。

第四章 脊髓损伤康复

4.106　进行手部关节被动活动以维持脊髓损伤患者手关节活动度

操作步骤	知识要求	态度要求
1. 脊髓损伤导致无法主动活动手关节的患者要进行该项练习。 2. 该项活动可以在卫生院或者患者家中进行。 3. 与患者沟通，说明脊髓损伤手部关节被动活动对于维持病人手关节活动的意义。 4. 患者平躺在床（炕）上，手部放松。 5. 一手固定患者拇指，另一只手用四指分别固定患者其余四指。 6. 双手同时缓慢用力使患者手指各关节在无痛的范围内进行屈曲和伸展（图1）活动。 7. 也可分别用两手拇指和示指抓住患者相邻两个掌骨做上下分离动作以维持手指内在关节活动度（图2）。 8. 每次活动每个动作10下，每天1~2次训练。 9. 活动结束，询问病人感受并记录。 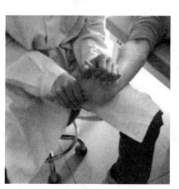 图1 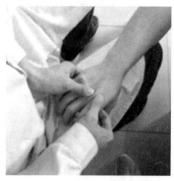 图2	1. 能够描述正常手的屈曲和伸展功能。 2. 能够描述脊髓损伤病人的临床表现。 3. 手部关节被动活动的禁忌证：新发骨折、关节不稳定者、严重疼痛和无法配合者等。 4. 能够解释脊髓损伤导致无法主动活动手关节的原理。	1. 脊髓损伤导致无法主动活动手关节严重影响患者的基本生活能力，会给其造成较大烦恼。因此，要鼓励其积极参与训练，争取早日恢复功能。通常，一些患者对于治疗康复的期望很大，往往急于求成，此时则要详细给患者解释训练的科学道理，说明训练和康复的过程。 2. 脊髓损伤高位截瘫患者截瘫平面以下失去活动能力，这对患者无疑是一种严重打击。患者往往丧失信心，心情沮丧、苦恼，甚至不抱希望。特别是家境贫困的家庭，丧失劳动力和巨大的医疗护理负担给家庭以沉重打击。为此，工作人员应该同情患者的不幸遭遇，鼓励其战胜疾病的信息，坚持治疗和康复。 3. 操作注意不要用力过猛，不要超过关节的生理运动范围，避免二次损伤。
重要提示： 1. 操作要注意动作轻柔，避免损伤患者关节和软组织。 2. 有骨折或者肌肉拉伤等情况下禁止进行被动活动。 3. 如果患者出现突然疼痛要立即停止活动。 4. 由于肌张力或精神因素等致使患者无法配合训练时应该避免进行此活动。		**所需物品：**床、椅子。

4.107 进行髋膝关节被动活动以维持脊髓损伤患者髋膝关节活动度

操作步骤	知识要求	态度要求
1. 脊髓损伤导致无法主动活动髋关节的患者可进行髋和膝关节活动。 2. 该项活动可以在卫生院或者患者家中进行。 3. 与患者沟通，解释进行髋膝关节被动活动对于维持脊髓损伤患者髋膝关节活动度的意义。 4. 患者平躺到床或者炕上，靠近床边，双下肢自然伸直。 5. 站立位，一手放在患者膝下固定膝关节，另一只手从下面托住踝关节。 6. 双手缓慢用力使患者向上弯曲下肢为髋膝联合屈曲，向下伸直恢复原位为髋膝联合伸展（图1）。 7. 双手将患者一侧下肢沿床面向外打开为外展，返回原位为内收（图2）。 8. 将患者髋膝各屈曲90°，一手固定其膝盖，一手抓其脚踝，向身体中心线方向移动脚踝即髋关节外旋（图3），远离中心线转动脚踝即髋关节内旋（图4）。 9. 每次每个动作活动10下，每天活动1~2次。 10. 询问病人感受并记录。	1. 能够解释髋膝关节被动活动对于维持脊髓损伤患者髋膝关节活动度的基本原理。 2. 能够说出髋关节和膝关节的基本构造。 3. 髋关节和膝关节的生理运动范围：髋屈曲 0°~140°；髋伸展 0°~30°；髋外展 0°~45°；髋内收 0°~30°；髋内旋 0°~50°；髋外旋 0°~40°；膝屈曲 0°~135°；膝伸展0°。 4. 能够阐述脊髓损伤的临床表现和被动活动的禁忌证。	1. 脊髓损伤患者髋膝关节活动受限，严重影响其活动，应该理解患者渴求康复的心理，给其作耐心的科学解释，鼓励其坚持训练。 2. 对患者要尊重，宽容患者及其家人的抱怨，如果其家中有能够胜任的人，可以教会他们进行髋膝关节被动活动的方法和注意事项，由患者家人帮助活动。 3. 操作时注意不要用力过猛，尤其是在做内外旋时，不要超过关节的生理运动范围，避免二次损伤。 4. 在进行被动活动之前要取得患者的理解和同意，以积极的言语与患者交流并鼓励患者。

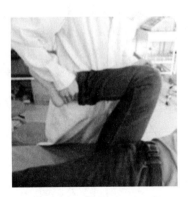

图 1

续　表

操作步骤	知识要求	态度要求
 图 2 图 3 图 4		
重要提示： 1. 被动活动要避免损伤患者关节和软组织。 2. 有骨折或者肌肉拉伤等情况下禁止进行被动活动。 3. 如果患者出现突然疼痛要立即停止活动。 4. 由于肌张力或精神因素等致使患者无法配合时避免行此活动。		**所需物品：**床、椅子。

第四章　脊髓损伤康复

4.108　进行踝关节被动活动以维持脊髓损伤患者踝关节活动度

操作步骤	知识要求	态度要求
1. 脊髓损伤导致无法主动活动踝关节的患者可进行下述活动。 2. 该项活动可以在卫生院或者患者家中进行。 3. 与患者沟通，说明踝关节被动活动以维持脊髓损伤患者踝关节活动度的意义及操作过程。 4. 患者平躺在床上，靠近床边，全身放松。 5. 治疗人员坐在患者身体一侧，一手固定患者小腿远端脚踝上方，另一只手抓住患者足跟或脚掌。 6. 帮助患者脚向上勾为足背屈（图 1），返回向下踩为足跖屈，向内运动为足内翻（图 2），向外运动为足外翻（图 3）。 7. 询问病人感受并记录。 8. 每次每个动作活动 10 下，每天 1~2 次训练。 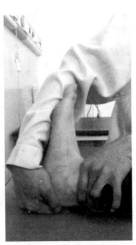 图 1	1. 能够解释踝关节被动活动对于维持脊髓损伤患者踝关节活动度的意义与机制。 2. 能够描述踝关节的基本构造。 3. 踝关节的生理运动范围：背屈 0°~20°；跖屈 0°~50°；内翻 0°~35°；外翻 0°~15°。 4. 能够描述脊髓损伤的临床表现。 5. 踝关节被动活动的禁忌证：新发骨折、关节不稳定者、严重疼痛和无法配合者等。	1. 踝关节在支持人体站立和行走方面具有重要作用，脊髓损伤患者踝关节活动度受到限制可以影响患者的行走与生活。因此，要耐心鼓励患者坚持活动，为其活动练习创造条件。 2. 活动练习中注意不要用力过猛，不要超过关节的生理运动范围，避免二次损伤。 3. 在进行被动活动之前要取得患者的理解和配合，以积极的言语与患者交流并鼓励患者。

续　表

操作步骤	知识要求	态度要求
图2 图3		
重要提示： 1. 被动活动要动作轻柔以免损伤关节和软组织。 2. 在骨折或者肌肉拉伤等情况下禁止进行被动活动。 3. 如果患者出现突然疼痛要立即停止活动。 4. 由于肌张力或精神因素等致使患者无法配合时避免进行此活动。		**所需物品：** 床、椅子。

第四章　脊髓损伤康复

4.109　牵伸肩后伸肌群以促进脊髓损伤患者肩屈曲运动

操作步骤	知识要求	态度要求
1. 对于有高位截瘫导致肩后伸肌张力变高的患者应进行牵伸活动。 2. 与患者及其家人沟通，说明牵伸肩后伸肌群对于促进脊髓损伤病人肩屈曲运动的作用与意义。 3. 该项训练可以在卫生院或者患者家中进行。 4. 将患者转移至治疗床平躺或者在炕上，需治疗的一侧靠近床（炕）边。 5. 用手抓住患者肱骨远端后面，肘关节之上。 6. 另一只手卡在患者肩胛骨的腋缘或固定胸廓的外侧面。 7. 移动患者的手臂至肩尽量屈曲以延长肩后伸肌（图1）。 8. 牵伸过程中如果出现突然疼痛立刻停止治疗活动。 9. 每次牵伸活动根据肌张力高低予以维持6~20秒；每天重复该动作数次，具体依病情而定。 10. 规范记录治疗情况。	1. 能够说明牵伸肩后伸肌群对于促进脊髓损伤患者肩屈曲运动的作用机制。 2. 能够描述肩关节的基本构造、生理功能。 3. 能够解释脊髓损伤的临床表现等基本情况。 4. 牵伸肩后伸肌群的禁忌：关节周围炎症和肿胀、新发骨折或组织伤害、尖锐疼痛和骨性改变等。 5. 能够描述肩后伸肌张力变高的临床表现等。	1. 要向患者及其家人说明牵伸肩后伸肌群以促进脊髓损伤患者肩屈曲运动牵伸活动的意义，取得理解和配合。 2. 要鼓励患者坚持训练，增强战胜疾病的信心。 3. 要尊重患者，同情病人的不幸遭遇，给病人予以帮助。 4. 操作要采取低强度、缓慢的动作，切忌用力过大造成关节二次损伤。 5. 如果患者的肌张力较大，则应当牵伸时维持时间适当延长，次数适当增多。 6. 牵伸时会出现疼痛，一定要密切观察患者耐受情况和表情。
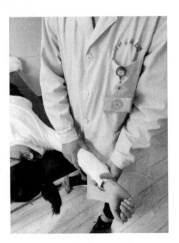 图1		
重要提示： 1. 进行牵伸活动时不要超过关节正常活动范围。 2. 避免对软组织进行太激烈的牵伸，尤其是有不稳定性骨折、骨质疏松、关节破坏等情况下更要特别小心。 3. 牵伸治疗后超过24小时仍疼痛明显者，应考虑减轻牵伸的力度。		**所需物品：**床、椅子。

4.110 牵伸肩前屈肌群以促进脊髓损伤患者肩后伸运动

操作步骤	知识要求	态度要求
1. 对于有高位截瘫导致肩后伸肌张力变高的患者应进行牵伸活动。 2. 与患者及其家人沟通，说明牵伸肩后伸肌群对于促进脊髓损伤者肩屈曲运动的作用。 3. 该项训练可以在卫生院或者患者家中进行。 4. 将患者转移至治疗床（或者炕）平躺，将患者上肢垂于床（炕）边。 5. 坐在治疗床一侧，一手从上方固定患者的肩胛骨防止代偿，另一只手抓住患者肘上部大臂处用力。 6. 将患者的手臂在无痛范围内移向肩关节后伸的方向并至最大限度维持（图1）。 7. 如果出现突然难以忍受的疼痛则立刻停止并将上肢缓慢放置于无痛位置。 8. 每次牵伸活动根据肌张力高低予以维持 6~20 秒；每天重复该动作数次，具体依病情而定。 9. 规范记录治疗情况。 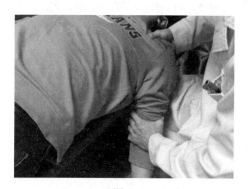 图1	1. 能够说出肩关节的基本构造、生理功能。 2. 能够说明牵伸的目的及实施要点。 3. 能够描述脊髓损伤的临床表现。 4. 牵伸肩前屈肌群的禁忌证：关节周围炎症和肿胀、新发骨折或组织伤害、尖锐疼痛和骨性改变等。 5. 能够描述肩后伸肌张力变高的临床表现。	1. 要向患者及其家人详细解释牵伸肩前屈肌群以促进脊髓损伤患者肩后伸运动的意义，取得理解和配合。 2. 要鼓励患者坚持训练，增强战胜疾病的信心。 3. 要尊重患者，同情其的不幸遭遇，给病人予以帮助。 4. 牵伸活动是低强度、缓慢的动作，切忌用力过大造成关节二次损伤。 5. 如果患者的肌张力较大，则应当牵伸时维持时间适当延长，次数适当增多。 6. 牵伸时会出现疼痛，要密切观察患者耐受情况和表情。 7. 根据患者家庭状况与经济情况，努力给患者创造能够定期在家中进行练习的条件。
重要提示： 1. 进行牵伸活动时不要超过关节正常活动范围。 2. 避免对软组织进行太激烈的牵伸，尤其是在有不稳定性骨折、骨质疏松、关节破坏等情况下更要特别小心。 3. 牵伸治疗后超过 24 小时仍疼痛明显者，应考虑减轻牵伸的力度。		**所需物品：**床、椅子。

4.111 牵伸肩内收肌群以促进脊髓损伤患者肩外展运动

操作步骤	知识要求	态度要求
1. 对于有高位截瘫导致肩内收肌张力变高，表现为肩膀不能向外打开的患者应进行牵伸活动，每次牵伸活动根据肌张力高低予以维持6~20秒。 2. 与患者及其家人沟通，说明牵伸肩后伸肌群对于促进脊髓损伤患者肩屈曲运动的作用。 3. 该项训练可以在卫生院或者患者家中进行。 4. 将患者转移至治疗床平躺并靠近床边。 5. 坐在治疗床一侧，一手抓住患者肘关节并使前臂自然放松，另一只手放在患者腋下以固定住肩胛骨。 6. 把患者的手臂移向肩关节外展的方向以延长内收肌群并维持（图1）。 7. 每天重复该动作数次，具体依病情而定。 8. 规范记录治疗情况。 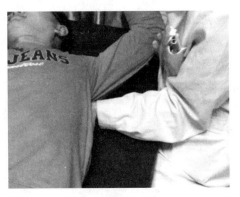 图1	1. 能够阐述肩关节的基本构造、生理功能。 2. 能够阐述牵伸的目的和实施要点。 3. 能够描述脊髓损伤的临床表现。 4. 牵伸肩内收肌群的禁忌证：关节周围炎症和肿胀、新发骨折或组织伤害、尖锐疼痛和骨性改变等。	1. 要向患者及其家人详细解释牵伸肩内收肌群以促进脊髓损伤患者肩外展运动的意义，取得其理解和配合。 2. 要鼓励患者坚持训练，增强战胜疾病的信心。 3. 要尊重患者，同情其的不幸遭遇，给其予以帮助。 4. 牵伸活动一定是低强度、缓慢的动作，切忌用力过大造成关节二次损伤。 5. 如果患者的肌张力较大，则应当牵伸时维持时间适当延长，次数适当增多。 6. 牵伸时会出现疼痛，要密切观察患者耐受情况和表情。 7. 根据患者家庭状况与经济情况，努力给患者能够定期在家中进行练习创造条件。
重要提示： 1. 进行牵伸活动时不要超过关节正常活动范围。 2. 避免对软组织进行太激烈的牵伸，尤其是在有不稳定性骨折、骨质疏松、关节破坏等情况下更要特别小心。 3. 牵伸治疗后超过24小时仍疼痛明显者，应考虑减轻牵伸的力度。		**所需物品：**床、椅子。

4.112　牵伸肩内旋肌群以促进脊髓损伤患者肩外旋运动

操作步骤	知识要求	态度要求
1. 对于有高位截瘫导致肩内旋肌张力变高的患者应进行以下牵伸活动。 2. 与患者及其家人沟通，说明牵伸肩内旋肌群对于促进脊髓损伤者肩外旋运动的意义。 3. 该项训练可以在卫生院或者患者家中进行。 4. 将患者转移至治疗床平躺并靠近床边，将患者肩向外打开45°~90°，肘屈曲90°。 5. 操作者一手从下方托住患者的肘部，另一只手抓住患者腕部。 6. 利用平躺的治疗床固定患者肩胛骨，将患者前臂向头部方向活动，使其尽可能接触到治疗床面（即做肩关节外旋的动作）维持数秒（每次牵伸活动根据肌张高低予以维持6~20秒），然后回复原位，即为牵伸肩内旋肌群（图1）。 7. 每天重复该动作数次，具体依病情而定。 8. 规范记录治疗情况。	1. 能够阐述肩关节的基本构造和生理功能。 2. 能够说明牵伸的目的及实施要点。 3. 能够描述脊髓损伤的临床表现。 4. 牵伸肩内旋肌群的禁忌证：关节周围炎症和肿胀、新发骨折或组织伤害、尖锐疼痛和骨性改变等。 5. 能够阐述肩内旋肌张力变高的临床表现。	1. 与患者进行良好沟通，让其明白此项活动对促进肩关节外旋运动的意义。鼓励其坚持康复训练，树立战胜疾病的信心。 2. 牵伸活动是低强度、缓慢的动作，切忌用力过大造成关节二次损伤。如果患者的肌张力较大，则应当牵伸时维持时间适当延长，次数适当增多。 3. 牵伸时会出现疼痛，要密切观察患者耐受情况和表情。 4. 根据患者家庭状况与经济情况，努力给患者能够定期在家中进行练习创造条件。

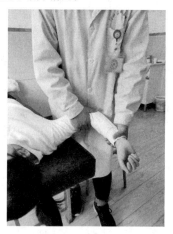

图1

重要提示： 1. 进行牵伸活动时不要超过关节正常活动范围。 2. 避免对软组织进行太激烈的牵伸，尤其是在有不稳定性骨折、骨质疏松、关节破坏等情况下更要特别小心。 3. 牵伸治疗后超过24小时仍疼痛明显者，应考虑减轻伸的力度。	所需物品：床、椅子。

第四章　脊髓损伤康复

4.113 牵伸肩外旋肌群以促进脊髓损伤患者肩内旋运动

操作步骤	知识要求	态度要求
1. 对于有高位截瘫导致肩外旋肌张力变高的患者应进行以下牵伸活动，每次牵伸活动根据肌张力高低予以维持6~20秒。 2. 与患者及其家人沟通，说明牵伸肩外旋肌群对于促进脊髓损伤患者肩内旋运动的作用。 3. 该项训练可以在卫生院或者患者家中进行。 4. 将患者转移至治疗床平躺并靠近床边，将患者肩向外打开45°~90°，手肘屈曲90°位置。 5. 操作者一手固定患者肘部，一手抓住患者腕部。 6. 利用平躺的治疗床固定患者肩胛骨，将患者前臂朝向足部转到治疗床床面，做肩关节内旋的动作至最大程度并维持，即为牵伸肩外旋肌群（图1）。 7. 每天重复该动作数次，具体依病情而定。 8. 规范记录治疗情况。	1. 能够阐述肩关节的基本构造和生理功能。 2. 能够解释牵伸的目的及实施要点。 3. 能够描述脊髓损伤的临床表现。 4. 牵伸肩外旋肌群的禁忌证：关节周围炎症和肿胀、新发骨折或组织伤害、尖锐疼痛和骨性改变等。 5. 能够叙述肩外旋肌张力变高的临床表现。	1. 与患者进行良好沟通，让其明白此项活动的意义。鼓励其坚持康复训练，树立战胜疾病的信心。 2. 牵伸活动是低强度、缓慢的动作，切忌用力过大造成关节二次损伤。如果患者的肌张力较大，则应当牵伸时维持时间适当延长，次数适当增多。 3. 牵伸时会出现疼痛，一定要密切观察患者耐受情况和表情。 4. 根据患者家庭状况与经济情况，努力给患者能够定期在家中进行练习创造条件。

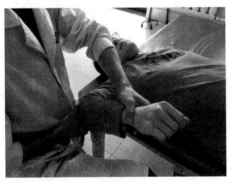

图1

重要提示：	所需物品：床、椅子。
1. 进行牵伸活动时不要超过关节正常活动范围。 2. 避免对软组织进行太激烈的牵伸，尤其是在有不稳定性骨折、骨质疏松、关节破坏等情况下更要特别小心。 3. 牵伸治疗后超过24小时仍疼痛明显者，应考虑减轻牵伸的力度。	

第四章 脊髓损伤康复

4.114 牵伸肘屈肌以促进脊髓损伤患者肘伸展运动

操作步骤	知识要求	态度要求
1. 患者出现大臂前部肌肉紧张，上肢伸直受限的情况时，则要进行肘屈肌的牵伸，每次牵伸活动根据肌张力高低予以维持 6~20 秒。 2. 与患者及其家人沟通，说明牵伸肘屈肌对于促进脊髓损伤患者肘伸展运动的意义。 3. 该项训练可以在卫生院或者患者家中进行。 4. 将患者转移到治疗床上平躺，上肢自然放松，平放在操作者腿上或者治疗床边。 5. 操作者坐在治疗床的一侧，一手放在患者肘部上方以固定肱骨，另一只手抓住患者前臂远端或手腕部。 6. 尽可能地在无痛范围内缓慢伸直患者的肘关节以延长肘屈肌（图1），同时固定好患者大臂防止代偿。 7. 每天重复该动作数次，具体依病情而定。 8. 规范记录治疗情况。 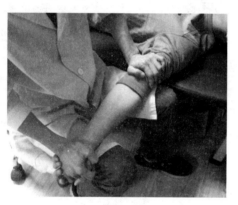 图1	1. 能够阐述肘关节的基本构造和生理功能。 2. 能够解释牵伸的目的及实施要点。 3. 能够描述脊髓损伤的临床表现。 4. 牵伸肘屈肌的禁忌证：关节周围炎症和肿胀、新发骨折或组织伤害、尖锐疼痛和骨性改变等。	1. 与患者进行良好沟通，让其明白此项活动的意义。鼓励其坚持康复训练，树立战胜疾病的信心。 2. 牵伸活动是低强度、缓慢的动作，切忌用力过大造成关节二次损伤。如果患者的肌张力较大，则应当牵伸时维持时间适当延长，次数适当增多。 3. 牵伸时会出现疼痛，要密切观察患者耐受情况和表情。 4. 根据患者家庭状况与经济情况，努力给患者能够定期在家中进行练习创造条件。
重要提示： 1. 进行牵伸活动时不要超过关节正常活动范围。 2. 避免对软组织进行太激烈的牵伸，尤其是在有不稳定性骨折、骨质疏松、关节破坏等情况下更要特别小心。 3. 牵伸治疗后超过24小时仍疼痛明显者，应考虑减轻牵伸的力度。		**所需物品：**床、椅子。

4.115　牵伸肘伸肌以促进脊髓损伤患者肘屈曲运动

操作步骤	知识要求	态度要求
1. 对于出现肘伸肌肌张力增高，表现为上臂后部肌肉紧张的患者要进行下述牵伸，每次牵伸根据肌张力高低予以维持6~20秒。 2. 与患者及其家人沟通，说明牵伸肘伸肌对于促进脊髓损伤患者肘屈曲运动的作用。 3. 该项训练可以在卫生院或者患者家中进行。 4. 将患者转移到治疗床上平躺，上肢自然放松，平放在操作者腿上或者治疗床边。 5. 操作者坐在治疗床的一侧，一手放在患者肘部上方以固定肱骨，另一只手抓住患者前臂远端或手腕部。 6. 尽可能地在无痛范围内缓慢弯曲患者的肘关节以延展伸肘肌（图1），同时固定好患者大臂防止代偿。 7. 每天重复该动作数次，具体依病情而定。 8. 规范记录治疗情况。 图1	1. 能够描述肘关节的基本构造与功能。 2. 能够解释牵伸的目的。 3. 能够阐述脊髓损伤的临床表现。 4. 牵伸肘伸肌的禁忌证：关节周围炎症和肿胀、新发骨折或组织伤害、尖锐疼痛和骨性改变等。	1. 与患者良好沟通，详细说明牵伸肘伸肌对于促进脊髓损伤患者肘屈曲运动的作用及意义，使其理解该项活动有助于上肢功能的改善，达到恢复上肢活动的目的。这也有助于患者积极参与。 2. 牵伸活动是低强度、缓慢的动作，切忌用力过大造成患者关节的二次损伤。 3. 如果患者的肌张力较大，则应当牵伸时维持时间适当延长，次数适当增多。 4. 牵伸时会出现疼痛，要密切观察患者耐受情况和表情。 5. 根据患者家庭状况与经济情况，努力给患者能够定期在家中进行练习创造条件。
重要提示： 1. 进行牵伸活动时不要超过关节正常活动范围。 2. 避免对软组织进行太激烈的牵伸，尤其是在有不稳定性骨折、骨质疏松、关节破坏等情况下更要特别小心。 3. 牵伸治疗后超过24小时仍疼痛明显者，应考虑减轻牵伸的力度。		**所需物品：**床、椅子。

4.116　牵伸前臂旋转肌群以促进脊髓损伤患者前臂旋转运动

操作步骤	知识要求	态度要求
1. 脊髓损伤患者出现前臂肌张力增高情况要进行前臂肌肉的牵伸训练，每次牵伸根据肌张力高低予以维持6~20秒。 2. 与患者及其家人沟通，说明牵伸前臂旋转肌群对于促进脊髓损伤患者前臂旋转运动的作用。 3. 该项训练可以在卫生院或者患者家中进行。 4. 将患者转移到床上平躺，把患者的上肢平放在治疗床上或操作者腿上。 5. 操作者坐在治疗床一侧，一手抓住患者肘部给予固定，另一只手握住患者手掌并用虎口卡住患者大拇指。 6. 抓住患者手部的手用力，在无痛范围内将前臂旋前至最大并维持以牵伸旋后肌群（图1）；将前臂旋后超过紧绷点并维持以牵伸旋前肌群（图2）。 7. 每天重复该动作数次，具体依病情而定。 8. 规范记录治疗情况。 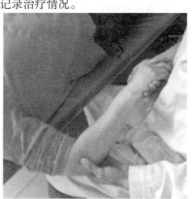 图 1 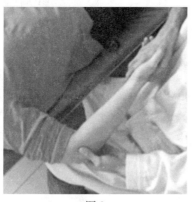 图 2	1. 能够描述前臂复合体的基本构造和功能。 2. 能够说出牵伸的目的与意义。 3. 能够阐述脊髓损伤的临床表现。 4. 牵伸前臂旋转肌群的禁忌证：关节周围炎症和肿胀、新发骨折或组织伤害、尖锐疼痛和骨性改变等。 5. 能够说出前臂肌张力增高的临床表现。	1. 与患者良好沟通，详细说明牵伸前臂旋转肌群以促进脊髓损伤患者前臂旋转运动的作用及意义，使其理解该项活动，有助于上肢功能的改善，达到恢复上肢活动的目的。这也有助于患者积极参与。 2. 牵伸活动是低强度、缓慢的动作，切忌用力过大造成关节二次损伤。 3. 如果患者的肌张力较高，则应当牵伸时维持时间适当延长，次数适当增多。 4. 牵伸时会出现疼痛，一定要密切观察患者耐受情况和表情。 5. 根据患者家庭状况与经济情况，努力给其能够定期在家中进行练习创造条件。
重要提示： 1. 进行牵伸活动时不要超过关节正常活动范围。 2. 避免对软组织进行太激烈的牵伸，尤其是在有不稳定性骨折、骨质疏松、关节破坏等情况下更要特别小心。 3. 牵伸治疗后超过24小时仍然疼痛明显者，应考虑减轻牵伸的力度。 4. 禁止暴力扭转患者手部，避免造成手和腕部损伤。		**所需物品：** 床、椅子。

4.117　牵伸腕屈肌以促进脊髓损伤患者腕背伸运动

操作步骤	知识要求	态度要求
1. 脊髓损伤患者出现腕部肌张力增高，即表现为手腕部肌肉紧张，活动受限时，则要进行以下牵伸训练，每次牵伸根据肌张力高低予以维持6~20秒。 2. 与患者及其家人沟通，说明牵伸腕屈肌对于促进脊髓损伤患者腕背伸运动的作用。 3. 该项训练可以在卫生院或者患者家中进行。 4. 将患者转移到床上平躺，上肢自然放松，放在床上靠近床边，或者中立位直接放在操作者的腿上。 5. 操作者一手握住患者手部，并用虎口卡住患者的大拇指，另一只手抓住患者腕部固定好。 6. 用力弯曲患者手腕关节，使手腕在无痛范围内伸到最大位置并维持，即为牵伸腕屈肌群（图1）。 7. 每天重复该动作数次，具体依病情而定。 8. 规范记录治疗情况。 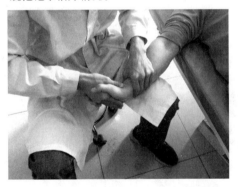 图1	1. 能够描述腕关节的基本构造与功能。 2. 能够解释牵伸的目的。 3. 能够阐述脊髓损伤的临床表现。 4. 牵伸的禁忌证：关节周围炎症和肿胀、新发骨折或组织伤害、尖锐疼痛和骨性改变等。	1. 与患者良好沟通，详细说明牵伸腕屈肌以促进脊髓损伤患者腕背伸运动的作用及意义，使其理解该项活动有助于上肢功能的改善，达到恢复上肢活动的目的。这也有助于患者积极参与。 2. 牵伸活动是低强度、缓慢的动作，切忌用力过大造成关节二次损伤。 3. 如果患者的肌张力较大，则应当牵伸时维持时间适当延长，次数适当增多。 4. 牵伸时会出现疼痛，一定要密切观察患者耐受情况和表情。 5. 根据患者家庭状况与经济情况，努力给患者能够定期在家中进行练习创造条件。
重要提示： 1. 进行牵伸活动时不要超过关节正常活动范围。 2. 避免对软组织进行太激烈的牵伸，尤其是在有不稳定性骨折、骨质疏松、关节破坏等情况下更要特别小心。 3. 牵伸治疗后超过24小时仍疼痛明显者，应考虑减轻牵伸的力度。		**所需物品：**床、椅子。

4.118　牵伸手部肌群以促进脊髓损伤患者手部运动

操作步骤	知识要求	态度要求
1. 脊髓损伤患者出现手部变硬活动受限，肌张力变大的情况时则要进行手部牵伸训练，每次牵伸根据肌张力高低予以维持6~20秒。 2. 与患者及其家人沟通，说明牵伸手部肌群对于促进脊髓损伤患者手部运动的作用。 3. 该项训练可以在卫生院或者患者家中进行。 4. 将患者转移到床上并躺平，上肢自然放松，置于床侧或者放在操作者腿上。 5. 操作者坐在治疗床的一侧，一手握住患者大拇指根部，另一只手捏住患者剩余四指远端，双手向外用力使患者手部各关节伸展并维持，以牵伸手部屈肌肌肉（图1）。 6. 重复以上动作，次数依据病情而定，直到感觉手部紧张的肌肉变松弛，牵伸的阻力降低可停止。 7. 规范记录治疗情况。 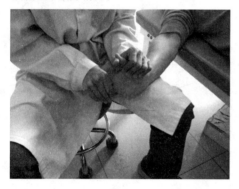 图1	1. 能够描述手部各关节的基本构造与活动范围。 2. 能够说明牵伸的目的。 3. 能够阐述脊髓损伤的临床表现。 4. 牵伸手部肌群的禁忌证：关节周围炎症和肿胀、新发骨折或组织伤害、尖锐疼痛和骨性改变等。	1. 手部肌肉牵伸一定要温柔缓慢。 2. 如果患者的肌张力较高，则应当牵伸时维持时间适当延长，次数适当增多。 3. 实施训练时要和患者实时交流，尽可能减轻和避免疼痛和损伤。 4. 根据患者家庭状况与经济情况，努力给患者能够定期在家中进行练习创造条件。
重要提示： 1. 进行牵伸活动时不要超过关节正常活动范围。 2. 手部肌群较弱，避免对手部进行太激烈的牵伸。 3. 牵伸治疗后超过24小时仍疼痛明显者，应考虑减轻牵伸的力度。		**所需物品：**床、椅子。

第四章　脊髓损伤康复

4.119 牵伸伸髋和伸膝肌群以增强脊髓损伤患者髋膝屈曲运动

操作步骤	知识要求	态度要求
1. 脊髓损伤若出现髋伸肌肌张力变高和股四头肌肌张力变高，表现为患者感觉臀部肌肉和大腿前肌肉紧张时要进行髋伸肌和股四头肌的联合牵伸，每次牵伸根据肌张力高低予以维持6~20秒。 2. 与患者及其家人沟通，说明牵伸伸髋和伸膝肌群对于增强脊髓损伤患者髋膝屈曲运动的作用。 3. 该项训练可以在卫生院或者患者家中进行。 4. 让患者以舒适的体位平躺在床上，治疗侧肢体靠近床边。 5. 操作者站在治疗床一侧，一手放在患者对侧膝关节防止代偿，另一只手用力放在需牵伸侧膝关节处。 6. 用手和体重的力量，维持患者在无痛范围内弯腿弯膝盖到最大程度并维持，以牵伸伸髋和伸膝肌群（图1）；另一只手向下压在患者另一只腿的膝盖或大腿部防止其上抬以避免代偿。 7. 重复以上动作，直到感觉紧张的肌肉变松弛，牵伸的阻力降低可停止。 8. 规范记录治疗情况。 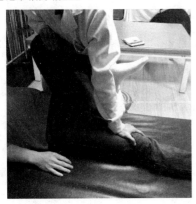 图 1	1. 能够描述髋关节和膝关节的基本构造和功能。 2. 能够说出牵伸的目的。 3. 能够解释骨盆和躯干的代偿作用。 4. 能够阐述脊髓损伤的临床表现。 5. 牵伸伸髋和伸膝肌群的禁忌证：关节周围炎症和肿胀、新发骨折或组织伤害、尖锐疼痛和骨性改变等。	1. 牵伸活动一定是低强度、缓慢的动作，切忌用力过大造成关节二次损伤。 2. 如果患者的肌张力较高，则应当牵伸时维持时间适当延长，次数适当增多。 3. 牵伸时会出现疼痛，要密切观察患者耐受情况和表情。 4. 根据患者家庭状况与经济情况，努力给其能够定期在家中进行练习创造条件。
重要提示： 1. 进行牵伸活动时不要超过关节正常活动范围。 2. 避免对软组织进行太激烈的牵伸，尤其是在有不稳定性骨折、骨质疏松、关节破坏等情况下更要特别小心。 3. 牵伸治疗后超过24小时仍疼痛明显者，应考虑减轻牵伸的力度。		所需物品：床、椅子。

4.120 牵伸髋屈肌肌群以增强脊髓损伤患者髋后伸运动

操作步骤	知识要求	态度要求
1. 脊髓损伤若出现髋屈肌肌张力变高，表现为患者感觉大腿根上肌肉变紧张，向后伸腿困难时，要进行髋屈肌的牵伸，每次牵伸根据肌张力高低予以维持6~20秒。 2. 与患者及其家人沟通，说明牵伸髋屈肌群对于增强脊髓损伤患者髋后伸运动的作用。 3. 该项训练可以在卫生院或者患者家中进行。 4. 嘱咐患者以舒适的姿势趴在床上，治疗侧肢体靠近床边。 5. 操作者一手抓住患者膝盖并使膝关节屈曲，一手扶住患者骨盆使之固定，扶住膝盖的手用力上抬使患者大腿在无痛范围内离开床面至最大范围并维持（图1）。 6. 重复以上动作，直到感觉紧张的肌肉变松弛，牵伸的阻力降低可停止。 7. 对于无法采取该体位的患者，可采取仰躺在床上并使双腿垂出床外，操作者一手把患者非治疗侧的大腿弯曲，另一只手向下压患者治疗侧的膝部以牵伸髋屈肌并维持。然后重复数次，次数依据病情而定。 8. 规范记录治疗情况。 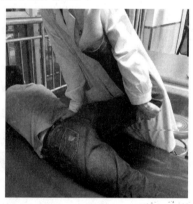 图1	1. 能够描述髋关节的基本构造和功能。 2. 能够说出牵伸的目的。 3. 能够阐述脊髓损伤的临床表现。 4. 牵伸髋屈肌肌群的禁忌证：关节周围炎症和肿胀、新发骨折或组织伤害、尖锐疼痛和骨性改变等。	1. 牵伸活动一定是低强度、缓慢的动作，切忌用力过大造成关节二次损伤。 2. 如果患者的肌张力较高，则应当牵伸时维持时间适当延长，次数适当增多。 3. 牵伸时会出现疼痛，一定要密切观察患者耐受情况和表情。 4. 根据患者家庭状况与经济情况，努力给其能够定期在家中进行练习创造条件。
重要提示： 1. 进行牵伸活动时不要超过关节正常活动范围。 2. 避免对软组织进行太激烈的牵伸，尤其是在有不稳定性骨折、骨质疏松、关节破坏等情况下更要特别小心。 3. 牵伸治疗后超过24小时仍疼痛明显者，应考虑减轻牵伸的力度。	**所需物品：**床、椅子。	

4.121 牵伸腘绳肌以增强脊髓损伤患者屈髋伸膝运动

操作步骤	知识要求	态度要求
1. 脊髓损伤患者出现腘绳肌肌张力增高，表现为患者感觉大腿后和腘窝部变紧，无法直腿坐在床上情况时，则要进行下列牵伸治疗，每次牵伸根据肌张力高低予以维持6~20秒。 2. 与患者及其家人沟通，说明牵伸腘绳肌对于增强脊髓损伤者屈髋伸膝运动的作用。 3. 该项训练可以在卫生院或者患者家中进行。 4. 将患者转移到治疗床上平躺，靠近床边。 5. 操作者站在床侧，一只手固定患者膝关节，另一只手用肘关节卡住患者脚踝使患者整条腿直腿向上抬高，在无痛范围内至最高处并维持（图1）。 6. 同时可以用扶住膝盖的手或别人协助固定患者的另一只大腿，防止代偿。 7. 重复以上动作，次数依据病情而定，直到感觉紧张的肌肉变松弛，牵伸的阻力降低可停止。 8. 规范记录治疗情况。	1. 能够说明腘绳肌对患者长腿坐的重要性。 2. 能够描述膝关节的基本构造和功能。 3. 能够说明腘绳肌牵伸活动的目的。 4. 能够阐述脊髓损伤的临床表现。 5. 牵伸腘绳肌的禁忌证：关节周围炎症和肿胀、新发骨折或组织伤害、尖锐疼痛和骨性改变等。	1. 腘绳肌可以很大程度上影响患者的长腿坐位，在此基础上才会有可能实现穿衣等自理活动。 2. 如果患者的肌张力较高，则应当牵伸时维持时间适当延长，次数适当增多。 3. 牵伸时会出现疼痛，一定要密切观察患者耐受情况和表情。 4. 根据患者家庭状况与经济情况，努力给其能够定期在家中进行练习创造条件。

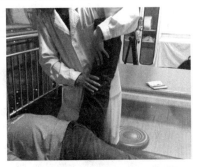

图 1

重要提示： 1. 不能在超过直腿抬高正常活动度时进行牵伸活动。 2. 腘绳肌一般都相对较紧，牵伸时要注意双侧对比。 3. 牵伸治疗后超过24小时仍疼痛明显者，应考虑减轻牵伸的力度。	所需物品：床、椅子。

第四章 脊髓损伤康复

4.122 牵伸髋内收肌群以增强脊髓损伤患者髋关节外展运动

操作步骤	知识要求	态度要求
1. 脊髓损伤患者出现髋内收肌紧张，表现为患者感觉大腿内侧紧，向外活动受限时，要进行以下牵伸治疗，每次牵伸根据肌张力高低予以维持6~20秒。 2. 与患者及其家人沟通，说明牵伸髋内收肌群对于增强脊髓损伤患者髋关节外展运动的作用。 3. 该项训练可以在卫生院或者患者家中进行。 4. 将患者转移到治疗床上平躺，需治疗侧肢体靠近床边。 5. 操作者坐在治疗床边，一手抓住患者非治疗侧大腿并固定，另一只手放在患者踝关节处。 6. 操作者用手托住患者大腿远端并向外打开以外展其大腿，在无痛范围内至最大程度并维持，即为牵伸髋内收肌群（图1）。 7. 重复以上动作，次数依据病情而定，直到感觉紧张的肌肉变松弛，牵伸的阻力降低。 8. 规范记录治疗情况。 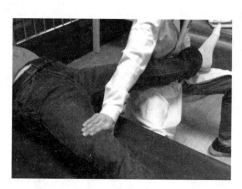 图1	1. 能够解释内收肌肌张力增高对患者日常生活的影响。 2. 能够描述髋关节的基本构造和功能。 3. 能够说出牵伸髋内收肌群的目的及实施要点。 4. 能够阐述脊髓损伤的临床表现。 5. 牵伸髋内收肌群的禁忌证：关节周围炎症和肿胀、新发骨折或组织伤害、尖锐疼痛和骨性改变等。	1. 内收肌肌张力增高会直接影响患者清理会阴部，从而导致有关并发症，因此，要向患者及其家人详细解释牵伸髋内收肌群对于增强脊髓损伤病人髋关节外展运动的作用和意义，让其明白对髋内收肌群牵伸要早期进行的重要性。 2. 如果患者的肌张力较高，则应当牵伸时维持时间适当延长，次数适当增多。 3. 牵伸时会出现疼痛，一定要密切观察患者耐受情况和表情。 4. 男性医务人员操作时，应该有女性工作人员在场或者有患者家人在场。如果在卫生院实施治疗，应该有保护患者隐私的措施。
重要提示： 1. 不可在超过髋内收正常活动度时进行牵伸活动。 2. 避免对髋内收肌群进行过于猛烈的牵伸。 3. 牵伸治疗后超过24小时仍疼痛明显者，应考虑减轻牵伸的力度。		**所需物品：** 床、椅子

4.123 牵伸小腿三头肌以增强脊髓损伤患者踝背屈运动

操作步骤	知识要求	态度要求
1. 脊髓损伤患者感觉小腿后变紧，或者出现踝阵挛，导致足下垂时，就要进行下列牵伸训练，每次牵伸根据肌张力高低予以维持 6～20 秒。 2. 与患者及其家人沟通，说明牵伸小腿三头肌对于增强脊髓损伤患者踝背屈运动的作用。 3. 该项训练可以在卫生院或者患者家中进行。 4. 将患者转移到床上平躺，需治疗侧靠近床边，下肢伸直放在床侧。 5. 操作者一手固定患者脚踝，另一只手抓住其脚跟并用前臂抵住患者脚掌。 6. 操作者抓住脚跟的手和前臂用力将患者的脚向头部方向牵伸至最大并维持，即为牵伸小腿三头肌（图1）。 7. 若患者痉挛严重，可采取让患者直立的方式以牵伸小腿三头肌，维持20分钟；必要时可以在患者站立时脚下放置楔形板以强化牵伸。 8. 重复以上步骤，次数依据病情而定，直到感觉紧张的肌肉变松弛，牵伸的阻力降低可停止。 9. 规范记录治疗情况。	1. 能够描述踝关节的基本构造、生理运动和小腿三头肌的起止点和作用。 2. 能够阐述牵伸的目的及实施要点。 3. 能够解释脊髓损伤的临床表现。 4. 牵伸的禁忌证：关节周围炎症和肿胀、新发骨折或组织伤害、尖锐疼痛和骨性改变等。	1. 牵伸活动一定是低强度、缓慢的动作，切忌用力过大造成关节二次损伤。 2. 小腿三头肌张力较大，牵伸时维持时间适当延长至 20 秒，次数适当增多。 3. 牵伸时会出现疼痛，要密切观察患者耐受情况和表情，理解其的痛苦，安慰和鼓励其坚持训练。 4. 根据患者家庭状况与经济情况，努力给其能够定期在家中进行练习创造条件。

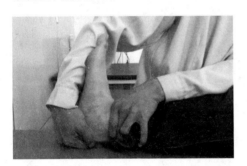

图 1

重要提示： 1. 牵伸活动不要超过关节正常活动范围。 2. 避免对软组织进行激烈的牵伸。 3. 牵伸治疗后超过 24 小时仍疼痛明显者，应考虑减轻牵伸的力度。	所需物品：床、椅子。

4.124　牵伸踝周肌群以增强脊髓损伤患者踝关节内外翻运动

操作步骤	知识要求	态度要求
1. 当患者足向两边运动的肌肉变紧时，表现为内翻足，则要对足内外翻的肌群进行牵伸，每次牵伸根据肌张力高低予以维持6~20秒。 2. 与患者及其家人沟通，说明牵伸踝周肌群对于增强脊髓损伤患者踝关节内外翻运动的作用。 3. 该项训练可以在卫生院或者患者家中进行。 4. 将患者转移到治疗床上平躺，需治疗侧靠近床边。 5. 操作者一手固定患者小腿下，另一只手抓住患者脚掌前方。 6. 抓住脚掌的手用力向外翻患者脚掌至最大范围并维持以牵伸内翻肌群（图1）。 7. 向内翻转患者脚掌至最大并维持以牵伸外翻肌群（图2）。 8. 重复以上步骤，直到感觉紧张的肌肉变松弛，牵伸的阻力降低可停止。 9. 规范记录治疗情况。 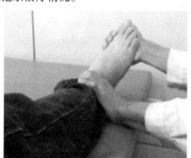 图 1 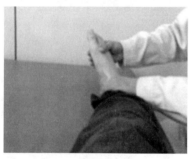 图 2	1. 能够描述踝关节的基本构造、足内翻和外翻运动和内外翻涉及的相关肌肉形态及起止点。 2. 能够说出牵伸的目的及实施要点。 3. 能够解释脊髓损伤的临床表现。 4. 牵伸的禁忌证：关节周围炎症和肿胀、新发骨折或组织伤害、尖锐疼痛和骨性改变等。	1. 牵伸活动是低强度、缓慢的动作，切忌用力过大造成关节二次损伤。 2. 如果患者的肌张力较高，则应当牵伸时维持时间适当延长，次数适当增多。 3. 牵伸时会出现疼痛，一定要密切观察患者耐受情况和表情理解患者的痛苦，安慰和鼓励其坚持训练。 4. 根据患者家庭状况与经济情况，努力给其能够定期在家中进行练习创造条件。
重要提示： 1. 勿在超过足内外翻正常活动度时进行牵伸活动。 2. 禁止在患者双脚内翻时进行站立位牵伸。 3. 牵伸治疗后超过24小时仍疼痛明显者，应考虑减轻牵伸的力度。	**所需物品：**床、椅子。	

4.125　指导患者利用自身重力进行上肢训练以增强脊髓损伤患者上肢力量

操作步骤	知识要求	态度要求
1. 较高节段的脊髓损伤患者上肢力量较弱时，应当在适当情况下进行上肢的肌力和耐力训练。 2. 与患者及其家人沟通，说明利用自身重力进行上肢训练对于增强脊髓损伤患者上肢力量的作用。 3. 该项训练可以在卫生院或者患者家中进行。 4. 若患者力量较弱，可以平躺在床上，双上肢向正上方伸直并保持 10 秒钟，以达到肌肉疲劳的程度，然后缓慢放下，以增强肩屈伸力量和上肢控制，每天做 30 个。 5. 上肢伸直，手摸对侧大腿，然后返回，以增强胸大肌力量，可逐渐在手腕增加沙袋以强化训练效果。 6. 双上肢做投降动作以增强肩内外旋力量，可逐渐在手腕增加沙袋以强化训练效果。 7. 双上肢向上伸直，然后缓慢将肘关节放下再伸直，以增强肘关节周围肌群力量，可在手腕逐渐增加沙袋以强化训练效果。 8. 重复以上动作，每个动作 10 个为 1 组，每天 3 组即可，每个动作之间休息 10 秒。	1. 能够说明肌力训练的原则。 2. 能够描述上肢各关节的基本构造和相关肌肉。 3. 能够阐述肌肉的收缩方式。 4. 能够解释利用自身重力进行上肢训练对于增强脊髓损伤病人上肢力量的意义。	1. 在进行训练之前要充分和患者交流，取得患者的信任，并鼓励患者坚持训练。 2. 充分利用患者肢体自身重力及沙袋等外在重物进行肌力训练。 3. 脊髓损伤患者一般都要进行全身的力量和耐力训练，且需要正性语言激励。 4. 当患者信心不足时，要鼓励其坚持训练，同时，要理解患者的痛苦。多安慰患者，与其进行良好沟通。 5. 应该把训练的基本动作讲解给患者家人，平时，家人要为训练提供方便，努力创造愉快的环境，给患者以支持鼓励。
重要提示： 1. 脊髓损伤患者一般都有感觉障碍，因此在训练过程中一定要保护好患肢且要避免磨损患肢。 2. 肌肉或者关节出现炎症或肿胀避免进行肌力训练。 3. 活动 24 小时后患者仍明显疲劳甚至疼痛，则要减轻运动量或者停止运动。 4. 有心血管异常的患者要慎重进行肌力训练，且一定要避免憋气。 5. 若有骨质疏松，要避免高强度的肌力训练。 6. 上肢肌肉出现高肌张力时要在不引起肌张力增高的情况下进行肌力训练。		**所需物品：**床、椅子、哑铃、沙袋等。

4.126 指导患者俯卧撑和沙袋训练以强化脊髓损伤患者上肢力量

操作步骤	知识要求	态度要求
1. 损伤平面在胸段以下的患者，一般双上肢的力量都是正常的，但仍要继续强化双上肢的肌力。 2. 与患者及其家人沟通，说明利用俯卧撑和沙袋训练对于增强脊髓损伤患者上肢力量的作用。 3. 该项训练可以在卫生院或者患者家中进行。 4. 协助患者趴在床上，肘关节弯曲，使双手平放在两肩稍外，然后双上肢伸直把身体撑起来做类似于俯卧撑的动作，伸直并保持约10秒，然后放松。 5. 患者躺在床上，手抓哑铃或者在前臂绑沙袋，然后向上伸直，维持数秒，放下；双上肢上举状态下向内收然后再打开；并逐渐增强沙袋负重和哑铃重量。 6. 对于能够保持坐位平衡的患者，坐在床边，双手扶支撑器，将自己向上撑起使骨盆离开床面并保持约10秒，然后放松。 7. 重复以上动作，每个动作10个为1组，每天3组共30个即可，每个动作之间休息约10秒。	1. 能够说明肌力训练的原则。 2. 能够阐述上肢各关节的基本构造和相关肌肉形态。 3. 能够阐述肌肉的收缩方式。	1. 在进行训练之前要充分地和患者交流，取得患者的信任，并鼓励患者坚持训练。 2. 充分利用患者肢体自身重力及沙袋等外在重物进行肌力训练。 3. 脊髓损伤患者一般都要进行全身的力量和耐力训练，且需要正性语言激励。 4. 通常，一些脊髓损伤患者导致瘫痪会严重创伤患者的生活勇气，患者会因为生活不能自理和活动障碍而感到沮丧，为此，要积极与患者沟通，关心患者，给其以心理疏导和安慰，鼓励其坚持康复训练，增强战胜疾病的信心。
重要提示： 1. 脊髓损伤患者一般都有感觉障碍，因此在训练过程中一定要保护好患肢且要避免磨损患肢。 2. 肌肉或者关节出现炎症或肿胀时，要避免进行肌力训练。 3. 运动24小时后仍明显疲劳甚至疼痛者，则要减轻运动量或者停止运动。 4. 有心血管异常的患者要慎重进行肌力训练，且要避免憋气。 5. 若患者有骨质疏松，要避免高强度的肌力训练。 6. 肌肉出现高肌张力时要在不引起肌张力增高的情况下进行肌力训练。		**所需物品：** 床、椅子、哑铃、沙袋等。

4.127　指导患者仰卧起坐练习以强化脊髓损伤患者腹部肌肉力量

操作步骤	知识要求	态度要求
1. 除非颈段完全性脊髓损伤者，否则无论患者腹部力量大小，都要进行腹部力量的强化。 2. 与患者及其家人沟通，说明利用仰卧起坐练习对于增强脊髓损伤患者腹部肌肉力量的作用。 3. 该项训练可以在卫生院或者患者家中进行。 4. 对于胸段损伤腹部力量较弱的患者，可使患者平躺在床上，双上肢置于体侧，让患者尽量高的抬头并保持10秒，然后放松。 5. 若患者可以做上述动作，则需要通过逐渐把手抱于胸前、放在头后和伸直下肢的方式以增加训练阻力。 6. 对于腰段损伤腹部力量较强的患者，让其平躺在床上，双腿并在一起保持伸直，然后腹部用力将双下肢完全抬离床面并维持，以加强下腹肌的力量。 7. 重复以上动作，每个动作10个为1组，每天3组即可，每个动作之间休息10秒。	1. 能够说出肌力训练的原则。 2. 能够描述腹部相关肌肉的形态。 3. 能够阐述肌肉的收缩方式。	1. 一些脊髓损伤而瘫痪的患者，其生活勇气受到严重创伤，其会因为生活不能自理和活动障碍而感到沮丧。为此，要积极与患者沟通，关心患者，给其以心理疏导和安慰，鼓励其坚持康复训练，增强战胜疾病的信心。 2. 脊髓损伤患者一般都要进行全身的力量和耐力训练，且需要正性语言激励。 3. 脊髓损伤患者一般都有感觉障碍，因此在训练过程中一定要保护好患肢且要避免磨损患肢。
重要提示： 1. 肌肉或者关节出现炎症或肿胀的患者要避免进行肌力训练。 2. 运动24小时后仍明显疲劳甚至疼痛者，则要减轻运动量或者停止运动。 3. 有心血管异常的患者要慎重进行肌力训练，且一定要避免憋气。 4. 若患者有骨质疏松，要避免高强度的肌力训练。 5. 肌肉出现高肌张力时要在不引起肌张力增高的情况下进行肌力训练。 6. 若患者有脊柱外伤或内固定，则一定要在脊柱稳定的情况下进行腹部训练。		**所需物品：**床、椅子等。

第四章　脊髓损伤康复

4.128 指导患者俯卧位下背飞练习以强化脊髓损伤患者后背肌群力量

操作步骤	知识要求	态度要求
1. 与患者及其家人沟通，说明俯卧位下背飞练习对于增强脊髓损伤患者后背肌群力量的作用。 2. 该项训练可以在卫生院或者患者家中进行。 3. 若患者背部力量较弱，操作者帮助其以舒适的体位趴在床上，双上肢置于体侧，固定好踝关节，然后让患者尽量高的抬头并维持约10秒，再放松。 4. 若患者自觉以上方式难度不大，则以逐渐把手放在背后、放在头后的方式以增加训练阻力，或者在上背部加沙袋以提供足够的阻力。 5. 患者趴在床上，手抓哑铃或者绑沙袋向后伸直上肢并维持约10秒，然后放松，以强化背阔肌的力量。 6. 重复以上动作，每个动作10个为1组，每天3组即可，每个动作之间休息10秒。	1. 能够说出肌力训练的原则。 2. 能够描述后背肌群的形态和走行。 3. 能够描述躯干肌肉的起止点。	1. 一些脊髓损伤患者会因瘫痪而严重创伤生活勇气，其会因为生活不能自理和活动障碍而感到沮丧。为此，要积极与患者沟通，关心患者，给其以心理疏导和安慰，鼓励其坚持康复训练，增强战胜疾病的信心。 2. 充分利用患者肢体自身重力以及沙袋等外在重物进行肌力训练。 3. 脊髓损伤患者一般都要进行全身的力量和耐力训练，且需要正性语言激励。 4. 脊髓损伤患者一般都有感觉障碍，因此在训练过程中一定要保护好患肢且要避免磨损患肢。 5. 详细向患者解释背阔肌对与脊髓损伤康复的重要作用，鼓励其进行训练。
重要提示： 1. 肌肉或者关节出现炎症或肿胀者避免进行肌力训练。 2. 运动24小时后仍明显疲劳甚至疼痛者，则要减轻运动量或者停止运动。 3. 有心血管异常的患者要慎重进行肌力训练，且一定要避免憋气。 4. 若患者有骨质疏松，要避免高强度的肌力训练。 5. 肌肉出现高肌张力时要在不引起肌张力增高的情况下进行肌力训练。 6. 若患者有脊柱外伤或内固定，则一定要在脊柱稳定的情况下进行腹部训练。		**所需物品：**床、椅子、哑铃、沙袋。

第四章 脊髓损伤康复

4.129　下肢肌力训练以强化脊髓损伤患者下肢肌群的力量

操作步骤	知识要求	态度要求
如果患者下肢有残存肌力，要进行维持和强化。 1. 与患者及其家人沟通，说明下肢肌力训练对于强化脊髓损伤患者下肢肌群力量的作用。 2. 该项训练可以在卫生院或者患者家中进行。 3. 若患者下肢力量较弱时，使患者平躺在床上，协助患者双下肢向上弯曲然后伸直以增强髋膝的屈伸力量；双腿向外打开然后收回以强化髋外展内收力量。 4. 力量较强的患者，让其平躺在床上，尽量直腿抬高并保持 10 秒，以增强髋屈和伸膝的力量；让患者侧躺，然后将腿向上打开并维持，以增强髋关节外展的力量；患者坐位或者平躺进行向上勾脚以增强踝背屈的力量。 5. 以上所有动作都可以逐渐增加阻力，例如以在患者脚踝绑沙袋的方式。 6. 患者下肢力量有所增强之后，重复练习患者从床边坐位到站起成直立位，以强化下肢负重力量。 7. 患者站立维持，也可以交替抬起一条腿并维持约 10 秒，以强化双下肢负重、单腿站立和平衡的能力。 8. 重复以上动作，每个动作 10 个为 1 组，每天 3 组即可，每个动作之间休息 10 秒。	1. 能够说出肌力训练的原则。 2. 能够描述下肢肌群的形态和走行。 3. 能够描述下肢肌群肌肉的起止点。	1. 在进行训练之前要充分和患者交流，取得患者的信任，并鼓励患者坚持训练。 2. 充分利用患者肢体自身重力以及沙袋等外在重物进行肌力训练。 3. 脊髓损伤患者一般都要进行全身的力量和耐力训练，且需要正性语言激励。 4. 脊髓损伤患者一般都有感觉障碍，因此在训练过程中一定要保护好患肢且要避免磨损患肢。
重要提示： 1. 肌肉或者关节出现炎症或肿胀者避免进行肌力训练。 2. 运动 24 小时后仍明显疲劳甚至疼痛者，则要减轻运动量或者停止运动。 3. 有心血管异常的患者要慎重进行肌力训练，且一定要避免憋气。 4. 若患者有骨质疏松，要避免高强度的肌力训练。 5. 肌肉出现高肌张力时要在不引起肌张力增高的情况下进行肌力训练。	**所需物品：**床、椅子、沙袋。

4.130 指导俯卧位下肢训练以增强脊髓损伤患者下肢后群肌肉力量

操作步骤	知识要求	态度要求
脊髓损伤患者下肢后群肌肉力量都比较差，需要在帮助下才能完成动作以达到维持下肢后群肌肉力量的目的。 1. 与患者及其家人沟通，说明俯卧位下肢训练对于强化脊髓损伤者下肢后群肌肉力量的作用。 2. 该项训练可以在卫生院或者患者家中进行。 3. 若患者下肢力量较弱，使患者侧躺在床上，伸直腿向前踢向后伸，也可以在侧躺的位置向上弯腿然后伸直，以维持和增强髋膝屈伸肌肉的力量。 4. 若患者力量较强，让患者趴在治疗床上，然后嘱咐患者伸直腿向后抬并维持，以增强髋伸的力量；然后让患者弯小腿，并缓慢放下，以增强膝屈肌力量。 5. 若经过训练患者力量有所增强，可以增加沙袋以逐渐增加阻力；若患者无法独立完成以上动作，可以采取侧卧位或徒手帮助患者完成训练，但即便如此患者也要坚持训练。 6. 重复以上动作，每个动作 10 个为 1 组，每天 3 组即可，每个动作之间休息 10 秒。	1. 能够阐述肌力训练的基本原理。 2. 能够描述肌肉的收缩方式。 3. 能够描述各关节的基本构造和肌肉的起止点。	1. 一些脊髓损伤患者会因瘫痪而严重创伤意志和信心，其会因为生活不能自理和活动障碍而感到沮丧，为此，要积极与患者沟通，关心患者，给其心理疏导和安慰，鼓励其坚持康复训练，增强战胜疾病的信心。在进行训练之前要充分和患者交流，鼓励患者坚持训练。 2. 耐心指导和帮助患者循序渐进，坚持训练，充分利用患者肢体自身重力以及沙袋等外在重物进行肌力训练。 3. 脊髓损伤患者一般都要进行全身的力量和耐力训练，需要给予鼓励。对患者的抱怨应该给予理解，宽容患者的急躁表现。
重要提示： 1. 训练过程中注意避免压迫到压疮。 2. 脊髓损伤患者常因伴感觉障碍，在训练中要保护好患肢避免磨损。 3. 肌肉或者关节出现炎症或肿胀者避免进行肌力训练。 4. 运动 24 小时后仍明显疲劳甚至疼痛者，则要减轻运动量或者停止运动。 5. 有心血管异常的患者要慎重进行肌力训练并且避免憋气。 6. 若患者有骨质疏松，高强度的肌力训练容易导致骨折。 7. 肌肉出现高肌张力时要在不引起肌张力增高的情况下进行肌力训练。		**所需物品：**床、椅子、哑铃、沙袋等。

第四章 脊髓损伤康复

4.131 选择合适的轮椅以最大限度地方便脊髓损伤患者活动

操作步骤	知识要求	态度要求
脊髓损伤患者根据不同的损伤平面和运动功能障碍情况选择不同的轮椅。 1. 与患者及其家人沟通，说明选择合适的轮椅对方便脊髓损伤患者活动的重要性。 2. 颈髓损伤导致四肢瘫的患者一般选用高靠背轮椅或者特殊的电动轮椅代步；对于有部分上肢功能可以驱动轮椅的下颈髓损伤患者可以选用轻便的手动轮椅或者电动轮椅。 3. 高位胸髓损伤躯干控制较差的患者也可以选用电动轮椅和轻便的手动轮椅；下胸髓和腰髓损伤的患者宜选用更为轻便的手动轮椅，要求扶手和脚踏可自行拆卸等以方便转移。 4. 座位高度：脚踏板与地面安全高度为 5cm，大腿与坐垫前缘之间有 2.5cm 的空隙。 5. 座宽：大转子到左右两侧挡板应各有 2.5cm 的空隙。 6. 座深：腰部接触靠背，自然屈曲的膝关节后面到座位的前缘距离为 2~5cm。 7. 扶手的高度：合适的高度为肩部放松的状态下，肘关节屈曲 90°，扶手比肘高 2.5cm。 8. 靠背的高度：为腋下 5~10cm。	1. 能够说出脊髓损伤患者的运动损伤表现。 2. 能够解释轮椅的基本构造和用途。 3. 能够说出脊髓损伤的基本特征。	1. 轮椅对于失去下肢运动能力的患者是一个重要的工具，它可以帮助患者摆脱长期卧床状态，使患者生活得以适当自理，甚至可以帮助患者融入社会，对患者具有重要意义。因此要耐心向患者及其家人解释轮椅的作用，改变患者认为依赖轮椅就是丧失康复机会的错误看法，并鼓励、说服患者接受轮椅。 2. 对于失去运动功能的患者，轮椅就成为患者的腿，可以帮助他们在某种程度上实现代步和移动的功能。因此，为患者选用一款合适自己的轮椅，最大程度地减小患者实现移动功能的阻力，就是一名合格的治疗师或者医务工作者的使命。 3. 除了要教会患者使用轮椅，更要教会患者家人对于轮椅的态度，并且要时常检修轮椅以确保患者安全。 4. 选择轮椅以实用为目标，应该根据患者的经济能力与患者及其家人商量决定。
重要提示： 1. 选择不安全的轮椅有发生意外的风险。 2. 在乘坐轮椅时若出现直立性低血压的紧急情况，可以顺手将轮椅 90°向后倾斜以采取患者的头低脚高位来保护。		**所需物品：轮椅、坐垫等。**

4.132 教会脊髓损伤患者在轮椅上减压以防止压疮形成

操作步骤	知识要求	态度要求
使用轮椅的患者，都要注意防止长时间坐位使得局部皮肤的压迫无法去除而造成压疮，预防方法如下： 1. 与患者及其家人沟通，说明教会脊髓损伤者在轮椅上减压对防止压疮形成的作用。 2. 该项训练可以在卫生院或者患者家中进行。 3. 避免患者持续长时间坐在轮椅上。 4. 需要长时间在轮椅上活动者，要为轮椅装备特殊的坐垫，以减小对臀部的压迫，如软垫、气垫等。 5. 在长期乘坐、转移或者是驱动轮椅时，每隔 20~30 分钟就要改变坐姿给臀部减压，即让患者双手放在扶手上将自己撑起，使臀部稍微离开坐垫即可，每次持续 5~10 秒。 6. 无法使用双上肢把自己撑起来的患者，可以采用一胳膊勾住扶手，头向同侧尽量转，借此使对侧的臀部减压，并保持较长时间，然后换另一侧重复该动作。 7. 无法独立完成减压的患者，一定要嘱咐其家人帮助患者将臀部抬离轮椅，或者直接帮助患者向前弯腰至最大，也可以起到给臀部减压的作用。	1. 能够阐述压疮的形成机制和防治方法。 2. 能够描述脊髓损伤的基本特征。	1. 当轮椅暂时给患者带来改变活动空间的同时，其造成的压疮又给患者带来新的危机。因此，对患者和家人进行宣传教育，使其重视对压疮的预防是最重要的。 2. 鼓励患者要坚持训练和预防压疮，并形成习惯。 3. 一旦出现压疮要尽早介入，并鼓励患者进行积极配合治疗。
重要提示： 1. 预防是控制脊髓损伤患者压疮形成的重要措施，采取轮椅坐位的患者，坐骨和肩胛骨处容易出现压疮，要引起特别注意。 2. 一旦出现压疮，一定要及时尽早介入治疗，必要时要暂停一切训练。		**所需物品：**轮椅、坐垫等。

第四章 脊髓损伤康复

4.133　进行平地轮椅训练以强化脊髓损伤患者平地驱动轮椅的能力

操作步骤	知识要求	态度要求
对于很多脊髓损伤的患者来说，轮椅成了他们的代步工具，所以要教会他们熟练地操作轮椅，在进行轮椅训练之前要进行身体耐力训练和相关的肌肉力量训练。 1. 与患者及其家人沟通，说明进行平地轮椅训练对提高脊髓损伤患者平地驱动轮椅的能力和日常生活自理能力的作用。 2. 该项训练可以在卫生院或者室外进行。 3. 首先患者在轮椅上的正确坐姿：头颈正直，躯干挺直保持正常的生理曲线，骨盆位置要端正，臀部紧贴后靠背，两腿之间约10cm，两脚尖也要正对前方。 4. 患者向前推轮椅时，首先尽量保持躯干平衡，头仰起；双臂向后，肘关节稍屈，双手抓手轮圈稍后部，然后躯干稍向前，然后双臂向前并伸肘使轮椅向前；若患者肘关节力量不足，可以利用手掌提供摩擦力，其肘伸和肩屈为动力驱动轮椅。 5. 向后推轮椅时，双手放在手轮圈的稍前部，躯干靠近后靠背，然后双臂向后发力并屈肘，同时躯干后倾即可。 6. 转弯时，一侧手抓住手轮圈固定，并使躯干稍倾向转弯侧，然后另一只手发力驱动轮椅即转弯。 7. 必要时要给患者轮椅后面拖一重物如轮胎以提供阻力，强化患者驱动轮椅的能力和身体耐力。 8. 驱动轮椅要求患者有足够的上肢力量和全身耐力，因此一定要进行上肢力量的强化和全身的耐力训练。	1. 了解轮椅的基本构造和运动规律。 2. 了解脊髓损伤的基本特征。 3. 了解脊髓损伤患者利用残存功能驱动轮椅的方法。	1. 改变患者对轮椅的看法并鼓励、说服患者接受轮椅。 2. 要严格要求患者，鼓励患者进行轮椅训练并积极用到日常生活中去。 3. 教育患者家人要督促患者进行长距离的驱动轮椅训练并负责患者的安全。 4. 要经常检修轮椅避免安全隐患。
重要提示： 1. 首先一定要确保轮椅的安全性。 2. 无法很好维持躯干平衡的患者进行轮椅训练时，一定要有治疗师或家人在旁边。 3. 患者重心不稳向后摔倒时，治疗师或者患者家人要双手扶住轮椅把手，使轮椅缓慢摔倒，重点保护患者的头部。 4. 可以给患者提供手套以保护手部。		**所需物品：**轮椅、手套、轮胎等。

4.134 进行斜坡驱动轮椅训练以使脊髓损伤患者能使用轮椅上下斜坡

操作步骤	知识要求	态度要求
患者驱动轮椅进行外出时总会遇到斜坡，进行上下斜坡训练是患者对轮椅控制能力的强化，可以有效地减少患者外出时对外人的依赖，选择一个坡度较小的斜坡开始训练，技巧如下： 1. 与患者及其家人沟通，说明进行斜坡驱动轮椅训练对提高脊髓损伤患者驱动轮椅上下坡的能力和日常生活自理能力的作用。 2. 该项训练可以在卫生院或者室外进行。 3. 患者上坡时，治疗师跟在轮椅后方，随时提供保护；将轮椅正对上坡面，要求患者一定要保持身体前倾，其余如同在平地驱动轮椅一致，双手扶手轮圈同时向前驱动，但频率和强度一定要加大；若出现向下滑行，嘱咐患者身体前倾，然后双手轻握手轮圈，使轮椅缓慢滑行即可。 4. 患者下坡时，要求治疗师跟在轮椅后方随时提供保护；将轮椅正对下坡面，要求患者头部后仰，肩部后伸，将手部放在手轮圈稍前方以控制下坡速度，利用患者自身和轮椅的重力向下滑动，必要时手抓住手轮圈和手刹进行制动。 5. 患者进行轮椅的上下斜坡训练时，一定要有治疗师或者患者家人在身后陪同和保护患者安全。 6. 有条件的话，开始慢慢加大坡度进行训练，在进行上下斜坡训练之前，要进行患者身体耐力和上肢肌肉力量的训练。	1. 了解轮椅的基本构造和运动规律。 2. 了解脊髓损伤的基本特征。 3. 了解脊髓损伤患者利用残存功能驱动轮椅的方法。	1. 改变患者对轮椅的看法并鼓励、说服患者接受轮椅。 2. 要严格要求患者，鼓励患者进行轮椅训练并积极用到日常生活中去。 3. 教育患者家人要督促患者进行长距离的驱动轮椅训练并负责患者的安全。 4. 要经常检修轮椅避免安全隐患。
重要提示： 1. 首先一定要确保轮椅的安全性。 2. 无法很好维持躯干平衡的患者进行轮椅训练时，一定要有治疗师或患者家人在旁边。 3. 患者重心不稳向后摔倒时，治疗师或者患者家人要双手扶住轮椅把手，使轮椅缓慢摔倒，重点保护患者的头部。 4. 可以给患者提供手套以保护手部。	**所需物品：** 轮椅、斜坡、手套等。	

4.135 翘前轮训练以便脊髓损伤患者使用轮椅越过障碍

操作步骤	知识要求	态度要求
患者学会前轮独立可以帮助患者独立地越过一定的障碍物，方便患者在外出行；此技巧要求患者上肢和手力量很强，并有一定的躯干控制能力，训练技巧如下： 1. 与患者及其家人沟通，说明进行轮椅使用过程中翘前轮训练对提高脊髓损伤患者使用轮椅越过障碍的能力和日常生活自理能力的作用。 2. 该项训练可以在卫生院或者室外进行。首先选择一片开阔的平地，地面上放置一稳定的类似台阶的障碍物进行训练（图1）。 3. 一定要有治疗师在轮椅后方提供保护，向患者解释翘前轮的技巧并消除其恐惧感。 4. 让患者保持放松，在开始阶段治疗师双手控制轮椅使轮椅前轮翘起，嘱咐患者保持并体会这种前轮翘起的平衡感。 5. 患者可以在其他人帮助下维持住翘前轮的平衡，开始自己翘起并维持；让患者双手抓住手轮圈稍前部，保持放松，双手突然向后方转动轮椅然后随即向前用力，并利用重心的惯性，使前轮翘起并保持。 6. 一旦患者可以独立翘前轮并保持，则进行在前轮独立下的驱动轮椅训练，驱动轮椅慢慢穿越障碍物。 7. 治疗师要始终在轮椅后方提供保护。 8. 教会患者，一旦出现意外情况时，要冷静，头向前仰，身体向前倾，双手向后撑地即可。 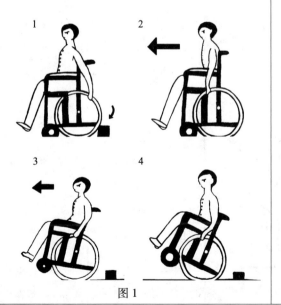 图1	1. 了解轮椅的基本构造和运动规律。 2. 了解脊髓损伤的基本特征。 3. 了解脊髓损伤患者利用残存功能驱动轮椅的方法。 4. 要求治疗师掌握翘前轮的技巧。	1. 此技巧较难掌握，要鼓励患者勤加练习。 2. 要严格要求患者，鼓励患者进行轮椅训练并积极用到日常生活中去。 3. 教育患者家人要督促患者进行长距离的驱动轮椅训练并负责患者的安全。 4. 要经常检修轮椅避免安全隐患。
重要提示： 1. 患者不具备躯干平衡控制的，禁止做翘前轮训练。 2. 患者重心不稳向后摔倒时，治疗师或者患者家人要双手扶住轮椅把手，使轮椅缓慢摔倒，重点保护患者的头部。 3. 可以给患者提供手套以保护手部。		**所需物品：**轮椅、手套。

4.136 教会患者家人推动轮椅上下台阶以更好地转移脊髓损伤患者

操作步骤	知识要求	态度要求
在患者不得不上下楼梯，同时不存在电梯、升降梯的辅助设备的情况下，要依靠患者家人来帮助患者上下楼梯，因此也要教会患者家人掌握这一技巧。 1. 向患者说明该练习，取得患者的信任；与患者家人沟通，说明学会推动轮椅上下台阶对更好地转移脊髓损伤患者的重要性。 2. 该项训练可以在卫生院或者室外有台阶处进行。 3. 上楼梯时，一患者家人推轮椅背对台阶，向下压轮椅并使前轮翘起，患者重心向后向下移，如有剩余人手，要在轮椅的两侧和前方提供帮助和保护；然后家属一脚向后上台阶，然后双手将轮椅往下压，以轮椅大轮和台阶接触点为支点，同时双手向上拉轮椅，使轮椅上台阶即可，然后重复下一台阶；若出现意外情况，患者家人即可将轮椅重心继续下压直到轮椅把手碰地即可暂时制动轮椅（图1）。 4. 下楼梯若只有一人时，患者家人推轮椅背对台阶，一脚在前一脚在后，缓慢将轮椅的两个轮子同时往下放，并用身体和双手抵消轮椅的重量，直到轮椅安全下来即可；若有两个人，采取正面下台阶，一人在前扶住轮椅，一人在后扶把手，交替缓慢下行即可（图2）。 图1 图2	1. 了解轮椅的基本构造和运动规律。 2. 了解脊髓损伤的基本特征。 3. 了解帮助者如何帮助脊髓损伤患者上下台阶。	1. 此技巧较难掌握且存在一定风险，在实施过程中既要保护患者本人也要求患者家人注意自身安全。 2. 要取得患者的信任，消除患者的顾虑。 3. 要经常检修轮椅避免安全隐患。
重要提示： 1. 此转移活动以安全为前提，若有足够人手，皆可提供保护。 2. 多人实施转移活动时，一定要有统一指挥。		**所需物品：**轮椅。

4.137　教会患者正确的体位摆放以预防压疮和关节挛缩

操作步骤	知识要求	态度要求
脊髓损伤患者正确的体位摆放是预防压疮和关节挛缩的重要内容，也是患者必备的技能，脊髓损伤患者的床上体位一般有三种：仰卧位、侧卧位和俯卧位；在必要时需要用软垫放在骨突附近。 1. 与患者及其家人沟通，说明正确的体位摆放对于防止脊髓损伤患者发生压疮和关节挛缩的重要性。 2. 该项训练可以在卫生院或者患者家中进行。 3. 仰卧位时，轻抬起患者的头部及双肩，在肩下垫薄枕；再将两个枕头置于患者体侧，把患者双上肢外展45°左右置于枕头上，肘部伸直，腕关节背屈约40°，手中放一个毛巾卷；将患者下肢伸直，在患者两腿间放一个枕头；在骶尾部放一软枕；膝关节下放一薄枕；再用两个枕头抵在足底，使踝关节背屈成90°。 4. 侧卧位时，患者背部放置枕头保持稳定，将患者位于下方的手臂屈曲置于枕侧，上方的手臂置于身前的枕头上；将下面的腿伸直或者屈髋屈膝20°，上面的腿屈髋屈膝30°，使两脚位于身体中线前，在两膝关节和踝关节间垫软垫。 5. 俯卧位时，将患者肩关节外展90°，肘关节屈曲，手和前臂旋前位；将薄枕置于双侧膝关节和踝关节下，这种体位一般在患者有压疮时使用。 6. 患者长时间坐在轮椅或者凳子上，以安全和预防压疮为主，尤其是感觉较差的部位，避免长时间同一个姿势。	1. 了解脊髓损伤患者正确的体位摆放方法。 2. 了解脊髓损伤患者压疮的发生原因和预防方法。	1. 教育患者从心理上重视对压疮和关节挛缩的预防。 2. 教育患者家人重视压疮并有意识地提醒和帮助患者更换体位。
重要提示： 1. 脊髓损伤患者一定要至少每2个小时换一种减压体位。 2. 骨突处最容易发生压疮，一定要引起注意。 3. 脊髓损伤患者的压疮十分不易愈合，因此要预防为主。		**所需物品：**床、软枕等。

4.138 教会截瘫患者从床上翻身坐起以提高床上活动能力

操作步骤	知识要求	态度要求
在床上翻身坐起是患者自理的第一步，同时可以刺激全身肌力的恢复，因此要多加练习。 1. 与患者及其家人沟通，说明教会脊髓损伤者从床上翻身坐起对提高床上活动能力、改善生存质量的重要性。 2. 该项训练可以在卫生院或者患者家中进行。 3. 躯干力量较弱、有肘关节伸展力量的患者基本上就可以完成独立的翻身动作，首先患者双上肢伸展用力反复向两侧摆动，然后头转向翻身侧，同时双上肢用力甩向翻身侧，带动躯干旋转而完成翻身动作；对于双下肢都不能运动的患者，在翻身过程中需要其家人或治疗师保护骨盆和双下肢，防止翻身时趴到床上。 4. 然后患者取此侧卧位，注意腿的位置是一上一下，双上肢一手一肘支撑床面，慢慢从头部挪向腿部，头颈躯干同时用力向上坐起来，双腿自然放平，或垂在床边。 5. 若患者无法独立翻身坐起，帮助者一手保护患者颈椎，一手将患者双腿弯曲并放在膝下，将患者从仰卧变为侧卧然后再变为坐位。 6. 患者的学习过程是从床上长腿坐过渡到双腿垂在床边的短腿坐位。	1. 了解脊髓损伤患者不同损伤平面的床上翻身技巧。 2. 了解帮助脊髓损伤患者翻身的技巧。	1. 在帮助患者进行翻身时，首先要取得患者的信任，并采取安全措施。 2. 严格教导患者进行锻炼学习，多以正性的语言语气鼓励患者进行康复锻炼。 3. 教育患者家人时也要有耐心，并使其一定要在家庭训练和护理中注意保护患者。
重要提示： 1. 对于出现直立性低血压的患者首先一定要放平患者。 2. 患者家人在帮助患者翻身的过程中一定要注意安全。 3. 在对患者进行翻身训练时，一定要最小程度的帮助患者。		**所需物品：**床、椅子等。

4.139　辅助或指导截瘫患者从坐位到站立位以提高体位转移能力

操作步骤	知识要求	态度要求
可以完成由坐到站的患者需要具备一定的躯干、下肢力量和坐位平衡，一般情况下也需要有辅助具和家属的帮助。 1. 与患者及其家属沟通，说明家人辅助或教会脊髓损伤患者从坐位到站立位训练对提高患者体位转移能力、改善生存质量的重要性。 2. 该项训练可以在卫生院或者家中进行。 3. 向患者说明站起来的技巧和步骤。 4. 以从床上站起来为例，首先让患者将自己身体靠近床边，手可以扶着拐杖或者助行器等东西做支撑。 5. 让患者将自己双脚放平，间距 10～20cm，膝盖屈曲微过 90°，若有足下垂和踝关节不稳可以佩戴踝足矫形器等。 6. 让患者身体向前弯曲，然后慢慢抬头，双腿用力向前伸直，可以借助或者不借助双手撑拐杖的力量站起来，若下肢力量不足，站起来之后，要把膝关节处于过伸的位置。 7. 如果需要治疗师大力帮助下才能站立，治疗师要坐在患者正前方，双手辅助患者骨盆，双膝抵住患者双膝，待患者站起来之后，让患者向后伸腰，利用髋膝过伸维持站立。 8. 坚持练习，在力量训练的基础上练习站立的技巧，直到以很省力的方式站立。	1. 了解不同损伤平面脊髓损伤患者的功能保留。 2. 了解站立需要具备的肌肉条件。 3. 了解脊髓损伤患者站立和维持站立的技巧和代偿性技巧。	1. 教育患者以正确的心态对待病情和康复。 2. 严格要求患者并时常鼓励患者。 3. 取得患者和其家人的信任，教育其家人配合患者康复。
重要提示： 1. 站立训练要在床边练习，一旦患者摔倒可以起到保护作用。 2. 帮助者在帮助患者站立的时候，一定要注意抵住患者膝盖。 3. 患者在站立过程中，一旦出现关节不稳或者变形，则要立即停止锻炼。		**所需物品：** 床、椅子、助行器、肘杖、手杖、踝足矫形器等。

4.140 进行站立位训练以提高脊髓损伤患者站立平衡能力

操作步骤	知识要求	态度要求
站立平衡对于患者日常生活来说很有必要，是站位活动的基础。 1. 与患者及其家人沟通，说明进行站立位训练对提高患者站立平衡能力、改善生存质量的重要性。 2. 该项训练可以在卫生院或者家中进行。 3. 开始站立训练之前，让患者跪在软床上保持跪位平衡，从静止到跪着走。 4. 然后训练患者静态的站立平衡，就是让患者站立并坚持，然后每次训练延长站立时长，从一开始的 5 秒慢慢过渡到 5 分钟甚至半小时。 5. 若患者可以静止站稳，开始进行自动态平衡训练，让患者在站立位下进行前后左右的够物活动，可逐渐增加训练难度，增加身体活动的幅度和够物的范围等。 6. 如果患者可以随意够物，开始进行下肢向外迈步同时保持平衡，并逐渐过渡到有外力推搡时，患者可以通过手或迈步来维持平衡。 7. 如果有必要，可由开始的两根手杖过渡到一根手杖，再到独立站立的训练，或者由助行器过渡到肘杖再到手杖的训练。	1. 了解不同损伤平面脊髓损伤患者的功能保留。 2. 了解站立需要具备的肌肉条件。 3. 了解脊髓损伤患者站立和维持站立的技巧和代偿性技巧。 4. 了解平衡训练的基本原则。	1. 教育患者以正确的心态对待病情和康复。 2. 严格要求患者并时常鼓励患者。 3. 取得患者和其家人的信任，教育家人配合患者康复。
重要提示： 1. 平衡训练要遵循重心由低到高、支持面由大到小等原则。 2. 对于患者拐杖的选取一定要咨询康复专业人员。 3. 在进行站立平衡训练时一定要注意安全，防止患者跌倒。		**所需物品：**床、椅子、小物品等。

4.141　实施转移训练以增强脊髓损伤患者转移能力

操作步骤	知识要求	态度要求
脊髓损伤患者从床上到轮椅，从轮椅到马桶等体位转换都需要转移，作为一项日常技能，转移应当是最省力和安全的，转移一般分为患者独立转移和家人帮助下的被动转移。 1. 与患者及其家人沟通，说明进行转移训练对提高脊髓损伤患者转移能力、改善生存质量的重要性。 2. 该项训练可以在卫生院或者家中进行。 3. 以从床上转移到轮椅为例，患者独立转移需要患者强大的上肢力量和一定躯干力量，一旦具备力量之后，首先将轮椅放置与床呈 30°~45° 夹角，然后去除轮椅脚踏和扶手，将轮椅刹车，患者挪动臀部尽可能接近轮椅，双脚一定放平，膝盖屈曲约 90°；然后患者一手扶住轮椅外侧扶手，一手扶床，双上肢用力将身体向上抬，同时躯干用力，快速向外转移到轮椅上；再调整坐姿和轮椅。 4. 被动转移时准备工作如下：治疗师半蹲站在患者面前，双膝向内向后抵住患者双膝，让患者抱住治疗师脖子或者扶好轮椅扶手，治疗师双手交叉卡住患者胸肋下缘；然后治疗师以双脚为支点，突然快速身体向后倾带动患者身体前倾，并向轮椅方向转动，完成转移活动。	1. 了解不同损伤平面脊髓损伤患者的功能保留。 2. 了解患者主动转移和被动转移的技巧。	1. 在进行转移训练之前一定要取得患者和其家人的信任，并要求家人在旁边随时提供帮助。 2. 严格要求患者转移训练，同时要经常鼓励患者进行训练。 3. 教育患者要有毅力坚持锻炼。
重要提示： 1. 转移训练一定要有家人在旁边随时提供帮助，防止摔倒。 2. 对于下肢有较高的肌张力而影响到转移的患者要控制好肌张力，防止在转移过程中诱发肌张力出现。 3. 一旦转移未成功，则要立即将患者恢复原位，寻求帮助。 4. 有留置尿管的患者要注意尿袋的位置。 5. 有轮椅参与的转移活动，一定要在转移之前将轮椅刹车。	**所需物品：**床、椅子、轮椅等。	

4.142 进行步态训练以改善脊髓损伤患者步行能力

操作步骤	知识要求	态度要求
步行以稳定为前提，稳定以力量为前提，在此基础上要追求姿势、速度等。步态训练之前的准备工作包括全身肌力的训练，起立训练以及站立平衡的训练。脊髓损伤患者的步态因损伤平面的不同而表现出不同的类型，下面就较常见的步态叙述。 1. 与患者及其家人沟通，说明进行步态训练对改善脊髓损伤患者步行能力、改善生存质量的重要性。 2. 该项训练可以在卫生院或者家中进行。 3. 若患者出现躯干后倾、挺胸凸腹的臀大肌步态，需要加强臀大肌和腘绳肌的力量，借此来强化患者的伸髋的力量；也要强化腹肌和背肌的力量，以减少代偿。 4. 患者出现步行时上身左右摆动或向一侧摆动的异常步态为鸭步，需要强化臀中肌的力量。 5. 患者出现步行时膝关节过伸的状态时，要注意加强股四头肌的力量，并且一般都是要强化股四头肌末端的肌肉力量；需要注意的是当股四头肌力量无法维持下肢负重的情况下，采取膝过伸可以帮助患者进行站立和步行。 6. 若患者出现足下垂的步态，需要佩戴踝足矫形器来保证步行的安全性；踝关节不稳定的患者也建议穿可以辅助稳定踝关节的高帮鞋。 7. 若患者下肢支撑较好但稳定性较差，建议患者使用手杖来维持平衡；当患者下肢的支撑也较差的情况下，建议患者使用肘杖来支撑部分体重以辅助步行。需要注意手杖的高度一般是从地面到股骨大转子的高度。 8. 使用双手杖或者肘杖的患者，步行方式要由开始的四点步逐渐过渡到三点步再到两点步的训练。	1. 了解不同损伤平面脊髓损伤患者的功能保留。 2. 了解正常步态下各下肢关节肌肉的运动。 3. 了解常见的异常步态如臀大肌步态、臀中肌步态、股四头肌步态等。 4. 了解脊髓损伤患者常用辅助用具的使用方法。 5. 了解双手杖的四点步、三点步和两点步的步行方式。	1. 教育患者以正确的心态对待病情和康复，使患者接受手杖等辅助具等。 2. 严格要求患者并时常鼓励患者。 3. 必要时为患者选取合适的辅助用具。
重要提示： 1. 选择适合患者的步行方式最重要。 2. 步行对于脊髓损伤患者来说十分消耗能量，因此一定要强化全身耐力、肌肉力量以及全身的平衡尤其是站立平衡能力。 3. 步行最基本的要求是稳定，即安全是第一位的，在训练过程中一定要注意保护患者安全。 4. 要选择合适的辅助用具。		**所需物品：**床、椅子、沙袋、各种辅助用具等。

4.143　教会脊髓损伤患者实施饮水和排尿计划以便合理管理膀胱

操作步骤	知识要求	态度要求
脊髓损伤患者一般都会出现不同类型的二便障碍，建立定时、定量饮水和定时排尿制度是各种膀胱训练的基础措施，其主要原则如下： 1. 与患者及其家人沟通，说明实施饮水和排尿计划对合理管理膀胱、预防泌尿系感染、改善生存质量的重要性。 2. 该项训练可以在卫生院或者家中进行。 3. 膀胱安全生理容量 400ml，故每次饮水量以 450~500ml 为宜，定时定量饮水。 4. 一般饮水后 1~2 小时进行排尿，或者有膀胱充盈感时即进行排尿。 5. 一般来说每天的液体摄入量控制在 2000ml 以内；每天尿量控制在 1000ml 以内。 6. 嘱咐患者或其家人记录饮水的时间和饮水量，也记录排尿时间和排尿量。 7. 要求患者家人监督患者坚持执行此计划并形成习惯。	1. 了解正常排尿过程和神经支配的意义。 2. 了解脊髓损伤后膀胱的变化。 3. 了解脊髓损伤患者泌尿系统并发症的预防措施。	1. 脊髓损伤患者的二便问题很有可能会伴随终生，因此治疗师要慢慢教育患者接受事实。 2. 治疗师和患者家人要经常鼓励患者，并避免无意识的负面刺激。 3. 教育患者本人和其家人重视饮水和排尿计划。
重要提示： 1. 饮水计划如有可能一定要在专业康复科医师的指导下进行。 2. 在具体实施过程中，一般晚上八点之后就停止饮水。 3. 要求逐步做到均匀摄入，避免短时间内大量饮水。 4. 患者神志不清、无法配合治疗、膀胱或尿路严重感染或者有严重前列腺肥大或肿瘤时禁止进行膀胱训练。 5. 训练时必须加强膀胱残余尿量的监测，避免发生尿潴留。		**所需物品：**量杯等。

4.144　教会脊髓损伤患者膀胱括约肌控制力训练以辅助排尿

操作步骤	知识要求	态度要求
对于尚残存有括约肌收缩功能的脊髓损伤患者，膀胱括约肌肌力如同肢体力量一样变得很弱，增强膀胱括约肌肌力是增强膀胱功能的基础，一般常用盆底肌练习法。 1. 与患者及其家人沟通，说明教会脊髓损伤患者膀胱括约肌控制力训练对辅助患者排尿、改善生存质量的重要性。 2. 该项训练可以在卫生院或者家中进行。 3. 要求患者采取蹲便坐位或者仰躺在床上放松，同时保证患者膀胱不是处于过度充盈的状态。 4. 让患者主动缩肛，每次收缩持续 10 秒，重复 10 次，每日 3~5 组。 5. 也可以让患者收紧下腹部，每次收缩 10 秒，重复 10 次，每日 3~5 组。 6. 逐渐增强训练难度，例如保持收缩的时间延长等。	1. 了解与排尿相关的肌肉解剖与神经支配。 2. 了解膀胱功能训练的基本内容。 3. 了解肌力训练的基本原则和方法。	1. 脊髓损伤患者的二便问题很有可能会伴随终生，因此治疗师要慢慢教育患者接受事实。 2. 治疗师和患者家人要经常鼓励患者，并避免无意识的负面刺激。 3. 教育患者本人和其家人重视并坚持康复训练。
重要提示： 1. 避免在膀胱过度充盈状态下进行该训练。 2. 若患者有严重心功能问题应避免进行憋气训练。 3. 要求逐渐增强训练难度。 4. 若合并有肌肉痉挛的情况，要先干预痉挛问题。 5. 患者神志不清、无法配合治疗、膀胱或尿路严重感染或者有严重前列腺肥大或肿瘤时禁止进行膀胱训练。 6. 训练时必须加强膀胱残余尿量的监测，避免发生尿潴留。		**所需物品：**轮椅、床。

4.145　教会脊髓损伤患者进行诱发触发点以促进主动排尿

操作步骤	知识要求	态度要求
对于较高位的脊髓损伤患者一般残存有反射性排尿功能，可以发现或诱发"触发点"，通过反射机制促发逼尿肌收缩，以进行主动排尿。 1. 与患者沟通，说明学会诱发触发点对促进主动排尿、改善生存质量的重要性。 2. 该项训练可以在卫生院或者家中进行。 3. 开始训练患者采取站立位和坐位较好，并有一定的膀胱充盈，即患者有一定的膀胱憋胀感。 4. 寻找患者的"触发点"，一般排尿反射"触发点"是轻叩耻骨上区、牵拉阴毛、摩擦大腿内侧，挤压阴茎龟头等；而听流水声、热饮、洗温水浴等均为辅助性措施。 5. 找到患者的"触发点"，进行刺激。注意进行叩击时，要注意弱叩击，宜轻而快，避免重叩。重叩可引起膀胱尿道功能失调。叩击频率 50～100 次/分，叩击次数 100～500 次。 6. 建议患者本人操作，长期坚持训练以建立起反射性膀胱。	1. 了解与排尿相关的肌肉解剖与神经支配。 2. 了解膀胱功能训练基本内容。 3. 了解诱发出发点训练的基本原理和操作方法。	1. 脊髓损伤患者的二便问题很有可能会伴随终生，因此治疗师要慢慢教育患者接受事实。 2. 治疗师和患者家人要经常鼓励患者，并避免无意识的负面刺激。 3. 鼓励患者独立完成反射性排尿。
重要提示： 1. 患者神志不清、无法配合治疗、膀胱或尿路严重感染或者有严重前列腺肥大或肿瘤时禁止进行膀胱训练。 2. 若患者有严重心功能问题应避免进行憋气训练。 3. 要求逐渐增强训练难度。 4. 若合并有肌肉痉挛的情况，要先干预痉挛问题。 5. 训练时必须加强膀胱残余尿量的监测，避免发生尿潴留。	**所需物品：**床、椅子、热毛巾等。	

第四章　脊髓损伤康复

4.146 教会脊髓损伤患者或其家人使用 Crede 手法以促进排尿

操作步骤	知识要求	态度要求
对于无法通过"触发点"刺激建立起反射性排尿的患者，可以尝试采取 Crede 手法以促进排尿。 1. 与患者及其家人沟通，说明教会脊髓损伤患者及家人使用 Crede 手法对促进患者排尿、改善生存质量的重要性。 2. 该项训练可以在卫生院或者家中进行。 3. 向患者和其家人说明 Crede 手法的操作步骤，取得患者和其家人的同意。 4. 患者感膀胱充盈时，采取坐位或仰躺在床上，暴露局部位置，并放松。 5. 治疗师教会患者或者家人双手拇指置于髂嵴处，其余手指放在脐下方。 6. 要求双手逐渐施力向内下方压，也可用拳头由脐部深按压向耻骨方向滚动。但是要注意在加压时，双手必须要缓慢轻柔，避免使用暴力，避免直接在耻骨上加压。 7. 操作者双手反复加压直到尿液可以排出，并记录排出量。 8. 多次尝试和坚持训练。	1. 了解与排尿相关的肌肉解剖与神经支配。 2. 了解膀胱功能训练的基本内容。 3. 了解 Crede 手法的基本原理和操作方法。	1. 脊髓损伤患者的二便问题很有可能会伴随终生，因此治疗师要慢慢教育患者接受事实。 2. 治疗师和患者家人要经常鼓励患者，并避免无意识的负面刺激。 3. 鼓励患者独立完成 Creade 手法排尿。
重要提示： 1. 患者神志不清、无法配合治疗、膀胱或尿路严重感染或者有严重前列腺肥大或肿瘤时禁止进行膀胱训练。 2. 避免用力过度，过高的膀胱压力可导致患者膀胱损伤和尿液返流到肾脏。 3. 患者合并有肌肉痉挛的情况下要先干预痉挛问题。 4. 训练时必须加强膀胱残余尿量的监测，避免发生尿潴留。		**所需物品：**床、椅子。

4.147　教会脊髓损伤患者或其家人使用 Valsalva 法以促进排尿

操作步骤	知识要求	态度要求
对于无法通过"触发点"刺激建立起反射性排尿的、采取 Crede 手法也无法排出的患者，可以尝试采取 Valsalva 手法以促进排尿。 1. 与患者及其家人沟通，说明教会脊髓损伤患者及家人使用 Valsalva 手法对促进患者排尿、改善生存质量的重要性。 2. 该项训练可以在卫生院或者家中进行。 3. 向患者说明 Valsalva 手法的操作步骤，取得患者和家属的同意。 4. 患者感膀胱充盈时，坐在马桶或者特制的椅子上。 5. 要求患者放松腹部，身体前倾，屏住呼吸 10~12 秒，用力将腹压传到膀胱、直肠和骨盆底部，屈曲髋关节和膝关节，使大腿贴近腹部，防止腹部膨出，增加腹部压力。 6. 继续反复加压直到尿液可以排出，并记录排出量。 7. 多次尝试和坚持训练。	1. 了解与排尿相关的肌肉解剖与神经支配。 2. 了解膀胱功能训练的基本内容。 3. 了解 Valsalva 手法的基本原理和操作方法。	1. 脊髓损伤患者的二便问题很有可能会伴随终生，因此治疗师要慢慢教育患者接受事实。 2. 治疗师和患者家人要经常鼓励患者，并避免无意识的负面刺激。 3. 鼓励患者独立完成 Valsalva 手法排尿。
重要提示： 1. 患者神志不清、无法配合治疗、膀胱或尿路严重感染或者有严重前列腺肥大或肿瘤时禁止进行膀胱训练。 2. 若患者有严重心功能问题，避免进行憋气训练。 3. 患者无法独立坐住时，需要提供帮助支持。 4. 患者合并有肌肉痉挛的情况下要先干预痉挛问题。 5. 训练时必须加强膀胱残余尿量的监测，避免发生尿潴留。		**所需物品：** 床、椅子。

4.148 教会脊髓损伤患者或其家人进行清洁导尿以排空膀胱

操作步骤	知识要求	态度要求
对于不能自主排尿或自主排尿不充分（B超检查显示残余尿超 80~100ml）且神志清楚并主动配合的患者要教会其本人或其家人进行清洁导尿以排空膀胱。 1. 与患者及其家人沟通，说明教会脊髓损伤患者及家人进行清洁导尿、预防泌尿系感染、改善生存质量的重要性。 2. 该项训练可以在卫生院或者家中进行。 3. 0.9%氯化钠溶液或其他无黏膜刺激的医用消毒液（新洁尔灭等）清洗导尿管备用。 4. 用肥皂或清洁液清洗患者会阴部和双手。 5. 患者手持导尿管插入尿道，并徐徐推入，直到尿液从导尿管排出。男性患者注意尿道口朝腹部方向以避免尿道峡部的损伤。插入前可在导尿管外部涂搽润滑油（例如石蜡油）以减小插入阻力。 6. 导尿完成后立即将导尿管拔除。 7. 导尿管拔除后用清水清洗，再放入无黏膜刺激的医用消毒液或 0.9%氯化钠溶液内保存。也可以采用煮沸消毒的方法。 8. 如果患者完全不能自主排尿，使用频率可以为 3~4 次/日；如果能够部分排尿，使用频率可以为 1~2 次/日。每次导出的尿液一般以 400ml 左右为宜。 9. 残余尿少于 80~100ml 时可以停止清洁导尿。	1. 了解与排尿相关的肌肉解剖与神经支配。 2. 了解膀胱功能训练的基本内容。 3. 了解清洁导尿技术的操作流程。	1. 脊髓损伤患者的二便问题很有可能会伴随终生，因此治疗师要慢慢教育患者接受事实。 2. 治疗师和患者家人要经常鼓励患者，并避免无意识的负面刺激。 3. 鼓励患者独立完成清洁导尿操作。
重要提示： 1. 有以下禁忌证者禁止进行清洁导尿：尿道严重损伤或感染、尿道内压疮、患者神志不清或不配合、接受大量输液、全身感染或免疫力极度低下、有显著出血倾向、前列腺显著肥大或肿瘤等。 2. 患者必须有定时定量喝水、定时排尿的制度为前提，以便合理选择导尿时机。 3. 患者每日进水量一般不超过 2000ml，保持尿量 800~1000ml/d。 4. 尽管导尿管不强调严格消毒，但是仍然要强调充分地清洗和合理保存。 5. 插入导尿管动作必须轻柔，不可有暴力，以避免尿道损伤。		**所需物品：** 一次性导尿包、0.9%氯化钠溶液、清洁液等。

第四章 脊髓损伤康复

4.149　指导脊髓损伤患者实施合理的行为管理以促进排便

操作步骤	知识要求	态度要求
患者的直肠功能一般需要综合手段的处理。 便秘的主要康复措施包括肛门牵张技术、饮食结构控制、润滑剂、手法治疗、运动治疗等。 1. 与患者及其家人沟通，说明指导脊髓损伤患者实施合理的行为管理对促进患者排便、改善生存质量的重要性。 2. 该项训练可以在卫生院或者家中进行。 3. 肛门牵张技术：示指或中指戴指套，涂润滑油，缓缓插入肛门，把直肠壁向肛门一侧缓慢持续地牵拉，可以有效地缓解肛门内外括约肌的痉挛，同时扩大直肠腔，诱发肠道反射，促进粪团排出。 4. 坐位排便和定时排便制度：坐位大便有利于降低排便阻力、提高自尊、减少护理工作量、减轻心脏负担，强调按照患者既往习惯选择排便时机。 5. 合理使用药物：便秘时可使用肠道活动促进剂、缓泻剂、解痉剂和肛门润滑剂等。 6. 饮食控制：改变饮食结构，尽量采用粗纤维饮食，避免刺激性食物，通过改变粪团性状以改善肠道排空阻力，并保证合理的身体水平衡。 7. 运动疗法：身体耐力训练可加强肠道蠕动动力，对于长期卧床者尤为重要。 8. 腹部按摩：腹部按摩可通过皮肤-直肠反射，促进感觉反馈传入和传出，增强肠道活动；对于大便失禁者，康复训练主要以肌力训练为主，辅以饮食的注意以及配合临床用药。 9. 肛门括约肌和盆底肌肌力训练：缩紧肛门并保持10秒，每次10个，一天3~5组。 10. 使用肠道活动抑制剂、肠道收敛剂和水分吸附剂。 11. 避免刺激性和难以消化的食物，避免过多刺激，保持一定的水平衡。	1. 了解脊髓损伤患者直肠功能障碍的表现。 2. 了解直肠功能训练的基本原理和方法。 3. 了解肌力训练的基本原则和方法。	1. 脊髓损伤患者的二便问题很有可能会伴随终生，因此治疗师要慢慢教育和开导患者接受事实。 2. 治疗师和患者家人要经常鼓励患者，并避免无意识的负面刺激。 3. 鼓励患者和家人落实直肠的综合训练内容。
重要提示： 1. 凡神志不清、无法配合治疗、肛门和直肠局部皮肤破损或严重感染、肛门和直肠肿瘤者禁止进行直肠控制训练。 2. 一定要采用综合手段进行干预。 3. 患者有严重心脏功能障碍者，避免进行憋气性力量训练。		**所需物品：**床、椅子、指套、开塞露等。

4.150 教会脊髓损伤患者应用综合措施以预防泌尿系感染

操作步骤	知识要求	态度要求
脊髓损伤患者通常存在排尿功能障碍，如处理不当很容易反复出现泌尿系统感染、泌尿系统结石甚至引起肾积水及肾功能损害。因此，要采取正确的预防措施。 1. 与患者及其家人沟通，说明教会脊髓损伤患者应用综合措施对预防泌尿系感染、改善生存质量的重要性。 2. 该项训练可以在卫生院或者家中进行。 3. 对于有留置导尿的患者，要尽可能早地停止留置导尿，改为自主排尿或清洁导尿的方式。 4. 在上级大夫的指导下，依据患者残余尿量和膀胱情况，制订适合患者病情的排尿方式。 5. 教会患者形成定时定量的饮水和排尿计划，一般来说，患者每日进水量一般不超过2000ml，保持尿量在1000ml/d左右。 6. 要保持个人会阴部的清洁。 7. 要加强全身运动训练，尤其是坚持直立性训练，增强全身免疫力，避免长期卧床。 8. 定时做泌尿系检查，一旦发现突然发热或者小便性状改变要立即进行检查并处理。	1. 了解脊髓损伤患者膀胱的正常生理功能和障碍表现。 2. 了解脊髓损伤患者泌尿系感染的预防措施。 3. 了解脊髓损伤患者的相关康复治疗方法。	1. 教育患者长期坚持预防并发症的发生。 2. 教育患者及其家人注意患者的个人卫生习惯。 3. 鼓励患者及其家人进行积极的康复锻炼。
重要提示： 1. 脊髓损伤者的并发症可能是伴随其一生的，因此并发症的预防需要引起足够的重视。 2. 患者一旦出现泌尿系统的并发症一定要进行大量饮水、膀胱冲洗以及应用抗生素等手段早期介入。 3. 要定期进行泌尿系统检查。		**所需物品：**床、椅子、导尿包、量杯等。

4.151　对脊髓损伤患者实施多方面措施以预防呼吸系统并发症

操作步骤	知识要求	态度要求
一般来说高位脊髓损伤患者或者长期卧床的患者容易出现呼吸系统的并发症，常见并发症有通气障碍、肺不张和肺部感染，预防措施如下： 1. 与患者及其家人沟通，说明对脊髓损伤患者采取多方面措施对预防呼吸系统感染、改善生存质量的重要性。 2. 该项训练可以在卫生院或者家中进行。 3. 避免长期卧床；对于长期卧床平躺的患者，可适当更换体位，让患者平躺、侧躺交叉进行，避免长期保持一个体位。 4. 对长期卧床导致难以自主排痰的患者，尤其是高位脊髓损伤患者，要进行定时的翻身拍背。 5. 加强患者呼吸肌力量训练以强化患者的呼吸功能：早期借助吹蜡烛吹气球等方法练习呼吸的力量；而后可采取腹部加压沙袋等重物以训练呼气肌的力量或者借助腰围保护带以辅助呼吸功能。 6. 坚持直立性训练，尤其是长期卧床的患者，可利用电动起立床和站立架等辅助患者站立并维持，条件无法达到的也要在家人的帮助下坚持站立。	1. 了解脊髓损伤后呼吸系统常见的并发症及预防措施。 2. 了解翻身拍背的基本操作方法。 3. 了解呼吸功能训练的基本方法。 4. 了解电动起立床的使用方法等。	1. 教育患者长期坚持预防并发症的发生。 2. 教育患者及其家属注意患者的个人卫生习惯。 3. 鼓励患者及其家人进行积极的康复锻炼。
重要提示： 1. 脊髓损伤患者的并发症可能是伴随其一生的，因此并发症的预防需要引起足够的重视。 2. 如果患者脊柱有外伤或者不稳定时，要避免过多的体位转移和过于激烈的翻身拍背和站立等训练活动。 3. 在家人帮助下进行站立训练时，一定要注意安全问题。 4. 对于有严重的心脏疾病等禁忌证时，避免做力量练习等。		**所需物品**：床、椅子、站立架、起立床等。

第四章　脊髓损伤康复

4.152 进行坐起和站立训练以预防和治疗脊髓损伤患者直立性低血压

操作步骤	知识要求	态度要求
高位脊髓损伤的患者由于长期的卧床或者神经损伤，尤其是在突然的变换体位时，容易出现直立性低血压，应早期预防和处理。 1. 与患者及其家人沟通，说明进行坐起和站立训练对预防和治疗脊髓损伤病人直立性低血压的作用。 2. 该项训练可以在卫生院或者家中进行。 3. 无法下床活动的患者，要多给患者做被动活动，卧床的患者及早开始主动进行一些简单的床上活动，例如上肢活动，翻身，体位变换等。 4. 指导或教会患者从床上翻身坐起来，双脚着地，并维持坐位。 5. 病情稳定的患者尽早开始站立训练，帮助患者到站立架进行站立维持训练；在帮助患者站立的时候，一定要控制好患者的膝盖处于伸直状态，并把脚平放在地面上。 6. 如果条件允许，尽早让患者开始电动起床站立训练，高度可以慢慢增加，可以刚引起患者头晕为准。反复以高度刺激可有效预防和治疗直立性低血压。	1. 了解直立性低血压的发生特点和预防措施。 2. 了解如何指导不同脊髓损伤患者的翻身坐起和站立训练。 3. 了解电动起立床和站立架的使用方法。 4. 了解被动活动的操作方法。	1. 教育患者从早期开始预防各种并发症。 2. 教育患者及其家人认真注意患者的个人卫生习惯。 3. 鼓励患者及家人进行积极的康复锻炼。
重要提示： 1. 因各种原因引起的患者无法配合情况下不宜进行该活动。 2. 如果患者脊柱有外伤或者不稳定时，需避免过多的体位转移和过于激烈的翻身拍背和站立等训练活动。 3. 如果患者在训练过程中出现头晕、心慌等症状，应立即将患者头部放低。 4. 在开始使用电动起立床时，要从低到高慢慢让患者适应。	**所需物品：**床、椅子、站立架、电动起立床等。	

4.153　对脊髓损伤患者实施气压治疗和穿戴弹力袜以预防深静脉血栓

操作步骤	知识要求	态度要求
由于脊髓损伤后肢体瘫痪导致长期卧床，肢体制动易造成患者的深静脉血栓形成，血栓除了药物之外，主要以运动、气压治疗和弹力袜来预防。 1. 与患者及其家人沟通，说明实施气压治疗和穿戴弹力袜对预防脊髓损伤患者发生深静脉血栓的作用。 2. 该项训练可以在卫生院或者家中进行。 3. 尽量减少患者的卧床时间，尽早进行坐位和站立训练；对于损伤造成的长期卧床，要将下肢抬高30°~40°。 4. 凡高位截瘫致下肢无法主动活动的患者，无过敏等特殊情况的，都建议其穿戴市售医用弹力袜。 5. 早期卧床没有出现静脉血栓的患者，利用气压机进行气压治疗，一般上肢压力不超过40kP，下肢不超过60kP。 6. 肢体的主、被动活动均有利于预防下肢深静脉血栓的形成，因此，鼓励患者多做肢体的主动活动，如下肢的伸展弯曲，进行踝部和足趾的活动等。 7. 即便是对于无法活动的患者，也要在治疗师或者患者家人的帮助下进行瘫痪肢体的被动活动训练。	1. 了解深静脉血栓的形成原因、影响因素和预防措施。 2. 了解气压治疗的方法。 3. 了解关节活动训练的操作方法。	1. 教育患者从早期开始预防各种并发症。 2. 教育患者及其家人认真注意患者的个人卫生习惯。 3. 鼓励患者及家人进行积极的全身康复锻炼。
重要提示： 1. 因各种原因引起的患者无法配合情况，不宜进行该活动。 2. 对于有心衰、肺水肿、肺栓塞等病的患者禁止进行气压治疗。 3. 对已经出现深静脉血栓的患者早期也要避免进行气压治疗和各种运动疗法。		**所需物品：**床、椅子、医用弹力袜、气压治疗仪等。

（张少伟　常永霞　李红玲）

第五章 截肢康复

概念：截肢是截除没有生命和功能，或因局部疾病严重威胁生命的肢体，其中包括截骨（将肢体截除）和关节离断（从关节分离）两种。截肢的原因有多种，如严重的外伤、严重感染、四肢恶性肿瘤、周围血管疾病、先天性肢体发育异常等。截肢后严重致残，对患者的肢体运动功能和心理活动都会造成严重的不良影响。其临床表现主要是运动功能受限，残端痛和幻肢痛。

康复目标：截肢后的康复是以假肢装配及使用为中心，重建丧失的肢体功能，防止或减轻截肢对患者身心造成的不良影响，使其尽早回归社会。

康复指征：截肢的康复是指从截肢术前评定和训练，到截肢术后处理，康复评定和训练，临时假肢和永久假肢的安装和使用，到重返社会的全过程。因此，截肢手术前，只要患者情况允许，应尽早开始关节活动训练、肌力训练和日常生活活动训练。截肢后为了获得较为理想的残肢，以及假肢的良好适配，且能使假肢发挥最佳代偿功能。所以，在不影响临床救治前提下，只要一完成截肢手术就尽快开始康复训练。

康复方法：科普知识讲解、心理康复、残肢体操、假肢的穿戴技术、关节活动技术、关节肌肉牵伸松动技术、肌力训练、平衡训练、拐杖的使用、步行训练、日常生活活动训练、针灸治疗、各种理疗方法等。

5.154　针灸治疗以通经活络减轻截肢后残端疼痛及幻肢痛

操作步骤	知识要求	态度要求
1. 与患者沟通，告诉患者针灸治疗以通经活络减轻截肢后残端疼痛及幻肢痛的作用。简要介绍针灸治疗的流程和注意事项，说明配合方法。 2. 该项治疗可以在患者家中或者卫生院进行，尽量在患者家中为宜。 3. 准备好针灸治疗使用的物品。 4. 患者平卧于治疗床或者炕上，暴露治疗部位。 5. 针灸穴位选取截肢面以上区域及对侧健康肢体相当于截肢残端疼痛部位对应区域的穴位。 6. 在治疗穴位进行常规消毒后，使用0.25mm×50mm规格的针灸针进行治疗，视部位直刺入0.5~1.5cm，行提插、捻转等手法，留针30分钟。或在上述腧穴进行艾条灸法20~30分钟。 7. 留针过程中，可以给患者解释有关截肢后锻炼及其他康复方法。 8. 针灸治疗结束后，按针灸顺序起针，出针后用干棉球按压针孔，避免出血或发生血肿，最后清点针灸针数目。 9. 告知患者针灸后5小时内不要用水清洗针灸部位，以免发生感染。 10. 治疗过程中，应注意询问患者的感觉，患者如有头晕、出汗、心慌甚至抽搐、晕厥等不适症状时及时停止治疗，并让患者平卧，可行服用葡萄糖或静脉注射葡萄糖注射液等治疗。 11. 一般治疗每日或隔日1次，10次为1个疗程。 12. 记录患者每次治疗情况。	1. 能够解释针灸治疗对于通经活络减轻截肢后残端疼痛及幻肢痛的作用机制。 2. 能够指出人体常用腧穴的解剖位置，说出主治功效、定位方法、针灸注意事项。 3. 掌握针灸治疗的禁忌证：恶性肿瘤（一般剂量时）、出血倾向、活动性肺结核、妊娠、严重心肺功能不全者。 4. 能够阐述晕针的机制和处理原则、处理方法。具体方法：及时停止治疗，观察各项生命指征，并让患者平卧，可行服用葡萄糖或静脉注射葡萄糖注射液等治疗。	1. 截肢对于患者来说是一种严重的打击和创伤，会给其带来难以忍受的心理和肢体的痛苦。患者有时可能因为丧失某些活动功能而自暴自弃。因此，要从心理和身体方面给患者以照顾，同情患者的不幸遭遇，对患者表现出尊重、鼓励、帮助和照顾。当其情绪不稳定时给予提供咨询服务。 2. 与患者家人沟通，教给他们如何从心理和生活上关心照顾患者，尽家庭之努力帮助患者克服困难，不要嫌弃患者。 3. 针灸操作过程一定要认真、仔细并且有耐心，特别是针对小儿和老年患者。不要留针让其家人操作。如果不是一次性用品，一定要严格消毒。 4. 必要时协助患者完成上下床等动作。 5. 应指导患者积极开展体育锻炼，提高疼痛阈值；指导患者自我放松，减轻疼痛反应。
重要提示： 1. 在患者关节等神经、血管较为丰富的部位腧穴进行针灸治疗时，注意不要伤及神经和血管。 2. 当患者出现头晕、出汗、心慌甚至抽搐、晕厥等不适症状时，提示患者发生晕针，应马上停止治疗，并采取相关处理措施。		**所需物品：** 针灸治疗室、治疗床、0.25mm×50mm规格的针灸针、75%酒精棉球、清艾条。

5.155 经皮神经电刺激治疗以提高疼痛阈值减轻截肢后残端疼痛

操作步骤	知识要求	态度要求
1. 与患者沟通，告诉患者经皮神经电刺激治疗对于提高疼痛阈值减轻截肢后残端疼痛的作用。简要介绍经皮电刺激治疗的流程和注意事项，说明配合方法。 2. 该项治疗可以在患者家中或者卫生院进行，屋内保证光线明亮。寒冷季节要注意室内温度适宜。 3. 准备好经皮电刺激治疗使用的物品。 4. 帮助患者平卧于治疗床或者炕上，暴露治疗部位。 5. 把治疗仪器放在适宜的地方，按照产品说明接通电源。观察仪器是否处于正常状态。 6. 检查治疗仪器的各个旋钮是否归零，打开仪器。 7. 按医嘱选好电极，电极的放置部位常用方法有 7.1 电极可置于残端上方的同一肌群上，电极片之间距离不要太近。 7.2 对置放置法：将治疗电极对置放于健侧相当于痛区节段的肌群上，电极片之间距离不要太近。 8. 常规型的治疗脉冲频率 75~100Hz，脉冲宽度<0.2ms。 9. 秋冬季节为避免患者皮肤有较强的静电反应，需用盐水先擦拭皮肤，在阴阳极衬垫上分别浸以保护液（弱酸及弱碱）。阴极衬垫置于痛点，阳极衬垫置于相邻部位；或在健侧肢体相对应部位进行治疗。 10. 调节电流输出，使电流强度逐渐增大至可耐受度。治疗过程中，应注意询问患者的感觉，患者如有头晕、出汗、心慌甚至抽搐、晕厥等不适症状时及时停止治疗，并让患者平卧，可行服用葡萄糖或静脉注射葡萄糖注射液等治疗。 11. 治疗时间：每次治疗 30~60 分钟，每日 1~2 次，10 次为 1 个疗程。 12. 规范记录患者每次治疗情况。	1. 能够说出经皮神经电刺激治疗对于提高疼痛阈值减轻截肢后残端疼痛的作用、意义和机制。 2. 能够说出经皮神经电刺激治疗仪的技术参数、治疗剂量调节、操作流程、注意事项。 3. 掌握经皮神经电刺激治疗的禁忌证：急性化脓性炎症、急性湿疹、出血倾向、孕妇下腹部、颈动脉窦区。 4. 能够说出头晕等不适症状产生的机制和处理原则、处理方法。	1. 截肢后残端疼痛是影响患者休息、治疗的重要因素，给患者带来极大痛苦，因此，要认真对待患者的疼痛感受，给以安慰和鼓励，同时，采取积极的缓解疼痛的措施。应该理解患者因为被病痛折磨的不稳定情绪，容忍个别患者的抱怨和愤怒。 2. 截肢对于患者来说是一种严重的打击和创伤，会给患者带来难以忍受的心理和肢体的痛苦。因此，要从心理和身体方面给患者以照顾，同情其的不幸遭遇，对患者表现出尊重、鼓励、帮助和照顾。当患者情绪不稳定时给予提供咨询服务。 3. 与患者家人沟通，教给患者家人如何从心理和生活上关心照顾患者，尽家庭之努力帮助患者克服困难，不要嫌弃患者。 4. 操作要认真、仔细并且有耐心，特别是针对小儿和老年患者。必要时协助患者完成上下床等动作。 5. 应指导患者积极开展体育锻炼，提高疼痛阈值；指导患者自我放松，减轻疼痛反应。
重要提示： 1. 如果在患者家中实施治疗，携带治疗仪时要注意轻拿轻放，防止跌落摔碰。 2. 当患者出现头晕、出汗、心慌甚至抽搐、晕厥等不适症状时，应马上停止治疗，并采取相关处理措施。		**所需物品：**理疗室、治疗床、经皮神经电刺激治疗仪。

5.156　超短波治疗以消除局部炎症减轻截肢后残端疼痛

操作步骤	知识要求	态度要求
1. 在有条件（金属屏蔽治疗室、超短波治疗仪、图1）的乡镇卫生院，可以实施超短波治疗。 2. 与患者沟通，告诉患者超短波治疗对于消除局部炎症减轻截肢后残端疼痛的作用意义。简要介绍实施超短波治疗的流程和注意事项，说明配合方法。 3. 治疗室要光线明亮，寒冷季节要注意室内温度适宜。 4. 准备好电刺激治疗使用的物品。 5. 帮助患者平卧于治疗床或者炕上，暴露治疗部位。 6. 把检查治疗仪器放在适宜的地方，按照产品说明接通电源。观察仪器是否处于正常状态。 7. 告知或帮助患者除去身上的金属物品，取舒适体位，治疗部位可不裸露。高热治疗时则需裸露治疗部位。 8. 电极放置的方法：一般采用对置法，即两个电容电极相对放置于患肢残端上方内外侧或屈伸侧。 9. 检查治疗仪的各开关、旋钮是否在合适的位置，电流输出是否在零位，电极的电缆插头是否牢固插在输出孔内，预热1~3分钟。 10. 调节输出钮至治疗档，调节谐振钮，使仪器工作达到谐振状态，此时电流表指针上升至最高点，氖光灯测试示亮度最大。 11. 治疗剂量的分级与短波疗法相同。大功率治疗仪浅作用时电极、皮肤间隙为3~4cm，深作用时为5~6cm。无热量或温热量治疗时应适当加大或减小电极皮肤间隙。不得仅按治疗仪的电表读数或氖光灯的亮度来划分、调节治疗剂量，不得用失谐法来调节治疗剂量。 12. 一般每次治疗10~15分钟。 13. 治疗结束，按照要求对于设备进行维护和存放，检查各个开关按钮和仪表，以备下次使用。 14. 规范记录患者每次治疗情况。 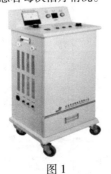 图1	1. 能够阐述超短波治疗对于消除局部炎症减轻截肢后残端疼痛的作用机制。 2. 能够解释超短波治疗仪消除局部炎症的治疗机制、技术参数、操作流程及注意事项。 3. 能够说出超短波治疗不同部位、不同病症的治疗剂量要求，调整合适的治疗剂量。 4. 掌握超短波治疗的禁忌证：心脏植有起搏器、有出血倾向、妊娠早期、治疗部位有金属异物、早期恶性肿瘤等。 5. 能够说明超短波治疗发生不适的原因和处理原则、处理方法。 6. 超短波治疗电极放置的方法 6.1 对置法：①两个电容电极相对放置；②电极应与治疗部位皮肤表面平行；③电极与皮肤之间应保持一定的间隙；④两个对置的电极等大时作用较均匀，否则作用将集中于小电极一侧；⑤治疗部位表面凹凸不平时应稍加大电极下的皮肤间隙，以免集中作用于隆突处，易致烧伤；⑥两条肢体同时治疗时，应在两肢体骨突（如：膝、踝内侧）接近处垫以衬垫，以免此处烧伤。 6.2 并置法：①电极并列放置，两电极间距不超过电极直径以免使作用分散；②两电极下的皮肤间隙不宜过大，以免影响作用深度。	1. 局部炎症可以导致截肢后残端疼痛，这会给患者带来精神和肉体上的痛苦。因此，要与患者进行良好沟通，积极鼓励其与病痛斗争，同时，采取措施帮助其解除疼痛。 2. 截肢后残端疼痛是影响患者休息、治疗的重要因素，给患者带来极大痛苦，因此，要认真对待其的疼痛感受，给以安慰和鼓励，同时，采取积极的缓解疼痛的措施。应该理解患者因为病痛折磨的不稳定情绪，容忍个别患者的抱怨和愤怒。 3. 多数卫生院目前没有超短波治疗仪。使用前要了解超短波的治疗原理，认真阅读产品使用说明书，严格按照要求操作。熟练掌握各个部件的使用方法。 4. 应指导患者积极开展体育锻炼，提高疼痛阈值；指导患者自我放松，减轻疼痛反应。
重要提示： 1. 需有金属屏蔽治疗室且治疗室内不得有多台超短波电疗机。 2. 治疗床必须是木质床。 3. 治疗急性炎症时，应严格无热量、短时间治疗。		**所需物品：**金属屏蔽治疗室、超短波治疗仪、木质治疗床。

5.157 经皮神经电刺激治疗以提高疼痛阈值减轻截肢后幻肢痛

操作步骤	知识要求	态度要求
1. 告诉患者经皮神经电刺激治疗的流程和注意事项,说明配合方法。 2. 在配备有经皮神经电刺激治疗仪的乡镇卫生院进行治疗。 3. 协助患者到治疗地点,为不能行走的患者提供帮助。帮助患者平卧于治疗床上,暴露治疗部位。 4. 检查治疗仪器各个旋钮是否归零,打开仪器。 5. 按医嘱选好电极,电极的放置部位常用方法有: 5.1 电极可置于残端上方的同一肌群上,电极片之间距离不要太近。 5.2 对置放置法:将治疗电极对置放于健侧相当于痛区节段的肌群上,电极片之间距离不要太近。 6. 常规型的治疗脉冲频率 75~100Hz,脉冲宽度<0.2ms。 7. 秋冬季节为避免患者皮肤有较强的静电反应,为避免强电流刺激皮肤,需用盐水先擦拭皮肤,将在阴阳极衬垫上分别浸以保护液(弱酸及弱碱)。阴极衬垫置于痛点,阳极衬垫置于相邻部位;或在健侧肢体相对应部位进行治疗。 8. 调节电流输出,使电流强度逐渐增大至可耐受度。治疗过程中,应注意询问患者的感觉,患者如有头晕、出汗、心慌甚至抽搐、晕厥等不适症状时及时停止治疗,并让患者平卧,可行服用葡萄糖或静脉注射葡萄糖注射液等治疗。 9. 治疗时间:每次治疗 30~60 分钟,每日 1~2 次,每周 3~6 次。 10. 规范记录患者每次治疗情况。	1. 了解经皮神经电刺激治疗以提高疼痛阈值减轻截肢后幻肢痛的机制。 2. 了解经皮神经电刺激治疗仪的技术参数、治疗剂量调节、操作流程、注意事项。 3. 掌握经皮神经电刺激治疗的禁忌证:急性化脓性炎症、急性湿疹、出血倾向、孕妇下腹部、颈动脉窦区。 4. 了解治疗时头晕等不适症状产生的机制和处理原则、处理方法。	1. 幻肢痛又称肢幻觉痛,是指患者感到被切断的肢体仍在,且在该处发生疼痛。疼痛多在断肢的远端出现,疼痛性质有多种,如电击样、切割样、撕裂样或烧伤样等。表现为持续性疼痛,且呈发作性加重。各种药物治疗往往无效。因此,应该理解患者因为被病痛折磨的不稳定情绪,容忍个别患者的抱怨和愤怒。治疗人员一定要认真、仔细并且有耐心,特别是针对小儿和老年患者。 2. 必要时协助患者完成上下床等动作。 3. 应指导患者积极开展体育锻炼,提高疼痛阈值;指导患者自我放松,减轻疼痛反应。
重要提示:当患者出现头晕、出汗、心慌甚至抽搐、晕厥等不适症状时,应马上停止治疗,并采取相关处理措施。		**所需物品:**理疗室、理疗床、经皮神经电刺激治疗仪。

第五章 截肢康复

5.158　安装假肢前训练以提高肢体残端对假肢的适应能力

操作步骤	知识要求	态度要求
1. 告诉患者安装假肢前康复训练的重要性、相关流程和注意事项，说明配合方法。 2. 训练内容包括：关节活动训练、肌力训练、增强残肢皮肤强度（特别是负重部分皮肤）的训练，使用助行器的训练和站立与步行训练。 2.1 强调每天进行相应关节的活动度练习，出现关节挛缩时可进行被动关节功能牵引以矫正畸形。 2.2 肌力练习包括操纵假肢的动力肌、近端关节的固定肌，以及扶拐行走所必需的肩带肌和伸肘肌等。 2.3 下肢截肢后应根据需要尽早在步行器或平行杠内练习单腿步行和扶拐步行。 3. 一般治疗每天 2 次，每次 30 分钟，10 天为1 个疗程。 4. 在上肢截肢后拟安装挽索式假肢（是利用自身力源操纵的功能性假肢，多见于上肢假肢，又称机械手或索控式假肢，运用时利用近端力量带动牵引索来操控假肢运动）时，一般有 4 个最基本的假肢操纵动作：即上臂截肢时的肩关节前屈、健侧耸肩；前臂截肢时的前臂旋前和旋后动作，应重点增强其肌力及关节活动范围。 5. 拟安装肌电假肢时，利用肌电反馈训练方法作增大肌电信号及改善其随意控制的练习有特殊意义，具体方法： 5.1 自我意识训练：闭目进行自我训练，模拟开手或闭手时患肢的动作，进行桡侧腕长伸肌或尺侧腕屈肌的收缩运动，反复进行，直到感觉疲劳为止。 5.2 将肌电极与指示灯相连，利用灯泡的亮灭来定性地鉴定肌电是否引出。 5.3 将电极与肌电测试仪相连，可以定量地测定肌电发放水平。 5.4 利用电极直接驱动假手手指，能提高患者训练的兴趣。 6. 规范记录患者每次治疗情况。	1. 熟悉截肢的概念和分类，上下肢截肢的训练方法。 2. 清楚上肢截肢和下肢截肢后导致的功能障碍范围。 3. 了解安装假肢部位相邻关节、肌肉的锻炼方法。 4. 掌握截肢患者的心理变化过程和特点，以便更好地在不同时期鼓励患者，使之尽快做好假肢安装的准备工作。 5. 了解在平行杠内单腿步行和扶拐步行的技巧，以及助行器的使用方法。	1. 截肢对每一个人来说，心灵上遭受的创伤大于身体上的痛苦，所以要在生活中仔细观察截肢患者的心理变化，同时表示出对他们的关心、理解、体贴及同情。且态度要和蔼，多用安慰性语言，尽可能为患者营造一个温馨和谐的周围环境。 2. 同时，还要帮助患者克服安装假肢前的恐惧心理，不断鼓励患者，使之尽快做好假肢安装的心理准备。 3. 一般小腿截肢要比正常人多消耗 10%～40% 的能量，大腿截肢者要多消耗 65%～100%，双侧大腿截肢者平均比正常人多消耗 110%。这样大的能量消耗，就要求下肢截肢者有比较强壮的身体。因此，家人和治疗人员要协助患者完成平行杠内单腿步行和扶拐步行动作，以及躯干肌、未截肢肢体的肌力训练。 4. 计划安装肌电假肢的患者前期训练尤为重要，很多患者对如何练习控制相关肌肉感到困惑，需要康复师耐心指导，逐渐引导。
重要提示：注意患者安装假肢部位的皮肤状况，增加该部位皮肤耐磨能力，防止该部位皮肤破损。		**所需物品**：平行杠、腋拐、助行器。

5.159 安装假肢后训练以提高肢体的活动能力

操作步骤	知识要求	态度要求
1. 告诉患者安装假肢后使用训练的重要性、相关流程和注意事项，说明配合方法。 2. 每天进行保健性运动以保持必须的体力。 3. 强调进行相应关节的关节活动度练习，出现关节挛缩时可进行被动关节功能牵引以矫正畸形。 4. 肌力练习包括操纵假肢的动力肌、近端关节的固定肌，以及扶拐行走所必需的肩带肌和伸肘肌等。 5. 安装好假肢后，除继续进行上述训练外，主要是依照假肢的功能设计进行操纵假肢的训练。训练时应循序渐进，动作由简到繁。 6. 上肢假肢在假肢屈伸、旋转、假手开合等基本操作的基础上练习日常生活活动动作。下肢安装假肢后做站立、平衡、步行、上下楼、卧倒站起、骑自行车等练习，养成良好的姿势习惯。 7. 练习必须持之以恒，反复进行。逐渐使动作趋于熟练，得心应手，从而提高效率，节约耗能，达到实用水平。否则再设计制作精密的假肢也不能发挥其应有的功效。 8. 教会患者正确练习假肢的装卸，要求能独立顺利完成。 9. 基本功能恢复良好时，有条件的还可进行残疾人的特殊体育运动，以求进一步增进健康，提高生活质量。 10. 一般治疗每天2次，每次30分钟，10天为1个疗程。 11. 规范记录患者每次治疗情况。	1. 了解患者从切口愈合至安装好永久性假肢的假肢前期的肢体功能特点。 2. 了解安装假肢部位相邻关节、肌肉的锻炼方法。 3. 掌握截肢患者的心理变化过程和特点，在患者安装假肢后的锻炼过程中不断鼓励患者克服心理不适感，多到公共场所进行锻炼，使之尽快适应各种复杂环境下的运动和生活。 4. 了解各种假肢使用的技巧。	1. 安装假肢后的训练使用是一个艰难的过程，需要患者克服心理、生理及创面磨损、疼痛等诸多不利因素，康复师一定要认真、仔细并且有耐心，鼓励患者努力去适应，及早达到熟练运用假肢的状态。 2. 认真教会和协助患者完成假肢运用的各种动作。 3. 注意观察患者使用假肢时的姿态是否正确，并及时进行调整，注意维护患者的残肢断面的皮肤状态。
重要提示：注意患者安装假肢部位的皮肤状况，增加该部位皮肤耐磨能力，防止该部位皮肤破损。		**所需物品：**假肢、平行杠、腋拐。

5.160　告知截肢患者使用假肢注意事项以避免不良并发症

操作步骤	知识要求	态度要求
1. 告知患者注意患肢正确摆放姿势。继续使用弹性绷带包扎患肢，并遵循包扎原则。 2. 告知患者注意截肢部位的卫生，应用湿毛巾擦拭、拍打痒处，避免自行涂擦药膏或用手抓。 3. 告知患者如果超过24小时不穿义肢时，应绑弹性绷带。 4. 告知患者避免体重过重。 5. 告知患者如果体重改变或是成长中的小孩暂不装永久性义肢。 6. 告知患者义肢有损坏或不合适需随时修护。 7. 告知患者每天仍应检视截肢端是否有起水疱、破皮等情况。 8. 告知患者坚持康复运动。	1. 了解截肢患者安装假肢后常见的并发症和处理原则、处理方法。主要是截肢断端皮肤的状态，一旦出现破溃，暂时停止假肢的使用，对症处理，待皮肤愈合后再行假肢的穿戴使用。 2. 了解安装假肢部位相邻关节、肌肉的锻炼方法。 3. 掌握各种假肢以及截肢残端的清洁处理方法和技巧。	1. 患者穿戴假肢后局部不透气，经常会散发出较难闻的气味，康复师一定要有爱心和耐心，不能嫌弃患者，要从各个方面多帮助患者。 2. 耐心、认真地协助患者学习假肢以及截肢残端的清洁和处理方法。 3. 要理解患者安装假肢后的心理和情绪变化，不断鼓励患者克服心理障碍，积极配合进行功能锻炼。
重要提示：教会患者注意安装假肢部位的皮肤状况，提高自我识别、自我护理能力，防止该部位皮肤破损、残端肌肉萎缩、肿胀的发生。		**所需物品：**袜套、弹力绷带、腋拐、轮椅。

5.161 施以心理治疗以改善截肢患者的心理问题

操作步骤	知识要求	态度要求
1. 保持病房环境安静舒适：将患者安置在单人病房，保持病房内空气清新、安静、整洁，争取患者家人配合、陪伴支持患者。协助患者取舒适的体位，残端避免受压、碰撞，减少疼痛的刺激。集中对患者进行治疗、检查、护理等工作，动作轻柔、准确。 2. 当病情稳定后，可将病情相似、年龄相仿的患者安置在同一病房，让患者们进行经验交流及思想沟通，这样更有利于他们接受现实，积极治疗，消除抑郁的心理。 3. 消除恐惧焦虑感：截肢患者的恐惧焦虑感可影响机体康复和术后生活质量，降低应对能力。术后患者病情稳定后，要针对患者的心理需求，同情、关心、体贴患者，仔细讲解治疗方法与进程，使患者对自己的病情了如指掌，以降低疾病的不明确感。 4. 适应自我形象的改变：自我形象对个人的心理及行为起着极其重要的调控作用，大部分患者因自我形象改变而产生自卑感。 5. 日常治疗和护理过程中要热情关心患者，帮助正确认识疾病，用委婉的语言尽快使患者的情绪稳定下来，使其树立新的人生观和价值观。 6. 患肢疼痛的护理：对术后正常出现的伤口疼痛应及时应用镇痛剂和镇静剂，解除患者痛苦。	1. 了解截肢患者常见的心理变化和处理原则。 2. 掌握基本的心理疏导、沟通和治疗技巧。 3. 掌握各种文娱治疗方法（编织、剪纸、插花、电脑操作技能等）。 4. 适时开展小组式集体活动，有助于患者克服自卑心理和在公共环境中使用假肢的能力。	1. 截肢患者心理痛苦远远大于身体上的创伤，即使安装上假肢，也需要一个长时期的适应阶段。因此，患者家人和医护人员不仅要理解他们的心理和情绪变化，还要耐心倾听他们的发泄，关心他们的生活，并不断鼓励他们克服心理障碍，积极进行功能锻炼。 2. 操作者在康复治疗时一定要认真、仔细，避免给患者造成身体上不必要的痛苦，同时态度和蔼、语调平和，并且有耐心，不能嫌弃患者。 3. 给予患者积极的支持和心理疏导，帮助患者解决生活上和工作上存在的困难。
重要提示：关键在于要教会患者接受现实，积极治疗，最终消除抑郁的心理。		**所需物品：**心理治疗室、文娱治疗室

（胡秋生　王　晶　李红玲）

第六章　骨关节炎康复

概念： 骨关节炎是一种随年龄增长而出现和加重的退行性病变，常见原因有增龄、肥胖、劳损、创伤、关节先天性异常、关节畸形等。病理特点是引起关节软骨退变、破坏，相邻软骨下骨板、关节边缘骨质增生、骨赘形成。临床上又称骨关节病、退行性关节炎、老年性关节炎、肥大性关节炎等。主要影响膝关节、髋关节、远端指间关节及脊柱关节。骨性关节炎起病缓慢，早期常无主观症状，当病情发展到一定阶段时，关节会出现疼痛、僵硬、肿胀、膨大，活动时弹响，无力、活动障碍等症状。

康复目标： 本病的康复目标是减轻或消除疼痛；保护关节，减轻受累关节的负荷；恢复关节功能，改善关节活动范围、增强肌力；改善步态和步行能力；改善日常生活活动能力，提高生活质量。

康复指征： 不影响临床治疗的前提下，尽早对患者进行全面功能障碍评估，然后根据患者存在的具体问题进行针对性的康复治疗。

康复方法： 限制活动量，适当卧床休息，各种物理因子治疗（温热疗法、高频电疗、低中频电疗、超声波治疗、电磁疗法），运动疗法，关节活动技术，关节肌肉牵伸松动技术，肌力训练，针灸、按摩，辅助器具，药物治疗，健康教育等。

第六章　骨关节炎康复

6.162　教会患者调整和改变生活方式以预防和减轻骨关节炎

操作步骤	知识要求	态度要求
1. 准备一份提纲，把预防和减轻骨关节炎有关的生活方式列出，同时列出改变不良生活方式的具体措施。 2. 可以针对一名患者或者若干高危人群。 3. 可以在卫生院或者其他适宜地方进行讲解。 4. 与患者沟通，使患者理解坚持适度、有规律的自我锻炼的意义，并说明原理：锻炼不仅可以使关节周围的肌肉更有力，使关节得到更强的支持，而且可以使紧张的肌肉放松，缓解由于肌紧张造成的疼痛。锻炼还有益于维持各关节的活动度，避免关节僵硬失去功能。 5. 让患者知道改变日常生活方式的重要性与作用：如肥胖可以增加膝关节的负荷，是导致膝关节骨性关节炎的危险因素之一，而通过控制饮食来控制体重，可以减轻膝关节的负荷，减少致病或减缓病情的进展。 6. 告知患者避免过度使用关节：日常生活应注意避免关节的过度使用，如尽量分担负重（用两只手拿重物），使用大关节（如推门时，尽量使用肩而不是手），站立时保持良好的姿势等。 7. 讲解保护患病的关节的方法：对患病的关节应加以保护，勿再损伤或活动过度；应给关节以足够的休息，必要时可采用支架来减轻关节的负荷，如肩或肘关节疼痛严重者，可使用三角巾悬吊患肢，局部热敷也有助于缓解疼痛，促进恢复。 8. 让患者务必知道使用辅助器具的意义：如使用手杖、助行器等辅助器具可以提升患者在日常生活中的独立性，不至于因关节疼痛及活动受限而必须处处依赖他人。 9. 与患者讨论，回答患者提出的问题，消除影响康复效果的顾虑。	1. 能够阐述骨关节炎的流行病学知识，掌握其发病机制和主要症状、体征。 2. 能够讲解人体运动力学基本原理和骨关节炎的康复治疗理念与方法。 3. 能够评估患者日常生活方式是否正确，并能够提供正确的日常生活调理方案。包括饮食、运动等方面。 4. 能够描述运动辅助器具的作用机制和使用方法。	1. 骨关节炎是影响人们生活和工作的慢性疾病之一，虽然多数情况下病情不急，但是它可以给患者带来心理和机体上的不适和疼痛。对于该类患者，不应该敷衍了事，要理解其的痛苦，对其病情给予重视。 2. 要认真听取患者的诉说，首次就诊要给予全面检查。 3. 向患者讲解时要通过科学道理使其接受，要认真、仔细并且有耐心地了解患者的饮食、运动等生活细节。 4. 给予患者积极的帮助，使之能够合理地控制骨关节炎的发病和发展。 5. 骨关节炎是常见的老年性疾患，症状易迁延反复，要理解患者的痛苦，不断鼓励患者克服不良的生活习惯，积极进行科学的功能锻炼。
重要提示： 1. 明确告诉患者急性发作期不宜锻炼，以休息为主。 2. 要提示患者锻炼时运动强度应适度，以不引起关节疼痛为宜。 3. 提示患者必须进行饮食结构的调整和进食量的控制，将体重控制在合理范围，减轻对关节的压力。 4. 提倡患者适时使用辅助器具，如手杖、助行器等。	**所需物品：**疾病宣传册。	

6.163　讲解力量训练方法以促进患者增强肌力而延缓骨关节炎的进展

操作步骤	知识要求	态度要求
1. 对于患骨关节炎的患者，要告诉他们增强肌力训练的重要性和具体方法，并鼓励其坚持锻炼。 2. 可以针对一个患者讲解，也可以针对更多患者进行健康教育。 3. 准备所需材料，如果是健康教育讲座，可以备多媒体投影仪，如果有纸质折页或者图书需要提前备好。 4. 根据受众人数选择地点。如果针对个别患者，可以因地制宜选择地点进行。 5. 通过观看视频或者面对面讲课的方式进行。 6. 说明骨关节炎患者加强力量训练对于增强肌肉保护能力、延缓骨关节炎的进展重要性，使患者接受科学道理。 7. 说明运动疗法的原理，如何维持或者改善关节活动范围，增加肌力，当肌肉的力量增强后就能保护关节，减轻关节的疼痛，从而间接地减轻关节负荷、改善患者活动能力。 8. 讲解并且演示运动疗法的作用与方法 8.1 等长练习：增强肌力，防止失用性肌萎缩。例如膝骨关节炎患者行股四头肌、腘绳肌等长收缩，每次持续5秒，重复30~50次。 8.2 耐力运动：可改善患者的有氧运动能力，包括游泳、散步、脚踏车等。 8.3 保持关节最大活动度的运动：应由患者主动进行，循序渐进，每日锻炼3次以上。 9. 告知患者对骨关节炎有益的运动如游泳、散步、脚踏车、水上健美操、原地滑雪机、仰卧直腿抬高或抗阻力训练、不负重的关节屈伸活动等。 10. 告知患者对骨关节炎有害的运动如增加关节扭力或关节面负荷过大的训练，如爬楼梯、蹲下起立、爬山等运动。 11. 与参加人员讨论，回答问题。	1. 能够阐述骨关节炎的流行病学知识，解释其发病机制和主要症状、体征。能够说出骨关节炎的康复治疗理念和基本方法。 2. 能够说明人体运动力学基本原理，不同运动方式对关节的不同影响。 3. 能够演示常用的力量训练的方法和动作，讲解其作用和所针对的肌肉。	1. 通常人们对于理解健康教育的内容、道理并不难，困难的是把这些认同了的知识变为行为，而且是坚持不懈的运动，则比较困难，所以，告诉人们什么是对的只是完成了第一步，让人们能够理解科学道理是第二步，最重要的则是鼓励患者把这些道理落实在行动上。 2. 讲解前要认真、仔细并且有耐心地了解患者的饮食、运动等生活细节。 3. 给予患者积极的帮助，使之能够合理地控制骨关节炎的发病和发展。 4. 骨关节炎是常见的老年性疾患，症状易迁延反复，要理解患者的痛苦，不断鼓励患者克服不良的生活习惯，积极进行科学的功能锻炼。 5. 对于不接受或者不行动、不坚持的患者要给予正确引导，通过经常性随访了解他们的情况，对于他们的进步给予鼓励，而不是置之不理或者批评、挖苦、远离、拒绝接受。
重要提示： 1. 明确告诉患者急性发作期不宜锻炼，应该以休息为主。 2. 要提示患者锻炼时运动强度应适度，以不引起关节疼痛为宜；应选择能够增加关节灵活性、伸展度以及加强肌肉力量的运动项目，如游泳、散步、骑自行车等；在运动过程中应避免关节承受不恰当的应力与暴力。 3. 关键是要改变行为，对于患者坚持锻炼要给予指导和鼓励。	所需物品：疾病宣传册。	

6.164 中频电治疗以提高疼痛阈值缓解骨关节疼痛

操作步骤	知识要求	态度要求
1. 与患者及其家人沟通，说明中频电治疗对于提高疼痛阈值缓解骨关节疼痛的作用、意义。告诉患者中频电治疗的流程和注意事项，说明配合方法。 2. 在配备有中频电治疗仪（图1）的乡镇卫生院可以开展此项治疗。 3. 对于伴有肌肉、肌腱、脂肪垫劳损的骨关节疼痛，可以选择相应部位给予中频电治疗。 4. 接通电源，打开开关，检查仪器是否可以正常使用。 5. 患者平卧在床上，暴露肢体。 6. 选择电极板和吸水衬垫，电极面积为20cm×10cm的2个，再接上输出导线与仪器连接，将衬垫用温水浸湿，然后将电极置于衬垫之上放在患者骨关节区域体表位置，用沙袋或固定带固定电极。 7. 检查输出旋钮，使之处于"0"位，然后开启电源。选择"功能性电刺激"的治疗处方。 8. 调节输出频率为1~10kHz，低频调制频率1~150Hz可调。 9. 调节治疗时间为20分钟，电流强度为耐受限，以引起明显的骨关节区域肌肉收缩为宜。 10. 治疗完毕时，将输出旋钮调至"0"位，关闭电源，取下电极，将衬垫消毒备用。 11. 治疗疗程：1次/日，每次20~30分钟，10次为1个疗程。 12. 规范记录患者每次治疗情况，并约定下次治疗时间。 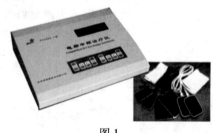 图1	1. 能够阐述中频电治疗的作用原理。 2. 能够说出中频电治疗仪器的操作方法、操作流程和注意事项。 3. 能够解释骨关节疼痛的发生机制。 4. 掌握中频电治疗的禁忌证：急性化脓性感染、出血疾患、恶性肿瘤、带有心脏起搏器者。	1. 通常人们对于骨关节疼痛并不在意，但它可不同程度地影响人们的生活和工作，甚至造成心理压力。由于疼痛影响人们的健身运动，对于健康也构成潜在威胁。因此，不可以轻视这样的患者，要认真对待每一个病人，给予详细的询问和全面体格检查，必要时，有针对性地进行相关辅助检查，以排除其他疾病。 2. 不要渲染夸大中频电治疗的作用，使用前，要向患者客观说明其作用效果、不足、疗程以及费用，根据患者的意愿、时间、支付能力选择。在对患者进行治疗时一定要认真、仔细，有耐心。 3. 告知患者治疗时电极下有电刺激、麻、颤、肌肉收缩感。 4. 如果在治疗过程中患者出现疼痛，应终止治疗，检查电极是否滑脱、是否接触皮肤或电极衬垫是否不平。 5. 如果治疗部位有瘢痕，应注意掌握电流强度。 6. 如果治疗部位皮肤有破损，应避开或贴小胶布予以保护。
重要提示： 1. 中频电治疗仪不应与高频电治疗仪同放一室或同时工作。 2. 治疗前应对患者进行安全检查，除去治疗部位及其附近的金属异物。 3. 严禁将衬垫放反而导致电极与皮肤之间只隔一层单布；同时电流衬垫必须均匀紧贴皮肤，防止电流集中于某一局部或某一点。		**所需物品：**理疗室、理疗床、中频治疗仪、电极、衬垫、沙袋或固定带、温水。

6.165　超短波治疗以消除骨关节炎症反应减轻局部水肿和疼痛

操作步骤	知识要求	态度要求
1. 与患者沟通，说明超短波治疗对于消除骨关节炎性反应减轻局部水肿和疼痛的作用，解释治疗流程、注意事项和配合方法。 2. 超短波治疗可以在具备条件的乡镇卫生院进行。 3. 准备好设备，接通电源，调试仪器。检查治疗仪的各旋钮是否在正确的位置，电流输出是否在零位，电极的电缆插头是否牢固插在输出孔内，预热 1～3 分钟。 4. 告知或帮助患者除去身上的金属物品，取舒适体位，治疗部位可不裸露。高热治疗时则需裸露治疗部位。 5. 采用对置法放置电极：将两个电容电极相对放置于膝关节或踝关节内外侧（肢体骨突处垫以衬垫，以免该处烫伤）。 6. 调节输出钮至治疗档，调节谐振钮，使仪器工作达到谐振状态，此时电流表指针上升至最高点，氖光灯测试示亮度最大。 7. 治疗剂量的调节一方面依靠治疗仪的电表读数，另一方面依靠氖光灯的亮度来划分。不能用失谐法来调节治疗剂量。 8. 电极与皮肤之间的距离根据治疗部位而定。如大功率治疗仪治疗浅部病变时，电极皮肤间隙为 3～4cm，治疗深部治病变时为 5～6cm。同时，治疗剂量的大小也可以通过调节电极与皮肤之间的间隙来达到，如无热量治疗时应适当加大电极与皮肤之间的间隙，温热量治疗时则相反。 9. 在治疗过程中，注意询问患者的感觉，多与其沟通，防止意外发生。 10. 一般每次治疗 10～15 分钟，1 次/日或 1 次/隔日，10 次为 1 个疗程。 11. 规范记录患者每次治疗情况。	1. 能够说出超短波治疗仪消除局部炎症的治疗机制、技术参数、操作流程及注意事项。 2. 熟知超短波治疗剂量的分级标准。能够说出不同部位、不同病症的治疗剂量要求，并可制订合理的治疗处方。 3. 超短波治疗的禁忌证：心脏植有起搏器、有出血倾向、妊娠早期、治疗部位有金属异物、早期恶性肿瘤等。 4. 知道患者发生不适的原因和处理原则、处理方法。 5. 电极放置的方法 5.1 对置法：①两个电容电极相对放置；②电极应与治疗部位皮肤表面平行；③电极与皮肤之间应保持一定的间隙；④两个对置的电极等大时作用较均匀，否则作用将集中于小电极一侧；⑤治疗部位表面凹凸不平时应稍加大电极下的皮肤间隙，以免集中作用于隆突处，易致烧伤；⑥两侧肢体同时治疗时，应在两肢体骨突（如膝、踝内侧）接近处垫以衬垫，以免该处烧伤。 5.2 并置法：①电极并列放置，两电极间距不超过电极直径以免使作用分散；②两电极下的皮肤间隙不宜过大，以免影响作用深度。	1. 骨关节炎可以影响患者的正常工作和生活，给患者带来痛苦，或常常因为病情迁延，被家人渐渐忽视。为此，医护人员要向其家人如实说明病情，说服家人要给予其关爱、体谅和照顾。同时理解患者的痛楚，鼓励患者坚持治疗，战胜病痛。 2. 在治疗过程中要认真、仔细并且有耐心，特别是针对老年患者要在治疗中给予更多帮助和关照。 3. 对于行动不便或者活动受限的患者要协助其完成上下床等动作，并协助患者摆放一个避免加重疼痛的体位进行治疗。 4. 应指导患者积极开展体育锻炼，提高疼痛阈值；指导患者自我放松，减轻疼痛反应。
重要提示： 1. 需有金属屏蔽治疗室且治疗室内不得有多台超短波电疗机。 2. 治疗床必须是木质床。 3. 治疗急性炎症时，应严格无热量、短时间治疗。		**所需物品：**金属屏蔽治疗室、超短波治疗仪、木质治疗床。

6.166 使用中药熏洗治疗以通经活络减轻骨关节炎肿胀疼痛

操作步骤	知识要求	态度要求
1. 与患者沟通，向其解释中药熏洗治疗骨关节炎肿胀疼痛的作用原理、治疗流程和注意事项，取得患者的配合。 2. 中药熏洗治疗可以在乡镇卫生院或者患者家中进行，室温以保持在22℃左右为宜。 3. 为活动不便的患者提供必要的帮助。 4. 床上铺好橡皮单，将盛有熬好的中药液盆放在上面。 5. 将患肢架于盆上，用浴巾盖住患肢及盆，使药液蒸汽熏蒸患肢。 6. 待药液不烫（42℃左右）时，将患肢浸泡于盆内，15~20分钟。 7. 泡毕擦干患肢，撤去橡皮布单，药液可留至下次再用（一般每剂药液可泡2~3次）。 8. 熏洗药液必须严格掌握温度，熏蒸时，药液应加温至蒸汽上冲，但也不可过热，避免烫伤皮肤、黏膜。浸泡时，药液温度宜温热，老人熏洗时更应随时询问患者感觉，掌握药液温度，并耐心协助熏洗，避免烫伤事故。 9. 熏洗过程注意室内避风，洗毕应及时擦干患处，防止受凉。 10. 熏洗后如果出现皮肤瘙痒或皮疹，则是发生了药物过敏，应当停止治疗，可外用抗敏药膏进行治疗，严重者可配合内服抗过敏药物。 11. 该熏洗方法可以教给患者及其家人实施。 12. 一般治疗每日或隔日1次，10次为1个疗程。 13. 规范记录患者每次治疗情况。	1. 能够阐述下列中药熏洗方剂的药物组成和主治功效：伸筋草20g，透骨草20g，木瓜20g，桂枝20g，鸡血藤20g，牛膝20g，红花20g，川椒20g，寒湿痹阻者加乌头、细辛；气滞血瘀者加乳香、没药；肝肾亏虚者加杜仲、狗脊。 2. 能够说明中药熏洗疗法的要求和流程。 3. 掌握中药熏洗疗法的禁忌证：皮肤破溃、有出血倾向、急性传染病、妊娠期妇女等。 4. 能够说出中药熏洗造成皮肤过敏的机制、处理原则及处理方法。	1. 广大群众对于传统中医药有较高的接受度，较相信中医的治疗特点和功效。治疗前应该客观向患者说明中药熏洗治疗的机制和作用，但不应夸大其作用。 2. 第一次熏洗配药、水温要进行认真调试，同时，让患者家人仔细观看和理解。 3. 熏洗时应该调整患者取舒适体位，注意室内温度，寒冷季节防止受凉。必要时协助患者完成中药熏洗治疗。
重要提示： 1. 熏洗药液必须严格掌握温度，熏蒸时，药液应加温至蒸汽上冲，但也不可过热，避免烫伤皮肤。 2. 熏洗后若出现皮疹、瘙痒等症状时，提示发生皮肤过敏，按照皮肤过敏常规处理方法进行处理。		**所需物品：** 药浴室、煎药机、药浴盆或桶、棉质毛巾、橡皮单。

6.167 教会患者使用助行器以改善骨关节炎患者的行走功能

操作步骤	知识要求	态度要求
1. 根据患者身体平衡能力及上肢肌力水平,帮助患者选择合适的助行器,骨关节炎患者常用的助行器有如下几种 1.1 手杖:上肢和肩的肌力正常才能使用手杖,握力好、上肢支撑力强的患者可选用单足手杖,如平衡能力和协调能力较差,应选用三足或四足手杖。 1.2 前臂杖和腋杖:①单侧下肢骨关节炎患者,使用一侧拐杖步行;②双下肢骨关节炎患者,根据下肢肌力情况,选用腋拐或前臂杖;③上臂肌力弱时:肱三头肌减弱时,肘的支持能力降低,选用肱三头肌支持片型腋杖;肘关节稳定性差时,选用有腕关节固定带的前臂杖或腋杖。 2. 腋杖步行方法:根据腋杖和脚移动的顺序不同,分为以下几种形式: 2.1 交替拖地步行:方法是伸出左腋拐,再伸出右腋拐,然后两足同时拖地向前,到达腋杖附近。 2.2 同时拖地步行:同时伸出两支拐,然后两足同时拖地向前,到达腋杖附近。 2.3 四点步行:先伸出左腋拐,然后迈出右脚,再伸出右腋拐,最后迈出左脚。 2.4 三点步行:先将肌力较差的一侧脚和两侧腋杖同时伸出,再将对侧足(肌力较好的一侧)伸出。 2.5 两点步行:一侧腋拐和对侧足同时伸出,再将余下的腋拐和足再伸出。 3. 手杖步行方法 3.1 三点步行:绝大部分骨关节炎患者的步行顺序为伸出杖,然后迈出患足,再迈出健足。少数患者为伸出手杖,迈出健足,再迈出患足的方式。 3.2 两点步行:即同时伸出手杖和患足,再迈出健足。这种方法步行速度快,适合于病情较轻、平衡功能好的患者。 4. 一般治疗每日或隔日1次,10次为1个疗程。 5. 规范记录患者每次治疗情况。	1. 了解骨关节常用助行器的结构和性能特点。 2. 能够综合评价骨关节炎患者患病部位及整体情况。 3. 了解患者使用助行器的常见错误:一方面是将助行器放得太靠前;另一方面是将助行器调得过高。这两种错误都会使患者行走起来不舒服,而且更有可能摔倒。	1. 骨关节炎是一种慢性疾病,且多见于老年人,后期因病情加重,常导致患者行走不便而不得不使用助行器。此时,康复人员一定要认真、仔细并且耐心向患者讲解各种助行器的特点、使用方法和技巧,然后帮助患者选择合适的助行器具。 2. 助行器看似简单,但如使用不当会导致新的肢体功能障碍,甚至摔倒。所以,一定要耐心指导患者学习并掌握助行器的正确使用方法。 3. 对患者及其家人做好预防意外发生的宣教工作,避免患者在使用过程中摔伤等事故的发生。
重要提示:一定避免因使用助行器不当而造成的患者受伤。		**所需物品:**单脚手杖、四脚手杖、前臂杖、腋杖。

第六章 骨关节炎康复

6.168　教会骨关节炎患者在日常生活中正确的静态姿势保持以缓解疼痛

操作步骤	知识要求	态度要求
1. 与患者沟通，解释正确的静态姿势保持对于缓解骨关节炎疼痛作用和意义，取得患者的理解和配合。 2. 该项活动可以在乡镇卫生院康复治疗床上或者患者家中进行。以膝关节为例说明。 3. 小腿后侧肌群牵伸 3.1 患者站在踝关节矫正板上进行被动牵伸。 3.2 分别调整矫正板在踝背屈30°、45°、60°下保持30秒后放松休息。 4. 股四头肌牵伸 4.1 站立位，手握踝关节进行屈膝动作，保持股四头肌处于最大牵伸位。 4.2 保持30秒后放松休息。 5. 仰卧位姿态调整 5.1 保持患侧肢体抬高，让患侧下肢放在高处或者三角垫上。 5.2 保持3~5分钟后休息。 6. 牵伸训练一般每天进行2~3次，按照上述方法选择其一，牵伸角度应循序渐进。 7. 第3、4、5项训练可以教给能够操作的患者及其家人训练。	1. 能解释骨关节炎的病理发展变化过程。 2. 能解释骨关节炎患者休息的重要性。 3. 能解释预防关节肿胀的姿势。 4. 能解释骨关节炎患者康复目标。	1. 骨关节炎患者活动后会加重疼痛，所以应让患者适当休息，减少活动量。而长期休息又会导致肢体及全身脏器功能减退。因此，医护人员及患者家人应教育患者避免长期固定在一个姿势或体位（如长期卧床），同时鼓励其进行正确的静态姿势训练。 2. 不良姿势会加重病痛，所以医护人员及患者家人在日常生活中应教育患者避免如下姿势，如靠床头看电视、身体侧卧手支撑头部看电视、身体过于前倾头向前伸使用电脑等。
重要提示： 1. 牵伸训练注重循序渐进。 2. 进行牵伸时，疼痛程度以自我感觉疼痛指数为7最适宜。 3. 日常生活中膝关节静态姿势训练每日可完成3次训练，每次3~5组，每组不超过1分钟。		**所需物品：**治疗床、踝关节矫正板、三角垫。

6.169　教会骨关节炎患者在日常生活活动中正确的运动方式以促进关节活动度

操作步骤	知识要求	态度要求
1. 与患者沟通，解释正确的运动方式对于促进关节活动度，缓解骨关节炎疼痛的作用原理和意义，取得患者的配合。 2. 该项活动可以在乡镇卫生院康复治疗床上或者患者家中进行。以膝关节为例说明。 3. 坐姿体位膝关节运动 3.1 让患者坐在椅子上保持中立位。 3.2 分别进行膝关节 30°、45°、60° 伸展运动。 3.3 动作缓慢，控制第二足趾与髌骨、髂前上棘在一条直线上。 3.4 每组 8~10 次，共 1 组。 4. 仰卧体位膝关节运动 4.1 让患者仰卧位，屈髋屈膝双足于床上。 4.2 患腿进行膝关节伸展运动，使足离开床面。 4.3 动作缓慢，控制第二足趾与髌骨、髂前上棘在一条直线上。 4.4 每组 8~10 次，共 1 组。 5. 站立下蹲训练 5.1 患者身体背靠墙面站立，上背部、下背部、骶骨处均与墙面接触。 5.2 吸气慢慢下蹲 30°~45°，呼气发力起身。 5.3 反复完成 8~10 次，共 1 组。 6. 第 3、4、5 项训练可以教给能够操作的患者及其家人训练。	1. 能解释关节活动的凸凹法则。 2. 能解释关节活动度训练的意义及必要性。 3. 能解释关节活动训练时的注意事项。 4. 能解释正确运动轨迹对关节活动训练的意义。	1. 适当运动可缓解关节疼痛，但在进行关节活动度训练时应遵照循序渐进原则，从小角度、小范围开始练习，避免加重病情。 2. 注意指导患者及其家人每天坚持进行不同关节的运动训练。 3. 教育患者在日常生活中注意走路的姿势及步态，同时将静态姿势训练与运动训练有机结合在一起，减轻疼痛，改善功能。
重要提示： 1. 训练时注意配合呼吸，呼气发力关节运动，吸气还原动作。 2. 在训练过程中注意保持运动轨迹的正确性。		**所需物品：** 治疗床、椅子。

（胡秋生　王金刚　刘春茹）

第七章　骨折康复

概念：骨折不仅使骨的完整性、连续性受到破坏，并常常伴有肌肉、韧带、血管、神经、关节囊、滑膜及皮肤等软组织损伤。骨折的临床表现因其发生部位、损伤程度和是否合并重要器官损伤而有较大差别，如颅骨凹陷骨折，虽范围不大，但可致脑损伤。四肢骨折局部的主要表现为肿、痛、压痛和钻心痛、摩擦音，重时有畸形和功能障碍。骨折经过复位或手术后，一般要经过数月才能愈合，期间需固定或骨牵引，由于被迫长期卧床，或受伤肢体被迫制动，可出现失用性肌萎缩、关节挛缩、僵硬、骨质疏松、骨痂形成缓慢、骨折愈合延迟等症状。长期卧床还可发生肺部感染、尿路感染与结石、压疮及静脉血栓形成等。

康复目标：骨折的康复目标是通过对患者功能进行全面评估，针对存在问题，采用各种康复措施，达到预防并发症、减轻疼痛、改善血液循环、促进骨痂形成、减轻粘连、软化瘢痕、改善患者全身状况、恢复关节活动度和肌力、改善生活自理、提高工作能力的目的。

康复指征：在不影响临床救治前提下，尽早介入康复治疗。四肢骨折一般分为两个阶段。骨折未愈合、固定未解除时为第一阶段，骨折已愈合、固定解除后为第二阶段。第一阶段一般在骨折复位固定或牵引3天左右，即可开始康复治疗，此时损伤反应开始消退，肿胀与疼痛减轻。第二阶段康复治疗的目的是最大限度地恢复关节活动范围和肌力，并在此基础上恢复日常生活活动能力和工作能力。

康复方法：物理治疗（超短波、磁疗、低中频电疗等）、关节活动技术、肌肉牵伸技术、关节松动技术、肌力训练、平衡训练、夹板、石膏及弹力支架的使用、步行训练、日常生活活动训练、按摩等。

7.170　肱骨骨折患者术前体位指导及功能训练

操作步骤	知识要求	态度要求
1. 告知患者术前体位正确摆放及功能训练对后期功能康复的重要性。 2. 本训练可在卫生院进行。 3. 体位指导：不管患者使用的是三角巾悬吊或手法复位后外展支架固定，只要情况允许就可以让患者下床活动，卧床时床头抬高30°~45°，平卧时，应在患侧胸壁垫一软枕。 4. 告知患者手术一般在伤后3~7天进行，因此术前要指导患者正确应用颈腕吊带达到制动作用。吊带使用方法：前臂屈曲90°悬吊固定于胸壁前，起到托扶作用，减少移位引起的疼痛。 5. 肘关节控制训练：保持肘关节屈曲30°、60°、90°位置下进行弹力带的等长运动训练。 6. 肩关节控制训练：保持肩关节前屈、后伸、外展、内收位的控制训练。辅助器具为弹力带。 7. 腕关节控制训练：保持腕关节背伸和掌屈控制训练。 8. 手握力控制训练：利用握力小球进行控制训练。 9. 关节活动度训练 9.1 手部训练：用力握拳，持续几秒，然后用力伸手指，再持续几秒，每天3~4次。 9.2 腕关节训练：双手对掌练习背伸活动，每天3~4次。 9.3 肘关节训练：在颈腕吊带制动肩关节的情况下，做轻微伸屈肘关节活动，每天3~4次。	1. 能解释术前体位正确摆放的重要意义和对实现康复目标的影响。 2. 能解释控制训练和功能训练的意义。 3. 能掌握控制训练和功能训练的方法。 4. 能解释整体康复的意义。	1. 术前正确的体位摆放和适当的功能训练可促进骨折患者术后的肢体功能恢复。因此，医护人员要认真向患者进行宣教，并监督、指导落实。 2. 指导患者训练时，让患者注意保持正确姿势，放松身体，避免加重病情。 3. 疼痛是骨折患者的主要痛苦，治疗时手法要轻软，态度要和蔼，同时还要鼓励患者积极进行各种正确的体位摆放和功能训练，以达到早日康复的目的。 4. 治疗中注意观察患者的反应，以便更合理地确定每次训练的次数及目标。
重要提示： 1. 训练时注意循序渐进的原则。术后即开始进行远端关节活动训练以预防水肿。 2. 根据X线片及其他影像证据进行控制训练。从小剂量运动方式开始。 3. 静态控制训练每日可完成3次训练，每次3~5组，每组不超过1分钟。 4. 要重视骨折康复过程中的整体性原则。	**所需物品：**弹力带、握力小球。	

7.171 肱骨骨折患者术后体位指导及功能训练

操作步骤	知识要求	态度要求
1. 告知患者术后正确体位摆放及功能训练对后期功能康复的重要性。 2. 本训练可在卫生院进行。 3. 体位指导：指导患者术后取舒适体位，患肢屈肘置于胸前，平卧位时在患肢下垫一软枕使之与躯干平行，避免前屈或后伸。告知患者术后第二日可抬高床头30°~45°，患肢用软枕抬高，无明显不适可下床活动，下床时用三角巾或上肢吊带将患肢悬吊颈部。内收型骨折用外展架固定维持患肢于外展位。 4. 术后功能训练 4.1 术后第1天：指导患者行患肢手指握拳、伸指、腕关节掌屈、背伸活动，每天2~3次。 4.2 术后第2~7天：指导患者进行患肢肱二头肌和肱三头肌的等长收缩练习，继续加强手指及腕关节活动，每天2~3次。 4.3 术后1~2周：患肢疼痛肿胀减轻后，指导患者进行患肢肩关节的前屈、后伸活动，范围以患肢疼痛为限，逐步加大范围，如患侧上臂靠近胸壁，屈肘90°行前屈、上举运动，持续10秒，每日2次。 4.4 术后2~3周：逐步进行肩、肘关节的活动练习：①伸屈肩、肘关节：患者可用健手握住患侧腕部，使患肢向前伸展，然后再屈曲肘关节，同时上臂后伸；②做划圆圈动作：患者身躯向患侧倾斜，肘关节屈曲90°，上臂向下垂直，健手握住患侧腕部，做肩关节旋转动作，即划圆圈动作；③双臂上举：将两手置于胸前，十指交叉，肘关节伸直约135°，用健肢带动患肢，肘关节屈曲60°左右，双上臂同时上举，然后逐渐放回原处； 4.5 后期康复：①继续中期的功能锻炼；②举臂摸头：上臂外展、外旋，用手摸自己的后头部；③反臂摸腰：患肢上臂外展、内旋、屈肘、后伸，然后用手指背侧触摸腰部；④双臂轮转：又称云手，左上肢屈肘，前臂置于胸前，掌心向后、向上；右侧上肢伸直，外展于体侧，掌心向下，轮转进行。 5. 肘关节训练：可用弹力带进行肘关节全范围的抗阻训练。 6. 腕关节及手握力训练。	1. 能解释骨折术后康复训练的重要性。强调骨折手术与康复的同等重要性。 2. 能解释全关节活动范围的概念和具体操作方法。 3. 能掌握弹力带训练的阻力控制。 4. 能正确掌握动态训练的介入时机。	1. 骨折的治疗原则是："复位、固定、功能训练"。因此，医护人员应对患者认真解释骨折术后康复训练的重要性和必要性。 2. 训练时，要想办法让患者保持正确姿势和动作，放松身体，以便有效进行功能训练。 3. 坐位训练时，注意肩胛骨的固定，以促进上肢各关节的分离运动。 4. 术后注意避免患者固定在一个姿势上时间太久，防止因局部血液循环不好产生肿胀。 5. 在术后日常生活中注意体位的变化对骨折部位的影响。 6. 鼓励、教育患者在不同阶段积极进行正确的体位摆放和功能训练，以达到早日康复的目的。 7. 根据患者的反应来确定训练的次数及目标。
重要提示： 1. 吸气保持不动，呼气完成动态运动。 2. 根据X线片及患者功能情况如关节活动范围确定抗阻训练的时机及动态训练注意事项。 3. 动态训练每日可完成3次训练，每次3~5组，每组不超过1分钟。		**所需物品：** 弹力带、握力小球。

第七章 骨折康复

7.172　前臂骨折术后康复

操作步骤	知识要求	态度要求
1. 告知患者前臂骨折术后康复训练对预防肌肉萎缩、力量减退及促进肢体功能康复的重要性。 2. 本训练可在卫生院或患者家中进行。 3. 术后 1 周内：以制动为主，特别手法复位的要经常检查，防止外固定情况松动导致畸形愈合。手、腕可行主动屈、伸活动，不要做旋转练习。 4. 术后 2~3 周：肩关节伸屈、外展、内收功能练习，肘关节及腕、手关节主动功能练习，前臂的旋内、旋外练习，要轻柔进行。 5. 术后 4~6 周：增加肩关节和腕、手关节的抗阻力训练，自主的前臂内外旋功能练习，内固定手术的可去除外固定物，通过器械进行训练，进行作业治疗，增加日常生活能力训练。 6. 术后 7~9 周：去除外固定物后进行肩、肘、腕、手关节的功能练习，着重训练前臂的内外旋功能训练，可借助器械和抗阻力训练，增加作业治疗，提高日常生活能力，有肩、肘、腕、手功能障碍的可做具体关节松动术治疗和作业治疗。 7. 以上训练每次 20~30 分钟，每日 2~3 次。 8. 规范记录每次训练后情况。	1. 能把握前臂正常运动的要点及术后恢复期的训练注意事项。 2. 能解释不同训练动作的目的及意义。 3. 能把握如何防止出现代偿运动。 4. 能掌握姿势控制训练。 5. 康复过程中要注意手指的血液循环及感觉变化，防止骨筋膜室综合征的发生。	1. 进行康复锻炼时要循序渐进，关节活动范围由小到大，训练次数由少到多，逐渐恢复肢体功能。 2. 早期训练时一定要注意不要做旋转动作，以免发生固定材料的松动，导致骨折错位。 3. 任何练习都应以不引起局部剧痛为度，同时避免训练过度引起的疲劳，也不要急于在骨折部位施行手法牵拉和被动按摩，以免加重损伤，影响功能恢复。 4. 根据患者治疗时和治疗后的反应来确定训练的强度和训练时间。
重要提示： 1. 根据分期，对患者进行相应的训练。 2. 任何活动训练都应围绕日常生活活动进行。		**所需物品：**训练场所。

7.173 股骨骨折患者进行肌肉力量和关节稳定性训练

操作步骤	知识要求	态度要求
1. 告知患者进行肌肉力量和关节稳定性训练对预防肌肉萎缩、力量减退及促进下肢功能康复的重要性。 2. 本训练可在卫生院或患者家中进行。 3. 髋部周围肌力量训练：俯卧位，进行髋关节后伸训练，起始位是膝关节伸直离开地面，吸气保持不动，呼气进行单腿后伸，双腿交替进行锻炼。 4. 髋部周围肌力量训练：健侧卧位，单腿抬起进行划圆圈运动。 5. 双下肢核心稳定训练：双足置于平衡垫上进行膝关节屈伸训练。 6. 仰卧位下踝关节稳定性训练：仰卧位，腿伸直位，进行踝关节背屈、跖屈等长收缩练习。或屈髋屈膝 90° 下进行踝关节活动。 7. 踝关节稳定性训练，坐位，腿伸直，弹力带置于脚掌，进行抗阻训练。 8. 以上训练每次 20~30 分钟，每日 2~3 次。 9. 规范记录每次训练后情况。	1. 熟练掌握髋部周围肌肉解剖结构组成。 2. 能解释各个训练动作的目的及意义。 3. 能掌握踝关节背屈、跖屈的动作要求。	1. 为了确保身体素质，促进身体功能整体恢复，不仅对手术侧的肢体进行训练，还应对其余身体部位（如上肢、腰腹、健侧腿）进行尽可能多地练习。 2. 早期关节活动度练习，并每日坚持完成训练，可促进患者肢体功能恢复，但尽可能在无痛无阻力下恢复关节的较大角度。内固定不稳定时，需要做好保护措施，以防错位。 3. 指导患者进行训练时，注意让患者保持正确的运动轨迹，防止出现代偿动作。 4. 根据患者每次训练后的反应来确定训练的次数及目标。
重要提示： 1. 不同体位下采用不同方法对患侧肢体的肌肉进行强化训练。 2. 同时还要对患侧下肢之外的身体部位进行训练。 3. 注意训练强度，无痛、防止错位。		**所需物品：**训练场所。

第七章 骨折康复

7.174 股骨骨折患者行姿势控制性训练

操作步骤	知识要求	态度要求
1. 告知患者进行姿势控制性训练对恢复下肢运动功能、平衡性和协调性的重要性。 2. 本训练可在卫生院或患者家中进行。 3. 髋部姿势控制训练：俯卧位，进行髋关节后伸训练，起始位是膝关节伸直离开地面，吸气保持不动，呼气进行双腿后伸保持。 4. 髋部姿势控制训练：健侧卧位，患腿提起离开床面，单腿抬起进行髋外展 10°、30°、40° 的姿势控制训练。 5. 踝关节姿势控制训练：仰卧位，屈髋屈膝 90°，进行踝关节背屈、跖屈 30°、40° 的姿势控制训练。 6. 踝关节姿势控制训练：仰卧位，屈髋屈膝 90°，弹力带置于脚掌，进行正常关节活动范围内角度抗阻训练。 7. 膝关节控制性训练：仰卧位，屈髋屈膝 90°，进行膝关节活动范围内的角度控制性训练。 8. 以上训练每次 20~30 分钟，每日 2~3 次。 9. 规范记录每次训练后情况。	1. 熟练掌握恢复期的髋关节、膝关节和踝关节的运动特点。 2. 能解释训练动作的目的及意义。 3. 能掌握训练时如何防止出现代偿运动。 4. 能掌握姿势控制训练的具体方法。	1. 股骨骨折不仅会影响下肢的活动，对人体的姿势控制也会产生影响。因此，医护人员要向患者及家属解释患者股骨骨折康复中姿势控制性训练的目的及意义。 2. 医护人员进行训练时应注意观察患者的具体运动过程，防止出现代偿动作，影响训练效果。 3. 仔细观察患者在训练中及训练后的反应可以帮助医护人员确定训练的时间和强度。
重要提示： 1. 不同体位下姿势控制训练应循序渐进。同时注意给患者语言上的提示和鼓励。 2. 根据患者功能情况确定训练量。 3. 训练时防止出现代偿运动。		**所需物品：**弹力带。

7.175 小腿骨折术后的康复

操作步骤	知识要求	态度要求
1. 告知患者进行术后康复的重要性。 2. 本训练可在卫生院或患者家中进行。 3. 稳定性骨折患者，按照如下要求进行康复： 3.1 复位、固定术后，抬高患肢，2 天开始足趾屈伸活动及股四头肌等长收缩活动。 3.2 术后 1 周：行踝关节屈伸活动。 3.3 术后 2 周：开始进行屈膝、屈髋活动。 3.4 术后 6~8 周：开始扶拐不负重行走。 3.5 术后 10~12 周：可部分负重行走，逐步恢复正常行走。 4. 不稳定性骨折患者，按照如下要求进行康复： 4.1 应用持续牵引和外固定的患者，在术后 3~5 天开始。 4.2 去除牵引后，逐步练习不负重行走、部分负重行走至正常行走。 5. 以上训练每次 20~30 分钟，每日 2~3 次。 6. 规范记录每次训练后情况。	1. 能熟练掌握小腿骨折（稳定性及不稳定性骨折）术后训练原则及具体方法。 2. 能解释训练动作的目的及意义，并能及时发现并阻止代偿性运动的出现。	1. 小腿骨折虽然相比于股骨骨折而言较轻，但同样会影响患者的下肢功能，甚至导致全身活动受限，尤其是老人。因此，术后康复的意义同样重要。 2. 进行训练时，医护人员应强调训练方法的正确性，以免引发固定材料的松动；同时注意观察患者的训练动作，避免出现代偿性而影响疗效。 3. 每次训练的强度和时间可根据患者的反应来确定。
重要提示： 1. 注意稳定性骨折和不稳定性骨折康复训练的区别。 2. 注意部分负重步行、负重步行的开始时间。		**所需物品：**训练场所。

7.176　稳定性骨盆骨折患者的康复

操作步骤	知识要求	态度要求
1. 告知患者进行合理的康复训练对恢复骨盆以下运动功能、平衡性和协调性的重要性。 2. 本训练可在卫生院或患者家中进行。 3. 稳定性骨盆骨折的康复 3.1 卧床休息期间注意髋关节微屈位下活动双下肢膝、踝关节，以不引起疼痛或致微痛为度。 3.2 伤后 2~3 周：患者需在卧床休息的同时进行以下动作训练。 3.3 踝泵运动：用力、缓慢、全范围反复屈伸踝关节，5 分钟/组，1~2 组/小时。 3.4 等长练习：股四头肌（大腿前侧肌群）、腘绳肌（大腿后侧肌群），大于 10~20 分/日。 3.5 床边股四头肌肌力练习：仰卧位，双膝下垫枕以使髋微屈，双小腿悬于床边，踝部以沙袋、皮筋等作为负荷，踢腿至膝伸直位，缓慢落下，20~30 次/小组，小组间休息 30 秒钟，4~6 小组/大组，2~3 大组/日。 3.6 在床上进行强化上肢肌力的训练，为体位转移和下地扶拐行走等做准备。 4. 伤后 3~4 周训练 4.1 髋关节活动度练习：进行髋关节屈伸、内外旋、外展内收训练，控制在无或微痛范围内。10~15 次/组，2~3 组/日。 4.2 直抬腿及后抬腿练习：直腿抬高至足跟离床 15cm 处，或足尖离床 5cm 处，保持至力竭为 1 次，5~10 次/组，2~3 组/日。 5. 伤后 6~8 周的训练 5.1 侧抬腿练习：骨折愈合至可侧卧时，直腿侧抬高至无痛角度，保持至力竭为 1 次，5~10 次/组，2~3 组/日。 5.2 经专业医生许可，开始负重和平衡练习，负重由 1/4 体重→1/3 体重→1/2 体重→2/3 体重→4/5 体重→100%体重逐渐过渡。可利用体重秤明确部分体重负重的感觉。5 分钟/次，2 次/日。 5.3 前后、侧向跨步练习：要求动作缓慢、有控制、上体不晃动。力量增强后可双手提重物为负荷或在踝关节处加沙袋为负荷。20 次/组，组间间隔 30 秒，2~3 次/日。 5.4 髋关节周围肌肉力量练习：要求动作缓慢、有控制，无或微痛，逐渐增加力度和运动量。20 次/组，组间间隔 30 秒，2~3 次/日。	1. 熟悉骨盆运动轨迹。 2. 熟练掌握训练动作的目的及意义，并且知道如何防止出现代偿运动。 3. 掌握关联关节运动对运动控制的影响。 4. 在卧床休息期间进行髋关节微屈位下活动时避免同侧髋关节过度前屈、外展、外旋引起疼痛。	1. 骨盆骨折分为稳定性和不稳定性骨折。不同骨折训练方法不同。患者和其家人应听从医护人员指导，认真配合训练。 2. 训练应按分期循序渐进地进行，同时防止出现代偿动作。 3. 训练强度根据患者的反应来确定。
重要提示： 1. 训练原则：循序渐进。 2. 训练时注意给患者语言上的提示和鼓励。 3. 根据患者功能情况确定训练量。		**所需物品：**训练场所、体重秤。

（王金刚　陈爱民　李红玲）

第八章　脊柱侧弯康复

概念：脊柱侧弯（侧凸）是脊柱侧向弯曲畸形。其病因有先天性脊柱侧凸，继发性骨骼、肌肉、神经系统疾患导致的侧凸；但更多的病因不明，即特发性（原发性）脊柱侧凸，占脊柱侧弯的 50%~80%，是一种严重影响青少年健康发育的脊柱畸形，发病率 1%~1.17%，其中女性多于男性，比例约为 9∶1。如不能得到及时发现和处理，患者侧凸会逐渐加重，形成严重畸形。严重者不仅会造成身体外观异常、脊柱运动功能障碍或因骨盆倾斜而跛行，而且可因胸廓畸形造成心脏、肺脏功能障碍。少数严重的脊柱侧凸还可造成脊髓受压而导致下肢瘫痪及排便功能障碍，因而早诊断、早治疗、早康复极为重要。

康复目标：在临床治疗原发病基础上，使用康复措施对侧弯的脊柱进行矫治，预防畸形加重，不仅可纠正患者异常外观，更重要的是改善其胸腹腔内器官的功能状态。

康复指征：早发现、早矫治是获得良好治疗效果的关键。一般根据患者年龄、侧凸程度和进展情况来选择康复治疗方案。①对于 10°以下的脊柱侧凸，可密切随访，同时进行姿势训练和矫正体操；②对于 10°~20°的脊柱侧凸，除上述方法外，加用侧方电刺激；③对于 20°~45°的脊柱侧凸，以佩戴侧凸矫形器为主要治疗方法，同时行矫正体操或侧方电刺激；④对于 45°以上的脊柱侧凸，或曲度稍小但旋转畸形严重的患者，应手术矫正，术后佩戴矫形器。

康复方法：常用康复方法包括：①运动疗法：矫正体操，不对称爬行；②牵引；③侧方表面电刺激疗法；④矫形器矫正。

8.177　对脊柱侧弯患者进行静态姿势训练以调整脊柱冠状面位置

操作步骤	知识要求	态度要求
1. 与患者沟通，解释静态姿势训练对脊柱侧弯治疗的作用与意义。 2. 该项活动可以在乡镇卫生院康复治疗床上或者患者家中进行。根据情况选择以下训练方式。 3. 脊柱侧屈位姿势训练 3.1 患者采取凸侧向上侧卧位。 3.2 患者吸气时保持身体不动，呼气时双腿抬离床面达最大程度，并保持一定时间。 3.3 静态控制 15~60 秒为一组，一次可完成 2~3 组。用于脊柱侧弯凸侧的训练。 4. 双下肢冠状面脊柱侧屈训练 4.1 患者采取俯卧位。 4.2 患者吸气保持身体不动，双腿微微抬起。 4.3 患者呼气时双腿向凸侧移动到最大活动度保持不动。 4.4 保持 15~60 秒静态控制为一组，每次共完成 2~3 组。 5. 躯干冠状面脊柱侧屈训练 5.1 患者采取俯卧位。 5.2 患者吸气躯干微微抬起。 5.3 患者呼气躯干向凸侧移动到最大活动度保持不动。 5.4 每组 15~60 秒静态控制，共完成 2~3 组。 6. 第 3~5 项训练可以教给患者在其家人照顾下坚持训练。	1. 能够解释脊柱侧弯对人可能造成的影响，描述脊柱的正常解剖结构和功能。 2. 能够说出姿势训练对恢复脊柱冠状面功能的作用及意义。 3. 能够阐述姿势训练对于调整脊椎冠状面位置的基本作用原理。 4. 能说明强化凸侧肌肉，牵伸凹侧肌肉的训练原则。	1. 脊柱侧弯不仅给患者带来病痛，也影响患者形象，造成生活和工作方面的困难。会使患者产生心理压力，打击其自信心。因此，对患者要给予同情和尊重，不要嘲笑患者的病态。 2. 脊柱侧弯的矫治是一个长期缓慢的过程，因此，医护人员要多与患者进行沟通，告诉其坚持训练的重要性及意义，并鼓励其多参与社会活动。 3. 训练过程应该循序渐进，不能急于求成。对患者要有耐心和爱心，教育患者按照程序进行，不能随意变动。同时对于活动不便的患者要给予帮助。
重要提示： 1. X 线片影像证据与姿势评估密切结合对于指导训练具有重要意义。 2. 静态训练时注意根据患者的实际情况进行冠状面姿势保持训练。		所需物品：治疗床。

8.178 对脊柱侧弯患者进行牵伸训练以调整脊柱侧弯

操作步骤	知识要求	态度要求
1. 与患者沟通，解释牵伸训练对于调整患者脊椎侧弯的作用和意义，以取得配合。 2. 该项活动可以在乡镇卫生院康复治疗床上或者患者家中进行。 3. 侧卧位被动牵伸 3.1 患者侧卧位于治疗床上，脊柱侧弯凹侧在上位，双手自然放置。 3.2 操作者一手固定患者肩部，另一只手固定其骨盆部位，双手向相反方向用力进行牵伸训练。 3.3 在牵伸过程中注意患者的耐受程度。 3.4 牵伸训练持续 15～30 秒为一组，每次共完成 1～3 组。 4. 站立位静态牵伸 4.1 患者站立位于墙边，凸侧靠近墙。 4.2 身体向凸侧进行侧弯，双手可扶住墙面进行静态牵伸。 4.3 在患者感觉有牵伸感时持续 1～2 分钟，每次可重复上述牵伸 1～3 次。 5. 坐位自我牵伸 5.1 患者坐立位，保持骨盆稳定。 5.2 患者主动向凸侧方向进行牵伸，牵伸力度以能自我忍受为止。 5.3 每次牵伸维持 1～2 分钟，可连续完成 1～3 次。 6. 牵伸训练选择上述其中任一方法，每天进行 2～3 次，牵伸角度应循序渐进，由小到大。 7. 第 3、4、5 项训练可以教给能够操作的患者及其家人帮助其训练。	1. 能够阐述牵伸训练对于调整脊椎侧弯的基本作用原理。 2. 熟练掌握脊柱的正常解剖结构和运动规律，了解牵引脊柱训练主要参与的肌肉。 3. 能够解释脊柱侧弯对人可能造成的影响。	1. 牵伸训练需要坚持才能取得效果。因此，最好教会患者正确的牵伸训练方法，让其在家中坚持训练。如果需要家人帮助，一定要教给其家人具体操作方法和注意事项。 2. 脊柱侧弯程度轻的还好，但侧弯严重者不仅影响患者形象，还会造成生活和工作方面的困难，同时给患者带来沉重的心理压力，打击患者的自信心。因此，医护人员对患者要给予理解和尊重，不要嘲笑其的病态。 3. 与患者进行有效沟通对不断鼓励病人坚持训练非常重要。因此，医护人员要定期与患者及家人进行沟通，鼓励患者坚持训练，并积极参与各种社会活动，逐渐增加自信心。 4. 训练过程应该循序渐进，对患者要有耐心和爱心，同时还要仔细观察病人的训练是否规范，发现问题要及时纠正，对于活动不便的病人要给予帮助。
重要提示： 1. 牵伸训练后，还要进行主动功能训练，以巩固疗效。 2. 注意利用呼吸节奏帮助增强患者的耐受程度。		**所需物品：**治疗床。

第八章　脊柱侧弯康复

8.179 对脊柱侧弯患者进行肌肉强化训练以改善脊柱侧弯

操作步骤	知识要求	态度要求
1. 与患者沟通，解释肌肉强化训练对脊柱侧弯治疗的作用与意义。 2. 该项活动可以在乡镇卫生院或者患者家中进行。可根据情况选择以下训练方式。 3. 桥式训练 3.1 患者仰卧位，屈髋屈膝。 3.2 先帮助患者摆放脊椎位置，躯干向凸侧侧屈，然后骨盆抬起，至髋、膝、肩呈一条线位置时，进行动作保持训练。 3.3 保持持续 30~60 秒为一组，共完成 3 组。 3.4 此训练适合脊柱节段存在侧弯，而骨盆无倾斜的脊柱侧弯患者。 4. 桥式训练 4.1 患者仰卧位，屈髋屈膝，双足立于床面。 4.2 先帮助患者摆放骨盆位置，将骨盆摆放于中立位，然后骨盆抬起，至髋、膝、肩呈一条线位置时，进行动作保持训练。 4.3 保持持续 30~60 秒为一组，共完成 3 组。 4.4 此训练适合脊柱节段存在侧弯，骨盆也存在一定倾斜的脊椎侧弯患者。 5. 俯卧背伸训练 5.1 患者俯卧位，双手放置体侧，额头接触床面。 5.2 先帮助患者进行躯干的摆放，向凸侧侧弯，然后呼气进行背伸运动，至背部竖脊肌收紧，背伸程度适中，吸气还原动作至俯卧位。 5.3 每组 10~15 次，共完成 3 组。 6. 第 3、4、5 项训练可以教给能够操作的患者及其家人辅助进行训练。	1. 能够阐述肌肉强化训练对于改善脊柱侧弯的基本作用原理。 2. 熟练掌握脊柱的正常解剖结构和运动规律，了解牵引脊柱训练主要参与的肌肉。	1. 脊柱侧弯的部分原因是由于不良姿势引起，而姿势的矫治需要加强相应的肌肉力量。因此，医护人员要教育脊柱侧弯患者在进行前面的姿势、牵伸训练外，还要进行肌肉强化训练。 2. 肌肉力量训练需循序渐进和长期坚持，不能急于求成，要按照正确的程序和方法坚持训练。 3. 同时还要教育患者在训练过程中做到慢和稳，以便更好地感受脊柱运动过程。不可着急快速进行运动，而导致代偿破坏正常的运动轨迹。 4. 合理利用呼吸节律配合运动训练，可以增强治疗效果。因此，训练时要注意教育患者在运动中正确配合呼吸节奏完成训练动作。
重要提示： 1. 掌握维持脊柱稳定的相关肌肉功能。 2. 训练动作一定根据患者的问题肌肉进行，不可盲目进行。 3. 进行以上训练可循序渐进，掌握呼吸节奏。		**所需物品：**治疗床。

8.180 对脊柱侧弯患者使用康复训练小工具进行训练以矫正脊柱侧弯

操作步骤	知识要求	态度要求
1. 与患者沟通，解释使用康复训练小工具进行训练对脊柱侧弯治疗的作用与意义。 2. 该项活动可以在乡镇卫生院或者患者家中进行。 3. 桥式训练 3.1 仰卧位，屈髋屈膝双足立于床面，双手握住弹力带一端，另一端由双足固定。 3.2 让患者进行骨盆抬起至髋、膝、肩于一条直线上，双臂用力上拉弹力带。 3.3 患者感受背部肌肉明显收缩时，保持此状态 30～60 秒。每次完成上述动作 3 次。 4. 侧卧下肢控制 4.1 躯干侧卧位于床上，凸侧向上，大腿以下部位悬空。双脚处捆绑沙袋负重。 4.2 让患者呼气双腿抬起，吸气放下，感受一侧腰部肌肉发力收缩。 4.3 完成 8～10 次为一组，第 10 次完成后保持 30～60 秒。共完成 3 组。 5. 站立弹力带抗阻 5.1 站立位，凹侧手臂手持弹力带一端，另一端足部固定，保持身体稳定。 5.2 躯干向凸侧侧屈，使弹力带被拉起，感受凸侧腰部发力收紧。 5.3 保持凸侧腰部收紧，控制 60～90 秒。完成 3 组。 6. 第 3、4、5 项训练可以教给能够操作的患者及其家人帮助其训练。	1. 能详细讲解各种小工具在训练时发挥的作用，分析小工具训练时所强化和改善的肌肉。 2. 能评估患者身体功能状态并指导患者选择合适的小工具。	1. 训练的多样化不仅可以提高患者的训练兴趣，而且可以通过加大训练难度而提高治疗效果。因此，作为医护人员，要根据患者自身情况和家庭环境，帮助患者设计不同的训练方法。 2. 不同康复工具的训练方法不同，医护人员应该教会患者及其家人正确的训练方法，同时教育患者在训练过程中不可着急快速进行动态运动，以免破坏正常的运动轨迹，影响效果。 3. 教育患者在运动中注意利用呼吸节奏完成自我训练动作。 4. 要仔细观察患者在训练过程中的具体表现，发现问题及时做出相应的调整。
重要提示： 1. 在训练中，加入小工具可明显增加运动难度，在训练时一定注意根据患者的实际情况进行姿势控制训练。 2. 加入小工具训练需注意训练的持续时间，根据患者的具体情况调整合适的训练量。		**所需物品：** 沙袋、弹力带、治疗床。

（王金刚 陈爱民）

第八章 脊柱侧弯康复

第九章　强直性脊柱炎康复

概念：强直性脊柱炎是一种病因未明的关节疾病，以侵犯脊柱和骶髂关节为主，并常波及其他关节及内脏，可造成人体畸形及残疾。患者多为中青年，16~25岁发病最多，21~40岁发病的患者占总数的67%。男性明显多于女性，国外报道男女之比20:1~3:1，国内报道为9:1。本病病程缓慢，多为隐匿性、渐行性起病，开始症状轻微，有轻度发热、疲劳和下腰痛，然后向上蔓延，出现腰僵、穿鞋困难，波及胸椎时可感到呼吸不畅、不能用力咳嗽，最后脊柱完全强直，大多数出现后凸强直畸形，重者双目不能前视，部分患者可有心脏、肾脏、眼或其他关节外的损害等。

康复目标：本病分为轻型和重型，绝大多数为轻型，缓慢起病，关节疼痛不严重，可以忍受，能坚持一般性工作。康复治疗目标是在全面支持治疗和药物治疗基础上，使用康复措施对脊柱进行矫治，预防畸形加重，一方面纠正患者外形异常，另一方面改善其脏腑功能。

康复指征：早发现、早矫治是获得良好治疗效果的关键。因此，一旦诊断明确，尽早对患者存在的功能障碍进行评估，并予以相应的康复治疗。

康复方法：常用康复方法包括：①运动疗法；②牵引；③物理因子治疗；④矫形器矫正等。

9.181　静态姿势控制训练以恢复强直性脊柱炎患者脊椎在矢状面下的功能

操作步骤	知识要求	态度要求
1. 与患者沟通，解释静态姿势控制训练对于强直性脊柱炎恢复脊椎在矢状面下功能的作用与意义，以得到患者的良好配合。 2. 该项训练可以在卫生院或者患者家中进行，但要选择适宜空间，注意适宜的光线和室温。 3. 头颈部后伸静态姿势控制训练 3.1 患者取坐位或站立位，双手自然下垂。 3.2 患者吸气，下颌引导颈椎后伸，分别在15°、30°、45°保持静止姿势15～30秒，呼气引导颈椎屈曲还原。 4. 胸部屈曲训练 4.1 患者取仰卧位，双手自然放置。 4.2 指导患者屈髋屈膝双足立于床面。 4.3 患者进行胸部抬起训练，抬起角度分别在15°、30°、45°进行保持停留15～30秒，呼气时抬起，吸气保持，呼气还原。 5. 骨盆卷动 5.1 患者采取仰卧位，屈髋屈膝双足立于床面。 5.2 进行臀部、腰椎、胸椎依次抬起，保持15～30秒，直至髋、膝、肩保持到一条直线为止。 6. 脊柱屈曲体位 6.1 起始位为跪位，臀部运动至接触双足，头尽量去靠近双腿，在达到最大程度后，进行静态保持。 6.2 在脊柱屈曲体位下保持1～3分钟。 7. 脊椎静态姿势控制训练每日可进行3次训练，每次持续时间根据患者的耐受程度逐步延长时间。每组动作5次，一般每次不超过3～5组。	1. 能够说出静态姿势控制训练对于恢复脊椎在矢状面下的功能的基本原理。 2. 能够解释脊柱关节活动度的评测方法，脊柱在矢状面下训练脊椎功能的动作要点及矢状面静态姿势控制训练活动参与的主要肌肉。 3. 能够根据患者具体情况调整静态训练的强度。	1. 强直性脊柱炎不仅给患者造成身体上的痛苦，也会导致不同程度的心理问题。所以，医护人员要认真、细致地向病人解释疾病的发展，同情患者，给其以心理安慰，并鼓励其坚持康复训练，树立战胜疾病的信心。 2. 为了避免出现不正确的训练方法，操作者可以把训练步骤和方法详细教给患者，并通过演示纠正不正确方法。 3. 开始训练时，要给患者适应过程，对于活动不便的患者要给予帮助，指导患者改变姿势时要照顾患者的接受能力，不可以用粗暴方式进行训练。
重要提示： 1. 颈椎矢状面静态运动要注意颈椎排列顺序，从寰枢椎开始依次进行。 2. 静态训练时要注意根据患者的实际情况进行姿势控制训练。		**所需物品：** 治疗床、椅子。

9.182　静态姿势控制训练以恢复强直性脊柱炎患者脊椎在水平面下的功能

操作步骤	知识要求	态度要求
1. 与患者沟通，解释静态姿势体位训练对于恢复脊椎在水平面下功能的作用与意义，以得到患者的良好配合。 2. 该项训练可以在卫生院或者患者家中进行，但要选择适宜空间，注意适宜的光线和室温。 3. 颈椎旋转位保持 3.1 患者采取坐位或站立位，双手自然下垂。 3.2 吸气保持不动，呼气进行旋转，在旋转过程中注意以脊柱为轴进行转动，当旋转到终末端时进行静态姿势控制，维持15秒左右。 4. 胸部抬起旋转位保持 4.1 患者采取仰卧位，屈髋屈膝双足立于地面。 4.2 进行胸部抬起训练，然后进行胸部旋转至患者不能旋转时停留15~30秒。 5. 脊柱旋转保持 5.1 患者采取坐位，双臂抬起。 5.2 骨盆后倾位开始退让，然后旋转，保持15秒左右。 5.3 脊柱退让再旋转，直至不能退让为止。每次退让旋转静态姿势控制维持在15秒左右。 6. 髋屈位脊柱旋转保持 6.1 患者采取站姿，双臂抱住双肩，保持脊柱中立位，髋关节屈曲。 6.2 在髋关节屈曲各个角度下，以脊柱为轴完成脊柱旋转，旋转至患者不能旋转时停留15~30秒。 7. 脊椎静态姿势控制训练每次持续时间根据患者的耐受程度而定，上述动作5次为1组，每次3~5组，每日可进行3次。	1. 能够说出静态姿势控制训练对于恢复脊椎在水平面下的功能的基本原理。 2. 能够说出水平面静态姿势控制训练活动参与的主要肌肉。 3. 能够描述脊柱在水平面下训练脊椎功能的动作要点。 4. 能够解释脊柱关节活动度的评测方法。 5. 能够根据患者具体情况设置静态训练的强度。	1. 强直性脊柱炎的康复训练需要长期坚持。所以，操作者要有耐心，并给病人以心理安慰，鼓励其坚持训练，树立战胜疾病的信心。 2. 开始训练时，要耐心向患者解释水平面功能训练对于治疗强直性脊柱炎的作用、意义以及训练原则。 3. 训练观察中，要考虑患者的承受能力，切不可以用粗暴方式进行训练。同时对于活动不便的患者要给予帮助，指导其改变姿势时还要注意安全。
重要提示： 1. 在颈椎进行静态终末端姿势控制的时候需观察患者的反应，注意防止出现头晕的情况。 2. 脊柱旋转训练时注意以脊柱为轴，根据患者的实际情况进行姿势控制训练。		**所需物品：**治疗床、椅子。

9.183　静态姿势控制训练以恢复强直性脊柱炎患者脊椎在冠状面下的功能

操作步骤	知识要求	态度要求
1. 与患者沟通，解释静态姿势体位训练对于恢复脊椎在冠状面下功能的作用与意义，以得到患者的良好配合。 2. 该项训练可以在卫生院或者患者家中进行，但要选择具有合适光线和室温的空间进行。 3. 颈椎侧屈姿势控制 3.1 患者采取坐位或站立位，双手自然下垂。 3.2 吸气保持不动，呼气进行侧屈，侧屈到终末端时进行静态姿势控制。同时保持对侧上肢下沉加强侧屈效果，维持 15 秒左右。 4. 脊柱平移调整 1 4.1 患者采取俯卧位，保持双腿及腰部固定不动，胸部微微抬起。 4.2 胸部带动腰椎进行侧屈运动至终末端，停留 15～30 秒，吸气保持不动，呼气运动。 5. 脊柱平移调整 2 5.1 患者采取俯卧位，保持胸部及头部固定不动，双腿微微抬起。 5.2 双腿带动骨盆进行侧屈运动，侧屈至最大角度后进行姿势控制训练。吸气保持不动，呼气进行运动姿势控制时间一般在 15～30 秒之间，双侧交替进行。 6. 脊柱侧卧位侧屈 6.1 患者侧卧位，一只手放于头下，另一只手放于胸前支撑于垫上固定稳定躯干，双腿保持伸直微微抬起。 6.2 双腿向上抬起至最大角度进行静态姿势控制训练维持 15～30 秒。吸气保持不动，呼气运动。 7. 脊椎静态姿势控制训练每次持续时间根据患者的耐受程度逐步延长。5 次运动为 1 组，一次 3～5 组，每日可进行 3 次训练。	1. 掌握静态姿势控制训练对于恢复脊椎在冠状面下的功能的基本原理。 2. 了解人体冠状面静态姿势控制训练活动参与的主要肌肉。 3. 能够熟练运用脊柱关节活动度的评测方法，掌握脊柱在冠状面下训练脊椎功能的动作要点。 4. 能够根据患者具体情况调整静态训练的强度。	1. 强直性脊柱炎给患者带来的痛苦是巨大的，所以医生要同情患者，给其以心理安慰，鼓励其坚持康复训练，树立战胜疾病的信心。 2. 耐心向患者解释冠状面功能训练对于治疗强直性脊柱炎的作用及意义。 3. 指导患者在训练过程中做到慢、稳、准，让患者感受脊柱在冠状面侧屈及相关肌肉的收缩。 4. 在训练过程中，要注意患者的反应，要考虑患者对康复训练的承受能力，不可以粗暴训练，以免造成损伤。
重要提示： 1. 在进行脊椎冠状面的静态姿势控制训练时务必让患者控制骨盆的稳定。 2. 姿势控制训练时要注意根据患者的实际情况调整姿势控制训练的时间和强度。		**所需物品：**普通床或病床。

9.184　动态运动训练以恢复强直性脊柱炎患者矢状面下的运动能力

操作步骤	知识要求	态度要求
1. 向患者详细解释动态运动训练对于恢复脊椎在矢状面下功能的作用与意义，以得到患者的良好配合。 2. 该项训练可以在卫生院或者患者家中进行。 3. 颈椎屈伸训练 3.1 患者采取坐位或站立位，双手自然下垂。 3.2 吸气时下颌上抬引导颈椎向后后伸，呼气时下颌向下引导颈椎向前屈曲。 3.3 每组8~10个动作，共完成3~5组。 4. 胸椎屈伸训练 4.1 患者采取坐位或站立位，双手自然放置。 4.2 吸气用力挺胸伸直后背，呼气屈曲胸部呈含胸状态。 4.3 每组8~10次，共完成3~5组。 5. 脊椎排列训练 5.1 患者采取仰卧位，屈髋屈膝双足立于床面。 5.2 吸气，通过骨盆后倾动作，慢慢卷起骨盆、腰椎、胸椎直至髋、膝、肩保持到一条直线为止。 5.3 呼气再依次将胸椎、腰椎、骨盆还原。 5.4 每组8~10次，共完成3~5组。 6. 脊柱退让训练 6.1 患者采取坐位，身体保持直立。 6.2 吸气，双臂向前抬起，身体保持不动；呼气，骨盆后倾开始进行脊柱向后屈曲，至患者最大活动度。 6.3 吸气，通过头部向上抬起，挺胸，伸腰将脊柱还原。 6.4 每组8~10次，共完成3~5组。 7. 脊柱动态运动训练每日可进行3次训练，每组动作8~10次，完成3~5组。	1. 熟练掌握动态运动训练对于恢复脊椎在矢状面下的功能的基本原理。 2. 熟悉脊柱关节活动度的评测方法，了解矢状面动态运动训练活动参与的主要肌肉和矢状面动态运动训练脊椎功能的动作要点。 3. 能够根据患者具体情况调整动态运动训练的强度。	1. 对于强直性脊柱炎患者，要想取得成功的康复效果，对其的心理治疗很重要。故鼓励患者坚持康复训练，树立战胜疾病的信心是医护人员的职责。 2. 训练开始阶段，要给患者一个适应过程，坚持循序渐进的原则。训练中要认真观察，对于活动不便的患者要给予帮助，对错位的动作要及时纠正。 3. 每一个训练动作都要做到慢、稳、准，让患者感受到相关肌肉的收缩与关节运动，达到最好的训练效果。
重要提示： 1. 矢状面动态运动训练一定注意慢、稳，注意排列顺序。 2. 动态运动训练时一定注意根据患者的实际情况进行动态运动。 3. 动态运动训练可利用弹力带、徒手给予一定阻力。		**所需物品：**治疗床、椅子、弹力带（可用橡胶绳代替）。

9.185 动态运动训练以恢复强直性脊柱炎患者冠状面下的运动能力

操作步骤	知识要求	态度要求
1. 向患者详细解释动态运动训练对于恢复脊椎在冠状面下功能的作用与意义，充分取得患者的配合。 2. 该项训练可以在卫生院或者患者家中进行。 3. 颈椎侧屈运动 3.1 患者采取坐位或站立位，双手自然下垂。 3.2 吸气保持不动，呼气进行侧屈，侧屈到终末端时进行静态姿势控制，同时保持对侧上肢下沉，加强侧屈效果。 3.3 每组动作8~10个，可训练3~5组。 4. 胸椎侧屈运动 4.1 患者采取俯卧位，保持双腿及腰部保持不动，胸部微微抬起。 4.2 胸部带动身体进行侧屈运动至终末端后还原动作。 4.3 吸气保持不动，呼气时运动。每组动作8~10个，可训练3~5组，双侧交替进行。 5. 下肢侧屈运动 5.1 患者采取俯卧位，保持胸部及头部不动，双腿微微抬起。 5.2 双腿带动骨盆进行侧屈运动，侧屈至最大运动幅度后还原动作。 5.3 吸气保持不动，呼气进行运动。每组动作8~10个，可训练3~5组，双侧交替进行。 6. 脊柱侧卧位侧屈 6.1 患者侧卧位，一只手放于头下，另一只手放于胸前支撑于垫上固定稳定躯干，双腿保持伸直微微抬起。 6.2 双腿向上抬起至最大角度后还原动作。 6.3 吸气保持不动，呼气时运动。每组动作8~10个，可训练3~5组，双侧交替进行。 7. 脊柱动态运动训练每日可进行3次，每组动作8~10次，完成3~5组。	1. 掌握动态运动训练对于恢复脊椎在冠状面下的功能的基本原理。 2. 熟悉脊柱关节活动度的评测方法，了解冠状面动态运动训练活动参与的主要肌肉和冠状面动态运动训练脊椎功能的动作要点。 3. 能够根据患者具体情况调整动态运动训练的强度。	1. 对于强直性脊柱炎患者，除了进行静态姿势训练外，还要进行动态的运动训练，只有动静结合训练才能更好地恢复患者功能。 2. 训练时注意强调说明动态运动训练的动作要点，并注意观察动作正确与否，发现问题要及时纠正。 3. 教育患者及其家人坚持循序渐进的训练原则，不要急躁、应付，争取把每一个动作训练做到位。
重要提示： 1. 冠状面动态运动训练时要注意慢、稳，防止运动中骨盆发生旋转。 2. 根据患者的实际情况进行动态运动量的调整。 3. 必要时可利用弹力带、徒手给予抗阻训练。		**所需物品：** 治疗床、椅子、弹力带（可用橡胶绳代替）。

9.186　动态运动训练以恢复强直性脊柱炎患者脊椎水平面下的运动能力

操作步骤	知识要求	态度要求
1. 向患者详细解释动态运动训练对于恢复脊椎在水平面下功能的作用与意义，取得患者的配合。 2. 该项训练可以在卫生院或者患者家中进行。 3. 颈椎旋转运动 3.1 患者采取坐位或站立位，双手自然下垂。 3.2 吸气保持不动，呼气进行旋转，在旋转过程中注意以脊柱为轴进行转动，旋转到终末端后还原。 3.3 每组动作 8~10 个，可训练 3~5 组，双侧交替进行。 4. 胸部抬起旋转运动 4.1 患者采取仰卧位，屈髋屈膝双足立于面，将胸部抬起离开床后完成胸部旋转。 4.2 旋转到终末端后还原。 4.3 每组动作 8~10 个，可训练 3~5 组，双侧交替进行。 5. 脊柱退让旋转运动 5.1 患者采取坐位，保持身体直立。 5.2 吸气双手平举，身体不动；呼气通过骨盆后倾完成腰椎、胸椎向后屈曲动作。 5.3 每退让一部分进行旋转，保持 15 秒左右，呼气还原，再退让再旋转，直至不能退让为止。 5.4 每组动作 8~10 个，可训练 3~5 组。双侧都要做。 6. 脊柱动态运动训练每日可进行 3 次训练，每组动作 8~10 次，完成 3~5 组。	1. 掌握动态运动训练对于恢复脊椎在水平面下的功能的基本原理。 2. 熟悉脊柱关节活动度的评测方法，了解水平面动态运动训练活动参与的主要肌肉和水平面动态运动训练脊椎功能的动作要点。 3. 能够根据患者具体情况调整动态运动训练的强度。	1. 动静结合的训练方法是治疗强直性脊柱炎患者的主要措施，但训练中要注意静态牵伸与动态运动的异同点。 2. 指导患者训练时不仅要把每个动作做到位，还要做到慢、稳、准，让患者逐渐感受到相关肌肉的收缩与关节运动。 3. 对不理解或完成有困难的患者，需要操作者示范、指导，必要时进行适当调整，满足患者实际需要。
重要提示： 1. 水平面动态运动训练要注意以脊柱为轴完成旋转运动。 2. 训练时注意根据患者的实际情况调整动态运动的强度。 3. 动态运动训练可利用弹力带、徒手给予一定阻力增加治疗效果。		**所需物品：**治疗床、椅子、弹力带（可用橡胶绳代替）。

9.187 物理治疗轴训练调整脊椎运动功能

操作步骤	知识要求	态度要求
1. 向患者详细说明物理治疗轴是什么，通过物理治疗轴训练调整脊椎运动功能，治疗强直性脊柱炎的作用和原理，充分取得患者的配合。 2. 卫生院或患者家中需要配备物理治疗轴。 3. 腰椎滚动训练 3.1 患者下背部靠在物理治疗轴上，支点位于脊柱腰椎节段，患者主动运动完成反复滚动。 3.2 每组20~30次，共完成3~5组。 4. 胸椎滚动训练 4.1 患者上背部靠在物理治疗轴上，支点位于脊柱胸椎节段，患者主动完成反复滚动。 4.2 每组20~30次，共完成3~5组。 5. 脊柱本体感觉训练 5.1 患者身体保持伸直，站立于物理治疗轴上。 5.2 在不稳定的支撑面上进行身体平衡控制训练。每组2~5分钟，共完成3~5组。 6. 跪姿稳定训练 6.1 患者呈跪位，双手支撑于床上。 6.2 将物理治疗轴置于背部，尝试抬起任意一只手或腿，在整个过程中保持物理治疗轴不落下。 6.3 吸气保持不动，呼气时运动，每组8~10次，共完成3~5组。 7. 训练过程中，注意患者的适应情况，如有不适，给予调整。 8. 整理好物理治疗轴，把训练情况记录在病历上。	1. 熟练掌握强直性脊柱炎的病理特点和临床表现。 2. 掌握人体本体感觉的定义，脊柱本体感觉训练对治疗强直性脊柱炎的作用原理及意义。 3. 能够熟练指导患者正确使用物理治疗轴进行脊椎运动功能的调整训练。	1. 强直性脊柱炎会造成患者的脊柱运动障碍；以致影响患者生活和工作，给其带来较大的心理压力和痛苦。因此，要科学的向患者解释疾病的发展转归，同情患者，给患者以心理安慰，鼓励患者坚持康复训练，树立战胜疾病的信心。 2. 为了正确规范进行训练，医护人员可以把该训练步骤、方法详细教给患者，通过演示纠正不正确方法。在开始训练时，要认真辅导，尽快让患者适应训练过程，对于活动不便的患者要给予必要的辅助。 3. 在训练过程中应该循序渐进，注意观察患者对训练的反应，如果患者出现不适，要马上停止训练，严重时采取相应的治疗恢复措施。
重要提示： 1. 在物理治疗轴上进行来回滚动训练时要向患者强调脊柱的感知功能。 2. 通过物理治疗轴完成脊柱软组织放松时每组时间不超过2分钟，或每组不超过30次。 3. 鼓励患者在日常生活中随时进行训练。		**所需物品：** 治疗床、物理治疗轴（泡沫轴）。

（王金刚 刘春茹 李红玲）

第十章　软组织损伤康复

概念： 软组织是指人体的皮肤、皮下组织、肌肉、肌腱、筋膜、关节囊、滑膜和神经、血管等。凡是因各种外力或慢性劳损引起上述组织的病理性损害，称为软组织损伤。临床上，软组织损伤不包括骨、软骨、关节及内脏组织的损伤。但严重的软组织损伤有时可以合并骨、关节的损伤，当骨折或关节脱位时必然会引起周围软组织的损伤，因此，临床处理时要多加注意，及时治疗合并损伤。软组织损伤的常见表现有疼痛，压痛，局部肿胀、畸形，皮肤感觉障碍，关节活动受限，肌力减退等。

康复目标： 软组织损伤多见于四肢及躯干部位，康复治疗的目的是消肿、止痛、消炎、预防和控制感染、促进组织愈合、减少组织粘连与瘢痕、促进功能恢复。

康复指征： 在不影响临床处理前提下，尽早实施综合康复措施控制炎症反应，促进组织愈合。后期主要是针对患者存在的问题和功能障碍，如疼痛、关节活动受限、肌肉萎缩、运动功能减弱等，进行各种康复训练。

康复方法： 常用康复方法包括：休息、良肢位摆放、冰敷、温热疗法、低中频电疗、高频电疗、超声波疗法、运动疗法、按摩、局部封闭等。

10.188 正确处理急性期软组织扭挫伤以预防继发性损伤

操作步骤	知识要求	态度要求
1. 向患者解释急性软组织损伤的类型和临床表现，处理急性期软组织扭挫伤，预防继发性损伤，促进损伤恢复的作用原理和意义，取得患者的良好配合。 2. 对于急性期软组织扭挫伤可以采取以下措施处理 2.1 保护 P（protection）：用弹性绷带、夹板或者矫形器固定患部，保护患部免受继发性损伤。 2.2 休息 R（rest）：局部制动，以利于局部休息，避免刺激损伤部位及牵拉未愈合牢固的组织。 2.3 冰敷 I（ice）：在损伤后 24 小时或 48 小时内，局部冰敷，冰水浸泡或冰按摩 12～15 分钟，有镇痛、减少出血和渗出的作用。 2.4 加压 C（compression）：早期用弹性绷带加压包扎，以减少局部出血水肿。 2.5 抬高 E（elevation）：抬高患部，以利于局部体液回流，减轻水肿。 3. 上述方法的使用需要在骨科、外科医生协助下，以不影响临床治疗又让患者感到舒适为宜。	1. 能够掌握软组织损伤的局部病理改变、临床表现及诊断。急性期软组织扭挫伤是指人体运动系统、皮肤以下骨骼之外的组织所发生的一系列急性挫伤和（或）裂伤，包括肌肉、韧带、筋膜、肌腱、滑膜、脂肪、关节囊等组织以及周围神经、血管的不同情况的急性损伤。 2. 能够解释 PRICE 分别表示什么意思。	1. 软组织损伤日常极为多见，许多人对一般损伤不以为然，可能采取不正确的处理方法，因而导致经久不愈，影响正常工作和生活。因此，要对广大公众进行软组织损伤急性期处理的健康教育，使他们认识早期规范处理的重要性。 2. 对于受到损伤的病人，要认真解释早期五步处理的意义与方法，并给予保护处理，进行固定、制动、冰敷、加压等。 3. 要观察损伤局部的情况，根据不同部位，判断是否继续出血、血液循环如何，以采取适宜的处理措施。 4. 对于部分活动受限的软组织扭挫伤的患者要给予一定的辅助帮助。
重要提示： 1. 五个步骤应该在 24 小时内实施。 2. 软组织损伤要尽快按照标准化流程来处理。		**所需物品：**冰块、弹力绷带。

10.189　筋膜手法松解软组织粘连

操作步骤	知识要求	态度要求
1. 向患者说明软组织损伤引发的组织粘连产生的各种临床表现，解释筋膜手法松解软组织粘连的作用原理和意义，取得患者的配合。 2. 评估软组织损伤区域筋膜状态 2.1 患者采取卧位。 2.2 双手手指触摸软组织，逐步向四周触摸。 2.3 如触到有条索状或颗粒状感觉，说明软组织存在痉挛或粘连。 2.4 触及时出现疼痛也说明软组织存在问题。 3. 发现有软组织内存在条索状或颗粒，手指轻轻按揉，力量由小到大，每个点持续时间不超过 2 分钟。 4. 筋膜手法根据身体部分选择以下几种方法 4.1 按肌肉纤维走向分 4.1.1 顺着肌肉纤维走向进行按揉、拨动、牵拉。 4.1.2 垂直肌肉纤维走向进行按揉、拨动、牵拉。 4.1.3 交叉混合肌肉纤维走向进行按揉、拨动、牵拉。 4.2 按松解方法分 4.2.1 从肌腹向肌腱方向拨动。 4.2.2 提拉软组织揉捏拉动。 4.2.3 叩击拍打软组织。 4.2.4 加压施压软组织。 5. 部分筋膜手法可教给患者自我操作，以便缓解患者因软组织粘连增加疼痛。 6. 用泡沫轴滚动治疗 6.1 患者仰卧，腰部支撑于泡沫轴上，双手支撑于床面。 6.2 腰部在泡沫轴上作来回滚动活动。根据自身能接受的疼痛程度，逐渐减少上肢的支撑力。 6.3 每次训练 20~30 次为宜。	1. 能够描述筋膜的解剖结构。 2. 能描述软组织损伤筋膜可能发生的病理变化。 3. 能演示筋膜按摩技术的练习方法。 4. 能够解释筋膜手法治疗对于松解软组织粘连的基本原理。	1. 软组织损伤迁延不愈，容易发生组织粘连，严重影响患者的肢体活动，进而影响工作和生活，容易给患者造成长期痛苦和心理负担。因此，要认真对待这样的患者，告诉其预防进一步加重的方法，指导其积极进行自我训练治疗，鼓励患者树立信心，争取早日康复。 2. 对于某些经久不愈的患者，特别是老年人，要长期坚持给予筋膜手法治疗。 3. 筋膜手法治疗过程中要细心、耐心、呵护患者，动作柔和，渐进用力，如果患者疼痛明显，应该适当调整手法刺激量。
重要提示： 1. 准确评估病变累及范围对于确定筋膜手法治疗部位有重要意义。 2. 筋膜按摩力量以不引起患者疼痛为佳。 3. 使用泡沫轴进行训练不宜长时间反复，以 20~30 次或持续 30~60 秒为宜。		**所需物品：**治疗床、泡沫轴。

10.190 物理治疗轴训练松解软组织粘连

操作步骤	知识要求	态度要求
1. 向患者解释物理治疗轴训练对于松解软组织粘连的作用与意义。 2. 该项训练可以在卫生院或者患者家中进行。 3. 被动物理治疗轴肌肉松解：以背部为例 3.1 病人俯卧于床上，康复师将物理治疗轴放于软组织损伤部位进行来回滚动。 3.2 康复师的用力程度从轻柔开始以不引起患者疼痛为准，而后逐渐用力。 3.3 每20~30次为一组，完成2~3组。 4. 牵伸位物理治疗轴肌肉松解：以小腿为例 4.1 患者站立楔形板于45°位置，使小腿后侧肌肉群处于牵伸位。 4.2 康复师用物理治疗轴在小腿后侧进行滚动以松解软组织粘连。 4.3 每20~30次为一组，完成2~3组。 5. 主动物理治疗轴滚动治疗（以臀部为例） 5.1 患者将一侧臀部坐在物理治疗轴上。 5.2 一侧臀部在物理治疗轴来回滚动运动。 5.3 每次训练20~30次滚动为一组。 5.4 共完成2~3组。 6. 主动物理治疗轴滚动治疗（以大腿部为例） 6.1 患者将双腿或单腿放在物理治疗轴上，手臂支撑身体于地面。 6.2 双腿或单腿在物理治疗轴上来回滚动运动。 6.3 每次训练20~30次滚动为一组。 6.4 共完成2~3组。 7. 主动物理治疗轴滚动治疗可教给患者在日常生活中进行自我康复训练，以配合康复师治疗。	1. 明确物理治疗轴松解软组织粘连的治疗原理。掌握物理治疗轴松解软组织粘连的常见训练方法。 2. 能够分析掌握引起患者疼痛的姿势状态。	1. 软组织粘连会造成患者身体出现连带性疼痛，也会影响关节活动度。因此，医护人员要认真对待这样的患者，告诉其使用物理治疗轴训练的重要性，鼓励其坚持活动训练，树立信心，争取早日康复。 2. 教育患者用物理治疗轴训练时应慢、稳，感受软组织的紧张程度，循序渐进地改进肌肉状态，对于运动中产生的疼痛，需要耐心引导并鼓励患者循序渐进。 3. 教育患者在运动中注意利用呼吸节奏完成自我训练动作，以减轻疼痛感觉。
重要提示： 1. 物理治疗轴训练是解决疼痛问题的一种方法。 2. 在进行训练前需评估患者压痛点的位置。 3. 进行物理治疗轴训练前做好工具准备工作。		**所需物品：**治疗床、物理治疗轴。

10.191　中频电治疗促进软组织功能恢复

操作步骤	知识要求	态度要求
1. 该治疗可以在配备有中频治疗仪的乡镇卫生院开展。 2. 准备好治疗设备，检查仪器，接通电源。放置好所有所需物品。 3. 向患者解释中频电治疗对恢复损伤软组织正常结构和功能的作用原理，中频电治疗的流程和注意事项，取得其配合。 4. 告诉患者中频电疗可以引起局部肌肉收缩，从而提高疼痛阈值，缓解软组织损伤，使其有心理准备。 5. 患者平卧在治疗床上，暴露软组织损伤部位皮肤。 6. 选择电极板和吸水衬垫，电极为 20cm×10cm，2 个。 7. 接上输出导线与仪器连接，将衬垫用热水浸湿，然后将电极置于衬垫之上放在患者软组织损伤体表位置，用沙袋或固定带固定电极。 8. 检查输出旋钮，使之处于"0"位，然后开启电源。选择"功能性电刺激"的治疗处方。 9. 调节输出频率为 1～10kHz，低频调制频率 1～150Hz 可调。 10. 调节治疗时间为 20 分钟，电流强度为耐受限，以引起明显的软组织损伤区域肌肉收缩为宜。 11. 治疗过程中向患者介绍一些软组织损伤的防治知识。治疗完毕时，将输出旋钮调至"0"位，关闭电源，取下电极，将衬垫消毒备用。 12. 治疗 1 次/日，10 次为 1 个疗程。 13. 规范记录患者每次治疗情况，约定下次治疗时间。	1. 能够阐述中频电疗的作用原理。 2. 能够说出中频电疗仪的各个按钮的作用及不同刺激频率的效果。 3. 能够演示中频电疗仪器的操作方法和流程。 4. 掌握中频电疗的禁忌证：急性化脓性感染、出血疾患、恶性肿瘤、带有心脏起搏器。	1. 科学、客观地向患者说明中频电治疗对于恢复损伤软组织的作用，不应该误导或者夸大其作用，是否使用要尊重患者的意愿，要根据患者支付能力选择。 2. 详细向患者解释中频电治疗仪器的基本原理，以避免病人心理恐惧。告知患者治疗时电极下有电刺激、麻、颤、肌肉收缩感为正常感觉，不要担心、紧张。 3. 如果在治疗过程中患者出现疼痛，应终止治疗，检查电极是否滑脱、接触皮肤面过小或电极衬垫不平。如果治疗部位有瘢痕，应注意掌握电流强度。如果治疗部位皮肤有破损，应避开或贴小胶布予以保护。 4. 治疗过程不要离开患者，要注意观察仪器，及时发现问题并进行处理。 5. 严格按照操作说明操作。 6. 注意治疗室的温度适宜，寒冷季节患者需采取保暖措施。
重要提示： 1. 中频电疗仪不应与高频电电疗仪同放一室或同时工作。 2. 治疗前应对患者进行安全检查，除去治疗部位及其附近的金属异物。 3. 严禁将衬垫放反而导致电极与皮肤之间只隔一层单布；同时电流衬垫必须均匀紧贴皮肤，防止电流集中于某一局部或某一点造成电灼伤。		**所需物品：**理疗室、理疗床、中频治疗仪、电极、衬垫、沙袋或固定带、热水、床。

10.192　牵伸训练松解软组织粘连

操作步骤	知识要求	态度要求
1. 与病人沟通，解释牵伸训练对于松解软组织粘连的作用与意义，以得到病人的良好配合。 2. 该项训练可以在卫生院或者病人家中进行。 3. 以下肢为例进行讲解牵伸训练松解软组织粘连。 4. 股后肌群牵伸 4.1 患者仰卧位，康复师站在患者患侧，抬起患侧腿，一手放于踝关节处，一手固定患者骨盆。 4.2 慢慢将腿抬高，至患者感觉明显拉伸感。 4.3 保持拉伸 15～20 秒，放松。 4.4 继续反复拉伸，2～3 组。 5. 股四头肌牵伸 5.1 患者俯卧位，康复师站在患者患侧，一手放于股骨远端，一手放于踝关节处。 5.2 慢慢将膝关节屈曲，至患者感觉明显拉伸感。 5.3 保持拉伸 15～20 秒，放松。 5.4 继续反复拉伸，2～3 组。 6. 腓肠肌牵伸 6.1 患者仰卧位，康复师一手放于患侧足底，一手放于患侧足跟处。 6.2 慢慢使足背屈，牵拉足跟，至患者感觉明显拉伸感。 6.3 保持拉伸 15～20 秒，放松。 6.4 继续反复拉伸，2～3 组。	1. 掌握各个关节的正常关节活动范围。 2. 明确牵伸训练的目的及原理并能演示牵伸技术的操作方法。	1. 软组织粘连会造成患者身体出现连带性疼痛，会影响关节活动度。因此，要鼓励患者坚持活动训练，树立信心，争取早日康复。也应对患者认真解释牵伸训练对松解软组织粘连的重要性。 2. 在患者进行训练时，注意给予言语鼓励，让患者在可以忍受疼痛范围内训练。 3. 教育患者在运动中注意利用呼吸节奏完成自我训练动作，以减轻疼痛的感受。
重要提示： 1. 在牵伸时注意配合呼吸。 2. 根据软组织损伤的程度确定牵伸的力度，注意患者对牵伸角度的承受能力，切勿造成损伤。牵伸训练每日可完成 3 次训练，每次 3～5 组，每组不超过 1 分钟。 3. 注意禁忌证。		**所需物品：**治疗床。

第十章　软组织损伤康复

（王金刚　陈爱民　李红玲）

第十一章　足踝部运动损伤康复

概念：踝关节扭伤是全身关节扭伤中发病率最高的一种运动损伤。多数情况下，损伤往往是足尖向内过度内翻旋转，造成相对薄弱的踝关节外侧副韧带损伤。根据受损程度不同，韧带可能受到过度牵拉而引起撕裂，导致踝关节慢性不稳。主要临床表现为踝关节外侧的疼痛，也常伴有肿胀，甚至足内外侧缘淤斑。严重的损伤可引起踝关节外侧关节囊撕裂、踝部骨折、下胫腓联合分离，关节不稳，X线片可显示有无撕脱骨折、距骨倾斜度增大或脱位现象。

康复目标：足踝部运动损伤急性期康复目标主要是减轻局部肿胀；恢复期的目标是利用正常和无痛范围内的功能训练；训练期则恢复正常的神经肌肉功能，愈合、强化受伤的韧带，增强踝关节的稳定性和力量，降低再度损伤的风险。

康复指征：踝关节结构复杂，根据各种损伤的不同机制，治疗与康复开始的时机不同，练习的量和强度也不同。

康复方法：肌肉力量训练、关节活动度训练、日常生活能力训练等。

11.193　正确摆放足踝部位置以减轻足踝部运动损伤引起的疼痛

操作步骤	知识要求	态度要求
1. 向患者说明正确摆放足踝部位置对于减轻足踝部运动损伤疼痛的作用和意义。 2. 如果有条件，可以在讲解、演示的同时配合以图片或者视频。 3. 讲解可以在卫生院或者患者家中进行。 4. 边进行以下演示边向患者讲解实施方法 4.1 当患者处在仰卧位时，抬高其患肢超过其心脏位置，使踝关节背伸位，避免跖屈位。 4.2 当患者处在坐位时，使其屈髋屈膝，踝关节处于背伸位。注意坐位状态时间不宜过长。 5. 询问患者采取以上足踝部位置是否使疼痛缓解、减轻，是否记住以上演示方法并且可以自己操作。如果患者有问题，可以再仔细讲解和演示。 6. 告诉患者自我操作的注意事项。	1. 熟练掌握足踝部的解剖结构和运动功能。 2. 能够阐述足踝部运动损伤局部病理表现与临床表现。 3. 能够解释正确摆放足踝部位置减轻足踝部运动损伤疼痛的作用机制。	1. 足踝部运动损伤极为常见，特别是年老体弱人员更容易发生。较严重的损伤可影响患者活动，进而影响患者生活和工作。有的患者对此并不在意也不采取正确的医疗措施，也有的病人疼痛较重，出现不敢动的情况，而老年人则对预后有更多担心。因此，要对患者进行心理安慰，告诉其采取医疗措施的重要意义。 2. 对于严重患者要给予足够重视，科学解释病情严重程度、病程、病情转归，使其能积极主动配合治疗，同时避免太大压力。 3. 演示操作时动作要轻柔，边操作边讲解，使患者能够理解和记住。 4. 对病情较重的患者，因为制动行动不便，医护人员要给予生活上的帮助和照顾。
重要提示： 1. 明确讲解足踝关节 4 个运动方向：背伸、跖屈、内翻、外翻。 2. 体位摆放是 24 小时康复训练的一部分，合理的体位摆放可以预防关节粘连及肌肉萎缩。		**所需物品：**治疗床、椅子。

11. 194　教会患者足踝损伤后的注意事项以预防软组织粘连

操作步骤	知识要求	态度要求
1. 向患者解释足踝损伤后预防软组织粘连的重要意义，取得患者的配合。 2. 该项措施可以在乡镇卫生院或者患者家中进行。 3. 在日常生活中应减少长时间足踝活动，可以通过佩戴护踝、弹性绷带加以固定。每 2 个小时给予 15 ~ 30 分钟放松。 4. 在日常生活中减少负重行走，如长时间负重行走后，应给予冰敷处理。每活动 20~30 分钟，给予 10~15 分钟冰敷，减少局部软组织充血，防止粘连组织形成。 5. 在足踝软组织损伤后经常抬高患肢，避免足踝软组织充血，抬起的高度原则上超过心脏位置的高度。 6. 关节被动活动度训练 6.1 病人仰卧位，康复师将患者足踝抬高。 6.2 被动进行足踝背伸、跖屈、内翻、外翻各个方向的关节活动度训练。 6.3 动作缓慢、轻柔，在患者可耐受下完成少于 8~10 次的活动度训练。 7. 踝关节周围软组织按摩：用轻柔的淋巴组织按摩技术按照回流方向进行按摩，以梳理足踝软组织损伤部位，减少软组织粘连。 8. 第 3、4、5、6、7 项可教会患者或其家人辅助在家中完成。	1. 能够说明固定对预防足踝损伤后的软组织粘连的作用机制。 2. 能够说明冰敷对预防软组织粘连的作用机制。 3. 能够掌握抬高患肢的技术要点。 4. 能够说明关节活动度训练对预防软组织粘连的作用及掌握关节活动度的训练方法。 5. 能够掌握淋巴组织按摩对减少软组织粘连的作用及掌握按摩手法。	1. 足踝部运动损伤后，如果局部软组织粘连较严重，不仅会影响患者活动，还会影响其生活和工作。所以，要及早告知注意事项。 2. 同时教育患者及其家人积极配合治疗，避免不良行为加重病情。 3. 耐心演示每一个动作，使患者能够理解和记住。操作时动作要轻柔，必要时给予患者帮助。
重要提示： 1. 了解足踝关节 4 个运动方向：背伸、跖屈、内翻、外翻及完成每个方向运动的相关参与肌肉。 2. 掌握等长运动的特点：即在不改变肌肉长度的基础上进行运动训练，既可达到运动的目的同时又不引起损伤。 3. 预防关节粘连的运动每日可进行 2 次训练，每次训练时间根据患者的关节耐受程度逐步延长。		**所需物品：**治疗床、冰袋、护踝、弹性绷带。

第十一章　足踝部运动损伤康复

11.195　实施小工具和地胶图案训练以促进足踝部损伤康复

操作步骤	知识要求	态度要求
1. 向患者解释实施小工具和地胶图案训练对促进足踝部运动损伤患者康复的作用。 2. 该项训练可以在卫生院或者患者家中进行。 3. 准备好所用物品材料。 4. 弹力带训练 4.1 主要针对背伸方向肌肉强化训练。 4.2 患者仰卧位，将弹力带对折，一端固定，另一端套在脚背上，进行踝关节背伸功能训练。 4.3 当背屈至最大位时，进行静态姿势保持，控制时间为30秒到1分钟。 5. 弧形伸展板训练：使患足立于弧形伸展板上，进行小腿后部的肌肉牵伸训练，即在弧形伸展板上进行单足站立训练。 6. 平衡垫训练 6.1 患者站立于平衡垫上，进行静态姿势控制训练。 6.2 可单独进行维持训练，时间为15分钟。 6.3 也可患足站立于平衡垫上进行高难度姿势控制训练。 7. 地胶图案训练——站位图：患者立于站位图上，按照脚印轨迹进行踝关节控制训练。 8. 小工具及地胶训练每日可进行2次，每次训练时间根据患者的关节耐受程度逐步延长。 9. 以上训练也可以教给患者家人帮助练习，但要明确告知注意事项，防止发生摔伤。	1. 能够阐述小工具和地胶图案训练的作用机制。 2. 能够演示应用小工具促进足踝运动损伤恢复训练的操作方法。 3. 能够分析足踝部运动损伤的解剖结构及训练时参与的肌肉。 4. 能够说明小工具和地胶图案训练足踝部运动损伤的注意事项。 5. 掌握足踝关节四个运动方向：背伸、跖屈、内翻、外翻。	1. 详细告知患者治疗期间应该注意的问题，要按照要求的运动量进行训练，注意运动后的休息，防止进一步加重损伤。 2. 利用小工具进行足踝运动时做到慢、稳，要求患者仔细感受各个方向的足踝运动，不可进行快速动态运动。在关节稳定训练实施过程中注意利用呼吸节奏配合运动。训练过程中避免患者出现明显的疼痛，程度以患者耐受为准。 3. 教给患者家人训练方法，要边演示边讲解，关键环节和容易发生意外的环节要特别说明，如果患者家人没有掌握，仍然要在专业人员指导下练习。
重要提示： 1. 弧形伸展板是一种很简便的伸展小腿肌肉的工具，用于热身与运动后的恢复。其对促进脚踝、胫部和小腿的柔韧性有作用。 2. 脚印可以作为站位的基础，依次进行下肢关节功能训练及下肢肌肉力量训练。		**所需物品：**弹力带、平衡垫、弧形伸展板、站位图案。

11.196　肌力训练加强足踝关节的稳定性

操作步骤	知识要求	态度要求
1. 向患者解释肌力训练对加强足踝关节稳定性的重要意义，取得患者的配合。 2. 该项措施可以在乡镇卫生院康复治疗床上或者患者家中进行。 3. 准备好所用物品材料，进行以下训练。 4. 关节周围肌肉强化训练 4.1 背伸方向肌肉强化训练：患者仰卧位，将弹力带对折，一端固定，另一端套在脚背上，进行踝关节背伸功能训练。进行背屈至最大位时，然后进行静态姿势控制训练，控制时间为 30~60 秒，完成 1~2 组。 4.2 跖屈方向肌肉强化训练：患者站立位，健侧腿抬起，患侧单腿站立，进行脚跟抬起落下训练，每组 8~10 次，完成 1~2 组。 4.3 内翻方向肌肉强化训练：患者仰卧位，操作者固定患者足部于外翻位，患者主动进行抗阻训练至内翻位，保持此姿势 30~60 秒，连续完成 1~2 组。 4.4 外翻方向肌肉强化训练：患者仰卧位，操作者固定患者足部于内翻位，患者主动进行抗阻训练至外翻位，保持此姿势 30~60 秒，连续完成 1~2 组。 5. 仰卧位足踝肌肉强化训练：患者仰卧于治疗床上，患肢屈髋屈膝 90°，在此体位下进行踝关节的背伸、跖屈、内翻、外翻方向的肌肉强化训练，每个方向完成 8~10 次抗阻训练，共 1~2 组。 6. 平衡垫训练：患者站立于平衡垫上，进行静态姿势控制训练，每次 3~5 分钟，共 1~2 组。 7. 4~6 项训练可指导患者在家完成训练。	1. 能够掌握足踝各个活动面的功能解剖结构。 2. 能够说明足踝肌力训练对促进足踝损伤后关节稳定性的意义和作用机制。 3. 能够掌握足踝肌力训练的动作要领。	1. 足踝部运动损伤后足踝不稳会让患者再次发生足踝损伤，故足踝稳定性训练非常重要。因此，要耐心给予患者介绍足踝肌力训练的重要意义。 2. 演示操作时动作要轻柔、讲解要反复、详细，使患者能够理解和记住。 3. 对于损伤较为严重的患者，鼓励其在可耐受下完成训练，引导其坚持并建立信心。
重要提示： 1. 了解足踝关节四个运动方向：背伸、跖屈、内翻、外翻及每个方向运动的相关肌肉组成。 2. 足踝关节稳定性训练每日可进行 2 次，每次训练时间根据患者的关节耐受程度逐步延长。		**所需物品：**弹力带、平衡垫、治疗床。

11.197 足踝关节活动度训练促进关节活动度恢复

操作步骤	知识要求	态度要求
1. 向患者解释关节活动度训练对足踝关节损伤康复的意义，取得患者的配合。 2. 该项措施可以在配备有踝关节 CPM 机（持续被动运动仪器）的乡镇卫生院康复治疗床上或者患者家中进行。 3. 准备好所用物品材料，进行以下训练。 4. 关节松动牵伸训练 4.1 背屈方向关节松动牵伸训练：患者仰卧位，操作者一手固定患足于治疗床上，另一手放置于足跟部，进行足背伸方向上的关节牵伸训练，同时在此方向上进行关节松动，松动级别为 1~2 级。 4.2 跖屈方向关节松动牵伸训练操作方式同上，方向为跖屈位。 4.3 内翻方向关节松动牵伸训练操作方式同上，方向为内翻位。 4.4 外翻方向关节松动牵伸训练操作方式同上，方向为外翻位。 5. 关节持续被动运动训练：患者仰卧位，将患足放置于 CPM 机上，根据踝关节的活动度评定结果，设定关节活动范围，然后进行关节的持续被动活动，每隔 10 分钟自动在原活动角度基础上进行增加 5° 的训练，在关节活动终末端可以适当增加 5 秒的持续时间。每次训练以半小时为宜。 6. 仰卧位足踝关节活动度训练：患者仰卧于治疗床上，患肢屈髋屈膝 90°，在此体位下进行踝关节的背伸、跖屈、内翻、外翻方向的关节活动度训练。	1. 能够掌握足踝正常的运动方向及正常的关节活动范围。 2. 能够掌握足踝 CPM 机的具体使用。 3. 能够掌握足踝关节松动术技术操作流程。 4. 学习掌握仰卧位进行足踝关节活动度训练的动作要点。	1. 向患者解释足踝节活动度的作用及意义。仰卧位足踝运动时做到慢、稳，感受足踝运动，不可进行快速动态运动。 2. 在松动术实施过程中注意患者的反应，避免患者出现明显的疼痛，以患者耐受为准。 3. 演示操作时动作要轻柔、边操作边讲解，使患者能够理解和记住。 4. 对于较为严重的患者，鼓励其在可耐受程度内完成训练，引导其坚持并建立信心。
重要提示： 1. 了解足踝关节背伸、跖屈、内翻、外翻四个运动方向的关节活动范围。 2. 足踝活动度训练每日可进行 2 次训练，每次训练时间根据患者的关节受限程度逐步缩短，为关节稳定性训练打下基础。	**所需物品：**踝关节 CPM 机、治疗床。	

（王金刚　陈爱民　胡秋生）

第十二章　周围神经损伤康复

概念： 周围神经损伤是由于牵拉损伤、切割伤、压迫性损伤、火器伤、缺血性损伤、电烧伤及放射性烧伤、药物注射性损伤、感染、肿瘤、营养代谢障碍及其他医源性损伤造成的周围神经功能部分或全部丧失的伤病。其临床表现主要是受损神经支配区域的肌肉萎缩、肌力下降、活动受限、畸形、感觉障碍（麻木、疼痛）、皮肤营养改变（皮肤无汗、粗糙、脱屑、无光泽等）、骨质疏松等。

康复目标： 康复目标主要是防治并发症、促进神经再生、保持肌肉量、迎接神经再支配，促进运动功能与感觉功能恢复，解除患者心理障碍等，进而提高生活自理能力、改善生活质量。

康复指征： 在去除致病因素，减轻对神经的损伤（如手术解除神经嵌压，补充营养、纠正代谢等）后，根据患者不同功能障碍情况，尽早进行针对性康复治疗。

康复方法： 康复方法包括运动疗法（功能位保持、主动运动、被动运动）、关节松动术、物理治疗（温热疗法、激光疗法、磁疗、电疗、水疗等）、矫形器使用、作业疗法、按摩、牵引、心理疗法、健康教育等。

12.198　行向心性按摩以促进周围神经损伤肢体静脉回流减轻肢体水肿

操作步骤	知识要求	态度要求
1. 与患者沟通，告诉患者行向心性按摩对于改善其肢体静脉回流、减轻肢体水肿的重要性，操作方法和注意事项，取得患者的配合。 2. 该治疗可以在乡镇卫生院或者患者家中进行。 3. 患者仰卧位于 PT 治疗床或者病床或者炕上。 4. 操作者立于患者病侧，从远端向近端按摩揉拿患侧肢体，以放松肌肉，每次约 10 分钟，以局部皮肤发热为宜。 5. 将滑石粉涂在患肢上，再用双手拇指并行沿尺桡、胫腓后侧分别进行由远端向近端直推或分推 20~30 次，在患者可耐受下，用力直达深处。 6. 对手足部分采用拿捏手法从指（趾）末端向心性拿捏约 10 分钟。 7. 每日 2~3 次，1 周为 1 个疗程。 8. 规范记录患者每次治疗情况。	1. 能够阐述向心性按摩对于促进周围神经损伤肢体静脉回流、减轻肢体水肿的作用及意义。 2. 能够演示和描述向心性按摩的按、摩、揉、拿等基本手法。 3. 掌握向心性按摩的禁忌证：出血性疾患、皮肤破溃、肢体有动静脉血栓等。	1. 周围神经损伤会导致肢体的感觉和或者运动障碍，影响患者的正常生活工作，严重时，会给患者带来较大心理压力和痛苦。为此，应该向患者科学解释疾病情况与预后，关心患者，鼓励其坚持治疗，树立信心。 2. 给患者介绍各种治疗康复方法，包括中医中药，与患者共同选择适宜方法。为使患者的康复能够持续，与患者家人进行沟通，应鼓励家人给患者更多照顾和心理安慰，教会患者家人进行肢体向心性按摩的方法和技巧，并坚持在家中为患者实施按摩。 3. 实施按摩要认真、仔细并且耐心向患者家人讲解向心性按摩的重要性。告知患者家人进行向心性按摩时要注意方向，按摩循序渐进。
重要提示： 要控制好向心性按摩的方向和力度。		**所需物品：** 治疗床、棉质按摩巾、滑石粉。

12.199　被动活动以防止周围神经损伤后软组织挛缩和骨骼畸形

操作步骤	知识要求	态度要求
1. 详细告诉患者被动活动对防止软组织挛缩和骨骼畸形、促进患者肢体功能康复的重要性、实施方法和注意事项。 2. 该活动可在乡镇卫生院或患者家中进行。 3. 准备所需要的物品。 4. 患者保持肢体正常功能位，进行以下被动活动： 4.1 等长运动：患者患肢肌肉发生收缩而关节不出现屈伸运动的运动，如推墙、举重等运动。 4.2 关节活动度训练：操作者对患者受累肢体进行各个关节在生理活动范围内的关节活动度训练（屈、伸、旋转）。 4.3 上肢推拿 4.3.1 揉捏肩臂：从患肢肩部开始经上臂到小臂揉捏，反复操作3～5遍。 4.3.2 点揉穴位：取曲池穴、内关穴、合谷穴进行点揉手法，每穴1分钟。 4.3.3 摇扳腕部：一手握住患肢的前臂部，另一手与患者该侧手的五指交叉，做患肢腕关节的顺时针和逆时针旋转摇动5～6次，最后背伸和掌屈各5~6次。 4.3.4 捋十指：一手握住患肢腕部，另一手以示指和中指从患肢手指根部捋向指尖部并迅速滑出指端，可以听到清脆的响声，依次进行，反复操作3~5遍。 4.3.5 摇上肢：双手分别握扶患肢肩部和前臂，进行上举旋转摇动，反复操作5~6次。 4.4　下肢推拿 4.4.1 滚下肢：从患者臀部起自上而下施以滚法操作5～8分钟。 4.4.2 弹拨梨状肌：以双手拇指端置于病人梨状肌一侧，然后做与梨状肌垂直方向的弹拨，反复操作20～30次。 4.4.3 摇髋：分别用两手握扶患肢膝部和足踝处，使患者屈髋屈膝，做环形旋转摇动5～10次。 4.4.4 拿下肢：以拿法在下肢行自上而下的拿法治疗，反复5～10次。 4.4.5 点揉穴位：以点揉手法刺激委中、阳陵泉、足三里、三阴交、悬钟、太溪、太冲等穴位。 4.4.6 分推小腿三头肌：操作者以两拇指罗纹面利用滑石粉由患肢承山穴向两侧分推小腿三头肌10～20次。 5. 以上活动每日2次，10次为1个疗程。 6. 规范记录患者每次治疗情况。	1. 能够阐述被动活动对于防止周围神经损伤后软组织挛缩和骨骼畸形的作用原理。 2. 能够描述周围神经的分布。 3. 掌握人体肢体功能位的摆放要点：患者头下放枕，在患侧肩胛下放一小枕，使肩胛骨悬空，肘关节下垫一小枕，伸肘于枕上，腕背伸，手指伸展；下肢轻度屈曲，膝关节外侧垫枕，使髋关节及膝关节保持内收，膝关节下垫枕，膝关节微屈曲，脚掌下垫支撑板使踝关节背伸防止足下垂。 4. 能够说出肢体等长运动、关节活动度训练的基本方式、方法。 5. 掌握周围神经损伤者被动活动的禁忌证，如出血性疾患、皮肤破溃等。	1. 周围神经损伤后软组织挛缩和骨骼畸形可以影响患者的正常生活和工作，给患者形成痛苦和心理压力。因此，要向患者科学解释疾病的发生、发展和转归，鼓励患者采取积极的态度，争取早日康复。 2. 在实施被动活动中要认真、仔细并且耐心向患者家人讲解被动活动的重要性。 3. 教会患者及家人进行肢体被动活动和自我被动活动的方法和技巧。 4. 注意观察被动活动过程中患者的反应，不应使患者出现痛苦或痛苦加重的情况。
重要提示： 1. 被动活动必须在无痛范围内进行。 2. 被动活动必须在关节正常活动范围内进行，不能过度牵拉麻痹肌肉。 3. 强力按摩对软瘫的肌肉多有不利，长时间的按摩也有加重肌肉萎缩的危险。		**所需物品：**各种垫枕、棉质按摩巾、滑石粉、治疗床。

12.200 运用肌力训练以增强周围神经损伤患者肢体力量

操作步骤	知识要求	态度要求
1. 与患者沟通，告诉患者肌力训练增强肢体力量，促进运动功能恢复的作用机制、操作方法和注意事项，取得患者配合。 2. 该训练可在配备有常用康复训练设备的乡镇卫生院实施。 3. 训练前评定患者的肌力和关节活动度情况，明确功能受限程度，以确定适宜的抗阻运动形式和运动量。 4. 肌力训练：主要适用于肢体肌力 3 级及以上的患者，由患者自己或借助康复设备完成。 4.1 徒手抗阻训练 4.1.1 使患者处于适合训练的舒适体位，操作者以被动运动形式向患者演示所需的运动，告诉患者尽最大努力但在无痛范围内完成训练，训练过程不要憋气；操作者只起指导、监督作用。 4.1.2 将阻力置于肢体的远端，确定阻力的方向，一般为所需运动的相反方向，避免代偿运动。 4.1.3 提供的阻力应适合患者现有的肌力水平，初始较小阻力，以后逐渐增大阻力；训练中动作宜平稳，患者的最佳反应为无痛范围的最大用力。 4.1.4 患者如不能全关节活动范围运动或训练中有明显疼痛、收缩的肌肉发生震颤、发生替代运动时，应改变施阻的方向或降低阻力力量。 4.1.5 训练中应适当提供语言提示，以增加训练效果。 4.1.6 每一运动可重复 8~10 次，并有一定的休息，可逐渐增加训练次数。 4.2 器械抗阻训练 4.2.1 等长肌力训练：根据肌力水平和训练目标设定阻力大小，确定运动强度。阻力负荷采用杠铃、沙袋、墙壁或力量训练器等。训练时肌肉等长收缩时间 10 秒，休息 10 秒。重复 10 次为 1 组训练，根据患者承受能力选择每天训练组数。 4.2.2 等张肌力训练：包括向心性训练和离心性训练。阻力负荷采用沙袋、哑铃、墙壁拉力器、滑轮系统、等张力矩臂组件（如股四头肌训练器等）、可变阻力装置或专用的肌力训练器等，也可利用自身体重。运动强度以渐进抗阻训练法为主，以重复 10 次运动的最大负荷为基础值，以该值的 1/2、2/3、基础值各重复训练 10 次，间歇 30 秒，尽可能重复多次，2~3 周适当调整基础值。训练频度同于等长肌力训练。 4.2.3 等速肌力训练：在专门的等速训练器上进行训练。训练中运动速度不变，阻力则随用力程度而变化，使运动肢体肌肉的肌张力保持最佳状态。 5. 训练 1~2 次/日，10~15 天为 1 个疗程，持续数周。 6. 记录每次治疗情况。	1. 能够阐述肌力训练对于增强周围神经损伤患者肢体力量的作用机制。 2. 能够描述肢体等长肌力训练、等张肌力训练、等速肌力训练的基本方式和方法。 3. 掌握运动强度的计算方法：以渐进抗阻训练法为例，先测定重复 10 次运动的最大负荷，称为 1RM 值。用 10RM 的 1/2 运动强度运动，重复 10 次，间歇 30 秒；再以 10RM 的 2/3 运动强度重复训练 10 次，间歇 30 秒，再进行 10RM 运动强度重复尽可能多次，2~3 周后根据患者情况适当调整 10RM 的量。 4. 掌握周围神经损伤患者肌力训练的禁忌证，如出血性疾患、皮肤破溃、高血压（高危）、严重心脏病及动脉硬化患者。	1. 周围神经损伤后肌力下降，严重影响患者的正常生活和工作，给患者带来痛苦和心理压力。因此，要向患者科学解释疾病的发生、发展和转归，鼓励其积极进行肌力训练，争取早日康复。 2. 在肌力训练过程中一定要认真、仔细并且耐心向患者家人讲解肌力训练的重要性。 3. 教会患者及其家人进行徒手抗阻训练和器械抗阻训练的方法和技巧。注意观察患者训练过程中的反应，及时调整训练强度和训练量，切勿出现各种损伤。
重要提示： 1. 训练必须在无痛范围内进行。 2. 注意观察患者训练过程中的反应，及时调整训练强度和训练量。		**所需物品：**哑铃、沙袋、墙壁拉力器、滑轮系统、力量训练器。

12. 201 中频电治疗以促进损伤的周围神经功能恢复

操作步骤	知识要求	态度要求
1. 与患者沟通，告诉患者中频电治疗促进周围神经功能恢复的作用原理、使用流程和注意事项，说明配合方法。 2. 该治疗可在配备有中频电治疗仪的乡镇卫生院实施。 3. 向患者说明中频电疗可引起局部肌肉收缩，从而提高肌力，强壮肢体肌肉，改善肢体皮肤感觉。 4. 患者平卧于床上，暴露肢体，去除治疗部位及其附近的金属异物。 5. 将中频治疗仪接通电源，检查是否处于良好工作状态。 6. 选择电极板和吸水衬垫，电极为 20cm×10cm，2 个，再将输出导线与仪器连接，将衬垫用热水浸湿，然后将电极置于衬垫之上放在患肢神经走行区域体表位置，用沙袋或固定带固定电极。 7. 检查输出旋钮，使之处于"0"位，然后开启电源。选择"功能性电刺激"的治疗处方。 8. 调节输出频率为 1～10kHz，低频调制频率 1～150Hz 可调。 9. 调节治疗时间为 20 分钟，电流强度以能耐受为限，以引起明显的周围神经支配区域肌肉收缩为宜。 10. 治疗完毕时，将输出旋钮调至"0"位，关闭电源，取下电极，将衬垫消毒备用。 11. 治疗 1 次/日，10 次为 1 个疗程。 12. 记录患者每次治疗情况。	1. 能够阐述中频电疗仪器的操作方法和流程。 2. 掌握中频电疗的禁忌证：急性化脓性感染、出血疾患、恶性肿瘤、带有心脏起搏器。 3. 能够解释中频治疗仪对于周围神经功能恢复的作用原理。	1. 具备条件的卫生院实施该项治疗时，要向患者进行说明，与其商量每天到卫生院接受该治疗是否方便，告诉患者治疗收费，考虑患者的支付能力和依从性。 2. 当治疗过程出现电极下有电刺激、麻、颤、肌肉收缩感时，要向患者进行说明，并且安慰患者，进行科学解释，消除患者恐惧心理。 3. 如果在治疗过程中患者出现疼痛，应终止治疗，检查电极是否滑脱、接触皮肤或电极衬垫不平。 4. 如果治疗部位有瘢痕，应注意掌握电流强度。 5. 如果治疗部位皮肤有破损，应避开或贴小胶布予以保护。
重要提示： 1. 治疗前应对患者进行安全检查，除去治疗部位及其附近的金属异物。 2. 严禁将衬垫放反而导致电极与皮肤之间只隔一层单布；同时电流衬垫必须均匀紧贴皮肤，防治电流集中于某一局部或某一点。 3. 治疗电流密度不宜过大，不应产生疼痛感。 4. 中频电疗仪不应与高频电疗仪同放一室或同时工作。		**所需物品：**理疗室、理疗床、中频治疗仪、电极、衬垫、沙袋或固定带、热水。

12.202　行穴位注射以改善周围神经损伤部位血液循环

操作步骤	知识要求	态度要求
1. 与患者沟通，告诉患者穴位注射改善周围神经损伤区域血液循环的作用原理、治疗流程和注意事项，说明配合方法。 2. 该治疗项目可以在具备条件的乡镇卫生院实施。 3. 协助患者到治疗地点，为不能行走的患者提供帮助。 4. 告知或帮助患者平卧于治疗床上，暴露治疗部位。 5. 穴位注射用具：使用一次性注射器。根据药物剂量和注射部位选用不同的注射器和针头。常用的注射器规格为 1ml、2ml、5ml、10ml、20ml。 6. 注射穴位的选择：可在损伤周围神经区域内进行选穴。选穴宜精练，以 1~4 个穴位为妥，选取肌肉丰满的部位进行穴位注射。 7. 操作方法 7.1 用安尔碘进行局部皮肤常规消毒。 7.2 用无痛快速进针法将针刺入皮下组织，然后慢慢推进或上下提插，探得酸胀等"得气"感应后，回抽一下，如无回血，即可用中等速度将药物注入。 7.3 注射剂量：穴位注射的用药剂量决定于注射部位及药物的性质和浓度。一般可注射 0.5~2ml。 8. 治疗过程中，应注意询问患者的感觉，患者如有头晕、出汗、心慌甚至抽搐、晕厥等不适症状时及时停止治疗，并让患者平卧，可行服用葡萄糖或静脉注射葡萄糖注射液等治疗。 9. 疗程：一般隔日 1 次，6~10 次为 1 疗程。反应强烈者，可隔 2~3 日 1 次，穴位可左右交替使用。每疗程间可休息 3~5 日。	1. 了解人体常用腧穴的主治功效、定位方法、穴位注射注意事项。 2. 熟练穴位注射消毒的要求和操作规范。 3. 掌握常用药物的分类和功效 3.1 中草药制剂：复方当归注射液、川芎嗪注射液、生脉注射液、威灵仙注射液等。 3.2 维生素类制剂：维生素 B_1 注射液、维生素 B_{12} 注射液、维生素 C 注射液。 3.3 其他常用药：5%~10% 葡萄糖注射液、0.9% 生理盐水、三磷酸腺苷、辅酶 A、神经生长因子、硫酸阿托品、山莨菪碱、加兰他敏、泼尼松龙、盐酸普鲁卡因、利多卡因等。 4. 掌握穴位注射的禁忌证：恶性肿瘤（一般剂量时）、出血倾向、活动性肺结核、妊娠、严重心肺功能不全者。 5. 了解晕针的机制和处理原则、处理方法。	1. 具备条件的卫生院实施该项治疗时，需要向患者进行说明穴位注射的作用和操作流程，并了解患者到卫生院接受该治疗是否方便，以及其依从性。 2. 针灸医师一定要认真、仔细而且有耐心，特别是针对小儿和老年患者。 3. 必要时协助患者完成上下床以及注射前后的准备动作等。 4. 应教育患者积极配合康复训练，加快功能恢复。
重要提示： 1. 在患者关节等神经、血管较为丰富的部位进行穴位注射时，注意不要伤及神经和血管。 2. 当患者出现头晕、出汗、心慌甚至抽搐、晕厥等不适症状时，提示患者发生晕针症状，应马上停止治疗，并采取相关处理措施。		**所需物品：**注射治疗室、所需注射液、一次性注射器、棉签、安尔碘。

12.203 心理疏导以消除或减轻周围神经损伤患者心理障碍

操作步骤	知识要求	态度要求
1. 心理疏导适合因周围神经损伤导致心理障碍的患者。 2. 心理疏导可以在卫生院或者患者家中进行，但是要有一个适宜环境，也可根据情况采取小组形式进行。 3. 保持病房环境安静舒适：将患者安置在单人病房，保持病房内空气清新，安静，整洁，争取患者家人配合，陪伴支持患者，协助患者取舒适的体位，避免患肢受压、碰撞，减少各种不良刺激，集中对患者进行治疗、检查、护理等工作，动作轻柔、准确。 4. 在与病人进行良好沟通之后，对病人实施心理疏导 4.1 首先与患者建立特定的友好关系。 4.2 找出症结（心理冲突点）。 4.3 进行详尽的叙述，诱导患者讲出内心深处的矛盾所在。 4.4 做到认识与实践同步，在使患者认识到问题症结所在的同时，要让患者通过实践检验，不仅引发其信任，又可以解决其实际问题。 4.5 制订解决方案：引导患者主动、轻松地通过联系自己的实际，听从医生的解答和疏导。	1. 能够说出心理学的基本概念与治疗原理。 2. 能够掌握心理疏导的主要方法和技术、技巧。 3. 掌握周围神经病变患者常见的心理变化和处理原则。	1. 周围神经损伤容易给患者带来心理障碍，因此，在康复治疗中应该根据患者训练问题实施心理疏导，要充分尊重患者，与其进行良好沟通，建立融洽关系，增加患者的信任。 2. 要向患者说明心理疏导的方法和原理，防止患者误解，注意语言使用技巧。实施心理疏导要认真、仔细并且有耐心，特别是针对小儿和老年患者。 3. 根据患者的年龄、性别、文化水平、职业、家庭经济条件等情况而给予积极的支持和心理疏导，帮助患者解决生活上和工作上存在的困难。 4. 要理解患者患病后的心理和情绪变化，不断鼓励患者克服心理障碍，积极进行功能锻炼。
重要提示：关键在于引导患者接受现实，积极治疗，最终消除抑郁的情绪和心理。		**所需物品**：能使情绪安静、舒适的房间。

（胡秋生 周顺林 刘子渤）

第十三章　颈椎病的康复

　　概念：颈椎病是由于颈椎间盘退行性变以及由此继发的颈椎组织病理变化累及颈神经根、脊髓、椎动脉、交感神经等组织结构而引起的一系列临床症状和体征。颈椎病是一种常见病、多发病，其患病率为 3.8%~17.6%，男女之比无显著性差异，高发年龄为 30~50 岁。颈椎病的诱发因素很多，如不良睡姿、不当的工作姿势、不当锻炼、头颈部外伤、咽喉部炎症、寒冷潮湿的气候等。其主要由于颈椎长期劳损，出现颈椎退行性变而引发颈椎的椎节失稳、松动；椎间盘髓核突出或脱出；骨刺形成；韧带肥厚及钙化；继发性的椎管狭窄等，刺激或压迫了邻近的神经根、脊髓、椎动脉及颈部交感神经等组织，并引起各种各样症状和体征的综合征。主要临床表现有：头、颈、臂、手及前胸等部位的疼痛，并可有进行性肢体感觉及运动障碍，重者可导致肢体软弱无力，甚至瘫痪、大小便失禁、头晕、心慌等。

　　康复目标：根据患者颈椎病的不同类型，采取不同的康复手段，尽最大可能地解决病人临床症状，延缓颈椎病的进展速度，提高病人的日常生活质量。

　　康复指征：治疗颈椎病的方法很多，可分为非手术疗法和手术疗法。原则上软组织型颈椎病、神经根型颈椎病、椎动脉型和交感神经型颈椎病、混合型颈椎病等以非手术疗法为主。脊髓型颈椎病先试行非手术疗法，无明显疗效时应尽早手术治疗。总之，康复介入开始得越早，患者的症状改善越明显，功能恢复越理想。但对存在严重颈椎结构畸形、椎管狭窄、严重的椎间盘突出压迫脊髓的患者，手法治疗要慎重，禁用牵引治疗。

　　康复方法：康复治疗方法包括物理因子治疗，如牵引、超短波、中频电、磁疗、红外线、蜡疗等治疗；中医治疗方法，如针刺、中药离子导入、推拿、按摩等；康复训练，包括合理的运动训练、姿势训练、肌肉力量训练、关节活动度的训练等；健康教育，即教会患者合理调节生活起居，预防疾病的发展和加重。

13.204 实施颈椎牵引治疗以减轻颈椎病神经受压症状

操作步骤	知识要求	态度要求
1. 向患者说明牵引治疗对于减轻颈椎病神经受压症状的作用机制，告知患者颈椎牵引的过程、可能出现的不适症状，取得患者的理解和配合。 2. 该治疗应该在配备有颈椎牵引设备的乡镇卫生院开展。 3. 准备好器械和用品，需要有助手协助完成。 4. 使用坐式颈椎牵引器，将颈椎牵引带固定于患者枕部和下颌部，设定好牵引时间，打开开关逐渐至设定牵引重量为止。 5. 牵引角度：上颈椎段（$C_{2\sim3}$）牵引时后伸 $5°\sim20°$，中颈椎段（$C_{4\sim5}$）牵引时为 $0°$，下颈椎段（$C_{5\sim6}$）牵引时前屈 $5°\sim10°$，下颈椎段（$C_{6\sim7}$）牵引时前屈 $15°$，$C_7\sim T_1$ 牵引时前屈 $20°\sim30°$。 6. 牵引体位：体位可采取坐位或卧位，为了方便，多取稳当的靠坐位，根据所需治疗节段选择相应颈椎前屈角度，避免过伸。患者要充分放松颈部、肩部及整个躯体肌肉。牵引姿势与体位应使患者感觉舒适，如有不适即应酌情调整。如坐位牵引疗效不显著，或患者症状较重或体弱不耐久坐时，可采用仰卧位牵引。用枕垫保持适当姿势与体位，牵引重量一般为 $2\sim3$kg。 7. 利用电动牵引器械可进行间歇牵引，固定好牵引带并设定牵引重量及治疗时间后，打开治疗开关。其有利于放松肌肉，改善局部血液循环。一般是牵引 2 分钟，放松或减小牵引重量 $20\sim30$ 秒，反复进行半小时左右。 8. 治疗时间及疗程：每日牵引 $1\sim2$ 次，每次治疗 $20\sim30$ 分钟，每日或隔日 1 次，$15\sim20$ 次为 1 个疗程。 9. 规范记录治疗情况。	1. 能够描述颈椎的解剖结构和正常生理曲度。 2. 能够解释牵引治疗的基本原理。 3. 掌握牵引治疗的禁忌证：椎管狭窄、椎基底动脉型颈椎病、交感型颈椎病、颈椎滑脱、出血性疾病、皮肤破损者、严重骨质疏松、伴有严重心脑血管疾病者、颈椎严重退行性改变骨桥形成的患者。 4. 能够掌握控制合适的牵引重量：原则上以患者忍受为宜，根据不同的年龄，选择不同的牵引重量（患者自身体重的 $1/10\sim1/5$，或 $2\sim30$kg 不等）。	1. 持续的颈椎病会给患者带来严重不适和心理负担，容易影响患者的生活、工作。为此，要向患者正确解释该病的发生原因和机制，说服患者正确对待疾病，鼓励患者克服各种不良习惯，按照医疗方案坚持锻炼和治疗。 2. 久治不愈的患者可能会失去治疗信心，或者听信其他人采取不正确的治疗方法。为此，要与患者共同讨论病情，选择适宜的治疗方法。 3. 牵引治疗中对待患者应认真、仔细、有耐心，特别是老年或活动不便的患者，要主动给予帮助。 4. 进行颈椎牵引治疗时随时观察患者的反应和变化，如有不适及时给予调整或中止治疗，以确保牵引治疗的安全。
重要提示： 1. 固定牵引吊带时注意不要压迫到患者颈动脉窦部位。 2. 注意随时观察患者牵引过程的变化，及时处理不良事件。		**所需物品：**理疗室、坐式电动颈椎牵引治疗仪、电动牵引治疗床。

13.205 对颈椎患者进行中频电治疗以提高疼痛阈值缓解颈部疼痛

操作步骤	知识要求	态度要求
1. 告诉患者中频电治疗的作用原理、治疗流程和注意事项，说明中频电疗可以引起局部肌肉收缩，从而提高疼痛阈值，缓解颈部肌肉疼痛，取得患者的配合。 2. 该治疗应该在配备有中频电治疗仪的乡镇卫生院开展。 3. 准备好治疗设备和用品，需要有助手协助完成。 4. 让患者坐位或俯卧在床上，除去治疗部位及其附近的金属异物，暴露颈部。 5. 将仪器接通电源，检查是否处于良好工作状态。 6. 选择电极板和吸水衬垫，电极为20cm×10cm，2个，再将输出导线与仪器连接，将衬垫用热水浸湿，然后将电极置于衬垫之上放在颈椎两侧体表位置，用沙袋或固定带固定电极。 7. 检查输出旋钮，使之处于"0"位，然后开启电源。选择"功能性电刺激"的治疗处方。 8. 调节输出频率为1~10kHz，低频调制频率1~150Hz可调。 9. 调节治疗时间为20分钟，电流强度以患者能耐受为限，以引起明显的骨关节区域肌肉收缩为宜。 10. 治疗完毕时，将输出旋钮调至"0"位，关闭电源，取下电极，将衬垫消毒备用。 11. 治疗1次/日，10次为1个疗程。 12. 规范记录患者每次治疗情况。	1. 能够阐述中频电治疗的作用原理。 2. 能够熟练掌握中频电治疗仪器的操作方法和流程。 3. 掌握中频电治疗的禁忌证：急性化脓性感染、出血疾患、恶性肿瘤、带有心脏起搏器者。 4. 熟练掌握颈椎的解剖结构知识。	1. 向患者客观说明中频电治疗对于提高疼痛阈值缓解颈部疼痛的作用，及治疗过程和费用，在患者同意的情况下实施治疗。 2. 使用前要认真检查中频电治疗仪的状况，检查是否处于正常情况，仔细观察各个按钮和仪表是否正常、电源是否连接。开机要动作轻巧，严格按照说明书操作。 3. 治疗过程中要不间断守护在治疗室，及时发现问题，及时给予解释和必要的处理。在对患者进行治疗时一定要认真、仔细、有耐心。 4. 告知患者治疗时电极下有电刺激、麻、颤、肌肉收缩感是正常现象，不必过于紧张。 5. 治疗电流密度不宜过大，不应产生疼痛感。如果在治疗过程中患者出现疼痛，应中止治疗，检查电极是否滑脱、接触皮肤或电极衬垫不平。 6. 如果治疗部位有瘢痕，应注意掌握电流强度。 7. 如果治疗部位皮肤有破损，应避开或贴小胶布予以保护。 8. 平时要注意对治疗仪的检查校验、维修维护。
重要提示： 1. 中频电治疗仪不应与高频电疗仪同放一室或同时工作。 2. 治疗前应对患者进行安全检查，除去治疗部位及其附近的金属异物。 3. 严禁将衬垫放反而导致电极与皮肤之间只隔一层单布；同时电流衬垫必须均匀紧贴皮肤，防治电流集中于某一局部或某一点。		**所需物品：**理疗室、理疗床、中频电治疗仪、电极、衬垫、沙袋或固定带、热水、床。

第十三章 颈椎病的康复

13.206 超短波治疗以减轻颈椎病颈部肌肉炎性水肿缓解颈部疼痛

操作步骤	知识要求	态度要求
1. 向患者详细说明超短波治疗对于减轻颈部肌肉炎性水肿、缓解颈部疼痛的作用原理，告诉患者超短波治疗的流程和注意事项，取得患者的理解和配合。 2. 该治疗应该在配备有金属屏蔽治疗室和超短波治疗仪（图1）的乡镇卫生院开展。 3. 准备好治疗设备和用品，必要时找助手协助完成。 4. 协助患者到治疗室，为不能行走的患者提供帮助。告知或帮助患者除去身上的金属物品，取舒适体位，治疗部位可不裸露。高热治疗时则需裸露治疗部位。 5. 电极放置的方法：①颈部单极法：只用1个电极放置于颈后部；②并置法：将1副中号电极的1片放置于颈部后侧，另1片放置于疼痛侧前臂。 6. 检查治疗仪的各开关、旋钮是否在合适的位置，电流输出是否在零位，电极的电缆插头是否牢固插在输出孔内。 7. 预热1~3分钟后调节输出钮至治疗档，调节谐振钮，使仪器工作达到谐振状态，此时电流表指针上升至最高点，氖光灯测试示亮度最大。 8. 根据病情的性质选择不同治疗剂量：急性期为无热量治疗、亚急性期为微热量治疗、慢性期为温热量治疗。 9. 一般每次治疗10~15分钟，1次/日或1次/隔日，10次~15次为1个疗程。 10. 规范记录患者每次治疗情况。 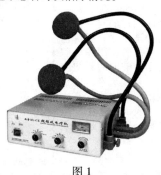 图1	1. 能够阐述超短波治疗仪消除局部炎症的治疗机制、技术参数、操作流程及注意事项。 2. 能够说出不同部位、不同病症的治疗剂量要求，调整合适的治疗剂量。 3. 掌握超短波治疗的禁忌证：心脏植有起搏器、有出血倾向、妊娠早期、治疗部位有金属异物、早期恶性肿瘤患者等。	1. 在有条件的卫生院可以开展超短波治疗。但要向患者进行解释，客观说明该治疗的作用，不要误导或者过分夸大效果。要向患者说明收费情况，在患者愿意的情况下实施治疗。 2. 使用前要认真检查超短波治疗仪的状况，检查是否处于正常情况，仔细观察各个按钮和仪表是否正常，电源是否连接。开机要动作轻巧，严格按照说明书操作。 3. 治疗过程中要不间断守护在治疗室，及时发现问题，及时给予解释和处理。在对患者进行治疗时一定要认真、仔细，有耐心 4. 必要时协助患者完成上下床等动作。 5. 应指导患者积极开展体育锻炼，提高疼痛阈值；指导患者自我放松，减轻疼痛反应。 6. 平时要注意对治疗仪的检查校验、维修维护。
重要提示： 1. 需有金属屏蔽治疗室1间且治疗室内不得有多台超短波电疗机。 2. 治疗床必须是木质床。 3. 治疗急性炎症时，应严格无热量、短时间治疗。 4. 治疗过程中患者不可乱动，应当避免发生灼伤。		**所需物品：** 金属屏蔽治疗室、超短波治疗仪、木质治疗床。

13.207　直流电碘离子导入疗法以消除颈椎病颈部肌肉炎性水肿

操作步骤	知识要求	态度要求
1. 向患者详细说明直流电碘离子导入疗法减轻颈椎病颈部肌肉炎性水肿的作用原理、治疗流程和注意事项，说明直流电碘离子导入疗法能够引起局部肌肉收缩，从而提高疼痛阈值，缓解颈部肌肉疼痛，并能够消除肌肉炎性水肿，从而取得患者配合。 2. 该治疗应该在配备有直流电离子导入治疗仪的乡镇卫生院开展。 3. 准备好治疗设备和用品，需要有助手协助完成。 4. 告知患者需进入直流电疗室进行治疗，并请其除去治疗部位及其附近的金属物品。 5. 协助患者进入治疗室并平卧于治疗床上，暴露颈部。 6. 选好治疗所需电极板和衬垫。铅板电极应碾平，治疗前衬垫必须正负极分开煮沸消毒，用于治疗时衬垫的温度以不烫为度，滴入10%碘化钾溶液，湿度以拧不出水为度，将其展平。 7. 将电极板插入衬垫的布套内，使电极板的各边在衬垫的各边之内约1cm，将导线两端分别与电极和治疗仪输出插孔相接。 8. 将衬垫和电极并置于颈椎两侧，使衬垫厚的一侧紧贴皮肤，阴极置于症状较重的一侧，再次确认导线的正负极是否符合治疗要求，然后以沙袋、固定带稳妥固定电极。 9. 然后打开电源开关，使治疗仪预热。 10. 开始治疗前，向患者交代治疗时电极下应有针刺感或轻微的紧束感、蚁走感。 11. 以顺时针方向缓慢旋转电位器，调节电流，使电流表指针平稳上升，逐渐增大电流强度，一般在达到所需电流强度的1/2时，询问患者的感觉，待电流稳定、患者感觉明确后（3~5分钟）增至所需电流量，所达到的电流强度不要超过患者的耐受量。 12. 治疗完毕后，逆时针方向缓慢旋回电位器，调节至零位，切断电源；将电极和衬垫从患者身上取下，检查治疗部位皮肤有无异常反应。 13. 一般每次治疗15~20分钟，每日1次，15~20次为1个疗程。 14. 规范记录治疗情况。	1. 掌握直流电碘离子导入疗法的适应证：周围神经损伤疾病、自主神经功能紊乱、神经症、高血压病、急慢性胃炎、关节炎、慢性炎症浸润、慢性溃疡、血栓性静脉炎、瘢痕、粘连、慢性盆腔炎、颞颌关节功能紊乱等。 2. 掌握直流电碘离子疗法禁忌证：高热、昏迷、恶性肿瘤、出血倾向、急性化脓性炎症、急性湿疹、心力衰竭、孕妇腰腹骶部、皮肤破损局部、金属异物局部、安装有心脏起搏器局部及其邻近、对直流电过敏者。 3. 治疗中电极与衬垫必须平整，尤其在治疗体表弯曲的部位时，必须使衬垫均匀接触皮肤，通电时电流得以均匀作用于皮肤，不致电流集中于某点。 4. 直流电离子导入疗法的电流密度按衬垫面积计算：一般为 0.05~0.1mA/cm^2，最大不超过 0.2mA/cm^2，小儿为 0.02~0.05mA/cm^2。 5. 治疗使用过的衬垫必须彻底冲洗干净，煮沸消毒，整平后在阴凉处晾干备用。破旧的衬垫应予以修补或更新。电极必须用肥皂水刷洗，去除电极表面的污垢与电解产物。破裂电极应及时予以更新。	1. 直流电离子导入操作相对复杂，因此要对患者耐心进行解释，打消患者的顾虑，鼓励患者坚持治疗，并得到患者配合。 2. 颈椎病患者很痛苦，所以治疗时，不仅对其进行身体上关心和照顾，还要给予心理上的疏导。 3. 治疗前需检查设备能否正常工作。 4. 治疗过程中，操作者应经常检查电流表的指针是否平稳并注意观察患者表情，询问患者电极下的感觉。 5. 对治疗局部皮肤有小破损者，应贴以胶布或垫上绝缘布。 6. 操作仪器时应严格按操作流程进行。 7. 治疗结束后嘱患者不要挠抓治疗部位皮肤。
重要提示： 1. 治疗中患者不得任意挪动体位，以免电极衬垫位置移动、电极脱落直接接触皮肤而发生灼伤。不得触摸治疗仪或接地的金属物。 2. 治疗中如患者感觉电极下有局限性疼痛或烧灼感，应立即调节电流至零位，中断治疗进行检查，如有皮肤灼伤，则应停止治疗，予以妥善处理。 3. 治疗中患者出现过热或烫痛时，应及时中止治疗并给予冷敷；皮肤局部出现斑点状潮红时，应及时中止并涂烫伤油膏或照射紫外线。 4. 治疗结束后，如局部出现瘙痒或红色小丘疹，可涂止痒液。		**所需物品：**直流电离子导入治疗仪、10%碘化钾溶液、导线、电极板、导线夹、衬垫、其他用品（煮锅2个、长夹、绝缘布、沙袋、固定带等）。

13.208　推拿治疗以改善颈部生理结构状态减轻颈椎病症状

操作步骤	知识要求	态度要求
1. 与患者沟通，告诉患者颈椎推拿治疗的流程、注意事项和可能出现的不适症状，说明配合方法。 2. 该治疗应该在能开展推拿治疗的乡镇卫生院或患者家中开展。 3. 颈型颈椎病推拿：患者取坐位，用滚法松解颈项部三线，风池→肩井、风府→大椎，冈上肌以及背部竖脊肌；一指禅推痛点，推按风池、大椎，按揉颈项部两侧大筋，由上而下数遍；摇颈椎，拔伸颈椎；直擦颈项部项韧带以及两侧肌肉，以透热为度。 4. 神经根型颈椎病推拿：患者坐位，用侧滚法松解颈椎旁肌肉，用一指禅推颈项部三线，风池→肩井、风府→大椎冈上肌以及背部竖脊肌；用推法施于患肢至麻木手指部；推按风池、大椎，点按患侧肩井、臂臑、曲池、合谷；颈项部拔伸法，拿上肢，拿肩部（三角肌）→上臂（肱二头肌、肱三头肌）→前臂（伸肌群、屈肌群）；捻、理、拔手指；搓、抖肩与患肢；直擦颈项部项韧带以及两侧肌肉，以透热为度。 5. 椎动脉型颈椎病推拿：患者取坐位，用滚法松解颈项部三线，风池→肩井、风府→大椎，冈上肌以及背部竖脊肌；一指禅偏峰推印堂→神庭、前额至左右太阳；大鱼际揉前额以及左右太阳；大拇指按印堂→百会，分按前额；扫散法施于头部两侧颞部，分、合推前额；颈项部拔伸；直擦颈项部项韧带以及两侧肌肉，以透热为度。 6. 交感型颈椎病推拿：患者坐位，用侧滚法松解颈椎旁肌肉，用一指禅推颈项部三线，风池→肩井、风府→大椎，冈上肌以及背部竖脊肌。指揉按人迎、气舍、翳风，按压上下眼眶12次；从太阳穴起，由前向后，用五指拿头的中间、两侧和下部12次；拿风池以及颈项部，由上而下数遍，以酸胀为度；颈项部拔伸；直擦颈项部项韧带以及两侧肌肉，以透热为度。 7. 治疗每日或隔日1次，10次为1个疗程。 8. 规范记录患者每次治疗情况。	1. 了解人体颈部生理解剖、常用腧穴及定位方法。 2. 掌握颈椎病的临床分型和治疗原则。 3. 熟练掌握颈椎病的常用推拿手法和操作流程。 4. 掌握颈部推拿的禁忌证：恶性肿瘤（一般剂量时）、出血倾向、颈椎滑脱、严重骨质疏松症、严重心肺功能不全者。	1. 推拿医师一定要认真、仔细并且有耐心，推拿手法刺激量要因人而异，由轻到重，循序渐进。治疗过程中要注意观察患者的反应，如患者出现不适，应当及时停止治疗。 2. 应指导患者积极开展体育锻炼，指导患者学会颈椎康复操，提高颈部肌肉的自我保护能力和颈椎稳定性，防止颈椎病的复发。
重要提示： 1. 根据患者体质掌握好适度的手法与治疗强度。 2. 切记掌握好颈椎三扳法的使用原则。		**所需物品：**推拿治疗室、按摩椅、按摩巾。

13.209　教会患者合理运动以提高颈部应激能力预防和延缓颈椎病的进展

操作步骤	知识要求	态度要求
1. 与患者沟通，告诉患者合理运动对提高颈部应激能力、预防和延缓颈椎病的重要性。 2. 该治疗应该在有条件的乡镇卫生院或家中开展，最好采取小组形式进行。 3. 告诉患者颈部运动的常用方法、流程、注意事项和可能出现的不适症状，说明配合方法。 4. 颈椎运动方法 4.1 左右旋转：取站位或坐位，头轮流向左、右旋转，动作要缓慢，当转至最大限度时，停留 3~5 秒，使肌肉和韧带等组织受到充分牵拉，左右各旋转 10 次。 4.2 伸颈拔背：体位同上。两肩放松下垂，同时，颈部尽量上升，虚领顶劲，似用头顶球，持续 3~5 秒，重复 10 次。 4.3 提肩缩颈：取站位，肩部放松自然向上提，同时颈部向下缩，停留 3~5 秒，再自然放松，重复 10 次。 4.4 肩部放松：取站位，患者双上肢自然放松，肩部自然向前停留 3~5 秒，中间停顿再向后扩。 4.5 环绕颈项：体位同上，颈放松，呼吸自然，缓慢转动头部，顺时针与逆时针方向交替进行重复 10 次；患者站位，两手叉腰，头部向左侧偏，再向右侧偏，动作要缓慢，幅度勿过大，重复 20 次。 4.6 左、右侧颈部活动：患者站立，两手叉腰，头部向左、右两个方向侧偏，幅度勿过大重复 20 次。 5. 颈部运动每日 2~3 次，需长期坚持。	1. 了解人体颈部生理解剖结构，正常生理曲度和运动方式。 2. 掌握颈椎病的临床分型和运动原则。 3. 掌握颈椎运动的具体方法。 4. 掌握颈部运动的禁忌证：寰枢椎脱位、颈椎滑脱、严重骨质疏松症、严重心肺功能不全者。	1. 很多颈椎病患者有症状时心理恐惧，无症状时又不重视。因此，康复治疗师一定要认真对患者进行反复宣教，告知患者颈椎病的预防是一个长期的过程，必须要持之以恒。 2. 应指导患者积极开展体育锻炼，指导患者学会颈椎康复操，提高颈部肌肉的自我保护能力和颈椎稳定性，防止颈椎病的复发，延缓颈椎病的进展。
重要提示：根据患者体质掌握好颈部运动的活动量、速度和强度。		**所需物品：**运动场所。

13.210 告诉患者选用合适的枕头以预防颈椎病发生或加重

操作步骤	知识要求	态度要求
1. 与患者沟通，告知患者正确选择枕头对于防治颈椎病的重要性，教会患者正确选择枕头的方法。 2. 枕头的选择方法 2.1 枕头的种类 2.1.1 "塑形枕"：两头一边高、一边低，呈弧形状；"记忆枕"，它会根据人的睡姿改变形状，使用几次后，就会根据个人的睡姿自动"记忆"并使形状固定下来。 2.1.2 "药枕"：采用具有益气活血、强筋壮骨等作用的药物制成。 2.1.3 普通枕头：依据其质地软硬可分硬枕头和软枕头两种。硬枕头常见的有"荞麦枕""黄豆枕""酒瓶枕"等，这种又硬又不能塑形的枕头，不仅睡上去偏硬，而且对治疗颈椎病用处也不大。软枕头常见的有"高弹棉""太空棉""鸭羽绒"，这种既软又易塑性的枕头，不仅软硬适中，睡上去松软舒适，更重要的是其形状和高度可随睡眠姿势改变而改变，且通透性好，有助于颈部局部皮肤汗液排泄和皮肤气体交换。软枕头适合整夜枕用，有助于缓解颈部疲劳和维持颈椎生理性前凸。 2.2 枕头的高度：合理的枕头不仅要很好地承托颈部的前凸，同时还要很好地容纳头颅枕部（后脑勺）的后凸，所以，适合颈椎病患者的枕头是需要一定的软硬度和高度的，枕头不宜过高，但也不宜过低或不枕枕头睡觉。最合适的枕头高度，应该是枕头的高度略高于自己一侧的肩宽，侧睡下去以后，枕头的高度正好与肩宽匹配，避免将枕头压于肩下；仰睡时，枕头宜尽量垫于项下，保持颈椎下方有一定的支撑。	1. 了解人体头部和颈部生理解剖特点。 2. 了解各种枕头的材料和制作方法。 3. 了解人进入睡眠后的姿势变化规律。	颈椎病患者由于病痛常常影响睡眠，如果枕头选择不当，会加重疼痛症状导致夜不能寐。因此，康复治疗人员一定要认真、仔细并为患者讲解枕头的选择方法，并根据患者病情帮助其选择合适的枕头。
重要提示： 根据患者不同体形、睡眠姿势提供枕头选择建议。		**所需物品：** 各种材质的枕头。

13.211　开展正确工作姿势和良好生活习惯的健康教育以提高人群预防颈椎病的能力

操作步骤	知识要求	态度要求
1. 组织相关患者集体参加预防颈椎病的正确工作姿势和良好生活习惯的讲座培训。告知患者正确的工作姿势和良好生活习惯对于预防颈椎病的重要性。 2. 该项治疗在卫生院或社区服务站集体进行效果较好。 3. 注意保持良好的姿势，日常生活和工作中的每一个动作，都存在是否符合生物力学要求。 4. 及时消除因工作所造成的颈背部肌疲劳，避免不良反应的积蓄：经常伏案工作的人，除了工作中要注意保持正确的体位和姿势，加强工间休息，以保证颈部良好的放松和适当的活动量。 5. 通过加强体育锻炼的方法来增强体质，尤其是增强颈背部肌肉的力量。 6. 休闲时不要顾此失彼：看电视、打牌、玩电脑游戏等休闲活动虽然可以放松精神，愉悦情绪，但若时间过长，精神过于集中，不注意保护颈部姿势，颈椎便会发生问题。因此，看电视时，最好不要将身体倚靠在沙发上或半躺半靠在床头，而且电视机放置的高度要恰当，一般电视机的高度应该与人观看电视时视线的高度相平，同时观看的间距也不要太近，否则也会造成颈椎曲度的改变，使得颈背部肌肉紧张。打牌时，要注意经常调整身体的姿势，适当进行一些颈椎的活动，以缓解长时间保持一个姿势所产生的疲劳。 7. 其他：在劳动、训练或体育活动之前，应进行较充分的准备活动，防止颈椎及其他部位的外伤。冬季应注意颈部的保暖，如穿高领毛衫，防止颈部受风、受寒等。 8. 规范记录培训情况。 9. 告知患者下一次培训时间和地点。	1. 了解人体头部和颈部生理解剖特点。 2. 了解保持颈部正常生理曲度和功能的方法。 3. 了解各职业工种、生活不良习惯对颈椎的影响和改善方法。	1. 随着电脑、手机等电子设备的使用人群增加，颈椎病患者越来越多。因此，预防宣教工作就显得很重要。 2. 宣教时，康复治疗人员一定要认真、仔细并且有耐心地讲解并示范正确工作姿势和良好生活习惯以便更好预防颈椎病。 3. 必要时组织患者观看预防颈椎病图画或相关视频。
重要提示：根据患者不同职业工种、生活习惯提供相应的生活建议。		**所需物品**：培训教室、宣传图画、相关视频光盘。

13.212　进行颈椎静态姿势训练的健康教育以提高预防颈椎病的能力

操作步骤	知识要求	态度要求
1. 与患者沟通，告知患者进行静态姿势训练的重要性；教会患者进行颈椎静态姿势训练的方法。 2. 该项治疗可在乡镇卫生院或社区服务站集体进行。 3. 颈椎静态姿势训练的方法：①坐姿体位：让患者坐在椅子上保持中立位置后，下颌带颈椎后伸30°、45°、60°保持30~50秒；②仰卧体位：让患者仰卧位，头后枕一个半充气状态小球，吸气时下颌带颈椎后伸至最大活动度保持20~30秒；③下颌后缩静态保持：让患者采取坐姿、仰卧位、站立位均可。下颌用力后缩，保持20~30秒；④双肩下沉颈椎上引：让患者采取坐姿或站立位，双肩用力下沉，颈椎延伸向上，保持20~30秒；⑤躯干前屈颈椎后伸保持：让患者采取坐姿或站立位，躯干前屈30°~50°，下颌引导颈椎后伸保持20~40秒；⑥颈椎左右侧屈保持：让患者采取坐位或站立位，颈椎向左（右）侧屈，右（左）侧肩用力下沉，保持20~30秒；⑦坐姿头后伸等长抗阻：让患者坐在椅子保持中立位，双手拉住毛巾放于头后，颈椎依次排列后伸30°、45°、60°，双手拉紧毛巾，保持30~50秒。 4. 该项训练每日2~3次，需长期坚持。	1. 能解释坐姿颈椎后伸改变颈椎曲度重要性。 2. 能解释仰卧位颈椎依次排列改变椎曲并增加颈后肌群力量的机制。 3. 能解释颈后缩强化头长肌、颈长肌的重要性。 4. 能掌握等长抗阻运动的作用意义及强化颈后肌群方法及重要性。	1. 颈椎静态姿势训练的内容较多较细，不易掌握。在宣传教育时，康复治疗师要认真、耐心、循序渐进，告知患者进行颈椎后伸排列时，应从第一节颈椎开始，引导颈椎依次后伸排列。 2. 让患者进行坐姿训练时，保持正确坐姿，肩膀自然下沉，放松身体。 3. 一定要对患者强调在日常生活中注意避免固定一个姿势，如：将电话夹在颈部一侧长时间使用电话。使用电脑时，不要将显示器长时间放置一侧，使头颈部长时间保持一个方向。 4. 详细告知患者在日常生活中注意看书、看电视、写作的姿势。如：靠床头看电视、身体侧卧手支撑头部看电视、身体过于前倾头向前伸使用电脑等姿势。上述活动进行一段时间后一定要进行相应的调节。
重要提示： 1. 注意呼吸的作用：吸气颈椎完成后伸运动，呼气完成抗阻运动。 2. 根据 X 线片评估患者颈椎状态，曲度变直应在改变颈椎曲度后再进行静态等长抗阻运动。曲度过大时应进行下颌后缩静态保持运动。 3. 日常生活中颈椎静态姿势训练每日可完成 3 次训练，每次 3~5 组，每组不超过 1 分钟。	**所需物品：** 治疗床、治疗椅、半充气物理治疗小球、长毛巾。	

13.213 演示颈椎动态运动训练以使人们学会正确的运动模式

操作步骤	知识要求	态度要求
1. 对颈椎病易患人群或者患者进行健康教育，强调颈椎动态运动训练对形成正确的运动模式的重要性，取得患者的认可和配合。 2. 可以在患者家中、病房、适宜场所进行，以小组形式进行为佳。 3. 准备所需物品、设备，面对一定规模人群时最好使用多媒体进行视频演示。 4. 讲解人应该能够熟练演示颈椎动态运动，并且作好认真备课。演示过程如下：①矢状面颈椎屈伸：让患者采取坐位或站立位，双手自然下垂。吸气下颌引导颈椎后伸，呼气下颌引导颈椎屈曲；②冠状面颈椎侧屈：让患者采取坐位或站立位，双手自然下垂。吸气颈椎向一侧侧屈，耳朵向肩部靠近，呼气颈椎还原至中立位；③水平面颈椎旋转：让患者采取坐位或站立位，双手自然下垂。吸气颈椎带动头旋转至一侧肩部，呼气颈椎还原至中立位；④颈椎后伸并侧屈：姿势同上，吸气颈椎后伸，呼气颈椎向一侧侧屈，吸气还原侧屈动作，呼气还原后伸动作；⑤颈椎水平旋转并后伸：姿势同上，吸气颈椎水平旋转并后伸，呼气还原动作至中立位；⑥颈椎反复后缩运动：姿势同上，下颌向下并后引导颈部后缩。吸气后缩，呼气还原。 5. 边演示边讲解，注意患者或者听众的理解接受情况。 6. 评估学习效果。与大家讨论，回答提问。 7. 该项训练每日 2~3 次，需长期坚持。	1. 能阐述颈椎的解剖结构。 2. 能够描述在矢状面脊椎排列即屈伸运动，描述颈椎在冠状面脊椎排列即侧屈运动。 3. 能描述颈椎在水平面脊椎排列即旋转运动。 4. 能够解释颈椎动态运动训练对于颈椎病的治疗作用，并能够准确演示相关运动动作。 5. 能够通过患者 X 线片分析患者颈椎的状态。	1. 颈椎病的发生往往与人们较长时间的不正确姿势有关，有些工作颈椎病易发，是高危人群。因此，采取积极的预防措施对于减少患病有重要作用，要耐心告诉人们预防的意义，使其正确认识。 2. 告诉人们注意日常生活中的动态运动，应教育患者做到：慢、稳，感受颈椎逐节运动。不可着急快速进行动态运动。 3. 演示过程要规范正确，清楚可见，速度与听众的接受程度保持一致，不应该挖苦、讥笑接受差的患者。 4. 对于容易做错的环节应该反复演示，如果通过多媒体演示，要适当给予解释，讲解语言通俗易懂。 5. 教育患者在日常颈部动态训练中，不要向后转动颈部，避免过多运动对颈椎产生损伤。
重要提示： 1. 颈椎动态运动一定注意颈椎排列顺序，从寰枢椎依次排列。 2. 运动作用于脊椎排列时吸气做运动，作用于肌肉时呼气做运动。 3. 动态运动时应在无痛下做到最大活动度范围，如运动中出现疼痛，则在疼痛角度下还原 5°~10°。 4. 颈椎动态运动每日可进行 3 次训练，每组动作 10~15 次，不超过 3~5 组。		**所需物品：**活动场所、多媒体演示系统。

13.214　教会患者提高颈椎肌肉功能训练的方法以加强颈椎稳定性

操作步骤	知识要求	态度要求
1. 对颈椎病易患人群或者患者进行健康教育，演示颈椎肌肉功能训练以使人们学会加强颈椎稳定性的方法，强调其重要性，取得患者的配合。 2. 可以在患者家中、病房、适宜场所进行，以小组方式进行为佳。 3. 头部书写"鹰"字：患者站立位，双手叉腰，保持躯干不动，头部"鹰"字。每次运动以颈椎最大关节活动范围为准。 4. 弹力带训练 4.1 患者站立位，患者将弹力带对折，一侧手握住弹力带两头于左侧，另一头置于头部固定，然后头向右侧运动。在运动至终末端时进行静态姿势控制训练，改变方向，双侧方向都要做。 4.2 患者站立位，患者将弹力带对折，双手握住弹力带两头于前侧，另一头置于头部后侧固定，然后头部向后侧运动。在运动终末端时进行静态姿势控制训练，改变用力方向前后方向都要做。 5. 自我牵伸颈部肌肉训练 5.1 患者站立位，头随眼光斜向右上运动至最大位置，然后侧屈至最大角度，感觉左侧肌肉有明显牵伸感觉。同时肩部下沉以加强牵伸感觉。牵伸持续时间为15秒左右。 5.2 同上，在患者头部水平旋转至最大位置时进行侧屈牵伸，时间同上。 5.3 同上，在患者鼻尖靠近肩部至最大位置时进行侧屈牵伸，时间同上，双侧方向都要做。 6. 该项训练每日2~3次，需长期坚持。	1. 能掌握加强颈椎稳定性的各种动作的目的和意义。 2. 能掌握各个动作的操作规范。 3. 教会患者掌握各种运动的强度和持续时间。 4. 能解释通过X线片确定颈椎的状态并指导患者的运动规范操作。	1. 针对日常生活中常常处于低头状态的患者，应重点宣教其在日常生活中多做一些仰头运动的动作。 2. 日常生活中的动态运动，应教育患者做到慢、稳，感受颈椎逐节运动，不可着急快速进行动态运动。 3. 运动中教会患者利用呼吸节奏完成自我训练动作。如果在训练中感觉不适，则不要过度运动，应停止休息。 4. 教育患者在日常颈部动态训练中，不要过度向后转动颈部，避免运动过多对颈椎产生损伤。
重要提示： 1. 用头部书写"鹰"字用以改善颈椎的关节活动度。 2. 颈椎自我牵伸训练需把握牵伸的耐受程度。 3. 弹力带进行反方向自我抗阻训练时，注意颈椎各活动范围都要做。 4. 颈椎日常运动每日可进行2~3次训练，每组动作10~15次，不超过3~5组。		**所需物品：**活动场所、弹力带。

（胡秋生　周顺林　张庆茹）

第十四章　肩周炎康复

概念： 肩周炎又称肩关节周围炎，是肩关节周围肌肉、韧带、肌腱、滑囊、关节囊等软组织损伤、退变而引起的关节囊和关节周围软组织的一种慢性无菌性炎症，以肩关节疼痛、运动功能障碍和肌肉萎缩为主要临床表现的疾病。本病起病缓慢，病程较长。临床分为三期：早期（疼痛期，持续时间为 10～36 周）、冻结期（慢性期或僵硬期，持续时间为 4～12 个月）和恢复期（末期或解冻期，持续时间 5～26 个月）。

康复目标： 肩周炎的康复治疗目标是缓解疼痛和恢复肩关节活动度，最终达到提高患者日常生活自理能力。

康复指征： 经检查没有严重的结构畸形和肩关节损伤的患者，应尽早进行康复训练，康复介入的越早，患者的功能恢复就越理想。

康复方法： 肩周炎康复治疗方法通常是以非手术治疗为主，包括物理因子治疗、手法治疗、运动疗法、功能锻炼等。①疼痛期或早期最好对患肩采取制动和镇痛措施，以解除患者疼痛，如用三角巾悬吊，并对患肩做热敷、理疗或封闭等治疗；②慢性期主要表现为肩关节功能障碍，这时以功能锻炼和按摩为主，配合理疗进行治疗。

14.215 指导肩周炎的急性期处理以避免疼痛和粘连的加重

操作步骤	知识要求	态度要求
1. 与患者沟通，向其解释肩周炎的早期（疼痛期）的病因、病理与临床特点。向患者说明早期正确处理肩周炎的临床意义和主要方法，取得患者的配合。 2. 讲解吊带制动的作用：肩周炎早期由于局部炎性渗出造成的疼痛症状较为明显，不适当的运动可能造成局部渗出和疼痛的加重，进而肌肉发生痉挛使功能障碍加重。因此可采用吊带制动的方法减少局部炎性渗出，减轻疼痛症状。 3. 演示吊带制动的方法：可使用医用三角巾制成吊带，打结一端套于患者颈项，将患肢屈肘制动于三角巾中部（图1）。在长时间行走、活动时进行制动，坐、卧位时不用制动。注意不可长时间进行制动，以免影响肩、肘关节的正常活动。 4. 与患者讨论选择其他治疗方法：如局部使用超短波、温热敷、冷敷、外用膏药等方法消除疼痛，必要时内服消炎镇痛药物。 5. 指导患者适当进行无痛范围内的肩关节主动运动练习，保持较好的关节活动度，为下一步的康复做好准备。 6. 告诉患者要采取肩部保暖的措施，防止肩部受风、受寒致使病情加重。 7. 提出下一步治疗的计划。 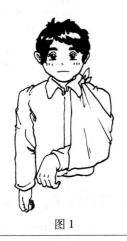 图1	1. 能够详细描述人体肩部及肩胛部的生理解剖特点。 2. 能够阐述肩周炎各期的病理特点和主要症状、体征。 3. 能够解释各种物理治疗方法的主治功用，提出优先选择的基本原则。 4. 能够说出基本药物中消炎镇痛药的药理机制、功效、适应证和禁忌证。	1. 肩周炎在临床极为常见，特别是老年人患病率较高。肩周炎虽然不是严重的急性疾病，但它对患者生活和工作的影响也应该足以引起重视。要理解疾病给患者带来的苦恼和痛苦，同情安慰患者，努力解除患者心理压力。 2. 耐心正确地向患者解释肩周炎的发生机制和临床表现，告诉患者急性期处理的意义，引起患者充分的重视。 3. 在向患者讲解和演示过程中，要有耐心和爱心，根据患者的接受程度循序渐进，争取使患者能够依从并且自愿接受。 4. 在选择其他治疗方法时，要充分尊重患者的意愿，考虑项目的费用和可及性。
重要提示： 1. 肩周炎采取主动运动或者制动的方式选择以疼痛是否加重为尺度。 2. 运用吊带制动法时不可长时间进行制动，以免影响肩、肘关节的正常活动。		所需物品：三角巾。

14.216 超短波治疗肩周炎以消除局部炎性反应减轻肿胀和粘连

操作步骤	知识要求	态度要求
1. 向患者详细解释超短波治疗肩周炎对于消除局部炎性反应减轻肿胀和粘连的意义，说明治疗的流程和注意事项，取得患者的配合。 2. 该项治疗可以在配备有金属屏蔽治疗室和超短波治疗仪的乡镇卫生院实施。 3. 连接电源，打开仪器，检查设备是否正常。 4. 告知或帮助患者除去身上的金属物品，帮助患者取舒适体位，治疗部位可不裸露。 5. 放置电极：采用对置法，将两个电容电极相对放置于患肩前侧和后侧，电极应与治疗部位皮肤表面平行，电极与皮肤之间应保持一定的间隙。 6. 检查治疗仪的各开关、旋钮是否在合适的位置，电流输出是否在零位，电极的电缆插头是否牢固插在输出孔内，预热 1～3 分钟。 7. 调节输出钮至治疗档，调节谐振钮，使仪器工作达到谐振状态，此时电流表指针上升至最高点，氖光灯测试示亮度最大。 8. 治疗剂量：采用大功率治疗仪，皮肤间隙为 3~4cm，急性发作时采用无热量治疗。 9. 一般每次治疗 10～15 分钟，1 次/日，10~15 次为 1 个疗程。 10. 治疗过程中，要不断观察患者反应和仪器运行状况，及时处理出现的问题。 11. 规范记录患者每次治疗情况。	1. 能够阐述超短波治疗仪消除局部炎症的治疗机制、技术参数、操作流程及注意事项。 2. 能够描述人体肩部及肩胛部的生理解剖特点。能够说出不同部位、不同情况的治疗剂量要求，调整合适的治疗剂量。 3. 掌握超短波治疗的禁忌证：心脏植有起搏器、有出血倾向、妊娠早期、治疗部位有金属异物、早期恶性肿瘤等。 4. 能够说出患者常见不适的原因和处理原则、处理方法。	1. 使用超短波治疗要由专门的人员操作，要严格按照操作规程进行，每次使用前都要认真检查仪器的状况，检查电源及其他所需物品是否备齐。 2. 治疗前要向患者说明超短波治疗的原理，科学说明其功效，不应该夸大其作用。 3. 使用超短波治疗仪前要了解超短波的治疗原理，认真阅读产品使用说明书，严格按照要求操作。熟练掌握各个部件的使用方法。 4. 注意治疗环境，保持室内适宜的温度。 5. 在治疗过程中，除进行超短波治疗外，还要鼓励患者通过自我锻炼改善病情。
重要提示: 1. 需有金属屏蔽治疗室且治疗室内不得有多台超短波电疗仪。 2. 必须是木质治疗床。 3. 治疗急性期炎症时，应严格无热量、短时间治疗。 4. 不得仅按治疗仪的电表读数或氖光灯的亮度来划分、调节治疗剂量，不得用失谐法来调节治疗剂量。		**所需物品:** 金属屏蔽治疗室、超短波治疗仪、木质治疗床。

14.217　推拿治疗以松解肩周炎肩部肌肉和韧带消除局部粘连

操作步骤	知识要求	态度要求
1. 与患者沟通，解释推拿治疗对于松解肩周炎肩部肌肉和韧带、消除局部粘连的意义。说明肩周炎推拿治疗的流程和注意事项，取得患者的配合。 2. 该项治疗可以在卫生院或者患者家中进行。准备好治疗的房间和用品。需要由专业推拿医师进行治疗。 3. 按以下方法和步骤进行推拿治疗 3.1 滚揉法：患者仰卧或坐位，用滚法或拿揉法施术于患侧肩前部及上肢内侧，反复数次，配合患肢外展、外旋活动。或者患者卧位，推拿师一手握住患肢肘部，另一手在肩外侧或腋后部施用滚揉法，并嘱患者做患肢上举、内收等活动。 3.2 点按穴位法：患者坐位，点按其合谷、曲池、缺盆、肩髃、肩髎、肩贞、臂臑、天宗、曲垣、阿是等穴，使局部产生酸胀感。 3.3 环转摇肩法：推拿师站在患者患侧稍后，一手扶患肩，一手握住腕部或托住肘部，以肩关节为轴做环转运动，幅度由小到大。然后一手托起前臂，使患肘屈曲，前臂内收，患侧手由健肩绕头顶、患肩、面前反复环绕10次，同时由另一手拿捏患肩。 3.4 上肢被动后扳法：推拿师站在患者患侧稍前方，一手握住患侧手腕部，以肩顶住患者患侧肩前部，同时将患肢由前方扳向背后，逐渐用力使之后伸，反复4~5次。 3.5 背后拉臂法：推拿师站在患者健侧稍后方，一手扶健侧肩，患者上身前屈，另一手握住患侧腕部，从背后将患肢向健侧牵拉，加大活动范围，以患者能忍耐为度。 3.6 提抖法：推拿师站在患肢肩外侧，双手握住患肢腕部稍上方，将患肢提起，用提抖的方法向斜上牵拉，牵拉时要求患者先沉肩屈肘，缓缓向斜上方牵拉患肢，活动幅度逐渐增大，手法力量由小到大，用力不能过猛。 4. 推拿1次/日，10次为1个疗程。 5. 规范记录每次推拿治疗情况。	1. 能够描述人体肩部及肩胛部生理解剖特点。能够阐述肩周炎各期的病理特点和主要症状、体征。 2. 能够解释推拿治疗对于松解肩周炎肩部肌肉和韧带消除局部粘连的作用机制。 3. 熟练掌握肩周炎患者的常用推拿手法。 4. 掌握肩周炎患者推拿治疗的禁忌证，如出血性疾病、严重的心脏疾病、结核病等。	1. 推拿是治疗肩周炎的有效方法，也是基层的适宜技术，由于简便易行，多数患者容易接受。故要正确向患者解释其作用效果，并且要坚持治疗。 2. 推拿治疗过程要与患者进行有效沟通，严格按照程序操作，注意观察患者反应，及时调整治疗强度。 3. 对于敏感患者，应该理解其痛苦，循序渐进，逐步到位。如果患者表现疼痛难忍，要适当减轻力量，禁止粗暴手法治疗。 4. 推拿是与患者直接接触的服务，患者随时都可以感觉到服务的质量和态度，因此，要同情、体贴患者，与其进行良好沟通，并进行健康教育。
重要提示：在推拿治疗过程中要注意观察患者的反应，及时调整治疗强度或停止推拿治疗。		**所需物品**：推拿治疗室、按摩椅、按摩巾。

14.218 教会肩周炎患者手指爬墙练习以改善肩部上举功能

操作步骤	知识要求	态度要求
1. 与患者沟通，解释手指爬墙练习对于改善肩周炎患者肩部上举功能的意义。说明手指爬墙练习的注意事项，取得患者的配合。 2. 该项治疗可以在卫生院集体进行或者患者家中单独指导。 3. 教会肩周炎患者手指爬墙练习的方法和技巧，取得患者的配合。 4. 正身双手爬墙：患者面向墙壁站立，双手上抬，扶于墙上，用双侧的手指沿墙缓缓向上爬动，使双侧上肢尽量高举，达到最大限度时，在墙上作一记号，然后再徐徐向下返回原处。反复进行，逐渐增加高度。 5. 侧身单手爬墙：患者侧向墙壁站立，用患侧的手指沿墙缓缓向上爬动，使上肢尽量高举，达到最大限度时，在墙上作一记号，然后再徐徐向下回原处，反复进行，逐渐增加高度（图1）。 6. 每天练习 3~5 次，每次 30~50 个。 7. 指导患者每天记录锻炼情况。 图1	1. 了解人体肩部及肩胛部生理解剖特点。 2. 了解肩周炎各期的病理特点和主要症状、体征。 3. 熟练掌握肩周炎患者两种手指爬墙练习方法。	1. 肩周炎患者的疼痛常常造成上肢的活动受限，从而影响日常生活活动。因此，康复人员一定要告诉患者坚持训练的重要性，同时认真、仔细并且有耐心地讲解肩周炎手指爬墙练习方法。 2. 对于疼痛敏感的患者，康复人员应该理解患者的痛苦，告知患者练习需要有适当疼痛感，要尽量忍耐。同时坚持循序渐进的练习，逐步到位。
重要提示： 告知患者手指爬墙练习要循序渐进，不能急于求成。		**所需物品：** 墙壁。

第十四章 肩周炎康复

14.219 教会肩周炎患者体操棒疗法以扩大肩部活动范围

操作步骤	知识要求	态度要求
1. 向患者详细解释体操棒疗法对于扩大肩周炎患者肩部活动范围的作用机制和注意事项，取得患者的配合。 2. 该项治疗可以在乡镇卫生院集体进行。 3. 告知患者体操棒的基本使用技巧和方法。 4. 肩周炎的体操棒疗法 4.1 预备式：分腿直立，与肩同宽。 4.2 第一节：棍棒前上举。两手正握棒于体前，间距与肩同宽。两臂经棒经体前至上举位，同时抬头挺胸；两臂经前下落至开始姿势； 4.3 第二节：持棒侧上举。两手握棍两端于体前，掌心相对。动作：两臂向患侧摆至患臂方向的侧上方，另一侧上臂摆至体前平屈。两臂回摆至开始姿势。 4.4 第三节：持棍后上提。两手靠拢于体后，正握体操棍。屈肘将体操棍尽量上提，还原成开始姿势。 4.5 第四节：持棍后伸。两手于体后正握棍，两臂间距与肩同宽，用力后伸，同时挺胸，还原成开始姿势。 4.6 第五节：持棍扭臂。两手正握棍前平举，两臂间距与肩同宽。右臂向下扭至拳心向上，左臂向上扭至拳心向下，棍经体前水平扭成垂直。 4.7 第六节：持棍环绕。两手正握棍于体前，两臂间距与肩同宽，两臂向右摆动，并从右侧经上举向左绕至体前，还原成开始姿势。后面动作同前，但环绕方向相反。 4.8 第七节：持棍后置。两手正握棍于体前，两臂间距与肩同宽。两臂经体前上举，屈臂，将棍置于颈后，同时挺胸，两臂伸直向上举，两臂经体前下落还原成开始姿势。 4.9 第八节：持棍体后上拉。健侧手在上（臂弯曲）虎口向下握棍，患侧手在下，于体后虎口向上握棍。健侧臂逐渐伸直，用手握棍向上拉患侧手，还原成开始姿势。上述动作重复16次。 5. 每天练习2~3次。 6. 指导患者每天记录锻炼情况。	1. 了解人体肩部及肩胛部生理解剖特点。 2. 了解肩周炎各期的病理特点和主要症状、体征。 3. 熟练掌握体操棒练习方法。 4. 能够准确评估患者的整体平衡和协调能力。	1. 体操棒训练简单、方便，适宜于基层及家庭训练。但要掌握好方法，以免加重疼痛。因此，康复人员一定要认真、仔细并且有耐心地教授肩周炎的体操棒练习方法。 2. 注意观察肩周炎患者在练习体操棒过程中的反应和表现，适时纠正动作并调整运动量。
重要提示：告知患者体操棒练习要循序渐进，不能急于求成。		**所需物品**：体操棒、练功房。

14.220　进行肩关节静态姿势练习以减缓肩周炎患者的疼痛

操作步骤	知识要求	态度要求
1. 向患者详细解释肩关节静态姿势练习减缓肩周炎患者疼痛的作用原理、操作方法和注意事项，取得患者的配合。 2. 该项治疗可以在乡镇卫生院集体进行。 3. 肩部前屈功能姿势控制：仰卧位，治疗师固定肩胛带，患者手握弹力带，肩关节主动前屈至出现疼痛为止，进行静态姿势控制训练，持续时间约30秒到1分钟。 4. 肩部后伸功能姿势控制：患者坐位，治疗师固定患者肩部，患者手握弹力带，肩关节主动后伸至出现疼痛为止，进行静态姿势控制训练，持续时间30秒到1分钟。 5. 肩部外展功能姿势控制：患者坐位，治疗师固定患者肩部，手臂伸直，手握弹力带，进行肩关节外展功能直至出现疼痛为止，然后进行静态姿势控制训练，持续时间为30秒到1分钟。 6. 肩部内收功能姿势控制：患者坐位，治疗师固定患者肩部，手臂伸直，手握弹力带，进行肩关节内收功能直至出现疼痛为止，然后进行静态姿势控制训练，持续时间为30秒到1分钟。 7. 肩部内、外旋功能姿势控制：患者坐位，治疗师固定患者肩部，物理治疗球置于肩部下面固定住，手握弹力带，前臂进行旋前、旋后直至出现疼痛为止，然后进行静态姿势控制训练，持续时间为30秒到1分钟。 8. 每天练习2~3次。 9. 指导患者每天记录锻炼情况。	1. 掌握肩部周围的肌肉组成。能评估肩关节的功能状态。 2. 能够运用角度测量尺评估肩关节的关节活动范围。 3. 掌握静态姿势控制改善肩关节疼痛的常用锻炼方法。	1. 肩周炎的治疗需要多种方法综合实施。其中静态姿势控制对改善肩关节疼痛有一定的作用和意义。 2. 告知患者要积极配合，综合使用静态姿势控制训练，以促进肩关节本体感觉及稳定性。 3. 在进行静态姿势控制训练时一定要控制在无痛范围内。 4. 教育患者在运动中注意利用呼吸节奏完成自我训练动作。 5. 注意患者在运动过程中的运动轨迹。及时纠正患者静态姿势练习过程中不正确的动作，告知患者不要急于求成，要循序渐进。
重要提示： 1. 肩关节各活动范围内的静态姿势控制对改善疼痛及缓解炎症有明显的作用。 2. 明确肩关节活动6个关节运动方向的正常关节活动范围。 3. 必须分清肩痛是由于物理性因素还是因为化学性疼痛导致的。		**所需物品：**弹力带、物理治疗球。

14.221 进行肩带动态运动练习以提高肩周炎患者肩关节活动度

操作步骤	知识要求	态度要求
1. 向患者详细解释肩带动态运动练习对于提高肩周炎患者肩关节活动度的意义。说明肩带动态运动练习的注意事项，取得患者的配合。 2. 该项治疗可以在乡镇卫生院集体进行。 3. 肩部前屈功能姿势控制：患者仰卧位，治疗师固定肩胛带，患者手握弹力带，肩关节主动前屈至出现疼痛为止，进行动态运动控制训练。每次10个为一组，进行3组训练。 4. 肩部后伸功能姿势控制：患者坐位，治疗师固定患者肩部，患者手握弹力带，肩关节主动后伸至出现疼痛为止，进行动态运动控制训练。每次10个为一组，进行3组训练。 5. 肩部外展、内收功能姿势控制：患者坐位，治疗师固定患者肩部，患者手臂伸直，手握弹力带，进行肩关节外展、内收功能直至出现疼痛为止，然后进行动态运动控制训练，每次10个为一组，进行3组训练。 6. 肩部内、外旋功能姿势控制：患者坐位，治疗师固定患者肩部，物理治疗球置于肩部下面固定住，手握弹力带，前臂进行旋前、旋后直至出现疼痛为止，然后进行动态运动控制训练，每次10个为一组，进行3组训练。 7. 振动棒训练：患者取坐位或者站位，手握振动棒与前屈位进行振动棒训练。振动频率以患者能耐受为准。 8. 每天练习2~3次。 9. 指导患者每天记录锻炼情况。	1. 掌握肩部周围的肌肉组成、肩关节主动与被动的正常关节活动范围及评估肩关节的功能状态的方法。 2. 能够用角度测量尺评估肩关节的关节活动范围。 3. 掌握动态姿势控制改善肩关节疼痛的常用锻炼方法。	1. 动态运动控制在改善肩关节疼痛和促进肩关节本体感觉及稳定性方面有明显的作用。要教育、鼓励患者坚持进行。 2. 动态运动控制训练过程中要注意关节活动范围一定要控制在无痛范围内。 3. 在训练过程中注意患者的运动轨迹。如发现问题要及时纠正，不能将错就错，这样既达不到治疗要求，还会加重病情。 4. 教育患者在运动中注意利用呼吸节奏完成自我训练动作。并告知患者不要急于求成，要循序渐进。
重要提示： 1. 肩关节各活动范围内的动态运动控制对改善疼痛及缓解炎症有明显的作用。 2. 明确肩关节活动6个关节运动方向的正常关节活动范围。 3. 分清肩痛是由于物理性因素还是因为化学性疼痛导致的。 4. 明确振动棒对肩关节本体感觉训练的重要性。	**所需物品：** 弹力带、物理治疗球、振动棒。	

14.222 对肩周炎患者实施小工具训练以强化肩袖肌肉功能

操作步骤	知识要求	态度要求
1. 与患者沟通，解释小工具训练对于强化肩袖肌肉功能的意义、方法和注意事项，取得患者的配合。 2. 该项治疗可以在卫生院或社区卫生站集体进行。 3. 振动棒训练：患者坐位或者站立位，手臂伸直，上肢处于外展位，进行振动棒训练。训练应在无痛范围内进行。训练次数根据患者的耐受程度为准。 4. 弹力带姿势控制训练：患者坐位或者站立位，患者手握弹力带，手臂伸直，进行肩关节 6 个关节运动方向上进行姿势控制训练，维持时间在 30 秒到 1 分钟之间。 5. 滑垫训练：患者俯卧四肢支撑，其中一侧手支撑于滑垫上，进行向前、向上、向下等各方向进行滑行训练。 6. BOSH 平衡球训练：将 BOSH 平衡球倒置于地面上，患者双手俯卧支撑于球上，进行静态支撑训练。 7. 每天练习 2~3 次。 8. 规范记录每天训练情况。	1. 掌握组成肩袖的肌肉结构、肌群每块肌肉的近固定及远固定的功能、肩袖的运动功能特点。 2. 能掌握灵活运用小工具，如弹力带、振动棒、BOSH 球等进行训练的方法。 3. 掌握滑垫支撑训练的具体方法和要领。	1. 小工具训练简单易行，而且可强化肩袖肌肉的功能。因此要教育患者随时随地进行训练，坚持不断。 2. 不管是何种小工具，训练始终要坚持无痛的原则，而且还要结合呼吸节律进行。 3. 训练时注意患者的运动轨迹。部分患者的肌肉功能较差，难以完成其中的部分训练动作，对于这些患者尤其要注意不要出现代偿性动作，要及时纠正患者动态运动过程中不正确的动作，告知患者要循序渐进，不要急于求成。
重要提示： 1. 了解肩袖的组织结构。 2. 小工具训练方式灵活多样，可根据患者的实际情况进行选用。 3. 小工具的训练严格遵循运动轨迹。 4. 训练动作、训练强度和训练量要根据患者的实际情况灵活掌握。		**所需物品：**弹力带、滑垫、振动棒（中等强度）、BOSH 平衡球。

14.223　教会康复治疗人员对肩周炎急性期的治疗操作

操作步骤	知识要求	态度要求
1. 与康复治疗人员沟通，告知正确进行肩周炎早期治疗对于患者后续康复的重要性。 2. 告知康复治疗人员主要的急性期治疗方法和注意事项。 3. 本培训内容可在卫生院集体进行。 4. 肩部按摩：患者坐位，施术者立于患侧，用拇指按摩肩部肌肉压痛点。掌揉肩胛骨及周围肌肉，再根据患者的肩关节受限程度，在牵伸位配合滚法等放松手法进行肌肉按摩。 5. 肩关节功能位的固定：肩关节功能位（肩关节外展55°，水平内收30°），前臂置于水平面上。 6. 肩关节功能位进行姿势控制训练：肩关节处于功能位，手握弹力带进行反方向的姿势控制训练，训练以静态姿势控制训练为主。 7. 滑动训练：患者立于墙壁旁，患肢用手将滑垫置于墙壁上进行肩关节前屈、后伸、内收、外展方向的运动。 8. 本治疗内容每日进行1~2次。 9. 每天规范记录治疗情况。	1. 能够评估肩关节的功能状态，掌握肩关节功能位的保持方法。 2. 掌握用角度测量尺评估肩周炎急性期时的关节活动范围。 3. 了解静态姿势控制对急性期患者康复预后的影响。 4. 掌握对急性期患者进行常规按摩的流程和方法。	1. 肩周炎急性期功能位的保持对改善肩关节疼痛有很重要的意义。因此，要教育患者学会并坚持正确功能位的放置。 2. 急性期患者进行按摩放松应注意轻柔，并坚持循序渐进，避免出现明显的疼痛。 3. 在进行姿势控制训练过程中注意要在无痛范围内进行。 4. 告知康复治疗人员在训练过程中要教育患者在运动中注意利用呼吸节奏完成训练动作。
重要提示： 1. 肩关节按摩手法应持续20分钟，10次为1疗程。注意手法应由轻到重，强度由弱到强，角度由小到大。 2. 明确肩关节功能位的维持对于肩关节功能及进行此体位下的姿势控制训练的重要性。 3. 分清肩痛是由于物理性因素还是化学性疼痛导致的。		**所需物品：**椅子、按摩巾、弹力带、滑垫

14.224　教会康复治疗人员对肩周炎冻结期的治疗操作

操作步骤	知识要求	态度要求
1. 与康复治疗人员沟通，告知正确进行肩周炎冻结期的治疗对于改善患者功能的重要性。 2. 告知康复治疗人员主要的冻结期治疗方法和注意事项。 3. 本内容可在卫生院或社区卫生站集体进行。 4. 关节松动：患者仰卧位，手臂置于休息姿势，将前臂支撑在治疗人员的身体侧方。施术者使用靠近治疗部位的手，拇指在前，其余四指在后置于患者的腋下顶端，另一只手握持肱骨外侧面，以在腋下的手用力将肱骨向外侧边移动实施关节松动手法。 5. 上举：患者仰卧位，上肢外展并上举至最大角度，然后肱骨外旋至最大角度。施术者体位：作用力的手与治疗平面成一条直线，另一只手握持肘关节给以牵伸力量。松动手法：手握住肱骨近端，将肱骨逐渐向前滑动，施力方向取决于肩胛向上旋转及前突的角度大小。 6. 向前滑动：患者仰卧位，上肢放松于床边缘由施术者大腿支撑，以软垫固定肩缝。施术者体位：面对治疗床头，靠治疗床的一脚向前跨步。施术者外侧手将患者手臂固定于施术者腿部，为患者肩部提供第一级的关节牵张，另一只手尺侧缘置于肩峰突后角远端，给予松动力量。松动手法：作用力方向朝前并且稍向内侧。屈曲双膝以带动整个上肢向前移动。 7. 本治疗内容每日进行1~2次。 8. 每天规范记录治疗情况。	1. 掌握用角度测量尺评估肩关节的关节活动范围的方法。 2. 能够掌握关节松动术的分级及操作流程。 3. 掌握凸凹法则在肩关节的应用。 4. 掌握各项技术操作对肩部改善的目的和作用。	1. 关节松动术不仅可以减轻肩周炎急性期患者的疼痛，还可以改善处于冻结期的肩周炎患者的功能活动。因此，治疗人员要根据患者具体病情，适时使用不同级别的手法。 2. 康复治疗人员在治疗时注意用力适中，避免出现明显疼痛，同时坚持循序渐进原则。 3. 告知康复治疗人员在治疗过程中要教育患者在运动训练中利用呼吸节奏配合完成训练动作。
重要提示： 1. 肩关节各活动范围内的关节松动训练。 2. 康复评定是实施冻结期技术操作的关键技术，也是实施技术操作的基础。 3. 实施冻结期技术操作既是评估，同时也是训练内容，可以及时了解患者所处的功能状态。 4. 了解在实施过程中患者的疼痛状态并及时调整治疗角度及剂量。 5. 在治疗过程中必须了解固定的重要性。	所需物品：治疗床	

14.225　教会康复治疗人员对肩周炎恢复期的治疗操作

操作步骤	知识要求	态度要求
1. 与康复治疗人员沟通，告知正确进行肩周炎恢复期的治疗对于恢复日常活动的重要性。 2. 告知康复治疗人员主要的恢复期治疗方法和注意事项。 3. 本内容可在卫生院或社区卫生站集体进行。 4. 肩部肌肉牵伸训练：患者坐位，康复治疗师立于患侧，用一只手固定患者肩部，另一只手呈搂住状将患肢上举，进行前屈位牵伸。做完上述牵伸后，将患肢 30°外展进行后伸位牵伸。 5. 摆动训练：患肢手握 1~2kg 沙袋，进行肩关节各个关节方向运动范围内的摆动训练。每个方向摆动 15~20 次为宜。摆动幅度根据患者的耐受程度及关节活动范围而定。 6. 肩关节稳定性训练：患者屈曲肘关节，俯卧支撑位，保持肩、骨盆、踝关节于一条直线上，进行动态肩关节屈伸训练。 7. 滑动训练：患者四肢支撑于地面上，患肢用手置于滑垫上进行肩关节前屈、后伸、内收、外展方向的运动。 8. 本治疗内容每日进行 1~2 次。 9. 每天规范记录治疗情况。	1. 能够评估肩关节的功能状态。 2. 能够用角度测量尺评估肩关节处于恢复期时的关节活动范围。 3. 掌握肩关节恢复期时的操作流程。 4. 掌握运动控制与姿势控制对患者处于恢复期时的运动锻炼方案和具体方法。 5. 能区别处于急性期和恢复期的治疗方案的异同。	1. 肩周炎的治疗是一个漫长的过程，因此要鼓励患者坚持训练，充分发挥调动其主观能动性，从而加速功能恢复。 2. 恢复期患者进行牵伸训练时应注意循序渐进，避免出现明显的疼痛。 3. 在进行训练过程中注意姿势和方法的正确性，避免错误动作加重疼痛。 4. 教育患者在运动中注意利用呼吸节奏完成训练动作。
重要提示： 1. 肩关节周围肌肉牵伸训练注意手法应由轻到重，强度由弱到强，角度由小到大。 2. 肩关节周围肌肉运动控制训练与姿势控制训练的相互配合能够更好地加强肩关节的稳定。 3. 肩关节周围肌肉的牵伸训练与稳定性训练均应在无痛范围内进行活动。 4. 训练注重循序渐进，每次进行训练动作以患者能耐受为准。		**所需物品：**治疗椅、滑垫、沙袋。

第十四章　肩周炎康复

14.226　教会肩周炎患者日常生活中自我康复方法以恢复肩关节功能

操作步骤	知识要求	态度要求
1. 告知患者要在日常生活中积极进行肩周炎的自我康复训练，这对于缩短肩周炎康复的疗程非常重要。 2. 告知患者主要的自我康复治疗方法和注意事项。 3. 本内容可在有条件的卫生院进行。 4. 肩梯训练：患者站立位于肩梯前，进行前屈位、外展位肩梯训练，逐节进行。 5. 振动棒训练：患者取坐位或者站位，手握振动棒在前屈位下进行振动棒训练。振动频率以患者能耐受为准。 6. 肩关节摆动训练：患者站立位，弯腰，手拿 1~2kg 的重物，进行前屈、后伸、内收、外展位顺时针、逆时针方位的摆动训练，每个方位摆动 20 次左右。 7. 肩关节上举训练：患者坐位，将双手置于滑轮上，进行滑轮训练，根据训练的重点，治疗师调整训练的角度及方向。 8. 后伸位拉毛巾训练：患者立位，一只手后伸位，另一只手前屈，屈曲肘关节，双手拉住毛巾，在后背进行上下拉锯样运动。 9. 本治疗内容每日进行 1~2 次。 10. 每天规范记录治疗情况。	1. 能够教会患者自我评估肩关节的功能状态的方法。 2. 掌握日常生活中自我训练的力度及方法。 3. 能够根据患者的功能状态确定滑轮训练的方向及力度。同时明确滑轮训练亦可进行牵伸训练。	1. 肩周炎的训练方法多种多样，如将其融合在日常生活中主动进行自我康复训练，对降低肩关节疼痛和改善功能具有重要意义。 2. 滑轮训练对改善肩关节活动度及牵伸肩关节周围肌肉的作用明显，方便易行，有条件的家庭，可在医护人员指导下在家中安装使用。 3. 进行动态运动控制过程中注意在无痛范围内进行。 4. 教育患者在运动中注意无痛且方法正确，一旦发现错误动作，要及时纠正，以免受伤或延长康复时间。
重要提示： 1. 在日常生活中进行肩关节的各个活动方位的自我训练。 2. 患者应根据自身情况灵活运用上述方法进行自我训练。 3. 进行摆动训练时，患者应掌握合适的摆动幅度，尽量在无痛范围内摆动。摆动次数宜根据治疗师的建议来选择。		**所需物品：** 沙袋、振动棒、固定墙壁上的自由滑轮、长毛巾。

第十四章　肩周炎康复

（胡秋生　周顺林　王　晶）

第十五章　腰椎间盘突出康复

概念：腰椎间盘突出症主要是指腰椎，尤其是 $L_{3\sim4}$、$L_{4\sim5}$、$L_5\sim S_1$ 的纤维环破裂和髓核组织突出压迫和刺激相应水平的一侧和双侧坐骨神经所引起的一系列症状和体征。年龄以 20~50 岁多发，男性多于女性。诱发因素有退行性变、职业、吸烟、心理因素、医源性损伤、体育活动，以及寒冷、肥胖等。临床表现为腰背痛、下肢放射性神经痛、下肢麻木感、腰椎活动受限。咳嗽、打喷嚏或腹部用力时症状加重，卧床休息症状减轻，站立时症状较轻，坐位症状较重。腰椎间盘突出较重者，常伴有患下肢的肌萎缩，以踇趾背屈肌力减弱多见。中央型巨大椎间盘突出时可发生大小便异常或失禁、鞍区麻木、足下垂。部分患者有下肢发凉的症状。整个病程可反复发作，间歇期间可无任何症状。

康复目标：早期首先指导患者克服恐惧心理及病态行为，然后通过卧床休息、制动、综合康复治疗等，缓解、消除患者的疼痛，并指导患者保持适当活动，逐渐增加运动量，尽早恢复患者日常生活和工作。

康复指征：没有手术治疗指征的患者，应尽早开始康复治疗，康复介入的越早，患者的症状和体征消除的越快，功能恢复的就越好。

康复方法：根据不同时期，可选择卧床、腰围制动、腰椎牵引、物理因子治疗、手法治疗、运动疗法、注射疗法、针灸、推拿等治疗方法。①急性发作期：此期神经根水肿和无菌性炎症明显，应以卧床休息为主，卧床时间不应超过 1 周；活动时可借助腰围固定；理疗时禁用温热疗法；牵引距离不宜过大，时间不宜过长；手法治疗以肌松类手法为主；应避免腰背部的等张运动训练；②恢复期：可用温热物理治疗，改善血液循环；手法治疗以松动手法为主，如推拿的旋扳手法；进行腰背肌和腹肌的肌力训练，改善腰椎稳定性；鼓励适度活动；避免可能加重症状的体位和姿势；减少腰背受力，改善工作环境，预防疾病复发。

15.227 教会腰椎间盘突出患者正确卧床休息以减轻神经受压缓解疼痛

操作步骤	知识要求	态度要求
1. 根据需要可以一对一进行或者针对一部分患者进行。与患者沟通，说明正确卧床休息对减轻神经受压缓解疼痛的基本原理和意义，解释卧床休息对于腰椎间盘突出康复的重要性。 2. 通过演示和讲解让患者学会正确的卧床休息方法。如果有多媒体设备或者模拟人，可以通过播放视频和操作模拟人让患者观看学习。 3. 准备适宜的床具和演示所需物品。 4. 讲解床具的选择：较为适宜的是木板床上铺薄褥，较硬的棕床也可以。而过度舒适的席梦思与大沙发则效果较差。 5. 讲解和演示卧姿：卧床休息应以仰卧姿势为佳，侧卧次之。俯卧位时则床垫要平，仰卧时也可在患腰部垫上合适的小圆枕，以使腰部过伸，达到自身牵引的目的，同时令膝、髋保持一定的屈曲，这样可使肌肉充分放松。患者卧床时可以翻身，而坐起或站立不利于康复。 6. 进行以下提示 6.1 对于疼痛较轻、病程较长的患者，可不必整日卧床，每天可适当短时间下地活动 2~3 次，以不引起疼痛加重为原则，卧床休息总的时间应掌握在 2~3 周以内，过久的卧床反而会导致神经根的粘连和腰背肌的萎缩，反而会影响腰椎的稳定性。 6.2 急性发作、疼痛剧烈时，可卧床休息 1~2 周。在此期间若配合骨盆牵引，疗效会提高。病情重者须整天绝对卧床休息，进餐、洗漱及大小便时也不能坐起或站立，禁弯腰提取重物，以解除腰背肌的痉挛，促进周围组织修复。切忌在床上坐位大便，因为这时腰部过度前屈，椎间盘更易后突。 6.3 卧床休息期间要注意防寒保暖，以防引起腰背肌收缩而使疼痛症状加重。 7. 根据患者反馈，回答相关的问题。	1. 能够描述脊柱及腰椎间盘的解剖生理功能。 2. 能够阐述腰椎间盘突出的病理及临床表现。 3. 能够阐述腰椎间盘突出的临床诊断及鉴别诊断。 4. 能够描述人体平卧、侧卧时脊柱变化规律及椎间盘受力的变化规律。 5. 能够说明各种床具的选择方法。 6. 能够说明和演示腰椎间盘突出症患者的日常生活中各种动作的运用技巧和要点。	1. 腰椎间盘突出症在人群中极为多见，特别是年老或伴有诱发因素的人容易患病。腰椎间盘突出症可影响患者的生活和工作，容易给患者带来痛苦和心理压力。因此，要同情患者的不幸遭遇，认真对待患者，尽可能对其给予帮助，应该将治疗方法向患者家人进行解释，以增进理解和便于照顾。 2. 处在急性发作期的患者要坚持卧床休息，此期间其家人应该给予无微不至的关心。教给患者家人正确的护理技术，不但要在生活中给予患者照顾，在心理上也要给予安慰。 3. 缓解期鼓励患者坚持腰背肌锻炼，安排适宜的活动。 4. 教给患者采取正确卧床休息姿势，并演示具体方法。必要时亲自到家中指导。 5. 定期进行家访，以评估病情，调整治疗计划。同时解决病人的有关问题。
重要提示： 1. 告知患者坚持卧床休息，切勿急躁冒进、急于求成。 2. 告知患者正确选择床具的重要性。		**所需物品：**演示物品如床具、多媒体设备。

第十五章 腰椎间盘突出康复

15.228 教会患者保持良肢位以减轻椎间盘突出所致的压迫症状

操作步骤	知识要求	态度要求
1. 与患者沟通，解释保持良肢位对于腰椎间盘突出康复的重要性。 2. 该活动可以在患者家中或者卫生院实施。 3. 有条件可以配合多媒体演示。 4. 演示枕头的高度：一般以压缩后与自己的拳头高度相当或略低为宜，长度超过自己的肩宽 10～15cm 为宜，与颈部后面接触的部位最高，以衬托颈曲，维持颈部正常生理曲度，而与后枕部相接触的部位要低一些，软一些，起辅助作用，枕头的硬度也应适当。 5. 讲解和演示睡眠姿势：睡眠姿势合理与否与腰痛有着十分密切的关系。仰卧位时床垫要平，以免腰部过后伸，可在腰部另加一薄垫使膝、髋保持一定的屈曲，这样可使肌肉充分放松，并使腰椎间隙压力明显降低，减轻腰椎间盘后突，对于患有腰椎间盘突出症的患者是最佳体位；侧卧位时一般以右侧卧位最好，并在双上肢和双下肢之间各放置一软枕，在其后背放置硬枕，以稳定脊柱的受力，同时右侧卧位不会压迫心脏，而且不会影响胃肠的正常蠕动。 6. 告诉疼痛较轻、病程较长的患者，不必整日卧床，每天可适当短时间下地活动 2～3 次，以不引起疼痛加重为原则，卧床休息总的时间应掌握在 2～3 周以内，过久的卧床会导致神经根的粘连和腰背肌的萎缩，反而会影响腰椎的稳定性。 7. 提醒患者卧床休息期间要注意防寒保暖，以防引起腰背肌收缩而使疼痛症状加重。 8. 必要时可以让病人实际操作，对于患者仍然不明白的内容，应该给予进一步解释。	1. 能够解释保持良肢位对于减轻椎间盘突出所致的压迫症状的作用和意义。 2. 能够描述脊柱与椎间盘的解剖结构。 3. 能够阐述椎间盘突出的病理改变。 4. 能够说出椎间盘突出的诊断和鉴别诊断方法。 5. 能够说出人体平卧、侧卧时脊柱变化规律及椎间盘受力的变化规律。	1. 急性期患者疼痛难忍，坐卧不宁，如果姿势不正确会加重疼痛，影响睡眠。因此，要向患者科学解释良肢位对于减轻椎间盘突出所致的压迫症状的作用，使其正确理解和运用该方法。 2. 有些患者并不在意正确肢位的意义，而是过分依赖药物。因此，需要向患者全面科学解释本病的发病原因，诱发因素，综合治疗方法等，以说服患者配合，并鼓励其坚持良肢位摆放，可以减轻疼痛，促进恢复。 3. 在给患者讲解和演示时，动作要轻柔、缓慢，让患者看明白听清楚，能够使其随意调整，并养成良好的生活习惯。 4. 注意观察患者腰背部肌肉在卧床过程中的变化，不断调整良肢位摆放方式。
重要提示： 1. 调整枕头的高度对于增强治疗效果很有帮助。 2. 演示可以有效提高患者掌握良肢位。		**所需物品：** 枕头、硬板床。

15.229　教会患者保持正确姿势以延缓腰椎间盘突出的进展

操作步骤	知识要求	态度要求
1. 与患者沟通，解释保持正确姿势对于预防腰椎间盘突出症或防止腰椎间盘突出复发的重要性。 2. 该项活动可以在患者家中或者卫生院进行，可以小组形式进行。 3. 如果配合有多媒体效果更好，准备好多媒体设备，并准备一把有椅背的椅子。 4. 演示正确的坐姿：让患者把后背平靠于椅背上，正坐垂直不要弯腰驼背，椅子的高度为坐位时膝盖屈曲刚好90°，脚下垫一小凳子。市售的护腰垫也可以垫在坐椅的腰部位置，以加强腰背支撑效果，尤其长期开车、坐车的人更应该如此。 5. 演示正确的步行姿势：走路时要表情自然，双目平视前方，头微昂，口微闭，颈正直，胸部自然前上挺，腰部挺直，收小腹，臀部略向后突，双臂自然下垂，双上臂自然摆动，摆幅30°左右，前摆时肘微屈，勿甩前臂，后摆时勿甩手腕。下肢举步有力，步行后蹬着力点侧重在踇跖趾关节内侧，利用足弓的杠杆作用推进身体前移，换步时肌肉微放松，膝关节勿过于弯曲，大腿不宜抬得过高。每个单步步幅依自己腿长及脚长而定，一般平均为70cm左右。行走时勿上下颤动和左右摇摆。正确的上下楼步态应全足踏实在楼梯上，膝关节应略屈曲，收小腹，臀部向内收，上身正直，速度适当。 6. 演示正确的站立姿势：站立时应两眼平视，下颌稍内收，胸部挺起，腰背平直，小腿微收，两腿直立，两足距离与肩同宽。 7. 劳动时应采取较好的站立位置：膝关节微屈、臀大肌轻轻收缩，腹肌自然收缩。 8. 边讲解边演示，对于重要环节要重点讲解、重复演示，及时回答患者的问题。	1. 需具有较强的讲解和演示技能。 2. 能够描述脊柱的解剖生理功能及腰椎间盘突出症的病理病机。 3. 能够描述人体站立、坐位、行走时脊柱变化规律及椎间盘受力的变化规律。 4. 能够阐述正确姿势对于延缓腰椎间盘突出进展的作用机制。	1. 许多腰椎间盘突出症的患者看重治疗而忽视保持正确姿势对于治疗的作用，有些人迷信街头治疗或者所谓蛊惑人心的绝技，从而延误治疗甚至造成严重后果。因此，要用科学道理向患者解释保持正确姿势的重要性，并且说服患者持之以恒。 2. 在演示保持正确姿势时，要严格按照规范进行，要认真操作演示，对于每个环节都要进行强调，以引起患者的足够重视。 3. 讲解和演示过程中，要观察患者的理解和掌握情况，要耐心、不厌其烦地教会患者。 4. 注意观察患者腰背部肌肉及关节在不同姿势运动过程中的变化，一旦发现有站立体位不良姿势应及时纠正，以免造成腰痛、腰肌紧张。
重要提示： 1. 通过纠正患者实施中的错误对于掌握保持正确的姿势习惯极为有效。 2. 必须教育患者将保持正确的姿势形成习惯。		**所需物品：**合适的椅子、多媒体设备。

15.230　训练腰背肌以加强腰椎间盘突出症患者腰椎的稳定性

操作步骤	知识要求	态度要求
1. 与患者沟通，向患者解释训练腰背肌对于预防腰椎间盘突出症或防止腰椎间盘突出复发的意义。 2. 该项练习可以在患者家中或者乡镇卫生院进行。 3. 布置好练习的地点，准备练习床。 4. 帮助和指导患者实施如下训练（图1）。 5. "双桥"练习：患者仰面平卧，双腿屈曲，双脚平放床上，用力蹬起，使臀部离开床面，尽量挺直身体，并保持平衡。本练习亦称"五点支撑即头、双手、双脚"着床。随着肌力的加强，可以做"四点支撑"，即只依靠腰腹、手臂和下肢肌力支撑体重，颈部不再用力，即"双手、双脚"着床。早期练习时可在他人保护下进行，待动作准确、可坚持此姿势30秒后即可独自练习。 6. 单腿"双桥"练习：患者仰面平卧，双腿屈曲，双脚平放床上，用双上肢和一足撑地，一侧下肢及躯干抬起，使上身与抬起的腿成一直线。于最用力位置保持一定时间或完成动作为1次。此练习可同时锻炼股四头肌。 7. "飞燕"练习：患者俯卧床上，手背后，双腿并拢，腰部用力，使头及腿同时抬离床面。可在腹部垫一软垫（或枕头）以减少腰椎压力。于最用力位置保持一定时间或完成动作为1次。此练习主要锻炼腰背肌肌力。双手向前平举，贴于头部两侧可以增加难度。 8. 指导者要守护在患者身旁保护患者，同时指导患者的各项动作。 9. 同时教给患者家人如何保护患者和帮助患者训练。	1. 能够描述脊柱的解剖结构和生理功能。 2. 能够说明腰椎间盘突出症的病理变化。 3. 能够阐述腰背肌训练对于加强腰椎间盘突出症患者腰椎稳定性的作用机制。 4. 每次训练不一定要六式都做一遍，可有选择地交替进行。 5. 能够正确演示"双桥"练习、单腿"双桥"练习、"飞燕"练习的实施过程。	1. 腰背肌训练需要坚持，要耐心说服患者坚持训练的必要性和重要意义。 2. 要鼓励患者完成每一个动作，当患者在坚持的过程中出现困难时，要鼓励并帮助其完成。 3. 开始的训练过程要守护在患者旁边，随时保护、帮助患者、纠正错误，以防发生意外损伤。同时要耐心、细心、热情。 4. 在指导每一个动作时，要先讲清楚，甚至演示一遍，然后再进行练习。 5. 注意观察患者腰背部肌肉及关节在不同训练姿势过程中的变化，及时调整和纠正不良的行动方式。 6. 腰椎间盘突出症患者由于病痛影响工作和生活，容易给其带来较大心理压力，要安慰鼓励患者，尽可能帮助患者解决实际困难。

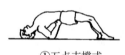
①五点支撑式
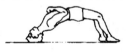
②三点支撑式

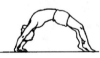
③拱桥式
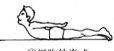
④挺胸伸脊式

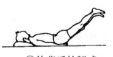
⑤伸背后抬腿式
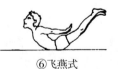
⑥飞燕式

图1

重要提示：
1. 颈椎病患者不宜做图1中①、②式训练。
2. 每天训练的时间长短和次数以不疲劳为原则。

所需物品：运动垫、姿势镜。

15.231 教会患者正确使用腰围以保护腰椎避免腰椎间盘突出的复发

操作步骤	知识要求	态度要求
1. 与患者沟通，向患者解释正确腰围对保护腰椎避免腰椎间盘突出复发的意义。 2. 该项练习可以在患者家中或者乡镇卫生院进行，可以小组讲座形式进行。 3. 腰围在治疗腰椎间盘突出症的过程中使用范围较广，但其佩戴和使用不是随意的，要使腰围对腰部真正起到保护作用，佩戴时应注意以下四点： 3.1 选择腰围的规格应与患者体型相适应，一般上至下肋弓，下至髂嵴下，后侧不宜过分前凸，前方也不宜束扎过紧，应保持腰椎良好的生理曲度。 3.2 腰围的材质应当根据患者体型、体重、腰部肌肉的力量、皮肤等情况选择棉质、皮质、保暖、金属片加强型等。 3.3 非手术治疗（保守治疗）的患者经药物治疗及卧硬板床一段时间后，腰腿痛明显好转即可遵医嘱佩戴腰围下地行走，以巩固疗效。当病情减轻或症状消失，应及时取下腰围，加强自身腰背肌锻炼。 3.4 腰椎间盘镜手术及腰椎开窗减压手术后患者，术后平卧7天后可佩戴腰围下地行走，继续腰围护腰3个月，平卧时取下腰围。 3.5 佩戴腰围的时间要适度，不能长期无原则佩戴，否则会使腰背肌肉发生失用性萎缩及关节强直，对腰围产生依赖性。患者应在不加重症状的情况下，加强腰背肌及腹肌的功能锻炼，使肌肉强壮有力，形成"肌肉护腰"。	1. 了解人体站立、坐位、行走时脊柱变化规律及椎间盘受力的变化规律。 2. 了解腰围的各种材质和规格。 3. 了解腰围的佩戴原则、方法和注意事项。	1. 康复治疗师一定要认真、仔细并且有耐心地讲解正确使用腰围的方法。 2. 注意观察患者腰背部肌肉在佩戴腰围期间的变化，及时调整和纠正不正确的佩戴方式。
重要提示： 必须告知患者无论哪种腰围均不能长期佩戴，以免腰背肌肉发生失用性萎缩及关节强直。		**所需物品：** 各种材质的腰围演示品。

15.232　超短波治疗以消除腰椎间盘突出的神经根炎性水肿

操作步骤	知识要求	态度要求
1. 与患者沟通，向患者解释超短波治疗对消除腰椎间盘突出引发的神经根炎性水肿的意义。告诉患者超短波治疗的流程和注意事项，说明配合方法。 2. 该项治疗可在配备有金属屏蔽治疗室和超短波治疗仪的乡镇卫生院进行。 3. 协助患者到治疗地点，为不能行走的患者提供帮助。 4. 告知或帮助患者除去身上的金属物品，取舒适体位，治疗部位可不裸露。高热治疗时则需裸露治疗部位。 5. 电极放置方法：采用并置法，电极并列放置于患者腰骶部脊柱两侧，两电极间距为一个电极宽度，不宜过远或过近。 6. 检查治疗仪的各开关、旋钮是否在合适的位置，电流输出是否在零位，电极的电缆插头是否牢固插在输出孔内，预热1~3分钟。 7. 调节输出钮至治疗档，调节谐振钮，使仪器工作达到谐振状态，此时电流表指针上升至最高点，氖光灯测试示亮度最大。 8. 治疗剂量：一般采用微热量。 9. 一般每次治疗10~15分钟，1次/日，10~15次为1个疗程。 10. 规范记录患者每次治疗情况。	1. 了解超短波治疗仪消除局部炎症的治疗机制、技术参数、操作流程及注意事项。 2. 了解不同体重、体型的患者的治疗剂量要求，调整合适的治疗剂量。 3. 掌握超短波治疗的禁忌证：心脏植有起搏器、有出血倾向、妊娠早期、治疗部位有金属异物、早期恶性肿瘤等。 4. 了解患者发生不适的原因和处理原则、处理方法。 5. 掌握超短波治疗Schlie-phake四级剂量分级法。	1. 使用超短波治疗要由专门的人员操作，要严格按照操作规程进行，每次使用前都要认真检查仪器的状况，检查电源及其他所需物品是否齐全够用。 2. 治疗前要向患者说明超短波治疗的原理，科学说明其功效及注意事项。 3. 多数卫生院目前没有超短波，如果初次使用，一定要了解超短波的治疗原理，认真阅读产品使用说明书，严格按照要求操作。熟练掌握各个部件的使用方法。 4. 在治疗过程中，密切观察患者情况，间断询问患者的反映，如有不适，及时处理，必要时停止治疗。 5. 注意治疗环境，保持室内适宜的温度。
重要提示： 1. 需有金属屏蔽治疗室且治疗室内不得有多台超短波电疗机。 2. 治疗床必须是木质治疗床。 3. 治疗急性炎症时，应严格无热量、短时间治疗。 4. 不得仅按治疗仪的电表读数或氖光灯的亮度来划分、调节治疗剂量，不得用失谐法来调节治疗剂量。		**所需物品：**金属屏蔽治疗室、超短波治疗仪、木质治疗床。

15.233 中频电治疗腰椎间盘突出症以提高疼痛阈值减轻腰部疼痛症状

操作步骤	知识要求	态度要求
1. 与患者沟通，向患者解释中频电治疗对提高疼痛阈值、减轻腰部疼痛症状的意义。告诉患者中频电治疗的流程和注意事项，说明配合方法。 2. 该项治疗可在配备有中频电治疗仪的乡镇卫生院进行。 3. 协助患者到治疗地点，为不能行走的患者提供帮助。让患者平卧在床上，暴露腰部皮肤。 4. 告诉患者中频电疗可以引起局部肌肉收缩，从而提高疼痛阈值，缓解腰部疼痛。 5. 将仪器接通电源，检查是否处于良好工作状态。 6. 选择电极板和吸水衬垫，电极为 20cm×10cm，2 个，再将输出导线与仪器连接，将衬垫用热水浸湿，然后将电极置于衬垫之上放在患者腰骶部脊柱两侧体表位置，用沙袋或固定带固定电极。 7. 检查输出旋钮，使之处于"0"位，然后开启电源。选择"功能性电刺激"的治疗处方。 8. 调节输出频率为 1~10kHz，低频调制频率 1~150Hz 可调。 9. 调节治疗时间为 20 分钟，电流强度为耐受限，以引起明显的骨关节区域肌肉收缩为宜。 10. 治疗完毕时，将输出旋钮调至"0"位，关闭电源，取下电极，将衬垫消毒备用。 11. 治疗 1 次／日，10 次为 1 个疗程。 12. 规范记录患者每次治疗情况。	1. 了解中频电疗的作用原理。 2. 熟练掌握中频电疗仪器的操作流程、具体方法和注意事项。 3. 掌握中频电疗的禁忌证：急性化脓性感染、出血疾患、恶性肿瘤、带有心脏起搏器者。	1. 在对患者进行治疗时一定要认真、仔细操作，对患者的问题耐心予以解答。 2. 告知患者治疗时电极下有电刺激、麻、颤、肌肉收缩感。 3. 治疗电流密度不宜过大，不应产生疼痛感。如果在治疗过程中患者出现疼痛，应中止治疗，检查电极是否滑脱、接触皮肤或电极衬垫不平。 4. 如果治疗部位有瘢痕，应注意掌握电流强度。 5. 如果治疗部位皮肤有破损，应避开或贴小胶布予以保护。 6. 要理解患者的痛苦，在治疗过程中注意观察患者的反应，及时进行调整治疗量。
重要提示： 1. 中频电疗仪不应与高频电电疗仪同放一室或同时工作。 2. 治疗前应对患者进行安全检查，除去治疗部位及其附近的金属异物。 3. 严禁将衬垫放反而导致电极与皮肤之间只隔一层单布；同时电流衬垫必须均匀紧贴皮肤，防止电流集中于某一局部或某一点。		**所需物品：**理疗室、理疗床、中频治疗仪、电极、衬垫、沙袋或固定带、热水、床。

第十五章 腰椎间盘突出康复

15.234　牵引治疗腰椎间盘突出症以减轻神经根受压缓解疼痛症状

操作步骤	知识要求	态度要求
1. 与患者沟通，向患者解释牵引治疗对减轻神经根受压、缓解腰部疼痛症状的意义。告诉患者牵引治疗的流程和注意事项，说明配合方法。 2. 该项治疗可在配备有牵引治疗床的乡镇卫生院进行。 3. 协助患者到治疗地点，为不能行走的患者提供帮助。让患者平卧在床上，保持舒适体位。 4. 牵引体位：根据患者的病情和治疗需要，选择仰卧位和俯卧位等体位，并使患者体位处于正确的牵引力学线上。 5. 腰椎的角度：通常以髋/膝的位置改变腰椎的角度，髋/膝的位置可在全伸展位到 90°屈曲范围内调节。 6. 应用模式：根据需要选择持续牵引或间歇牵引。间歇牵引可使患者更为舒适些。 7. 牵引力量：牵引力量的范围应是在患者可以接受的范围内。通常首次牵引力量选择＞25%体重，适应后逐渐增加牵引力量。常用的牵引力量范围为 20~60kg。 8. 固定牵引带，骨盆牵引带的上缘应恰好处于髂前上棘，反向牵引带固定于胸廓（或双侧腋下），分别将牵引带系于牵引弓和牵引床头。 9. 设定参数：包括牵引力量、牵引时间、间歇牵引时的牵引间歇时间及断续比例。 10. 治疗调整：每次牵引后，可根据患者牵引后的症状、体征的改变，相应调整牵引力量、时间，一般用渐增力量，根据牵引力的大小相应调整时间，如牵引力大则时间要短。 11. 牵引绳完全放松、控制参数回零后关机。 12. 治疗时间：一般为 10~30 分钟。 13. 频度和疗程：频度为 1 次/天或 3~5 次/周，疗程为 3~6 周。 14. 记录本次牵引的参数，作为下一次治疗的依据。	1. 了解腰椎牵引治疗腰椎间盘突出症的作用原理。 2. 熟练掌握牵引治疗仪（床）的操作方法和流程。 3. 了解腰椎牵引的禁忌证：下胸腰段脊髓受压、马尾神经综合征、腰椎感染、恶性肿瘤、风湿性关节炎、急性拉伤扭伤、腹疝、裂孔疝、动脉瘤、严重痔疮、严重骨质疏松、急性消化性溃疡或胃食管反流、心血管疾病（尤其是未控制的高血压病）、严重的呼吸系统疾病、心肺功能障碍、孕妇等。 4. 为减少摩擦力可选择滑动的分离式牵引床，骨盆置于滑动部分。治疗前后，锁定分离床，治疗时再开启。 5. 可采用脚凳、枕头等调整患者腰椎角度。	1. 腰椎间盘突出症患者行动不便，故进行治疗时要给予其必要的帮助，并认真操作、仔细解释，帮助患者克服恐惧心理。 2. 告知患者治疗时可能会有肌肉收缩感和牵拉感。 3. 牵引治疗量开始时不宜过大，不应产生疼痛感。 4. 如果在治疗过程中患者出现疼痛，应中止治疗。 5. 如果治疗部位皮肤有破损，应避开或贴小胶布予以保护。 6. 要理解患者的痛苦，在治疗过程中注意观察患者的反应，及时进行调整治疗量。
重要提示： 1. 牵引时尽量使患者处于放松状态，不要出现肌肉紧张的情况。 2. 治疗过程中注意观察患者的反应，如出现症状加重或有不良反应时应及时中止治疗并进行处理。		**所需物品：**理疗室、牵引治疗仪（床）。

15.235 针灸治疗腰椎间盘突出症以通经活络减轻症状

操作步骤	知识要求	态度要求
1. 与患者沟通，向患者解释针灸治疗对减轻腰椎间盘突出症症状的意义。告诉患者针灸治疗的流程和注意事项，说明配合方法。 2. 该项治疗可以在有条件的乡镇卫生院或患者家中进行。 3. 协助患者到治疗地点，为不能行走的患者提供帮助。 4. 告知或帮助患者俯卧于治疗床上，暴露治疗部位。 5. 针灸穴位选取腰骶部及下肢区域的穴位：肾俞、气海俞、大肠俞、八髎穴、环跳、承山、昆仑。 6. 在治疗穴位进行常规消毒后，使用 0.25mm×50mm 规格的针灸针进行治疗，视部位直刺入 0.2~1.2cm，行提插、捻转等手法，留针 30 分钟。或在上述腧穴进行艾条灸法 20~30 分钟。 7. 针灸治疗结束后，按针灸顺序起针，出针后用干棉球按压针孔，不要出血或发生血肿，最后清点针灸针数目。 8. 告知患者针灸后 5 小时内不要用水清洗针灸部位，以免发生感染。 9. 治疗过程中，应注意询问患者的感觉，患者如有头晕、出汗、心慌甚至抽搐、晕厥等不适症状时及时停止治疗，并让患者平卧，可行服用葡萄糖或静脉注射葡萄糖注射液等治疗。 10. 一般治疗每日或隔日 1 次，10 次为 1 个疗程。 11. 规范记录患者每次治疗情况。	1. 了解人体常用腧穴的主治功效、定位方法、针灸注意事项。 2. 了解针灸治疗消毒的要求和流程。 3. 掌握针灸治疗的禁忌证：恶性肿瘤（一般剂量时）、出血倾向、活动性肺结核、妊娠、严重心肺功能不全者。 4. 了解晕针的机制和处理原则、处理方法。	1. 针灸医师一定要认真、仔细并且有耐心，特别是针对老年患者，要帮助患者克服对针灸治疗的恐惧心理。 2. 必要时协助患者完成上下床等动作。 3. 应指导患者自我放松，减轻其疼痛反应。 4. 要理解患者的痛苦，态度和蔼，治疗过程中注意观察患者的反应，及时进行调整治疗。
重要提示： 1. 在患者关节等神经、血管较为丰富的部位腧穴进行针灸治疗时，注意不要伤及神经和血管。 2. 当患者出现头晕、出汗、心慌甚至抽搐、晕厥等不适症状时，提示患者发生晕针，应马上停止治疗，并采取相应处理措施。 3. 在急性发作期时，慎用灸法进行治疗。		**所需物品：**针刺治疗室、治疗床、0.25mm×50mm 规格的针灸针、75% 酒精棉球、清艾条。

15.236　施以穴位注射以改善腰椎间盘突出症局部血流循环减轻疼痛症状

操作步骤	知识要求	态度要求
1. 与患者沟通，向患者解释穴位注射治疗对改善腰椎间盘突出症局部血流循环减轻疼痛症状的意义。告诉患者穴位注射治疗的流程和注意事项，说明配合方法。 2. 协助患者到治疗地点，为不能行走的患者提供帮助。 3. 告知或帮助患者俯卧于治疗床上，暴露治疗部位。 4. 穴位注射用具：使用一次性注射器。根据药物剂量和注射部位选用不同的注射器和针头。常用的注射器规格为 1ml、2ml、5ml、10ml、20ml。 5. 注射穴位的选择：可根据辨证取穴；也可结合经络、经穴的触诊法选取阳性反应点进行治疗；软组织损伤者先取最明显的压痛点。选穴宜精练，以 1~4 个穴位为妥，选用肌肉丰满的部位进行穴位注射。 6. 操作方法 6.1 用安尔碘进行局部皮肤常规消毒。 6.2 用无痛快速进针法将针刺入皮下组织，然后慢慢推进或上下提插，探得酸胀等"得气"感应后，回抽一下，如无回血，即可将药物注入。 6.3 注射剂量：穴位注射的用药剂量决定于注射部位及药物的性质和浓度，腰臀部可注射 2~5ml 注射液。 7. 疗程：急症每日 1~2 次，慢性病一般每日或隔日 1 次，6~10 次为 1 疗程。反应强烈者，可隔 2~3 日 1 次，穴位可左右交替使用。每疗程间可休息 3~5 日。 8. 治疗过程中，应注意询问患者的感觉，患者如有头晕、出汗、心慌甚至抽搐、晕厥等不适症状时及时停止治疗，并让患者平卧，可行服用葡萄糖或静脉注射葡萄糖注射液等治疗。 9. 规范记录患者每次治疗情况。	1. 了解人体常用腧穴的主治功效、定位方法、穴位注射注意事项。 2. 了解穴位注射消毒的要求和流程。 3. 掌握常用药物的分类和功效 3.1 中草药制剂：复方当归注射液、川芎嗪注射液、生脉注射液、威灵仙注射液等。 3.2 维生素类制剂：维生素 B_1 注射液、维生素 B_{12} 注射液、维生素 C 注射液。 3.3 其他常用药：5%~10% 葡萄糖注射液、0.9% 生理盐水、三磷酸腺苷、辅酶 A、神经生长因子、硫酸阿托品、山莨菪碱、加兰他敏、泼尼松龙、盐酸普鲁卡因、利多卡因等。 4. 掌握穴位注射的禁忌证：恶性肿瘤（一般剂量时）、出血倾向、活动性肺结核、妊娠、严重心肺功能不全者。 5. 了解晕针的机制和处理原则、处理方法。	1. 穴位注射疗法是治疗腰椎间盘突出症的方法之一。治疗前要向患者解释清楚其作用机制和治疗过程，以帮助患者克服对穴位流向的恐惧心理，更好配合治疗。 2. 患者多行动不便，所以在治疗时要给予其必要的帮助，如协助患者完成上下床等动作。 3. 治疗过程中注意观察患者的反应，随时发现问题，并及时调整治疗方案。 4. 教育患者平时要注意进行腰背肌锻炼，以加强对腰椎的保护，预防复发；同时指导患者自我放松方法，减轻疼痛反应。
重要提示： 1. 在患者关节等神经、血管较为丰富的部位进行穴位注射时，注意不要伤及神经和血管。 2. 当患者出现头晕、出汗、心慌甚至抽搐、晕厥等不适症状时，提示患者发生晕针，应马上停止治疗，并采取相关处理措施。		**所需物品：**注射治疗室、所需注射液、一次性注射器、棉签、安尔碘

第十五章　腰椎间盘突出康复

15.237 推拿治疗以调整腰椎小关节结构状态减轻腰椎间盘突出的压迫

操作步骤	知识要求	态度要求
1. 与患者沟通，向患者解释推拿治疗对改善腰椎间盘突出症腰部小关节结构状态，减轻椎间盘突出的压迫的意义。告诉患者推拿治疗腰椎间盘突出症的流程和注意事项，说明配合方法。 2. 协助患者到治疗地点，为不能行走的患者提供帮助，使其俯卧于治疗床上。 3. 推拿步骤 3.1 解除腰臀部肌肉痉挛：患者俯卧位。先在患者腰臀及下肢用轻柔的滚法、按法治疗，促进局部气血循行加快，加速突出髓核中水分的吸收，减轻其对神经根的压迫，同时也可放松紧张痉挛的肌肉。 3.2 拉宽椎间隙，降低椎间盘的压力：患者仰卧位。医生用手法或机械进行骨盆牵引，使椎间隙增宽，降低椎间盘的压力，甚至出现负压，促使突出物回纳，同时扩大椎间孔和神经根管，减轻突出物对神经根的压迫。 3.3 增加椎间盘外压力：患者俯卧位。医生用双手有节奏地按压腰部，使腰部震动，然后在固定患部的情况下，用双下肢后伸扳法，使腰部过伸，目的在于促进突出物回纳或改变突出物与神经根的位置。 3.4 调节后关节，松解粘连：医生用腰部斜扳法或旋转复位等手法，以调整后关节紊乱，相对地扩大神经根管和椎间孔。由于斜扳和旋转复位时，腰椎及其椎间盘产生旋转扭力，从而改变突出物与神经根的位置。可逐渐松解突出物与神经根的粘连。在仰卧位时，强制直腿抬高以牵拉坐骨神经和腘绳肌，对松解粘连可起一定作用。 3.5 促使受损的神经根恢复功能：患者俯卧位，医生沿受损神经根及其分布区区域用滚、按、点、揉、拿等方法，促使气血循环加快，使萎缩的肌肉及麻痹的神经逐渐恢复正常功能。 4. 疗程：每次 20~30 分钟，每日 1~2 次，10 次为 1 疗程。 5. 规范记录患者每次治疗情况。	1. 了解人体腰骶部生理解剖，生物力学及发生腰椎间盘突出症后出现的病理改变。 2. 熟练掌握推拿治疗腰椎间盘突出症的流程和常用手法，尤其是定位扳法的使用。 3. 掌握推拿治疗腰椎间盘突出症的注意事项 3.1 急性期前 3 天最好不用推拿治疗。 3.2 中央型腰椎间盘突出症较为典型者，应绝对禁止推拿，以免造成严重后果。 3.3 腰椎间盘突出症合并脊柱外伤，有脊髓损伤症状者，禁用推拿疗法。 3.4 腰椎间盘突出症伴有骨折、骨关节结核、骨髓炎、肿瘤、严重的老年性骨质疏松症，禁用推拿疗法。 3.5 伴有严重高血压、心脏病、糖尿病及其他全身性疾病，或有严重皮肤病、传染病，怀疑有结核、肿瘤等情况时，禁用推拿疗法。 3.6 伴有出血倾向或血液病患者不宜予以推拿治疗。 3.7 妊娠 3 个月以上的女性患者禁用推拿治疗。	1. 推拿治疗是治疗腰椎间盘突出症的常用方法，一般患者容易接受。治疗人员需认真操作，特别是针对老年患者，推拿手法要由轻到重，逐渐加强，要考虑患者的承受能力。 2. 对活动不便的患者要协助其完成上下床、穿脱衣服等动作。 3. 鼓励并指导患者进行合适的腰背肌锻炼和自我放松，以强化治疗效果。
重要提示： 1. 采用定位扳法时要动作准确，快速完成。 2. 注意掌握推拿治疗的适应证和注意事项。 3. 当患者出现头晕、出汗、心慌甚至抽搐、晕厥等不适症状时，应马上停止治疗，并采取相关处理措施。		**所需物品：**推拿治疗室、按摩床、按摩巾。

第十五章　腰椎间盘突出康复

15.238　告知腰椎间盘突出症患者日常注意事项以延缓病情进展

操作步骤	知识要求	态度要求
1. 与患者沟通，向患者解释腰椎间盘突出症患者日常应注意事项及对延缓病情的意义。 2. 可在有条件的卫生院组织患者集体进行相关健康讲座。 3. 腰椎间盘突出症患者在日常生活中的注意事项内容如下： 3.1 避免睡软床：急性期应卧床休息1~2周，床垫硬度以人躺在床上面不会凹陷变形且舒适为宜。仰卧位时宜垫高小腿、屈髋屈膝，以减低腰骶关节的应力。枕头高度要适中，以个人拳头高度为宜。 3.2 避免坐沙发：沙发较低且座位较软，坐上去时腰臀肌张力更高，腰椎间盘负荷更大，不仅影响腰椎间盘突出症患者的康复，而且可能加重突出间盘对神经根的激惹，加重病情。 3.3 避免睡凉席：寒冷刺激会导致腰背部肌肉紧张，增加椎间关节的压力，刺激神经根而加重腰椎间盘突出症状，使腰腿痛加重。因此，腰部要防寒保暖，避免睡凉席，并且进行腰部热敷促进血液循环，帮助缓解症状。 3.4 避免提重物：提重物或弯腰拾物时，腰部受力不均匀，往往会增加腰椎间盘突出病理变化；避免快速转身，如扭转身体接电话等动作，在腰部产生扭切力，加大突出物对神经根的刺激，影响腰椎间盘突出症患者的康复。 3.5 避免久站：腰椎间盘突出症患者在急性期站立时，应佩戴腰围保护腰部，站立姿势应胸部挺起，腰部平直，同一姿势不应保持太久。 3.6 避免咳嗽喷嚏：咳嗽、喷嚏或用力排便等腹压增高动作会增加椎管内的压力，冲击腰椎间盘，加重突出间盘对神经根的刺激，诱发和加重病情。 3.7 避免剧烈运动：避免任何球类运动和对抗运动，特别是在腰椎间盘突出的急性期，神经由于髓核的压迫刺激出现水肿和无菌性炎症，剧烈运动会加剧突出物对神经的摩擦刺激，不利于神经水肿和炎症的消退。 3.8 避免刺激食物：患者饮食宜清淡，忌食生冷油腻食物，多饮水，多食含纤维素丰富的蔬菜和水果，防止便秘。便秘时，不可用力排便，防止症状复发。	1. 了解人体腰骶部生理解剖，生物力学及发生腰椎间盘突出症后出现的病理改变。 2. 熟练掌握各种饮食起居习惯对预防治疗腰椎间盘突出症的利弊影响。	1. 宣教对腰椎间盘突出症患者的治疗和预防非常重要。因此，主管医师一定要认真了解关于患者各种生活习惯的细节问题，并结合具体问题进行针对性宣教。 2. 有些不利于腰椎间盘突出症恢复的不良习惯不容易改正，所以，进行纠正不良习惯教育要耐心讲解，不厌其烦，在治疗患者的同时也会增强医患沟通能力。
重要提示：医患沟通要保持经常性、通俗性、及时性。		**所需物品**：讲堂1间、多媒体课件。

15.239　教会腰椎间盘突出症患者在日常生活中进行静态姿势训练以恢复髓核位置

操作步骤	知识要求	态度要求
1. 与患者沟通，向患者解释腰椎间盘突出症病人在日常生活中进行静态姿势训练对恢复髓核位置的意义、具体方法和注意事项。 2. 可在有条件的卫生院组织患者集体进行相关健康讲座。 3. 准备合适的治疗床进行示范。 4. 俯卧体位：让患者仰卧于床上，胸椎带动腰椎后伸 10°、20°、30°，保持 30~50 秒。 5. 俯卧体位：让患者俯卧于半圆平衡球上，支点位于腹部前部分，在吸气保持不动，呼气时胸椎带动腰椎后伸至最大活动度保持 20~30 秒。 6. 俯卧体位：让患者俯卧于半圆平衡球上，前臂支撑，支点位于腹部下半部分，双腿伸直抬起，保持后伸姿势，保持 20~30 秒。 7. 侧卧位：让患者侧卧位，另一只手放于胸前双腿伸直同时向上抬起，吸气保持不动，呼气时用力抬起至最大角度，保持 20~30 秒。 8. 侧卧位：让患者侧卧位，另一只手放于同侧腿上，双腿伸直同时向上抬起，吸气保持不动，呼气时用力抬起至最大角度，保持 20~30 秒。 9. 侧卧位：让患者侧卧位，另一只手高举过头，双腿伸直同时向上抬起，吸气保持不动，呼气时用力抬起至最大角度，保持 20~30 秒。 10. 以上动作每个做 10 次，每天做 2 组。 11. 指导患者记录每天训练的情况。	1. 能解释俯卧位腰椎后伸改变腰椎曲度的重要性。 2. 能解释俯卧体位腰椎依次排列改变腰曲并增加腰后肌群力量的意义。 3. 能解释侧位强化腰方肌的重要性。 4. 能掌握等长抗阻强化腰背肌群方法及重要性。	1. 宣传教育患者进行静态姿势训练的意义及重要性。 2. 在进行俯卧位训练时，要强调保持双肩后缩，颈椎前屈，放松身体。 3. 告知患者在日常生活中注意避免固定一个姿势，如长期使腰部处于弯曲紧张状态。 4. 在日常生活中，一定要注意看书、看电视、写作的正确姿势。
重要提示： 1. 吸气保持不动，呼气完成运动。注意动作运动轨迹。 2. 根据 X 线片评估患者腰椎状态及突出物的位置，然后确定静态运动的动作轨迹范围。 3. 日常生活中腰椎静态姿势训练每日可完成 3 次训练，每次 3~5 组，每组不超过 1 分钟。		**所需物品：** 治疗床、半圆形平衡球

第十五章　腰椎间盘突出康复

15.240　教会腰椎间盘突出症患者在日常生活中进行动态运动训练以恢复髓核位置

操作步骤	知识要求	态度要求
1. 与患者沟通，向患者解释腰椎间盘突出症患者在日常生活中进行动态运动训练对恢复髓核位置的意义、具体方法和注意事项。 2. 可在有条件的卫生院组织患者集体进行相关健康讲座。 3. 准备好所需治疗床和平衡球等器具。 4. 具体训练方法 4.1 矢状面腰椎屈伸：让患者俯卧于半圆形平衡球上，双肩后缩，支点位于腹部上半部分，吸气保持不动，呼气胸椎带动腰椎进行屈伸训练。 4.2 冠状面腰椎侧屈：让患者采取侧卧体位，另一只手置于同侧腿上。侧卧于半圆形平衡球上，吸气保持不动，呼气进行侧屈运动。 5. 以上动作每个做10次，每天做2组。 6. 指导患者记录每天训练的情况。	1. 能掌握腰椎在矢状面脊椎排列即屈伸运动。 2. 能掌握腰椎在冠状面脊椎运动。 3. 学习掌握腰椎各运动面组合动作。 4. 能解释通过 MRI 分析髓核突出物导致腰椎运动状态发生的改变。	1. 加强宣传教育患者在日常生活中进行动态运动训练的重要性，并鼓励其持之以恒，否则不能收到良好效果。 2. 在日常生活中的动态运动中，应教育患者做到慢、稳，感受腰椎逐节运动。不可着急快速进行动态运动。 3. 教会患者在运动中利用呼吸节奏完成自我训练动作。如果在训练中感觉不适，则不要过度运动，停止休息。 4. 教育患者在日常腰部动态训练中，避免旋转，避免对腰椎产生损伤。
重要提示： 1. 支点的选择应当根据影像证据显示髓核突出的具体位置。 2. 运动作用于脊椎排列时吸气做运动，作用于肌肉时呼气做运动。 3. 动态运动时应在无痛下做到最大活动度范围，如运动中出现疼痛，则在疼痛角度下还原5°~10°。 4. 腰椎动态运动每日可进行3次训练，每组动作10~15次，不超过3~5组。	**所需物品：**治疗床、半圆形平衡球。	

15.241　教会腰椎间盘突出症患者在日常生活中进行肌肉功能训练以稳定脊椎

操作步骤	知识要求	态度要求
1. 与患者沟通，向患者解释腰椎间盘突出症患者在日常生活中进行肌肉功能训练对稳定脊椎的意义、具体方法和注意事项。 2. 可在有条件的卫生院组织患者集体进行相关健康讲座。 3. 准备好所需治疗垫、物理治疗球等器具。 4. 具体训练方法 4.1 双手俯卧支撑于治疗垫上，双足置于物理治疗球上，进行静态支撑训练。要求腿部伸直，双肩、髋、膝、踝在一条线上。时间坚持一分钟以上。 4.2 仰卧位，双足跟支撑于物理治疗球上，进行臀部抬起训练，抬起后进行静态支撑训练。要求髋、膝、肩在一条直线上。时间坚持一分钟以上。 4.3 侧卧位，患者侧卧于治疗垫上，双腿伸直，双腿沿冠状面轻微抬起，进行双腿前后摆动训练。要求双腿在摆动的过程中保持躯干固定不动，双侧都要进行。 4.4 倒走训练：患者在安静的场合下，进行倒走训练。每次以 15~20 分钟为宜。 4.5 脊柱排列训练：患者仰卧位，屈髋屈膝位，双足立于地上，进行骨盆卷动训练。要求脊柱逐节抬起。 5. 以上每个动作重复 10 次以上，每天做 2 组。 6. 指导患者记录每天训练的情况。	1. 能根据患者情况掌握患者进行静态训练的时间。 2. 能掌握侧卧位训练时保持躯干平衡的意义。 3. 能根据患者脊柱排列训练时的表现分析患者出现的问题。 4. 能解释每个动作训练的要点及训练部位，并能够熟练进行动作演示。	1. 教育患者在进行肌肉功能训练时一定要做到慢、稳，不可进行快速运动，以免造成肌肉组织的损伤。 2. 告知患者如果在训练中感觉不适，要及时停止训练，保持休息。 3. 教育患者在日常腰部肌肉功能训练中，少进行旋转运动，避免过多对腰椎产生损伤。
重要提示： 1. 日常生活训练注意循序渐进的原则。 2. 运动作用于脊椎排列时吸气做运动，作用于肌肉时呼气做运动。 3. 避免训练中出现腰部疼痛训练。 4. 腰部专项训练每日可进行 3 次训练，每组动作 10~15 次，不超过 3~5 组。		**所需物品：** 治疗垫、物理治疗球。

15.242　教会腰椎间盘突出症患者在日常生活中进行脊椎关节功能训练以改善脊椎关节活动度

操作步骤	知识要求	态度要求
1. 与患者沟通，向患者解释腰椎间盘突出症患者在日常生活中进行脊椎关节功能训练对改善脊椎关节活动度的意义、具体方法和注意事项。 2. 可在有条件的卫生院组织患者集体进行相关健康讲座。 3. 准备好所需治疗垫等器具。 4. 具体训练方法 4.1 矢状面腰椎屈伸：让患者采取俯卧双手支撑，保持肩胛骨后缩，胸部带动腰部进行矢状面的屈伸训练。吸气胸椎引导腰椎后伸，呼气胸椎引导腰椎屈曲。 4.2 冠状面腰椎侧屈：让患者采取侧卧位，另一只手自然放于下。吸气胸椎向一侧侧屈，呼气腰椎还原至中立位。 4.3 水平面腰椎旋转：让患者采取站立位，双手固定骨盆。吸气胸椎带动腰椎旋转至一侧，呼气还原至中立位，左右方向都要做。 4.4 腰椎水平旋转并后伸：姿势同上，吸气腰椎水平旋转并后伸，呼气还原动作至中立位，左右方向都要做。 5. 以上每个动作重复 10 次以上，每天做 2 组。 6. 指导患者记录每天训练的情况。	1. 能掌握促进腰部关节活动度的方法。 2. 能掌握各运动面的组合动作。掌握在进行关节活动最大位置时疼痛的处理。 3. 能解释通过影像证据分析腰部脊椎状态。	1. 宣传教育患者在日常生活中避免姿势单调，可经常进行一些伸懒腰动作。 2. 在日常生活中进行的脊椎关节功能训练，要教育患者做到循序渐进，不要急于求成。 3. 告知患者如果在训练中感觉不适，要及时停止训练，适时休息。 4. 教育患者在腰椎水平旋转并后伸的训练过程中要缓慢进行，避免发生不必要的损伤。
重要提示： 1. 腰椎关节活动度一定注意影像证据，根据影像证据确定运动的轨迹。 2. 作用于脊椎排列的运动吸气时做，作用于肌肉的运动呼气时做。 3. 动态关节活动度训练时应在无痛下做到最大活动度范围，运动中出现疼痛，则在疼痛角度下还原 5~10°。 4. 腰椎关节活动度训练每日可进行 3 次训练，每组动作 10~15 次，不超过 3~5 组。	所需物品：治疗垫。

（胡秋生　周顺林　刘春茹）

第十六章　腰椎退行性骨关节炎康复

概念：腰椎退行性骨关节炎是指腰椎间盘、小关节的退行性变和椎体及关节突增生，导致的腰部僵硬不适以至疼痛、畸形、活动受限的一组病征，是中老年常见、难以治疗，而且腰痛反复发作的慢性疾病。

康复目标：通过针对性的治疗和训练，消除或部分消除疼痛等主要症状，增强腰背肌的力量和协调性，提高腰椎关节的稳定性，改善患者的运动功能、提高患者日常生活能力和生存质量。

康复指征：一般在出现腰椎退行性骨关节炎引发的相关症状时及早干预，有助于延缓腰椎关节的退化进程。

康复方法：物理治疗、肌肉力量训练、关节活动度训练、日常生活姿势和运动指导等。

16.243　直流电陈醋离子导入以消除腰椎退行性骨关节炎局部炎性水肿、缓解腰部疼痛

操作步骤	知识要求	态度要求
1. 向患者详细解释直流电陈醋离子导入消除腰椎退行性骨关节炎局部组织炎性水肿、缓解腰部疼痛的作用原理，告知患者治疗时电极下可有针刺感，或轻微的紧束感、蚁行感。 2. 该项治疗需要在配备直流电离子导入治疗仪的乡镇卫生院实施。 3. 打开机器开关，测试设备是否正常。准备好所需物品。衬垫在治疗前正负极分开煮沸消毒。 4. 协助患者平卧于治疗床上，暴露治疗部位，除去治疗部位及其附近的金属物品。 5. 选好治疗所需电极板和衬垫。铅板电极应碾平，用于治疗时衬垫温度以不烫为度，湿度以拧不出水为度，将其展平。 6. 将电极板插入衬垫的布套内，使电极板的各边在衬垫的各边之内约1cm，将导线两端分别与电极和治疗仪输出插孔相接。 7. 用滤纸浸在陈醋中，然后放在衬垫厚的一侧下面，接通阴极，另一衬垫接阳极，然后将衬垫厚的一侧紧贴皮肤并置于脊柱两侧腰部区域。确认导线的正负极符合治疗要求后以沙袋、固定带稳妥固定电极。 8. 缓慢旋转电位器，调节电流，使电流表指针平稳上升，逐渐增大电流强度，一般在达到所需电流强度的1/2时，询问患者的感觉，待电流稳定、患者感觉明确后（3~5分钟内）增至所需电流量，所达到的电流强度不要超过患者的耐受量。 9. 治疗完毕后，逆时针方向缓慢旋回电位器，调节至零位，切断电源；将电极和衬垫从患者身上取下，检查治疗部位皮肤有无异常反应。 10. 每次治疗15~20分钟，每日1次，15~20次为1个疗程。 11. 规范记录治疗情况。 12. 与患者约定下次治疗时间。	1. 能够阐述直流电疗治疗仪的治疗原理、使用方法和注意事项。 2. 掌握直流电疗法的禁忌证：高热、昏迷、恶性肿瘤、出血倾向、急性化脓性炎症、急性湿疹、心力衰竭、孕妇腰腹骶部、皮肤破损局部、金属异物局部、安装有心脏起搏器局部及其邻近、对直流电过敏。 3. 直流电疗的电流密度计算方法应按衬垫面积计算：一般为0.05~0.1mA/cm²，最大不超过0.2mA/cm²，小儿为0.02~0.05mA/cm²。 4. 能够说出直流电陈醋离子导入对于消除腰椎退行性骨关节炎腰部组织炎性水肿、缓解腰部疼痛的作用原理。	1. 腰椎退行性骨关节炎患者多为老年患者，病程缠绵，会给患者带来持续不适，以致影响患者的生活和工作，给患者造成一定心理负担和病痛折磨。因此，要向患者科学正确解释直流电陈醋离子导入对于消除腰椎退行性骨关节炎患者腰部组织炎性水肿缓解腰部疼痛的意义，安慰、同情、鼓励患者，向患者讲解锻炼等自我治疗的方法技术，增强病人康复信心。 2. 对待残疾人或行动不便的患者应主动给予帮助。 3. 治疗过程中，操作者应经常检查电流表的指针是否平稳，是否在所调节的电流强度读数上，注意观察患者表情，询问患者感觉。对有感觉障碍、血液循环障碍的患者尤应注意。 4. 操作仪器时应严格按操作流程进行。 5. 治疗使用过的衬垫，必须彻底冲洗干净，煮沸消毒，整平后在阴凉处晾干备用。破旧的衬垫应予以修补或更新。电极必须用肥皂水刷洗，去除电极表面的污垢与电解产物。破裂电极应予更新。 6. 对治疗局部皮肤有小破损者，应在小破损处贴以胶布或垫上绝缘布，以防止烧伤。 7. 对设备要按照要求进行维护。
重要提示： 1. 患者在治疗中不得任意挪动体位，以免电极衬垫位置移动、电极脱落直接接触皮肤而发生灼伤。 2. 治疗中如患者感觉电极下有局限性疼痛或烧灼感，应立即调节电流至零位中断治疗，进行检查，如有皮肤灼伤，则应停止治疗；如皮肤局部出现斑点状潮红时，应马上中止治疗并涂烫伤油膏或照射紫外线缓解症状。		**所需物品：**理疗室、理疗床、直流电疗仪、其他用品（煮锅2个、长夹、绝缘布、沙袋、固定带）。

16.244 针灸治疗以通经活络延缓腰椎退行性骨关节炎的进展

操作步骤	知识要求	态度要求
1. 向患者详细解释针灸治疗通经活络，延缓腰椎退行性骨关节炎进展的作用原理。告知患者针灸治疗的流程和注意事项。 2. 该治疗可以在卫生院或者患者家中进行。 3. 准备好针灸针、75%酒精棉球、清艾条。 4. 帮助患者平卧于治疗床上，暴露腰部治疗区域。 5. 针灸穴位选取腰部区域的穴位，包括督脉穴、夹脊穴、背俞穴，如肾俞、气海俞、大肠俞、命门、腰阳关、八髎穴等。 6. 在治疗穴位进行常规消毒后，使用0.25mm×50mm规格的针灸针进行治疗，视部位直刺入0.2~1.2cm，行提插、捻转等手法，留针30分钟。或在上述腧穴进行艾条灸法20~30分钟。 7. 针灸治疗结束后，按针灸顺序起针，出针后用干棉球按压针孔，不要出血或发生血肿，最后清点针灸针数目。 8. 告知患者针灸后5小时内不要用水清洗针灸部位，以免发生感染。 9. 治疗过程中，应注意询问患者的感觉，患者如有头晕、出汗、心慌甚至抽搐、晕厥等不适症状时及时停止治疗，并让患者平卧，可行服用葡萄糖或静脉注射葡萄糖注射液等治疗。 10. 一般治疗每日或隔日1次，10次为1个疗程。 11. 规范记录患者每次治疗情况。	1. 能够解释针灸治疗对于通经活络延缓腰椎退行性骨关节炎进展的作用机制。 2. 掌握针灸治疗的禁忌证：恶性肿瘤（一般剂量时）、出血倾向、活动性肺结核、妊娠、严重心肺功能不全者。 3. 能够说出晕针的机制和处理原则、处理方法。 4. 能够指出督脉穴、夹脊穴、背俞穴，如肾俞、气海俞、大肠俞、命门、腰阳关、八髎穴的部位与取穴方法。	1. 针灸治疗是中医治疗的重要方法之一，容易被广大患者所接受，是一种极易获得而且价格便宜的治疗方法，故要正确向病人说明其作用和意义。 2. 医生在治疗时要认真、仔细并且有耐心，特别是针对老年患者，要多加沟通，同时，也可向患者讲解一些预防和锻炼的知识和方法。 3. 对于有风险的穴位，取穴要格外小心，以防发生意外。 4. 应指导患者积极开展体育锻炼，提高疼痛阈值；指导患者自我放松，减轻疼痛反应。 5. 留针期间要守护在患者身旁，观察患者反应，与其进行一些交流，对患者要表现出尊重、同情、关心、鼓励。
重要提示： 1. 在患者关节等神经、血管较为丰富的部位腧穴进行针灸治疗时，注意不要伤及神经和血管。 2. 当患者出现头晕、出汗、心慌甚至抽搐、晕厥等不适症状时，提示患者发生晕针，应马上停止治疗，并采取相关处理措施。		**所需物品：**0.25mm×50mm规格的针灸针、75%酒精棉球、清艾条。

第十六章 腰椎退行性骨关节炎康复

16.245　指导患者改善不良姿势以减缓腰椎退行性骨关节炎进展

操作步骤	知识要求	态度要求
1. 对于因不良姿势导致腰背痛的患者，应该指导患者改善不良姿势，从而减缓腰椎退行性骨关节炎加重。 2. 该项活动可以在乡镇卫生院或者患者家中进行。采取边讲解知识边进行正确姿势演示的方法进行。 3. 正确的坐姿指导 3.1 正确的坐姿：屈髋屈膝90°，躯干伸直坐于座位上，避免靠背。休息时，骨盆微屈背靠于椅上。 3.2 演示以上正确的坐姿，让患者模仿，纠正患者的错误方法。 4. 正确的卧位指导 4.1 正确的卧位：仰卧与侧卧轮流交换，避免长期保持一种姿势，睡觉时枕头的高度适中，高度以自己的拳头高度为准。宜选择睡卧硬板床。 4.2 演示以上正确的坐姿，让患者模仿，纠正患者的错误方法。 5. 日常运动训练指导 5.1 日常运动训练活动：在日常训练中保持脊柱在矢状面、冠状面、水平面运动中的正确运动轨迹，养成良好的运动习惯。 5.2 演示以上日常运动训练活动，让患者模仿，纠正患者的错误方法。 6. 提重物时的姿势指导 6.1 提重物时的姿势：提重物时应先下蹲弯腰把重物抬起，抬起后再把腰部伸直。避免动作不按顺序进行或动作过于迅猛导致损伤。 6.2 演示以上日常运动训练活动，让患者模仿，纠正患者的错误方法。 7. 回答患者的问题，告诉患者坚持以上正确姿势的重要性。	1. 能够阐述改善不良姿势对于减缓腰椎退行性骨关节炎加重的重要意义。 2. 掌握人体坐姿、卧位、提重物时所涉及的肌肉、骨骼和关节解剖结构和功能。 3. 能够说出不良姿势对腰椎退行性骨关节炎的重要影响。	1. 许多患者对自身的各种不良姿势不以为然，更认识不到不良姿势的纠正可以减缓腰椎退行性骨关节炎的重要性。因此，医生要用科学道理对患者进行解释，使患者提高认知度，逐步转变态度，达到改变不良习惯的目的。 2. 腰椎退行性骨关节炎患者多为老年患者，病程缠绵，会给患者带来持续不适，以致影响患者的生活和工作，给患者造成一定心理负担和病痛折磨。因此，要多安慰、多鼓励患者，向患者讲解改变不良姿势、加强自身锻炼等的方法技术，增强患者康复信心。 3. 在讲解和演示过程中，要照顾到患者的接受程度，讲解语言要通俗易懂，演示活动要清楚可见，让患者易于模仿学习，并耐心回答患者的问题。 4. 要容忍态度顽固的患者，耐心向其解释，要热情对待患者，需要时给予帮助。
重要提示： 1. 讲解与演示同时进行可以提高指导效果。 2. 告诉患者在运动中注意避免做腰椎剪切力加剧损伤的动作。 3. 应该对于患者的改变和坚持情况给予持续性关注和回访。	**所需物品：**治疗床、椅子	

16.246　教会患者正确运动方式以提高腰椎退行性骨关节炎患者腰椎活动度

操作步骤	知识要求	态度要求
1. 向患者说明正确的运动方式对于提高患者腰椎活动度，延缓腰椎退行性病变进展速度的重要意义。 2. 该项活动可以在乡镇卫生院或者患者家中进行。指导方法采取边讲解知识边进行正确运动方式演示的方式。 3. 脊柱排列运动 3.1 病人仰卧位，屈髋屈膝双足立于床面上。 3.2 进行骨盆逐节卷起，直至髋、膝、肩保持到一条直线，然后再逐节还原动作。 3.3 8~10次一组，共完成3组。 4. 脊柱休息体位 4.1 病人跪坐位，臀部接触双足。 4.2 慢慢俯身向前，双手尽量向前，在达到最大程度时，进行静态保持。 4.3 保持姿势持续时间30~60秒为1组。可连续完成1~2组。 5. 脊柱退让训练 5.1 病人屈髋屈膝端坐于床上，手臂与地面平行。 5.2 骨盆后倾开始进行脊柱退让，将脊柱逐节退让。 5.3 双手可握住绳子，协助控制身体向后退让。 5.4 反复完成8~10次，共1~2组。 6. 4~5项可指导患者单独完成训练。	1. 能够阐述正确运动方式对腰椎活动度提高的重要意义。 2. 能够描述脊椎各种运动方式涉及的肌肉、骨骼和关节解剖结构和功能。 3. 能够说出脊柱各种运动训练的要领及注意事项。	1. 腰椎退行性骨关节炎会影响患者日常生活中的活动，给患者造成极大的不便。因此，要用科学道理对患者进行解释，使其提高认知，并逐步转变态度。 2. 训练场所要温度适宜、宽敞明亮，可组织小组式集体训练，会取得更好的效果。 3. 操作者讲解动作时语言要通俗易懂，演示活动要清楚可见，让患者易于模仿学习，并耐心回答患者的问题。 4. 在训练时要照顾到患者的接受程度，对态度顽固、坚持己见的患者，要有容忍力，耐心向其解释，热情对待，需要时给予帮助。 5. 教育患者在运动中注意利用呼吸节奏完成训练动作。
重要提示： 1. 进行脊椎关节活动度训练时应目标明确。 2. 脊椎活动度训练时一定注意根据患者的实际情况进行活动度维持训练。 3. 在进行脊椎关节活动度训练时注意避免剪切力的损害。		**所需物品：**治疗床、椅子。

第十六章　腰椎退行性骨关节炎康复

16.247　强化腰背部肌肉训练以提高腰椎退行性骨关节炎患者腰椎稳定性

操作步骤	知识要求	态度要求
1. 腰椎退行性骨关节炎患者的腰背部肌肉往往功能较差，经常导致腰背痛的发生。应向患者解释腰背肌训练对减缓腰椎退行性骨关节炎渐行性加重的意义。 2. 该项活动可以在乡镇卫生院或者患者家中进行。指导方法应该边讲解知识边进行正确姿势演示。 3. 俯卧背伸训练 3.1 患者俯卧位，双手放置体侧，额头接触床面。 3.2 先帮助患者进行躯干的摆放，然后呼气进行背伸运动，至背部竖脊肌收紧，高度适中，吸气还原动作至俯卧位。 3.3 每组10~15次，共完成3组。 4. 肩桥强化训练 4.1 患者仰卧位，屈髋屈膝双足立于床面，双手握住弹力带两头，另一端套住双足以固定。 4.2 让患者进行骨盆抬起至髋、膝、肩于一条直线上，同时双臂用力上拉弹力带。 4.3 感受背部肌肉明显收缩，保持30~60秒为1组，共完成3组。 5. 双下肢抬起 5.1 患者俯卧位，双手放置体侧，双腿伸直。 5.2 吸气慢慢抬起双腿，保持膝关节伸直，感受臀部、下背部肌肉收紧。 5.3 自然呼吸，保持姿势15~30秒后慢慢下放休息。共完成3组。 6. 4~5项可指导病人独立完成。	1. 能够阐述腰背肌训练对于腰椎退行性骨关节炎患者腰椎稳定性的作用机制。 2. 能够说明腰背部主要肌肉的解剖结构和对腰椎稳定的不同作用。 3. 能掌握几种常见的腰背部肌肉强化运动形式及运动方法。	1. 腰背部肌肉功能减退会造成腰椎稳定性下降，腰椎退行性病变进展加快，反复出现腰背部疼痛等症状，严重影响患者的日常生活，对患者造成极大的痛苦。因此，要用科学道理向患者进行解释，使患者提高对腰背肌训练重要性的认识，逐步转变态度。 2. 在讲解和演示过程中，要照顾到患者的文化程度和接受能力，语言要通俗易懂，演示活动要清楚可见，让患者易于模仿学习，耐心回答患者的问题。 3. 要热情对待患者，在训练过程中及时纠正患者不正确的动作，注意观察患者在训练中的反应，避免训练中受伤。 4. 教育患者在运动中逐渐学会利用呼吸节奏配合训练动作。
重要提示： 1. 训练时以姿势控制和运动控制相结合的方式进行。 2. 静态训练时一定注意根据患者的实际情况进行姿势保持训练。 3. 每次持续时间可根据患者的耐受程度逐步延长。	**所需物品：**治疗床、弹力带。	

（王金刚　陈爱民　胡秋生）

第十六章　腰椎退行性骨关节炎康复

第十七章　股骨头坏死康复

概念： 股骨头坏死是指由于某种原因导致股骨头的活骨组织坏死的一个病理过程，其病理机制多为股骨头的血供障碍所致，从而引起骨细胞进一步缺血、坏死、骨小梁断裂、股骨头塌陷的一种病变，故称为股骨头缺血性坏死。据不完全统计，目前全世界患此病者约 3000 万人，我国约 400 万人，每年还在递增。最新调查表明，该病的发生无明显性别差异，任何年龄均可患病，但以 18~65 岁最多。而有过激素应用史、髋部外伤史、酗酒史、相关疾病史者发病的概率明显增多。本病开始多表现为髋关节或其周围关节的隐痛、钝痛，活动后加重，进一步发展可导致髋关节功能障碍，严重影响患者的生活质量和劳动能力，若治疗不及时，可导致终身残疾。

康复目标： 本病的康复目标是早发现，早治疗，使用各种康复措施减轻疼痛、改善髋关节活动、增强肌力，以达到预防病情加重、提高患者生活质量的目的。

康复指征： 在临床明确诊断后，尽早对患者的全面功能状态进行评估，然后根据患者存在的具体问题（如疼痛、跛行、髋关节功能障碍等）实施康复治疗，以改善或消除这些临床症状和体征，提高患者生活自理能力。

康复方法： 康复治疗方法很多，如科普知识讲解、限制患侧髋关节活动、减少负重，各种物理因子治疗（体外冲击波、电磁疗法、靶向定位超声波、高频电疗法、红光等）、中医手法、中药熏蒸、功能锻炼等。

17.248　电磁疗法以消肿镇痛促进股骨头坏死后的新骨生长

操作步骤	知识要求	态度要求
1. 向患者说明电磁疗法具有消肿镇痛，促进股骨头坏死后的新骨生长的作用，取得患者的同意和配合，同时告诉患者有关治疗的注意事项。 2. 该项治疗需在配备电磁疗治疗仪的乡镇卫生院进行，室内要保持适宜的温度。 3. 准备好电磁治疗仪，接通电源，打开开关，检查治疗仪是否可以正常工作。 4. 患者进入治疗室前需除去身上的金属物品及手表、手机等电子设备。 5. 协助患者取舒适体位，电磁疗时可穿单薄衣裤，不必裸露治疗部位。 6. 将磁头放在治疗部位，以沙袋或绑带固定。 7. 在治疗过程中，要不断注意询问患者的感觉，以便及时调节输出。 8. 每次治疗 20~30 分钟，每日 1 次，10~15 次为 1 个疗程。 9. 每次治疗完毕，关闭电源，从患者身上取下磁头，移开磁头。 10. 与患者约定下次治疗时间。 11. 规范记录治疗情况。	1. 能够描述髋关节的解剖结构和血供情况。 2. 熟练掌握股骨头坏死的病因、病理、临床表现及发展过程。 3. 能够阐述电磁疗法的基本原理、磁疗机的维护与操作程序。 4. 掌握电磁疗法的适应证：软组织扭挫伤、肌纤维组织炎、肌筋膜炎、肱骨外上髁炎、肩关节周围炎、颈椎病、骨性关节炎、类风湿性关节炎、跟骨骨刺、骨折愈合迟缓、肋软骨炎、带状疱疹后神经痛、坐骨神经痛、颞颌关节炎等。 5. 掌握电磁疗法的禁忌证：金属异物局部、心脏起搏器局部及其邻近、孕妇下腹部、出血倾向、体质极度虚弱者。	1. 股骨头坏死不仅影响患者的下肢运动，严重时甚至会造成患者残疾，往往给患者带来较大的痛苦和心理压力，甚至使其产生恐慌。因此，要向患者科学解释该病的发病机制、临床转归，尽可能安慰患者，缓解患者心理压力，增强患者战胜疾病的信心，鼓励患者坚持治疗，不听信非科学的治疗。 2. 要耐心周到进行医疗指导，同情患者的不幸遭遇，把可能的康复治疗方案告诉患者，与患者及其家人共同商量选择适宜可接受的方案。 3. 科学解释电磁疗法对于消肿镇痛促进股骨头坏死后新骨生长的作用，不可以夸大治疗效果，是否使用该项治疗，应该征得患者同意。 4. 在实施电磁治疗中，要严格按照规程操作，使用前认真检查设备，使用后按要求进行保养。 5. 治疗过程要守护在患者旁边，观察患者反应，及时处理出现的问题；对待有感觉障碍的患者，不应依靠患者的主诉调节剂量，谨防造成损伤。
重要提示： 1. 磁头被撞击或掉落地上易造成破碎和损坏。 2. 电磁头外套用布套并且要定期清洗。 3. 注意勿将手表、收录机、移动电话等靠近磁头。 4. 电磁场治疗过程中，如患者感觉过热发烫，应在磁头治疗部位间加垫或加大间距，以防灼伤。 5. 极少数人磁疗后出现头晕、恶心、心慌、气短等不适反应，轻者不需处理，可继续治疗；重者可减弱磁感应强度、缩短治疗时间或停止磁疗，处理后以上反应可逐渐自行消失，不留后遗症。		**所需物品：**物理治疗室、治疗床、电磁治疗仪、沙袋、绑带、棉垫。

17.249 超短波治疗以扩张局部血管改善循环减轻股骨头坏死症状

操作步骤	知识要求	态度要求
1. 向患者说明超短波治疗具有扩张局部血管改善微循环的治疗作用，能够减轻股骨头坏死的临床症状，减缓股骨头坏死的进展速度，征得患者同意，同时告诉患者超短波治疗的有关注意事项。 2. 该项治疗需在配备高频电疗室和超短波疗仪的乡镇卫生院实施。 3. 准备好超短波治疗仪，接通电源，打开开关，检查治疗仪是否可以正常工作。 4. 向患者说明需在高频电疗室进行治疗，治疗前除去身上的金属物品及手表、手机等电子设备。协助患者到治疗室，为不能行走的患者提供帮助，协助患者平卧于木制床上，治疗部位可不暴露。 5. 电极放置的方法采用对置法：两个电容电极于髋关节体表位置前后相对放置；电极与身体之间衬以毡垫或棉垫，保持2~3cm的间隙，电极的面积应稍大于病变的面积，以免电极周缘的电力线向外扩散。 6. 超短波治疗仪先预热2~3分钟，然后调至微热量。治疗时由于患者体位移动、电源电压不稳定等原因，输出剂量会出现失调，因此，操作者应注意观察，随时调谐。 7. 治疗时间为每日1次，每次15分钟，15~20次为1疗程。 8. 与患者约定下次治疗时间。 9. 记录治疗过程。	1. 能够说明超短波治疗仪的基本构造、治疗原理、操作程序。 2. 了解影响超短波治疗疗效的几个因素：电极与皮肤之间间距；治疗时间；输出强度等。 3. 掌握超短波治疗仪电极板的对置法和并置法的特点和适用范围。 4. 掌握超短波治疗的禁忌证：恶性肿瘤、出血倾向、活动性肺结核、妊娠、严重心肺功能不全、局部金属异物、植入心脏起搏器者。 5. 能够描述髋关节的解剖结构，熟悉股骨头坏死的病因、病理和临床表现。 6. 治疗中应避免治疗仪的两根输出电缆相搭或交叉打圈，避免形成短路、损坏电缆并减弱剂量，治疗时电缆线温度较高，切不可直接搭在患者身上，以免引起烫伤。	1. 要有效与患者沟通，科学解释超短波治疗的作用，不可以夸大治疗效果，是否使用该项治疗，应该征得患者同意。 2. 治疗剂量和治疗时间应根据患者具体情况灵活掌握，一般早期使用无热量或微热量，后期使用温热量。对待有感觉障碍的患者，严格控制剂量谨防过热。 3. 操作仪器时应严格按操作流程进行，操作者的手和患者的治疗部位必须保持干燥。 4. 电极板外罩应定期清洗，治疗时电极板与患者之间的衬垫物应用紫外线或其他方法进行消毒灭菌，以防止交叉感染；患者的贴身衣服应能吸水，以免出汗时汗液积聚，治疗时造成灼伤。
重要提示： 1. 电疗机应安放在独立的具有屏蔽的高频电治疗室，要求木地板或配备绝缘地垫、木围墙，如没有条件应尽量做到远离其他治疗仪器。 2. 务必将本电疗机电源线接在带有地线的三芯电源插座上。 3. 治疗过程中患者出现过热或烫痛时应及时终止治疗并给予冷敷；如皮肤局部出现斑点状潮红时应中止治疗，并立即处理，如涂烫伤膏。 4. 患者如果卧在金属床上或者随意挪动体位或触摸金属物品都有烫伤的危险。 5. 应经常检查氖灯管是否损坏，若损坏则可能影响剂量调节，造成烫伤。		**所需物品：**高频电屏蔽治疗室、大功率超短波治疗仪、毡垫或棉垫、沙袋、氖光灯。

17.250　教会股骨头坏死患者功能锻炼以促进髋关节活动

操作步骤	知识要求	态度要求
1. 向患者解释适当的功能锻炼能够促进股骨头坏死患者髋关节的活动功能，充分取得患者认同并其的配合。 2. 可以在卫生院或者患者家中进行，可通过讲解和演示的方法教给患者各种功能锻炼的方法。 3. 分别讲解和帮助患者进行以下活动： 3.1 扶物下蹲法：单手或双手前伸扶固定物，直立，双足分开与肩同宽，慢慢下蹲后再起立，反复3~5分钟。 3.2 患肢摆动法：单或双手前伸或侧伸扶固定物，健足站立，患肢前屈、后伸、内收、外展摆动3~5分钟。 3.3 内外旋转法：扶固定物站立，患足略向前伸，足跟着地作轴内外旋转3~5分钟。 3.4 屈髋法：正坐，双下肢自然分开，反复作屈髋屈膝运动3~5分钟。 3.5 开合法：正坐于椅或凳上，髋膝踝关节各成90°角，双足分开，以足跟为轴心做双膝外展、内收运动3~5分钟。 3.6 蹬空屈伸法：仰卧位，双手置于体侧，双下肢交替屈髋屈膝，小腿悬于空中，做蹬自行车运动5~10分钟。 3.7 患肢摆动法：仰卧位，双下肢伸直，双手置于体侧，直腿抬高到一定限度，做内收、外展5~10分钟。 3.8 内外旋转法：仰卧位，双下肢伸直，双足与肩等宽，双手置于体侧，以足跟为轴心、双足尖及下肢做内旋、外旋活动5~10分钟，以功能受限严重一侧为主。 3.9 屈髋开合法：仰卧位，屈髋、屈膝，双足并拢踩在床栏上，以双足下部为轴心，做双膝内收、外展活动5~10分钟，以髋关节受限严侧为主，幅度、次数逐渐增加。 3.10 俯卧开合法：取俯卧位，双膝与肩同宽，下肢伸直，双手置于胸前上方，然后屈膝90°，以双膝前部做轴心，做小腿内收、外展活动5~10分钟，以髋关节严重一侧为主。 4. 告知患者功能锻炼应以主动为主，被动为辅，由小到大，由少到多，逐步增加，并根据股骨头缺血坏死时期、髋关节周围组织的功能受限程度，选择适宜的锻炼方法。 5. 如果一次患者学会有困难，可以分次学习。 6. 边讲解边演示，逐项进行，对于关键动作，应该反复演练，直至患者掌握。	1. 能够描述髋关节的解剖结构、功能与关节活动度。 2. 熟练掌握股骨头坏死早、中、晚三期的病理表现、临床特点及不同时期的锻炼原则。 3. 能够解释各种锻炼活动对促进髋关节活动的作用。 4. 早、中、晚三期股骨头坏死在修复期必须及时去除拐杖行走，如不去掉双拐行走股骨头坏死恢复速度反而会减慢。 5. 在做锻炼前，要充分做好髋部的准备活动，以感觉身体发热，四肢灵活为度。	1. 通过讲解使患者正确认知股骨头坏死的病情，树立信心，坚持正规治疗和锻炼，不要听信非科学康复方法，要鼓励患者面对疾病，要安慰病人、同情患者的不幸遭遇，尽最大可能帮助病人，通过社会工作者给患者寻找回归社会的机会。 2. 要增强患者对髋部的自我保护意识，提醒患者走路时注意脚下，小心摔倒，特别是冬季。 3. 在进行股骨头坏死功能锻炼期间，一定不能操之过急，要循序渐进。 4. 患者在进行股骨头康复锻炼时，动作要平缓不能粗暴，以患者主动锻炼为主，家人可在一旁协助锻炼。 5. 如果活动中疼痛变得剧烈，要适当地减少锻炼的活动量和活动幅度，或者暂时中止活动，分析原因并给出解决办法。
重要提示： 1. 在股骨头坏死急性期过多行走容易反复损伤髋关节，要注意活动量的控制。 2. 要避免髋部扭伤，尽量不要干过重的活。 3. 每天锻炼量以自己感觉到微有疲劳为宜。 4. 多食用含钙量高的食物，同时要经常"晒太阳"有利于钙吸收。 5. 体重过重的患者要注意饮食控制，避免体重对病情的不利影响。		**所需物品：** 治疗床、椅子。

（刘红杰　刘子渤　张丽娜）

第十八章　风湿性关节炎康复

　　概念：类风湿关节炎是以慢性、对称性、多关节炎为主的一种全身性结缔组织疾病。病因目前尚不清楚，可能是一种自身免疫性疾病。主要累及手、足等小关节，也可累及任何有滑膜的关节、韧带、骨骼、心、肺及血管。类风湿性关节炎是一种发病率高、致残率高、死亡率低的疾病，其发病急、症状复杂、病程长，一旦罹患终身延续，可反复出现一时性缓解或加重，逐渐转为慢性。每一个患者的病情进展和预后不同。早期主要表现为手部等小关节的疼痛与晨僵，而后可出现梭形肿胀、局部压痛和肌肉萎缩，晚期可见各种关节畸形，关节强直。

　　康复目标：本病目前尚无特殊有效的疗法。康复治疗的目标是缓解及改善症状，恢复人体关节功能，预防及纠正畸形，改善生活自理能力。

　　康复指征：不影响临床治疗的前提下，尽早对患者进行全面功能障碍评估，然后根据病情轻重缓急，采取多种相应措施，分阶段，分步骤，有计划地进行综合康复治疗。

　　康复方法：急性期首先限制活动量，重症患者适当卧床休息；冷疗法（冰袋、冰水浸浴、冷却剂喷雾等）；保持肢体功能位姿势（各种枕垫、石膏、塑料制成的固定夹进行固定治疗）。慢性期使用各种物理治疗（水中运动疗法、按摩、水疗、低中频电疗等）；作业疗法及日常生活能力训练（鼓励患者尽量独自完成进食、取物、梳洗、穿衣、坐、移动、步行等）。

18.251　综合疗法以缓解风湿性关节炎急性炎症期疼痛

操作步骤	知识要求	态度要求
1. 向患者解释风湿性关节炎急性炎症期的主要病理特征，临床症状，照护要点和治疗方法，取得患者的配合。 2. 本项治疗可在配备有红外线治疗仪、超短波电疗仪等理疗设备的乡镇卫生院进行。 3. 患者适当卧床休息，卧床休息时保持良好的体位和姿势，使关节处于功能位置，夜间尤为重要。 4. 局部冷疗：在水盆或水桶内装入水和冰，使温度<10℃，将足或手浸入10分钟，进行寒冷浴。或于患部涂75%酒精，用吹风机吹冷风，边涂边吹，首次1分钟，以后每次增加半分钟，增至10分钟为止。吹风结束后适当活动关节，每日1次，12～15次为1疗程。 5. 红外线治疗：将红外线治疗仪调节到所需要的位置和角度，打开定时器开关，指示灯亮后6～10分钟即可进行患部照射，距离30～60cm，以患者有舒适的温热感为准，每次20～30分钟，每日1次，15～20次为1疗程。 6. 超短波治疗：急性炎症期疼痛应选择治疗剂量为无热量或微热量，电极放置的方法采用对置法；两个电容电极放在需治疗关节体表位置前后或左右相对放置；电极与身体皮肤之间衬以毡垫或棉垫，保持2～3cm的间隙，电极的面积应稍大于病变的面积。调整治疗电极与皮肤的间隙来达到治疗剂量的要求。无热量或温热量治疗时应适当加大或减小电极皮肤间隙。不得用失谐来调节治疗剂量。在使用仪器治疗过程中，应注意询问患者的感觉，以便及时调节输出。一般每次治疗15～20分钟，每日或隔日1次，10～15次为1个疗程。 7. 以上治疗方法可以单独使用，也可以多种组合使用。 8. 治疗完毕，规范记录治疗情况，预约下次治疗时间。	1. 能够阐述局部冷疗、红外线治疗、超短波治疗的基本原理。 2. 能够说明红外线治疗仪、超短波治疗仪的基本构造和工作原理。 3. 掌握红外线和超短波治疗仪器的适应证：软组织损伤、术后疼痛、关节炎、肌纤维组织炎、肋软骨炎、耳郭浆液性软骨膜炎、单纯性消化不良性腹泻、颈椎病、带状疱疹、气管炎、哮喘。 4. 掌握超短波治疗仪的禁忌证：严重的心脏病、带有心脏起搏器者；肝脏病、肾脏病及血液疾病患者；高热患者；活动性肺结核患者；恶性肿瘤患者；孕妇下腹部；体内金属异物存留者。	1. 风湿性关节炎在农村比较常见，容易给患者造成痛苦和心理负担，对患者家庭也会造成一定影响，严重的患者甚至影响到生活和工作。为此，要正确向患者解释该病的发生、进展和转归，帮助患者树立信心，最大限度地给患者以帮助，采取多种措施积极治疗。 2. 对待有感觉障碍的患者，不应依靠患者的主诉调节剂量，谨防造成损伤。对待行动不便的患者应主动给予帮助。 3. 操作仪器时应严格按操作流程进行。 4. 治疗室要通风良好，室温保持8～22℃。 5. 患者的贴身衣服应能吸水，避免出汗时汗液积聚，导致电疗造成灼伤。
重要提示： 1. 冷疗后不宜立即进行剧烈的运动，以免损伤组织。 2. 红外线治疗时，辐射头距离照射部位不宜过近，以防灼伤；患者不可误触治疗板以免被烫伤。 3. 超短波治疗时患者不要卧在金属床上，不要随意挪动体位或触摸金属物品。		**所需物品：**高频电疗室、治疗床、冷疗治疗仪、红外线、超短波治疗仪。

18.252 实施按摩疗法以改善风湿性关节炎关节肿胀疼痛

操作步骤	知识要求	态度要求
1. 向患者说明按摩疗法对于改善风湿性关节炎关节肿胀疼痛的作用原理。解释按摩手法治疗的特点和注意事项，说明配合方法。 2. 该项治疗可以在乡镇卫生院或患者家中实施，室内温度要适宜，床位要柔软舒适。 3. 协助患者平卧于治疗床上，暴露治疗部位。 4. 使用推法：以阿是穴为中心向四周推或由肢体远端向近端推促进淋巴回流。方法：用拇指指峰或偏峰附着于治疗部位或穴位上，用腕部和指关节作来回有节律的摆动。 5. 使用拿法：以第1、2或5个手指在治疗部位或穴位上作对应钳形用力，挤压组织使其变形隆起，提拿治疗部位的肌肉和肌腱等。 5.1 上肢常用穴位：合谷、内外关、曲池、肩井等。 5.2 下肢常用穴位：照海、太溪、昆仑、承山、膝眼等。 6. 使用按法：用手指指腹、掌根、掌缘或鱼际部贴在治疗部位或穴位上，徐徐施加压力或同时进行摩擦，然后放松或移动位置。常用穴位有：上肢尺泽、手三里、阳溪、大陵等。下肢太冲、悬钟等。 7. 使用摩法与擦法：以单或双手指腹、掌心、掌缘或掌根放在治疗部位或穴位上，做来回直线摩动或顺、逆时针方向做圆形摩擦动作。常用穴位有：上肢外关、曲池、肩俞等。下肢照海、承山、委中等。 8. 使用揉法：用指腹、掌心或掌根部紧贴在治疗部位皮肤上稍加压力进行揉或滑动。 9. 一般每次治疗20分钟，每日或隔日1次，10~15次为1个疗程。 10. 治疗完毕，规范记录治疗情况。	1. 能够描述人体经络和穴位走向和分布。 2. 能够阐述按摩疗法对于改善风湿性关节炎关节肿胀疼痛的作用原理。 3. 能够指出以下穴位：八邪、阳溪、阳池、阳谷、内关、外关、后溪、小海、天井、曲池、曲泽、肩贞、天宗、八风、商丘、解溪、丘墟、照海、昆仑、太溪、申脉、飞扬、承山、悬钟、阴陵泉、阳陵泉、膝眼、鹤顶、血海、梁丘、秩边、环跳、承扶。 4. 推拿与按摩的手法应注意补与泻的问题，补法即用力和刺激轻而弱，顺经络有节奏地缓慢操作，有补虚扶正的作用。泻法即用力和刺激重而强，逆经络快速操作，有泻的作用。	1. 要科学说明按摩疗法对于改善风湿性关节炎关节肿胀疼痛的作用原理，不要误导患者，不过度夸张按摩疗法的作用。 2. 风湿性关节炎病程缓慢、反复发作，容易给患者造成持续的痛苦。因此，根据中医理论辨证论治，仔细研究选穴，可以极大缓解患者疼痛，解除患者痛苦。 3. 在实施按摩疗法时要认真、仔细并有耐心，特别是针对老年患者。 4. 如果患者活动受限，应该协助患者完成上下床动作。 5. 应指导患者开展体育锻炼，提高患者的免疫力，指导患者自我放松，减轻关节疼痛。
重要提示： 1. 患者取舒适的体位容易使肌肉放松以达到更好的治疗效果。 2. 当患者出现头晕、出汗、心慌、甚至晕厥等不适状态时，应立即停止治疗，并采取相关处理措施。 3. 给女患者实施按摩时，应该有男性在场。		**所需物品：**推拿治疗室、推拿床、按摩巾

18.253　实施水疗法以消除风湿性关节炎肿胀促进关节活动

操作步骤	知识要求	态度要求
1. 水疗法中的浸浴法是最常见的一种方法，是让患者身体浸入热水中进行治疗的方法。 2. 向患者解释水疗法对于消除风湿性关节炎肿胀促进关节活动的作用原理，浸浴的方法和注意事项，如果在卫生院，需要有医护人员照顾。 3. 该项治疗可以在具备水疗条件的卫生院或者其他可以进行浸浴的地方，如浴池或者温泉疗养院。 4. 在浴盆中放入 200～250L 水，测定水温（40～41℃，不超过 42℃）。 5. 浸浴前，患者更换浴衣、拖鞋。 6. 患者入浴，入浴后水面高度不宜超过胸乳头以上。使头颈及前胸部露出水面，以减少水的机械压影响心脏，头部应予以冷敷。静卧于水中 10～15 分钟，然后缓慢站起，以干毛巾擦干全身。 7. 浸浴中应密切观察患者反应，如有头晕、心慌气短、面色苍白、全身无力等症状时，操作人员应该立即将患者扶出平卧，对症处理。 8. 浸浴结束后，帮助患者擦拭干身体，更换衣服，适当休息。 9. 使用过的浴盆应进行消毒。即先用清水冲洗两遍，再用 20% 来苏儿消毒两遍，再用清水冲洗两遍。 10. 浸浴治疗每日 1 次，连续 6 天后休息 1 天，至 15 次后休息 1 周，再继续治疗，全疗程为 30 次。一般可治疗 2～3 个疗程，两个疗程间隔 1～2 周。	1. 能够阐述水疗法的基本原理。 2. 能够阐述水疗法对于消除风湿性关节炎肿胀促进关节活动的作用机制、具体方法和注意事项。 3. 掌握水疗禁忌证：有动脉硬化、高血压、心力衰竭、活动性结核病、出血、感染及关节炎急性期、皮肤溃疡、有出血倾向、妊娠妇女等，应慎用水浴疗法。	1. 风湿性关节炎实施水疗法特别是温水甚至温泉治疗是许多群众认可和接受的方法，但如果在北方的冬季，治疗时要采取保温措施，谨防感冒。 2. 在为老年患者和活动受限或兼有其他疾病的患者进行水疗时，医护人员要小心关照，防止患者滑倒摔伤。 3. 更衣室室温不应低于 22℃，水浴室室温不应低于 25℃。应随时掌握水的温度，及时与患者沟通，避免烫伤事故的发生。 4. 治疗结束后躺卧休息 15～30 分钟，擦干全身，穿好衣服，稍事休息后才能离去，避免受凉感冒。
重要提示： 1. 空腹或饱食后不能立即入浴。 2. 严格掌握好温度，避免烫伤皮肤。 3. 水疗反应通常在治疗 3～6 次后出现，表现为乏力、头痛、头晕、心悸、心前区不适或压迫感等，一般不需停止水疗及其他特殊处理，过七八天后可自行缓解，对疗效无明显影响。		**所需物品：** 水疗室（防水处理）、热水、浴盆或浴桶、棉质毛巾、20% 来苏儿消毒液。

18.254　脉冲磁疗法以缓解风湿性关节炎疼痛肿胀

操作步骤	知识要求	态度要求
1. 向患者解释脉冲磁疗法缓解风湿性关节炎疼痛肿胀的作用原理，具体方法和注意事项，取得患者的配合。 2. 该项治疗可在配备有脉冲磁疗仪的卫生院进行。 3. 检查脉冲磁治疗仪能否正常工作。 4. 患者进入治疗室前请其除去身上的金属物品及手表、手机等电子设备；协助患者取舒适体位，脉冲磁疗时可不裸露治疗部位。 5. 两磁头分 N 极和 S 极，治疗时将磁头对置于治疗部位。 6. 在治疗过程中，应注意询问患者的感觉，根据具体情况及时调节治疗量，以舒适为宜。 7. 一般每次治疗 20~30 分钟，每日 1 次，10~15 次为 1 个疗程。 8. 治疗完毕，关闭电源，移开磁头。 9. 规范记录治疗情况，预约下次治疗时间。	1. 能够阐述脉冲磁疗法缓解风湿性关节炎疼痛肿胀的作用原理、具体治疗方法和注意事项。 2. 掌握脉冲磁疗法的适应证：软组织扭挫伤、肌纤维组织炎、肌筋膜炎、肱骨外上髁炎、肩关节周围炎、颈椎病、骨性关节炎、类风湿性关节炎、跟骨骨刺、骨折愈合迟缓、肋软骨炎、带状疱疹后神经痛、坐骨神经痛、颞颌关节炎等。 3. 掌握脉冲磁疗法的禁忌证：金属异物局部、心脏起搏器局部及其邻近、孕妇下腹部、出血倾向、体质极度虚弱者、磁过敏反应严重者。 4. 掌握磁过敏的处理方法：停止磁疗，内服抗过敏药物，如赛庚啶等，如皮疹明显，可用外用激素类软膏。	1. 对待患者应认真、仔细并且有耐心向其解释脉冲磁疗法的作用机制、方法和注意事项，特别是针对老年患者。 2. 对待有感觉障碍的患者，不应依靠患者的主诉调节剂量，谨防造成损伤。 3. 对待行动不便的患者应主动给予帮助。 4. 操作仪器时应严格按操作流程进行。
重要提示： 1. 勿将手表、收录机、移动电话等靠近磁头，以免被磁化。 2. 注意保护磁头，不得撞击或掉落地上，以免磁头破碎、损坏。 3. 磁头外套用布套，并定期进行清洗。 4. 脉冲磁疗过程中，如患者感觉过热发烫，应在磁头与治疗部位间加垫或加大间距，以防灼伤。 5. 极少数人脉冲磁疗后出现头晕、恶心、心慌、气短等不适反应，轻者不需处理，可继续治疗；重者可减弱磁感应强度、缩短治疗时间或停止磁疗，给予对症处理。		**所需物品：**脉冲磁疗室、治疗木床、脉冲磁疗仪。

18.255 实施作业疗法以提高风湿性关节炎日常生活活动能力

操作步骤	知识要求	态度要求
1. 告知患者作业疗法对本病导致的日常生活活动能力下降的改善作用。 2. 本项内容可在乡镇卫生院或患者家中进行。 3. 衣：穿脱衣裤，穿脱鞋袜，系解纽扣，系解领带或腰带，穿针缝补或手表上弦等。 4. 食：持杯端碗，拿筷（匙）吃饭，拿暖瓶倒水，削水果皮，开启罐头或清洗碗筷等。 5. 住：自由翻身，揭盖被子，上下床铺，起坐椅凳或餐桌起立挈酒，开关抽屉，以及洗菜切肉、炒菜做饭，开关煤气灶等简单家务。 6. 行：坐或下蹲，起立迈步，弯腰拾物，10分钟站立，室内独走百步，以及室外散步一小时，上下楼梯或台阶，上下汽车，上街购物，进出商店等。 7. 卫生：刷牙，洗脸或洗手，梳头扎巾或拧毛巾，上厕所便后拭肛，剪挫指甲或趾甲，以及扫地，擦拖地板，洗澡擦身或出入浴池等。 8. 本项内容需长期坚持，自主完成，逐渐摸索技巧，既能改善关节活动度，又能提高生活自理能力和工作能力。	1. 掌握风湿性关节炎的发病机制、临床表现及病情预后等知识，清晰判断不同阶段病情对患者肢体活动及日常生活能力和工作能力的影响。 2. 能够指导患者发挥主观能动性，有效控制关节肿胀和疼痛，使其在关节和肌肉功能上、身体耐力和运动功能上、精神心理上得到康复，防止关节畸形和残疾，以恢复部分或全部生活、学习、劳动或工作的能力。 3. 如患者惧怕疼痛而不能坚持关节功能锻炼，必要时可给予口服镇痛药再进行活动。 4. 掌握相关禁忌证：意识障碍、有严重的情感障碍，病情不稳定患者。	1. 风湿性关节炎常常导致肢体功能受限，严重者影响到日常生活活动、家务劳动、甚至职业操作能力。因此，对待患者应认真、仔细并且有耐心地进行宣传教育，并指导其进行相应的训练。 2. 对待不配合的患者应耐心向其解释功能锻炼的必要性，争取取得患者的配合，鼓励患者坚持关节功能锻炼，做到持之以恒。 3. 对待有感觉障碍的患者，应给予保暖，注意安全。进行厨房活动和个人卫生清洁时尽可能使用温热水，避免寒冷的不良刺激。 4. 对待行动不便的患者应主动给予必要的帮助。
重要提示： 1. 风湿性关节炎亚急性期，应尽早开始关节功能锻炼，以避免关节因破坏、融合而迅速强直形成残疾。 2. 如关节活动受限，需他人帮助在温热治疗或按摩后进行适当的被动运动。		**所需物品：**日常生活中的必需品。

（刘红杰　刘子渤　张丽娜）

第十八章　风湿性关节炎康复

第十九章　三叉神经痛康复

概念： 三叉神经痛是最常见的脑神经疾病，以一侧面部三叉神经分布区内反复发作的阵发性剧烈痛为主要表现，多发生于中老年人，右侧多于左侧。该病的特点是：在头面部三叉神经分布区域内，发病骤发骤停、闪电样、刀割样、烧灼样、顽固性、难以忍受的剧烈性疼痛。说话、洗脸、刷牙或微风拂面，甚至走路时都会导致阵发性的剧烈疼痛。疼痛历时数秒或数分钟，疼痛呈周期性发作，发作间歇期同正常人一样。

康复目标： 采用各种物理治疗方法，减轻患者疼痛程度，部分或全面提高日常生活质量。

康复指征： 在患者发病的各个时期均可开始进行疼痛程度评估，并制订相应康复治疗方案。

康复方法： 科普知识讲解、讲授日常生活中所需注意事项、穴位注射及超短波等理疗方法。

19.256　穴位注射以改善局部血液循环减轻三叉神经痛患者疼痛

操作步骤	知识要求	态度要求
1. 与患者沟通，向患者解释穴位注射治疗对于改善局部血液循环减轻疼痛的作用，说明注意事项和需要配合的方法。 2. 该项治疗须在乡镇卫生院或社区卫生服务站进行。 3. 寒冷季节注意保持室内温度，防止患者受凉。 4. 准备好所需物品：一次性注射器。根据药物剂量和注射部位选用不同的注射器和针头。常用的注射器规格为1ml、2ml、5ml、10ml、20ml。 5. 患者平卧于治疗床上，暴露治疗部位。 6. 用安尔碘进行局部皮肤常规消毒。 7. 选穴：根据疼痛区域选择阳白、头维、太阳、下关、颊车、四白、颧髎、大迎、承浆等。 8. 用无痛快速进针法将针刺入皮下组织，然后慢慢推进或上下提插，探得酸胀等"得气"感应后回抽一下，如无回血，即可将药物注入。 9. 注射剂量：每穴位可注射0.2~0.5ml。 10. 疗程：急症每日1~2次，慢性病一般每日或隔日1次，6~10次为1疗程。反应强烈者，可隔2~3日1次，穴位可左右交替使用。每疗程间可休息3~5日。 11. 在治疗过程，要守护在患者旁边，观察病人反应。 12. 规范记录患者每次治疗情况。	1. 能够阐述穴位注射对于改善局部血液循环减轻疼痛的机制。 2. 能够描述人体常用腧穴的主治功效、定位方法、穴位注射注意事项。 3. 常用药物的分类和功效 3.1 中草药制剂：脱色复方当归注射液、川芎嗪注射液等。 3.2 维生素类制剂：维生素 B_1 注射液、维生素 B_{12} 注射液。 3.3 其他常用药：5%~10% 葡萄糖注射液、0.9% 生理盐水、三磷酸腺苷、辅酶 A、泼尼松龙、盐酸普鲁卡因、利多卡因等。 4. 穴位注射的禁忌证：恶性肿瘤（一般剂量时）、出血倾向、活动性肺结核、妊娠、严重心肺功能不全者。 5. 能够解释晕针的机制和处理原则、处理方法。	1. 三叉神经痛疼痛发作可以给患者带来较大痛苦，由于容易反复发作，对于患者心理也会产生一定压力。为此，要与患者进行良好沟通，科学解释病情发生发展过程和病情特点，使患者能够正确认识疾病，树立信心，减轻压力。 2. 穴位注射是容易被群众接受和认可的方法，简单易行，会产生较好治疗效果。实施治疗时，要认真仔细，精准点穴，注意进针勿损伤重要血管和神经。 3. 要尊重患者、关心患者，要考虑其家境情况，相关费用要向患者交待清楚，取得患者的同意。 4. 平时要指导患者自我放松，减轻疼痛反应。
重要提示： 1. 在患者关节等神经、血管较为丰富的部位进行穴位注射时，注意不要伤及神经和血管！ 2. 当患者出现头晕、出汗、心慌甚至抽搐、晕厥等不适症状时，提示患者发生晕针，应立即停止治疗，让患者平卧，给予口服葡萄糖溶液或静脉注射10%葡萄糖溶液，并采取相关处理措施。		**所需物品：**注射治疗室、所需注射液、一次性注射器、棉签、安尔碘。

19.257 超短波疗法以改善三叉神经痛患者局部神经水肿减轻疼痛

操作步骤	知识要求	态度要求
1. 与患者沟通，说明超短波疗法对于改善三叉神经痛患者局部神经水肿减轻疼痛的意义。告诉患者超短波治疗的流程和注意事项，说明配合方法。 2. 该项治疗可在配备有金属屏蔽室和超短波治疗仪（图1）的乡镇卫生院实施。 3. 接通电源，开机，检测设备情况，准备治疗所需物品。 4. 除去患者身上的金属物品，如金属义齿等。取舒适体位，治疗部位可不裸露。 5. 电极放置方法：一个电容电极放置于患侧面部，另一电极放置于对侧肩胛区。 6. 调整仪器旋钮是否在合适的位置，电流输出是否在零位，电极的电缆插头是否牢固插在输出孔内，预热1~3分钟。 7. 调节输出钮至治疗档，调节谐振钮，使仪器工作达到谐振状态，此时电流表指针上升至最高点，氖光灯测试示亮度最大。 8. 治疗剂量：采用五官科小功率超短波，皮肤间隙为2~3cm，温热量治疗。 9. 一般每次治疗15~30分钟，1次/日或1次/隔日，15~20次为1个疗程。 10. 规范记录患者每次治疗情况，与患者约定下次治疗时间。 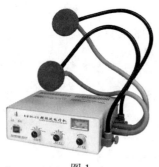 图1	1. 能够阐述超短波的工作原理和特点。 2. 能够解释超短波疗法对于改善三叉神经痛患者局部神经水肿减轻疼痛的作用机制。 3. 能够说出超短波治疗的技术参数、剂量分级、操作流程及注意事项。 4. 能够指出不同部位、不同病症的治疗剂量要求，调整合适的治疗剂量。 5. 掌握超短波治疗的禁忌证：心脏植有起搏器、有出血倾向、妊娠早期、治疗部位有金属异物、早期恶性肿瘤等。 6. 能够说出超短波疗法发生不适的原因和处理原则、处理方法。	1. 向患者正确解释超短波疗法对于改善三叉神经痛患者局部神经水肿减轻疼痛的作用效果，应该征得患者同意后再实施治疗，如果患者不愿意使用，不可强迫。 2. 治疗中操作仪器要认真、仔细并且有耐心，严格把控时间、严格按照要求规范操作仪器。 3. 每次使用完毕，要及时关闭电源，定期对设备进行保养。 4. 治疗过程中要守护在患者身旁，在观察患者不同反应的同时，与患者进行交流，提供一些相关的健康教育。 5. 对于所有患者要一视同仁，无论患者处于何种状况和地位。
重要提示： 1. 需有金属屏蔽治疗室且治疗室内不得有多台超短波电疗仪。 2. 治疗床必须是木质治疗床。 3. 治疗急性炎症时，应严格无热量、短时间治疗。 4. 不得用失谐来调节治疗剂量。		**所需物品：**金属屏蔽治疗室、超短波治疗仪、木质治疗床。

19.258 微波疗法以改善三叉神经痛患者局部血液循环减少发作次数

操作步骤	知识要求	态度要求
1. 与患者沟通，说明微波疗法对于改善三叉神经痛患者局部血液循环，减少发作次数的意义。告知患者微波治疗的流程和注意事项，说明配合方法。 2. 该项治疗可在配备有屏蔽治疗室和微波治疗仪的乡镇卫生院实施。 3. 接通电源，开机，检测设备情况，准备治疗所需物品。 4. 协助患者到治疗地点，为不能行走的患者提供帮助。帮助患者去除治疗区域的金属物品，取舒适体位，裸露治疗部位。 5. 采用圆柱形辐射器或聚焦辐射器治疗仪：圆柱形辐射器常用的直径为 8 厘米。 6. 治疗方法：①有距离辐射：采用圆柱形辐射器，照射时辐射器与人体表面有一定距离，一般规定为 7~10cm；②接触辐射：采用聚焦辐射器进行接触辐射。选取直径与病灶面积相近的辐射器，盖好盖罩，让患者持把柄将辐射器的辐射面紧贴在病区上，使用功率亦不能超过 10W。 7. 治疗剂量：采用聚焦辐射器时，最大功率不应超过 10W，对于 8cm 直径的圆柱形辐射器，最大功率不应超过 25W。 8. 治疗时间和疗程：一般每次照射 5~10 分钟，每日或隔日 1 次，急性病 3~6 次为 1 个疗程，慢性病 10~20 次为 1 个疗程。 9. 规范记录患者每次治疗情况，与患者约定下次治疗时间。	1. 能够阐明微波治疗仪促进局部血液循环的治疗机制、技术参数、操作流程及注意事项。 2. 能够阐明微波治疗的不同辐射治疗方法，了解不同的治疗剂量控制方法，包括：根据患者主观感觉的方法和根据机器功率计上之读数调整的方法。 3. 掌握微波治疗的禁忌证：活动性肺结核（胸部治疗），出血及出血倾向，局部严重水肿，严重的心脏病，恶性肿瘤（小功率治疗）等。	1. 三叉神经痛容易反复，微波疗法超短波疗法都属于高频电疗，作用机制相同，只是在操作上有些区别。因此要注意具体的操作细节和注意事项。 2. 治疗中根据患者病情选择合适的辐射头。操作要认真、仔细并且有耐心，严格把控时间和治疗剂量。 3. 严格按照要求规范操作仪器。每次使用完毕，要及时关闭电源，定期对设备进行保养。
重要提示： 1. 治疗区域及附近不应有金属物品。 2. 治疗时局部油膏药物或湿敷料亦应去除。 3. 对温度感觉迟钝或丧失者，以及照射局部有严重血循环障碍者，治疗时应谨慎，应该用小剂量治疗。 4. 注意对眼睛的保护，可佩戴微波防护眼镜。	**所需物品：** 屏蔽治疗室、微波治疗仪、微波防护眼镜。

19.259 超声波疗法以改善三叉神经痛患者局部循环减轻疼痛

操作步骤	知识要求	态度要求
1. 向患者详细说明超声波疗法对于改善三叉神经痛患者局部血液循环减轻疼痛的作用原理、治疗流程和注意事项，取得患者的配合。 2. 该项治疗可在配备有超声波治疗仪的乡镇卫生院实施。 3. 准备治疗所需物品。 4. 让患者取舒适体位，充分暴露治疗部位，治疗部位皮肤涂以耦合剂，将声头置于治疗部位。 5. 检查仪器各旋钮，确定旋钮位置在"0"位后，接通电源，开机。 6. 根据病情需要选用连续或脉冲输出，定时，调节输出至所需剂量。 7. 告诉患者治疗中应有的感觉，如酸胀、温热感。 8. 固定法（用于痛点、穴位、神经根和病变较小的部位）：将声头以适当压力固定于治疗部位，超声强度不得>0.5W/cm^2；时间 3~5 分钟；移动法：将声头紧密接触治疗部位并作缓慢往返或圆圈移动，声头移动速度以 2~3cm/s 为宜，超声强度不得>1.5W/cm^2。 9. 治疗中应询问患者的感觉，固定法治疗时，如治疗局部过热或疼痛，应移动声头或降低强度以免发生烫伤。 10. 治疗结束时，将超声输出调回"0"位，关闭电源，取下声头，擦净声头和皮肤上的接触剂，并用75%酒精涂擦消毒声头。 11. 一般每次治疗 10~20 分钟，每日 1~2 次，5~10 天为 1 个疗程。 12. 规范记录治疗情况，并与患者约定下次治疗时间。	1. 能够阐明常用超声波治疗仪的类型和功能特点。主要类型有连续式或脉冲式（通断比有 1/2、1/5、1/10、1/20 等）；常用频率：0.8MHz、1MHz、3.2MHz；声头直径：有 1cm、2cm、5cm 等多种。 2. 能够阐明常用耦合剂种类：水、液体石蜡、蓖麻油、甘油按不同用途配制的乳剂（水、油、胶的混合物）、溶胶等。 3. 能够阐明超声波治疗的主要禁忌证：活动性肺结核，血栓性静脉炎，安装心脏起搏器和心脏支架的患者，孕妇，小儿骨骺，放射线或同位素治疗期间及随后的半年内，恶性肿瘤（超声治癌技术除外），皮肤破溃、有出血倾向等。	1. 向患者正确解释超声波疗法的治疗作用，操作方法及注意事项。以征得患者的理解和配合。 2. 治疗中操作仪器要认真、仔细，并随时关注患者表情，如有不适立即处理，严重时停止治疗。 3. 严格按照要求规范操作仪器。每次使用完毕要及时清洁超声头，并对设备定期进行维护和保养。 4. 治疗室要通风良好，室温保持 18~22℃。
重要提示： 1. 声头不可空载，以防损坏晶体。治疗时声头必须通过耦合剂紧密接触皮肤，方可调节输出。 2. 耦合剂应涂布均匀，声头应紧贴皮肤，不得有任何细微间隙。		**所需物品：** 理疗室，理疗床，超声波治疗仪，声头接管，反射器，耦合剂。

（胡秋生 张庆茹）

第二十章　坐骨神经痛康复

概念：坐骨神经痛是以坐骨神经径路及分布区域疼痛为主的综合征。坐骨神经痛的绝大多数病例是继发于坐骨神经局部及周围结构的病变对坐骨神经的刺激压迫与损害，称为继发坐骨神经痛；少数系原发性，即坐骨神经炎。主要临床表现为疼痛，疼痛部位主要限于坐骨神经分布区，大腿后部、小腿后外侧和足部，疼痛剧烈的患者可呈特有的姿势--腰部屈曲、屈膝、脚尖着地；肌力减退；可有或无坐骨切迹处坐骨神经干的压痛；坐骨神经支配区域的各种感觉的减退或消失。

康复目标：采取多种康复及物理治疗手段，尽最大可能地解决患者临床症状，及早修复坐骨神经功能，提高患者的日常生活质量。

康复指征：经检查没有严重的腰骶椎先天结构畸形、类风湿及结核病变引起的骶髂关节炎等禁忌证，即可以开始康复治疗介入，开始得越早，患者的临床症状及运动、感觉功能改善程度就越理想。

康复方法：采取物理因子治疗，如超短波、推拿等；以及合理的运动康复训练，教会患者正确的站、立、行、走姿势，预防疾病的发生、发展和加重。

20.260 推拿以松解坐骨神经的压迫

操作步骤	知识要求	态度要求
1. 与患者沟通，解释推拿治疗对于松解坐骨神经压迫缓解疼痛的意义，说明推拿治疗腰椎间盘突出症的流程和注意事项，取得患者的配合。 2. 该项治疗可以在患者家中或者乡镇卫生院进行，准备好治疗床位，注意调整适宜室内温度。 3. 患者取俯卧位。 4. 具体治疗手法如下： 4.1 滚法：沿患者腰骶部、臀部顺行向下至小腿实施滚法，使肢体放松，气血和畅。 4.2 揉法：沿患者腰背部顺行向下至小腿进行揉摩，起到放松身体，舒通经络使气血得以畅通的目的。 4.3 点按法：点按患者双侧腰肌，以改变腰肌紧张状态。 4.4 弹拨法：弹拨患者腰肌，以兴奋肌肉，恢复肌纤维组织弹性。 4.5 掌推法：用双手掌根沿患者脊柱两侧自背部开始推至臀部，以调达气血、疏通经络，使腰背肌肉得以调整。 4.6 按揉法：沿患者受累的神经路线重点按揉至小腿，以松解肌肉，改善受累部位血液循环，恢复患者麻木部位的神经组织。 4.7 捏拿法：患者取翻身仰卧，捏拿股四头肌，以改善肌肉弹性，恢复肌张力。 4.8 点穴法：自患者腰部开始依次点按肾俞、环跳、承扶、殷门、风市、委中、阳陵泉、承山、昆仑、涌泉穴，以通经活络，改善神经传导，促进神经组织恢复。 4.9 摇动关节法：患者取仰卧位，屈膝屈髋后进行旋转摇运，以松解腰骶关节与椎间关节，调整关节内在平衡。 5. 疗程：每次 20~30 分钟，每日 1~2 次，10 次为 1 个疗程。 6. 规范记录患者每次治疗情况，与患者约定下次治疗时间。	1. 能够描述臀部肌和坐骨神经的解剖结构，发生坐骨神经痛后出现的病理改变。 2. 能够熟练掌握推拿治疗坐骨神经痛的流程和常用手法。 3. 推拿治疗坐骨神经痛的注意事项：①急性期前 3 天最好不用推拿治疗；②伴有骨关节结核、骨髓炎、肿瘤、严重的老年性骨质疏松症的患者禁用推拿疗法；③伴有严重高血压、心脏病、糖尿病及其他全身性疾病，或有严重皮肤病、传染病，怀疑有结核、肿瘤等情况时，禁用推拿疗法；④伴有出血倾向或血液病患者不宜予以推拿治疗；⑤妊娠 3 个月以上的女性患者禁用推拿治疗。 4. 能够指出肾俞、环跳、承扶、殷门、风市、委中、阳陵泉、承山、昆仑、涌泉穴的位置、取穴方法和主要功用。	1. 坐骨神经痛是一种慢性反复发作的疼痛，严重时影响患者的生活和工作，会给患者带来痛苦和心理压力。因此，要科学的向患者解释病情，鼓励患者采取多种方法治疗，树立信心，缓解压力。 2. 推拿由于其简便易行是容易被患者接受的方法，应该作为首先选择的方法。为了减少患者的负担，可在患者家中实施。 3. 实施推拿时要严格按照规范进行，要关注患者的反应，体贴关心患者，与患者进行有效沟通。 4. 应鼓励患者缓解期要加强腰背肌锻炼，提高腰椎稳定性，预防复发。
重要提示：当患者出现头晕、出汗、心慌甚至抽搐、晕厥等不适症状时，应停止治疗，并采取相关处理措施。		**所需物品**：按摩床、按摩巾。

20.261　指导坐骨神经痛患者开展运动疗法以增强应激能力减少疼痛急性发作

操作步骤	知识要求	态度要求
1. 与患者沟通，告诉患者合理的运动疗法对于增强应激能力并减少坐骨神经痛急性发作的意义，取得患者的理解和配合。 2. 向患者说明学习运动疗法的基本要求和学习要点。如果有条件，可以借助于多媒体视频或者图解帮助理解，应该边讲解边演示。 3. 该活动可以在患者家中或者卫生院进行。准备演示用的床和物品。 4. 讲解和演示运动疗法 4.1 双腿左右侧压：患者仰卧，将两腿屈曲，脚放在床面上，上身不动，双腿尽量向右侧转，使右腿的膝尽量靠床，然后恢复，再往左侧转，再恢复。 4.2 腰部"燕飞"：俯卧在床上，头部、胸部抬起，以小腹部着床，两臂展开向两侧伸直，两腿并拢伸直尽量向上抬，姿势像"燕飞"一样，停留 5～10 秒钟放下，休息一会再做，连续做5～10次。 4.3 腰部"拱桥式"：仰卧，两臂放在体侧，以头、肘部和脚后跟着床，腰部尽量向上拱，使身体成"拱桥式"姿势，停 5～10 秒钟放下，连续做5～10次。 4.4 直腿抬高法：仰卧，下肢伸直，患肢主动上抬，当感觉腰、臀及下肢疼痛时，仍力求超过该限度继续上抬，轮流将左、右腿抬起，上举至最大限度，停 5～10 秒钟放下，连做5～10次。 4.5 正坐举腿：坐位，两腿紧靠或在双膝间夹上一本厚书，直膝，手握凳边，抬腿过脐，随即放下。开始时患腿未必抬得很高，坚持锻炼后患腿的抬高程度会逐渐增加。 4.6 平坐推腿：坐位，足跟着地，足尖跷起，两手平放大腿上，随即向前弯腰，两手同时推向足部。 4.7 仆步下蹲压腿：左腿屈膝下蹲，右腿尽量向右侧伸直并压腿，左右交替进行。 5. 上述练习每个动作 5～10 次，每日 1～2 次，长期坚持。	1. 能够解释运动疗法对于增强应激能力减少坐骨神经疼痛急性发作的作用机制。 2. 能够描述人体坐骨神经的生理解剖及容易发生卡压的部位，阐述产生疼痛的原因。 3. 实施坐骨神经痛运动疗法的注意事项 3.1 急性疼痛期最好不进行运动疗法治疗。 3.2 伴有骨关节结核、骨髓炎、肿瘤、严重的老年性骨质疏松症，慎用本运动疗法。 3.3 妊娠 3 个月以上的女性患者根据具体情况选用本运动疗法内容。 4. 能够熟练掌握运动疗法的基本动作和要领。	1. 运动疗法需要长期坚持方能取得效果，因此，要结合患者病情有的放矢的宣教，并鼓励患者坚持练习。 2. 在讲解和演示中，要根据患者的掌握程度循序渐进，演示操作中，要规范进行，手法要轻柔、态度要和蔼，充分照顾患者的反应。 3. 如果患者理解能力较差或者反应迟钝，不应该讥讽挖苦患者，要耐心反复指导患者练习，直到完全掌握，如果一次难以接受，可以分次练习，也可以教会患者家人指导患者实施运动疗法。 4. 与患者保持联系，进行良好沟通，对不规范的动作给予纠正，以提高治疗效果。 5. 如果使用多媒体演示，要选择合适图片，正确讲解，同时注意设备的维护和保养。
重要提示：患者运动量要逐渐增加，不要使患者由于过度运动产生不适症状，影响下一步的运动治疗。		**所需物品**：训练厅、治疗床、椅子、运动垫。

20.262　行超短波治疗以消除局部炎性水肿减轻坐骨神经的疼痛

操作步骤	知识要求	态度要求
1. 与患者沟通，向患者解释超短波治疗对消除坐骨神经痛引发的神经炎性水肿的作用机制、治疗流程和注意事项，说明配合方法。 2. 该项治疗可以在配备有金属屏蔽治疗室和超短波治疗仪的乡镇卫生院进行。 3. 协助患者到治疗地点，为不能行走的患者提供帮助。 4. 告知或帮助患者除去身上的金属物品，取平卧位。 5. 电极放置方法 5.1 对置法：两个电容电极相对放置，一个放置于臀部，另一个放置于骨盆前侧。 5.2 并置法：一个电极并置放置于臀部，另一个电极放置于患侧大腿后侧疼痛区。 6. 检查治疗仪的各开关、旋钮是否在合适的位置，电流输出是否在零位，电极的电缆插头是否牢固插在输出孔内，预热 1～3 分钟。 7. 调节输出钮至治疗档，调节谐振钮，使仪器工作达到谐振状态，此时电流表指针上升至最高点，氖光灯测试示亮度最大。 8. 治疗剂量：采用大功率超短波治疗仪，以病情属急或慢性期采用无热量、微热量或温热量进行治疗。 9. 一般每次治疗 10～15 分钟，1 次／日，10～15 次为 1 个疗程。 10. 规范记录患者每次治疗情况。	1. 了解超短波治疗仪消除局部炎症的治疗机制、技术参数、操作流程及注意事项。 2. 了解超短波剂量分级，以及不同部位、不同病症的治疗剂量要求，调整合适的治疗剂量。 3. 掌握超短波治疗的禁忌证：有心脏起搏器、有出血倾向、妊娠早期、治疗部位有金属异物、早期恶性肿瘤等。 4. 了解患者发生不适的原因和处理原则、处理方法。	1. 超短波疗法属于高频电疗，对治疗场所和操作人员有一定要求，所以，开展此项治疗时，要认真准备，严格操作，并向患者解释治疗流程和注意事项，取得患者的配合。 2. 对行动不便的患者要给予帮助，协助其完成上下床等动作。 3. 坐骨神经痛患者由于病痛影响工作和生活，有较大心理压力，所以，治疗时要安慰鼓励患者，尽可能帮助患者解决实际困难。
重要提示： 1. 需有金属屏蔽治疗室且治疗室内不得有多台超短波电疗机。 2. 治疗床必须是木质治疗床。 3. 治疗急性炎症时，应严格无热量、短时间治疗。 4. 不得用失谐来调节治疗剂量。		**所需物品：**金属屏蔽治疗室、超短波治疗仪、木质治疗床。

（胡秋生　张庆茹）

第二十一章　高血压康复

概念： 在未使用抗高血压药物的情况下，收缩压 ≥ 140mmHg，舒张压 ≥ 90mmHg；既往有高血压史，现使用抗高血压药物，现血压虽未达到上述水平，亦应诊断为高血压。高血压的症状因人而异，早期可能无症状或症状不明显，仅仅会在劳累、精神紧张、情绪波动后发生血压升高，并在休息后恢复正常。随着病程延长，血压明显的持续升高，逐渐会出现各种症状，此时被称为缓进型高血压病。缓进型高血压病常见的临床症状有头痛、头晕、注意力不集中、记忆力减退、肢体麻木、夜尿增多、心悸、胸闷、乏力等。当血压突然升高到一定程度时甚至会出现剧烈头痛、呕吐、心悸、眩晕等症状，严重时会发生神志不清、抽搐，这就属于急进型高血压和高血压危重症，大多会在短期内发生严重的心、脑、肾等器官的损害和病变，如中风、心梗、肾衰等，进而对机体造成各种功能障碍影响生活质量，合理的康复治疗能够有助于控制血压，预防或延缓疾病的进展。

康复目标： 通过合理的运动、呼吸调节、心理疏导、自我调理及物理治疗，消除患者的紧张情绪，逐渐稳定患者的血压，减缓各种并发症的发生和发展，部分或全面提高日常生活质量。

康复指征： 在患者发病的各个时期均可开始进行血压风险评估，除临床病情不稳定者，均可制订相应康复干预方案。

康复方法： 科普知识讲解，指导患者自我监控、饮食调理，肌肉放松训练、医疗体操训练，适时进行心理疏导，根据需要施以磁疗等物理治疗方法。

21.263　教育高血压患者控制危险因素以调理血压、预防和延缓并发症发生

操作步骤	知识要求	态度要求
1. 在门诊或者家庭访问中遇到高血压患者，应对其进行详细询问，对有危险因素的患者应给予正确的指导。 2. 该项治疗可在卫生院或患者家中进行。 3. 告诉患者要严格戒烟限酒。烟酒可以增加血管紧张度从而增高血压，酒精能降低患者对抗高血压药物的反应性，因此对高血压患者要求戒烟戒酒，戒酒有困难的人也应限制饮酒，保证每天酒精摄入量少于 20～30g（如 52 度白酒为 38～60ml）。 4. 告诉有肥胖倾向的患者应降低体重，人体体质指数（BMI）= 体重（kg）/身高的平方（m²），正常值为 19～24，>24 为超重，降低体重主要通过减低热量摄入和增加活动消耗来实现，实施时应注意循序渐进。 5. 提醒患者应减少钠盐、胆固醇、饱和脂肪酸的摄入，每日每天食盐量宜<6g，胆固醇摄入应<300mg，脂肪占总热量的30%以下，饱和脂肪酸占总热量的10%以下。 6. 口服避孕药和激素替代疗法所采用的雌激素和孕酮均可能升高血压，因此要警示女性患者要慎用避孕药和激素治疗。 7. 特别强调告诉患者应避免精神过度紧张，人在情绪变化时大脑兴奋性增高，体内肾上腺素、儿茶酚胺、血管紧张素等物质分泌增多，而这些物质会使血管痉挛，血压增高，如果长期处于紧张状态下，血管就会经常处于痉挛状态，血压就会一直高。 8. 与患者进行讨论，对自身存在的问题给予分析和处理。 9. 再次简明扼要地对以上内容进行归纳总结，以加强患者的理解记忆。 10. 该项工作可每月进行一次。	1. 能够说出高血压的定义，能够运用医学理论解释高血压的发病机制。 2. 能够说明日常生活中存在引起高血压的危险因素。 3. 能解释各个危险因素对血压的影响机制。 4. 能够说明高血压的临床表现及症状。 5. 能举例说明在日常生活中控制危险因素的方法。 6. 能够举例富含胆固醇、饱和脂肪酸的食物。 7. 能够说出脂肪占总热量、饱和脂肪酸占总热量的计算方法。 8. 能阐明肾上腺素、儿茶酚胺、血管紧张素在人体代谢中的作用。	1. 要与高血压患者进行有效沟通，用科学的理论知识和现实案例说明控制危险因素对于调理血压、预防和延缓并发症发生的重要意义，使其既有认知、又有态度改变，进而改变日常生活行为。 2. 向高血压患者进行健康教育要随时随地不失时机地进行，要用通俗语言，作为一个严肃问题告诫大家，不仅针对患者，也要针对一个家庭、一个社区进行宣传，这是一个需要长期坚持的工作。 3. 要对社区所有高血压患者负责，通过多种形式对患者施加干预，应该不断进行入户访问，通过示范、讲解等形式，最终让患者改变行为。宣教时需耐心和细心，与患者及时沟通，确保详细全面的发现并分析患者潜在的危险因素。 4. 要逐步教会患者在日常生活中如何控制危险因素，消除患者对于高血压的恐惧心理，纠正他们的错误认知，鼓励他们循序渐进通过有效的方法调理血压。 5. 对于自律性差、控制力差或较顽固者，要讲清利害关系，告知患者高血压的防治是一个长期的过程，还应嘱其家人共同协助在日常生活中进行干预和控制。
重要提示： 1. 该宣教最终结果是改变人们的行为，而不仅仅是认识到危险因素的危害。 2. 除了针对患者进行健康教育外，也要对社区人群负责。 3. 通过示例让患者掌握控制危险因素的具体方法。		**所需物品：**相关健康宣传册。

21.264　教会高血压患者合理运动锻炼方法以调节自主神经和降低交感神经兴奋性而降低血压

操作步骤	知识要求	态度要求
1. 如果有条件，可以事先准备各种运动锻炼方式的视频材料和播放设备，配合讲解观看。 2. 该项治疗可在卫生院集体或在患者家中进行。 3. 向患者解释运动锻炼对于改善高血压的意义和作用。 4. 告诉患者选择适宜的运动方式：依据个人体质与爱好选择适宜自己的运动方式，一般宜选择节奏缓慢、运动量小、容易掌握的有氧训练项目，除因病重卧床者外，各种高血压患者均可采用室外体育锻炼，如太极拳、骑自行车、步行、气功等，若患者血压不是很高，可选择阻力运动中的循环抗阻训练。 5. 告诉患者选择适宜的运动强度：高血压运动疗法倾向于中低强度，确定运动强度的方法：①根据运动时的最大心率：170-年龄=最大运动心率；②根据患者当时的感觉，以运动同时可以连贯的说话、哼歌为适宜。 6. 告诉患者选择适宜的运动时间：早晚各一次，每次30~40分钟，切忌运动成瘾擅自延长运动时间，应以充分休息后不感疲劳为度。 7. 向患者举例说明 7.1 步行：较适合五六十岁的人在温度湿度皆适宜、路况相对安静安全的条件下，每分钟行60步，运动20~40分钟，步行时注意姿势，尽量保持均匀呼吸，不可过度疲劳，稍感疲惫即可，这样有助于改善心血管的代谢功能。 7.2 慢跑：较适用于年轻、体质较好的人，每天跑25分钟以上，每周至少3~5次。慢跑的地面要平坦，鞋子要宽松，两手紧握拳，身体自然放松，呼吸不能太急促，跑步速度保持适中，不可忽快忽慢以免不适。 8. 太极拳：锻炼的基本要领是心静、体松、气和、动静结合、辨证施功、循序渐进。关键在于认真坚持，每天1~2次，每次按程序锻炼30分钟。 9. 如果患者对某种锻炼方式有疑问，应当给予其进一步详细说明，并鼓励患者坚持适度锻炼。	1. 能够根据年龄、体质、病情等情况制订合理的运动处方，制订的运动处方因人而异。 2. 能够解释合理的运动锻炼对于改善高血压的意义及作用机制。 3. 掌握运动疗法的适应证：年轻或轻度高血压患者，运动后无明显血压波动者皆为运动治疗的主要对象。对于轻度高血压患者，运动治疗的降压效果可以与药物治疗相等。对中度以上的高血压，运动治疗只能作为辅助手段，应采取包括药物治疗在内的综合治疗措施； 4. 能够解释并因人编排循环抗阻训练，即多项阻力性训练程序按一定秩序编排好，依次完成每个运动至所有运动，即完成了一个循环训练，主要用于提高肌肉功能及改善心血管功能，适用于体质较好者。 5. 能够说出正常人的主要生命指标及数值。 6. 能够阐述高血压的发生机制和主要病理变化。	1. 在教给合理运动锻炼方法以前，要向患者科学解释为什么合理的运动锻炼方法对于调节自主神经和降低交感神经兴奋性而降低血压有益，也就是应该首先提高其认知水平。 2. 对于积极响应运动锻炼的患者应该向其解释清楚锻炼的目的、方法，使其理解并能主动参与。 3. 应耐心与患者交流，做好心理疏导，鼓励患者树立积极的乐观心态，不应该气馁和自卑，使其信赖以便配合所选训练。 4. 要教会患者注意运动时的环境气候变化，保暖防寒，衣服、鞋子要选择好，场地、线路也要挑选好，避免与车辆相撞，周全考虑安全隐患。 5. 提醒患者运动时不可空腹或过饱。 6. 建议卫生院可以组织举办高血压患者俱乐部，鼓励患者之间交流经验，集体学习如太极拳等运动。 7. 对于自律性差、控制力差患者，要求患者家人一起监督患者。
重要提示： 1. 轻、中度高血压患者应在个人耐受的情况下，坚持训练而不应随意中断。 2. 运动后如有无力、恶心感，说明运动量过大，需要调节。 3. 提醒患者锻炼时运动量增加以心率不超过130次/分为宜。 4. 告诉患者忌做鼓劲憋气、快速旋转、剧烈用力和深度低头的运动动作，以免发生意外。 5. 如出现明显血压波动，明显心绞痛、头晕等现象，应暂时停止运动锻炼。		**所需物品：** 多媒体设备、太极拳等运动的示教光盘。

21.265 演示医疗体操以便于高血压患者通过自我训练调理血压

操作步骤	知识要求	态度要求
患者集中在一起进行医疗体操前的演示。 1. 如果有条件，可以事先准备各种运动锻炼方式的视频材料和播放设备，配合讲解观看。 2. 该项治疗可在卫生院集体或在患者家中进行。 3. 向患者解释运动锻炼对于改善高血压的意义和作用。 4. 讲解和演示站位 4.1 两脚并拢，重心稍前移，放松静立。体弱者可取坐位，坐时勿靠椅背，腰部伸直，大腿保持水平，膝部屈曲，两足平踏地面。两种姿势均要把下颌回收，颈项挺直，头勿后仰。 4.2 将两手置于小腹前，掌心相对，十指伸张，指尖似接非接，像捧着一个小气球。 4.3 双手徐徐上升，掌心渐渐对向身体，举过头顶，两手距头顶20~30cm。 4.4 掌心对准头顶，意念两掌心发气贯入头顶，深入体内，两手停留，做三个深呼吸。 4.5 双手经身前下降至小腹，意念也随两手从身前下降至小腹。 4.6 再次捧球，贯气，重复上述第3、4步骤，然后双手由身体两侧下降，意念也随两手由身体两侧下降。 4.7 如此贯气3次为一组，可反复进行多组。 4.8 收操时把两手轻放于肚脐上静养片刻即可。 5. 讲解和演示坐位 5.1 两手握拳，然后张开手指，做20次，亦可用一手搓两个核桃。 5.2 两足踝分别由外向内、由内向外旋转，各做20次。 5.3 两手抱颈，左右扭腰转体20次，转到自身承受的最大位置，注意转动要缓慢柔和，有头昏的人转动次数适当减少。 5.4 两膝屈伸做20次。 5.5 如此可反复进行多组。 6. 如果患者对某种锻炼方式有疑问，应当给予进一步详细说明，并鼓励患者坚持适度锻炼，征求患者意见，反馈培训效果。	1. 掌握呼吸体操的适应证为轻中度高血压患者；禁忌证：为任何原因导致的血压升高者、头晕、头痛者均禁做本操。 2. 能够解释医疗体操对于改善高血压的意义及作用机制。 3. 能够合理把握适宜的运动强度和时间。 4. 能够解释每项运动的目的及方法。 5. 能够说出有效沟通的基本要素。 6. 能够阐述高血压的发生机制和主要病理变化。	1. 首先要向患者讲明医疗体操的益处，让患者能够主动接受这种训练方法。 2. 告知患者练操要在空气新鲜的环境中进行，并注意保暖。 3. 对于病情严重或行动不便者，建议可把医疗体操中立位改为坐位或二者结合的方式进行。 4. 对待患者需耐心仔细，训练过程中应随时观察及询问患者的感受。 5. 做操要循序渐进，做操次数和用力强度应因人而异，可只做一套操的部分练习，各节操之间也可适当休息。 6. 不要嘲笑领会较慢、动作迟缓的患者，对学习进展慢的患者要给予鼓励。
重要提示： 1. 提醒患者在练习体操时，呼吸要自然、匀长、放松，不可屏气和憋气，以免诱发症状，影响训练效果。 2. 当运动中出现不适情况时，应暂停并休息观察，必要时要去医院检查。 3. 运用多媒体演示效果更好。		**所需物品：**适合的场地、舒适的衣服和鞋。

21.266 进行肌肉放松训练以消除高血压患者全身肌肉紧张、促进降压

操作步骤	知识要求	态度要求
1. 与患者沟通，向患者解释肌肉放松训练对于消除高血压患者全身肌肉紧张促进降压的意义。 2. 该项治疗可在卫生院集体或在患者家中进行。 3. 告诉患者肌肉训练的程序，进而自行练习，患者调整一个舒服、放松适合自己的姿势，如靠在沙发上或躺在床上。 4. 讲解、演示并且指导患者进行放松活动：放松程序依次为手臂部→头部→躯干部→腿部（自行训练时的顺序可因人而异）。 5. 告诉患者以下放松训练均需做两遍，第一遍由治疗者边示范边教患者做，第二遍指导患者自己做，然后跟随指令开始。 5.1 手臂部的放松：伸出右手，握紧拳，紧张右前臂，然后完全放松。伸出左手，握紧拳，紧张左前臂，然后完全放松；双臂伸直，两手同时握紧拳，紧张手和臂部然后完全放松。 5.2 头部的放松：皱起前额部肌肉，似老人额前部皱纹一样皱起；皱起眉头，然后完全放松；皱起鼻子和脸颊，然后完全放松。 5.3 躯干部位的放松：耸起双肩，紧张肩部肌肉，然后完全放松；挺起胸部，紧张胸部肌肉，然后完全放松；拱起背部，紧张背部肌肉，然后完全放松；屏住呼吸，紧张腹部肌肉，然后完全放松。 5.4 腿部的放松：伸出右腿，右脚向前用力像在蹬一堵墙，紧张右腿，然后完全放松；伸出左腿，左脚向前用力像在蹬一堵墙，紧张左腿，然后完全放松。如此可反复进行多组。 6. 如果患者对某种方式有疑问，应当给予其进一步详细说明，并鼓励患者坚持适度锻炼。	1. 能够解释肌肉放松训练对于消除高血压患者全身肌肉紧张促进降压的作用机制。 2. 能够说出有效沟通的基本要素。 3. 能够说出演示的要点。 4. 能够阐述肌肉收缩的基本原理。 5. 肌肉放松的训练过程为如下5个步骤：集中注意→肌肉紧张→保持紧张5~8秒→解除紧张→肌肉松弛。 6. 能够阐述高血压的发生机制和主要病理变化。	1. 首先向患者讲明白放松训练的必要性。 2. 治疗者在给出放松的指示语时，特别要注意利用自己的声调语气来营造出放松的气氛。 3. 从开始到最后，语速是逐渐变慢的，但也不能太慢，注意发出的指令要与患者的呼吸协调一致。 4. 要注意每部分肌肉由紧张到放松的过程都要有一定的时间间隔，为对方更好地体验紧张和放松留有适当的余地。 5. 治疗师对待患者需耐心仔细，训练过程中应随时观察及询问患者的感受。 6. 强调患者家人的重要性，随时随地督促患者进行正确的放松训练。
重要提示： 1. 注意语气应缓慢、柔和，吐字清晰，指导语生硬或语速过快均会影响患者放松。 2. 应建立良好的医患关系，取得患者完全信赖，使其积极配合，最大限度地达到机体的充分放松。		**所需物品：** 安静的场地、舒适的床或沙发。

21.267　对高血压患者实施心理放松训练以调整心理状况

操作步骤	知识要求	态度要求
1. 该项治疗可以在卫生院或者患者家中进行。 2. 在卫生院或患者家中安排一个安静的房间，训练前应告知患者训练流程，引导患者平躺在床上或坐在沙发上，逐步通过语言进行引导： 2.1 告诉患者闭上双眼，想象放松每部分紧张的肌肉。 2.2 引导患者想象进入一个自己熟悉的、令人高兴的、具有快乐联想的情景，或是校园或是公园或是花园等。 2.3 （引导患者继续想象）仔细观察它，寻找细致之处。比如想象的情景是花园，那么就寻找花坛、树林的位置，看着它们的颜色和形状，尽量准确地观察它。 2.4 引导患者幻想自己来到一个海滩（或草原），躺在海边，周围风平浪静，波光熠熠，一望无际，心旷神怡，内心充满宁静、祥和。 2.5 （引导患者继续想象）随着景象越来越清晰，幻想自己越来越轻柔，飘飘悠悠离开躺着的地方，融进环境之中。阳光、微风轻拂着你。仿佛自己已经成为景象的一部分，没有事要做，没有压力，只有宁静和轻松。 2.6 （引导患者继续想象）在这种状态下停留一会儿，然后想象自己慢慢地又躺回海边，景象渐渐离你而去，你的周围是蓝天白云、碧涛沙滩。 2.7 告诉患者做好准备，睁开眼睛，回到现实。 3. 观察患者的表情，询问患者的感受，解释患者的疑惑，此时患者的感觉应该是头脑平静，全身轻松，非常舒服。 4. 记录本次治疗过程与患者感受。	1. 能够阐述心理治疗的基本方法与原理。 2. 能够解释高血压患者实施心理放松训练对于调整心理状况的意义。 3. 能够阐明精神状态及心理因素在高血压发生发展过程中的影响作用。	1. 心理治疗需要患者的充分配合，所以，治疗前要与患者进行有效沟通，获得患者的信任，使其充分认识到心理治疗是一种科学的方法和技术，从而提高患者的依从性。 2. 实施治疗者需要掌握基本的心理治疗方法。要严格按照治疗程序实施治疗，语言要严谨。 3. 训练前应向患者解释清楚训练目的、方法及可能出现的情况，使其理解并能主动参与。 4. 引导的过程中要密切观察患者的情绪波动，应随时询问患者的感受。 5. 从开始到最后，语速是逐渐变慢的，但也不能太慢，注意发出的指令要与患者的呼吸协调一致。 6. 对患者要表现出同情、关怀。对于不同生活背景、不同职业、不同教育水平的患者要有不同的沟通方法。但对患者热心关爱的态度不应该因地位高低、贫富而有不同。 7. 如果是男性医生对女性患者实施治疗，应该有患者家人或者其他女性工作人员陪同。
重要提示： 1. 实施治疗者应该具有心理学基本知识和技能。 2. 应建立良好的医患关系，取得患者完全信赖，使其放心并积极配合。 3. 语言引导时吐字要清晰，语气要缓慢、柔和，避免生硬或语速过快。	**所需物品：**安静的场地、舒适的床或沙发。	

21.268 实施呼吸放松训练以缓解高血压患者机体疲劳进而利于降压

操作步骤	知识要求	态度要求
1. 与患者沟通，阐明呼吸放松训练对于缓解高血压患者机体疲劳进而利于降压的意义。 2. 该项训练可以在乡镇卫生院或者患者家中进行，训练前应告知患者训练流程。 3. 选一个安静的环境，患者穿舒适宽松的衣服。 4. 逐步用语言引导患者 4.1 帮助患者保持舒适的卧姿，两脚向两边自然张开，一只手臂放在上腹，另一只手臂自然放在身体一侧。 4.2 教给患者缓慢地通过鼻孔呼吸，感觉到吸入的气体有点凉，呼出的气息有点暖。吸气和呼气的同时，感觉腹部的涨落运动。 4.3 教给患者保持深而慢的呼吸，吸气和呼气的中间有一个短暂的停顿。 4.4 几分钟后帮助患者坐直，把一只手放在小腹部，另一只手放在胸前，注意两手在吸气和呼气中的运动，判断哪一只手活动更明显。如果放在胸部的手的运动比另一只放在小腹部手更明显，意味着患者采用的更多是胸式呼吸而非腹式的呼吸。此时需嘱患者做加强腹式呼吸的训练。 5. 询问患者身上哪些部位还紧张，如果没有，说明已达到治疗目的，可结束本次训练；如果还感觉有紧张的部位，则可继续利用呼吸，想象气体从那些部位流过，带走紧张，以达到放松的状态。 6. 如果患者对某种方式有疑问，应当给予进一步详细说明，并鼓励患者每日坚持适度锻炼。	1. 能够阐述呼吸放松训练对于缓解高血压患者机体疲劳进而利于降压的作用机制。 2. 能够解释腹式呼吸和胸式呼吸。	1. 运用科学的道理向患者解释呼吸放松训练的意义和作用，使患者能够采取包括呼吸放松训练在内的多种方法控制血压。 2. 在教给患者呼吸放松的过程中，语言要通俗，演示要细腻明确，便于患者模仿学习，最终达到让患者掌握各种训练方法的目的。 3. 操作者在训练患者过程中，要始终保持积极乐观的心态来引导患者，以便患者很好地放松。 4. 要告知患者高血压的防治是一个长期的过程，呼吸放松训练需要持之以恒才会收到良好的效果。
重要提示： 1. 与患者建立良好关系可以提高训练效果。 2. 患者理解呼吸训练原理有利于其自觉坚持训练。		**所需物品：**安静的场地、舒适的床或沙发。

第二十一章 高血压康复

21.269　实施心理疏导以便于高血压患者建立良好的心态进而利于降压

操作步骤	知识要求	态度要求
1. 与患者沟通，解释不良的心理状态会引起诸多负面影响，高血压病是一种身心疾患，在不良的社会因素刺激下，使人体的生理功能发生紊乱，内分泌失调，结果导致血压升高。而及时有效的心理疏导对于建立良好心态进而利于降压有重大意义。 2. 该项活动可以在乡镇卫生院或者患者家中进行，选择在一间安静舒适的房间里进行。 3. 引导患者保持积极、乐观的情绪，加强思想修养，遇到事情能看得开，努力排除烦恼。 4. 指导患者学会克服不良的心理影响，如当确诊为高血压病时，往往会有沉重的心理压力，加上疾病所致的各种痛苦、治疗的麻烦等都会对心理状态产生影响。如果是重病患者，可能会丧失了工作、学习及生活自理的能力，加上家庭经济上的负担及给家人带来的种种麻烦，更会为患者带来心理活动的变化。故患者应做到以下几点： 4.1 确定自己的生活目标和良好的人生观、世界观，并为之努力。 4.2 培养艺术鉴赏能力，提高这方面的修养，经常听一些轻松愉快的音乐，参加一些体育活动。 4.3 要有宽容的态度，不要在小事上发火，学会克制愤怒。 4.4 要充分挖掘自己的潜力和机体的抗病能力，主动与医生配合治疗。 5. 指导患者学会抵御不良的社会心理压力：正确处理好生活中的事件，培养自己对生活的兴趣，积极参加一些有益的活动和社会团体。只要坚持不懈，久而久之可在使病情恢复中产生积极的作用。 6. 定期与患者谈心，询问患者的顾虑与担心，及时发现患者的心理问题所在，切实及时地解决问题，必要时需取得患者家人的协助。	1. 具有心理治疗的基本理论和技能。 2. 能够解释心理疏导对于改善高血压的意义及作用机制。 3. 能够说出心理疏导的基本方法。 4. 具有较为宽广的人文知识。 5. 能够阐述心理社会因素在高血压发生发展过程中的作用。 6. 实施治疗者必须具有一定的心理学学习基础，掌握基本的心理治疗方法。要严格按照治疗程序实施治疗，语言要严谨。	1. 通过举例或讲解让患者明白不良情绪或心理压力等会对血压产生不利影响，使其重视心理调节，预防引起血压升高的不利因素。 2. 医护人员及患者家人要关心患者，尊重患者，同情患者，获取患者的信任，同时给予患者心理上的支持，树立其战胜疾病的信心。 3. 治疗过程中通过友善的交谈与接触来稳定患者的情绪。 4. 要鼓励患者积极参与社区活动，组织患者开展各种交流活动，放松身心。
重要提示： 1. 实施心理疏导时，需真诚、有耐心，帮助患者重新建立良好的内心环境。 2. 要充分发挥社区及患者家人的支持作用。		**所需物品：** 安静、温馨的房间。

21.270 为高血压患者讲解合理饮食以促进其科学调理血压

操作步骤	知识要求	态度要求
1. 向高血压患者说明合理饮食对于调理血压的意义，使其理解和认同。 2. 该项活动可以在乡镇卫生院或者患者家中进行，通过讲解说明道理和方法，如果配合以图片或者视频效果更好。 3. 讲解、演示、放映以下内容： 3.1 控制热能的摄入：提倡吃复合糖类如淀粉、标准面粉、玉米、小米、燕麦等植物纤维较多的食物，促进肠道蠕动，有利于胆固醇的排泄；少进食葡萄糖、果糖及蔗糖类食物，易引起血脂升高。 3.2 限制脂肪的摄入：膳食中应限制动物脂肪的摄入，烹调时，多采用植物油，胆固醇限制在每日300mg以下。可多吃一些鱼，海鱼含有不饱和脂肪酸，能使胆固醇氧化，从而降低血浆胆固醇，还可延长血小板的凝聚，抑制血栓形成，预防中风，对防止高血压并发症有一定作用。 3.3 适量摄入蛋白质：高血压患者每日摄入蛋白质的量为每公斤体重1克蛋白质为宜，其中植物蛋白应占50%，最好用大豆蛋白，大豆蛋白虽无降压作用，但能防止脑卒中的发生，每周还应吃2~3次鱼类蛋白，可改善血管弹性和通透性，增加尿、钠排出，从而降低血压。平时还应多注意吃含酪氨酸丰富的食物，如去脂奶、酸牛奶、豆腐、海鱼等；但如果患者高血压合并肾功能不全时，应限制蛋白质的摄入。 3.4 多吃含钾、钙丰富而含钠低的食品：如土豆、芋头、茄子、海带、莴笋、冬瓜、西瓜等，因钾盐能促使胆固醇的排泄，增加血管弹性，有利尿作用，有利于改善心肌收缩能力。含钙丰富的食品如牛奶、酸牛奶、芝麻酱、虾皮、绿色蔬菜等，对心血管有保护作用。选用含镁丰富的食品，如绿叶蔬菜、小米、荞麦面、豆类及豆制品，镁盐可通过舒张血管达到降压作用。 3.5 膳食宜清淡：减少烹调用盐量，尽量少吃酱菜等类盐腌食品。适当地减少钠盐的摄入有助于降低血压，减少体内的钠水潴留。每日食盐的摄入量应在5g以下或酱油10ml，可在菜肴烹调好后再放入盐或酱油，以达到调味的目的。也可以先炒好菜，再蘸盐或酱油食用。在注意减少钠盐的同时，应注意食物中的含钠量，例如挂面含钠较多。蒸馒头时避免用碱，应改用酵母发面。可用食盐代用品如无盐酱油等，都有利于高血压病患者。 3.6 多吃绿色蔬菜和新鲜水果，有利于心肌代谢，改善心肌功能和血液循环，促使胆固醇的排泄，防止高血压病的发展。少吃肉汤类，因为肉汤中含氮浸出物较多，能够促进体内尿酸增多，加重心、肝、肾的负担。 3.7 忌食用兴奋神经系统的食物，如酒、浓茶咖啡等，吸烟者应戒烟。 3.8 适当增加海产品摄入，如海带、紫菜、海产鱼类等。 4. 反馈讲解效果，回答有关问题。	1. 能够阐述合理饮食对科学调理血压的机制。 2. 能够说出合理饮食的基本方法。 3. 能够说出日常饮食中的主要成分，并能列举适宜高血压患者的日常食物。 4. 能够评估患者目前的饮食习惯和特点，指出患者在饮食方面存在的问题。 5. 能够分析常见食物包括粮食、蔬菜、水果、肉类食物的主要成分及对于人体健康的影响。	1. 对于高血压患者的饮食宣教应详细全面，并叮嘱其要长期坚持。 2. 改变一个人的饮食习惯很难，所以，应耐心与患者交流，做好教育说服工作，并鼓励患者树立积极乐观的心态，不应随心所欲，自暴自弃。 3. 在沟通中可以举反面例子来警示患者不注意合理饮食的不良后果。 4. 要指导患者运用适宜的称量工具，保证食物的适量。
重要提示： 1. 偏食易导致营养失衡而引起或者加重高血压。 2. 科学合理的膳食结构对于改善高血压促进病情好转非常有帮助。		**所需物品：**各种食谱中所含营养成分介绍宣传册。

21.271　监测血压以早期发现血压变化进而预防和延缓并发症的发生发展

操作步骤	知识要求	态度要求
1. 对于具有明确诊断的高血压者、未诊断但血压经常性波动者及大部分有其他症状者（如糖尿病、高血脂、体质较虚弱等）均要进行血压监测，健康群体也要定期检测血压。 2. 监测血压可以通过家庭访视在患者家中进行，也可预约患者定时到卫生院进行，通过讲解说明道理和方法，如果配合以图片或者视频效果更好，支持有条件患者在家中自我监测，记录结果。 3. 与患者沟通，解释监测血压对于早期发现血压变化进而预防和延缓并发症的发生发展的意义，获得患者认同和依从。 4. 血压监测次数视个体血压情况而定，服降压药且血压比较平稳者1周2~3次，发现血压偏高，但尚未开始服药的患者应每日监测2次（早晚各1次），以发现血压变化规律。如果出现头晕、头痛、心慌、呕吐等不适症状时，应及时测量血压并及时送至医院。 5. 讲解并演示测量血压过程 5.1 患者坐位或仰卧位，坐位时肱动脉平第四肋软骨水平，仰卧位时肱动脉平腋中线水平。 5.2 患者卷袖，露臂，手掌向上，肘部伸直。 5.3 放平血压计于上臂旁，驱尽袖带内的空气，袖带中部对着腋窝，袖带下缘距肘窝2~3cm，将袖带缠于上臂中部，松紧以能容一指为宜。 5.4 打开水银槽开关，戴好听诊器，听诊器胸件置于肱动脉搏动最明显处，一手固定，另一手关紧加压起球的阀门，用手握橡皮球，均匀充气至肱动脉搏动音消失，再升高20~30mmHg。 5.5 放气，渐松加压气球阀门缓慢放气，使水银柱缓慢下降，速度以每秒下降4mmHg左右为宜，同时听肱动脉搏动，并注意水银柱刻度，眼睛视线与水银柱的弯月面保持同一水平。 5.6 收缩压与舒张压的辨别，在听诊器中听到第一声搏动声，此时水银柱所指刻度即为收缩压，当搏动声突然变弱或消失，此时水银柱所指刻度即为舒张压。 5.7 测量完毕，驱尽袖带内余气，拧紧阀门，解开袖带，将血压计右倾45°，关闭水银槽开关，将袖带卷好，连同橡皮球一同放入血压计盒内的固定位置，关闭血压计盒盖。 6. 每次测量完毕，告诉患者测量结果，询问患者近期病情，做好记录。如果患者在家自己测量，也要做好记录。	1. 能够正确指出上臂的解剖结构，指出肱动脉在肘窝处搏动的位置。 2. 能够阐述监测血压对早期发现血压变化进而预防和延缓并发症发生发展的意义。 3. 能够说出血压的正常范围和异常值。 4. 能够指导患者家属正确使用血压计。 5. 能够正确选择测量肢体：有偏瘫者应选健侧肢体，一侧肢体正在输液或施行过手术，应选择对侧肢体测量。 6. 为了得到正确的血压数值，测量血压时应做到四定：定时间，定部位，定体位，定血压计。 7. 对于使用电子测量仪的患者，要指导患者正确使用方法。	1. 要对高血压患者进行反复的健康教育，使他们形成定时测量的习惯并持续关注自己血压的变化规律，出现明显波动要及时向医生说明。 2. 测量血压要按照规范进行，要注重细节，不能敷衍了事。 3. 操作前以及操作时要嘱患者放松，给予其安全感。 4. 测量前要求患者安静休息5~10分钟，待心平气和后再测。 5. 注意保护血压计，打气不可过猛过高，如水银柱里出现气泡，应调节和检修，不可带气泡测量，用完后应及时关闭水银柱下面的开关。 6. 要经常对血压计进行校准，并正确关闭。
重要提示： 1. 发现血压听不清或有异常时应重测，注意使水银柱降至"0"点，休息片刻后再测，必要时双侧对照。 2. 袖带松紧度需适宜，否则会产生误差。 3. 测量时，测量者的视线需与水银柱弯月面保持相平，否则产生误差。 4. 胸件塞入袖带内可以影响测量结果。 5. 充气不可过快过猛以免水银溢出和引起患者不适。 6. 测完后确保水银柱全部返回到水槽里，避免水银外溢。	**所需物品：**血压计、听诊器、记录本、笔。

21.272　磁疗（敷磁、磁水、磁椅等）以调节高血压患者自主神经功能进而降低血压

操作步骤	知识要求	态度要求
1. 向患者解释磁疗（敷磁、磁水、磁椅等）对调节高血压患者自主神经功能进而降低血压的意义。 2. 该项治疗需在乡镇卫生院进行。 3. 向患者说明磁疗法的作用、流程和注意事项，说明配合方法。根据情况，可以选择以下1~2种治疗方法 3.1　直接穴位贴敷 3.1.1 选取6片磁场强度为0.06~0.1T的磁片。 3.1.2 主穴为曲池、内关、足三里、百会，配穴为风池、神门、太冲。 3.1.3 暴露治疗部位，选取主穴两对，随症加用配穴一对。 3.1.4 将磁片分别置于选好的穴位，用胶布固定。 3.1.5 磁片贴5~7天后取下，检查贴磁片局部的皮肤反应。如无不良反应，可以休息1~2天后继续在原位敷贴。 3.1.6 疗程无严格限制，通常1周到1个月为一个疗程。 3.2　耳磁法 3.2.1 选取4片磁场强度为0.05~0.1T的小磁片（或磁珠）。 3.2.2 主穴为降压沟，配穴选肾、心、交感、神门，选取一个主穴，3个配穴。 3.2.3 将磁片分别置于耳穴上，用胶布固定。 3.2.4 每次贴敷3~5日，休息3~5日后，再贴敷第二次，5次为1个疗程。 3.3　磁水疗法 3.3.1 将普通水通过医用磁水器处理成磁化水。 3.3.2 患者每天饮磁处理水2000~3000ml，晨起空腹饮1000ml，其余分次饮用。 3.3.3 2~3个月为一个疗程。 4. 规范记录治疗情况，约定下次治疗时间。	1. 能够阐述磁疗（敷磁、磁水、磁椅等）的基本原理及磁疗降低血压的机制。 2. 能够准确描述曲池、内关、足三里、百会、风池、神门、太冲、降压沟、肾、心、交感、神门等穴位的位置及取穴方法。 3. 磁疗法的禁忌证：金属异物局部、心脏起搏器局部及其近处、对磁疗有明显不良反应或皮肤过敏者。	1. 在做治疗前应向患者科学、客观解释磁疗治疗高血压的作用。并耐心细致地介绍治疗流程、目的及正常的感受，同时要取得患者理解和同意。 2. 不能过度夸大磁疗的作用，以免对患者造成误解。 3. 治疗时，一定要认真仔细，治疗过程中应教育患者及其家人随时观察患者的感觉，如有不适立即停止治疗。 4. 如果贴磁片处皮肤发生刺激、疼痛，出现水疱时，应立即取下磁片，更换贴敷部位。皮肤过敏、破损处可先用消毒纱布覆盖，再贴敷磁片。
重要提示： 1. 当磁片贴置部位较薄处时，容易发生血管受压迫、局部缺血的情况，应多检查，出现局部缺血时应立即取下磁片。 2. 磁片在耳郭贴敷时容易对耳郭组织发生压迫，一般贴敷2小时后松开5分钟再贴，以免长时间压迫引起耳郭组织坏死。		**所需物品：**不同磁场强度的磁片、胶布、医用磁水器。

21.273 直流电药物离子导入疗法以调节高血压患者自主神经、改善循环、减轻症状

操作步骤	知识要求	态度要求
1. 与患者沟通，解释直流电药物离子治疗对于调节高血压患者自主神经、改善循环、减轻症状的意义，向患者说明治疗流程和注意事项，说明配合方法。 2. 该项治疗可以在有条件的乡镇卫生院实施。 3. 患者取舒适体位，暴露领区和腰骶部。 4. 检查治疗仪器的输出调节旋钮是否在"0"位，电流极性转换开关、导线的正负极和导线的连接极性是否处在治疗的正确的位置。 5. 选择好所需的电极及衬垫，透入的药物溶液均匀洒在与作用电极衬垫面积相同的绒布或滤纸上，将绒布或滤纸与皮肤紧密接触，再放上普通的电极衬垫。领式电极置于领区，接阳极；400cm² 电极置于腰骶部，接阴极。然后用绷带，沙袋等将电极固定。 6. 启动电源开关，缓慢调节输出电流。及时询问患者感受，首次治疗时电流强度应偏小，从 6mA、6 分钟开始，每隔 1 日递增 2mA、2 分钟，至 16mA、16 分钟止。 7. 治疗结束，按逆时针方向缓慢将输出调至"0"位，关闭电源。取下电极，检查皮肤。 8. 一般治疗每日或隔日 1 次，5～10 次为 1 个疗程。 9. 治疗结束，整理好物品，按操作要求关闭机器。如果患者需要应该给予帮助。 10. 规范记录治疗情况，约定下次治疗时间。	1. 直流电药物离子导入疗法的禁忌证：治疗部位皮肤感觉缺失、初愈的瘢痕、邻近有金属异物、对拟透入药物过敏者等。 2. 能够阐述直流电药物离子导入疗法的治疗原理。 3. 直流电药物离子导入疗法的治疗特点：通过直流电将药物透入治疗部位，不改变透入药物的药理作用，且只透入其有效成分。 4. 能够阐述透入药物如罂粟碱、六甲溴铵、潘必啶的药理作用。	1. 治疗前应与患者耐心细致地解释治疗流程、目的及正常的感受。 2. 治疗过程中应随时观察和询问患者的感觉。治疗时一定要认真仔细。 3. 如患者感觉电极下有局限性疼痛或灼烧感，应立即调节电流至零位，中止治疗，检查电流强度是否过大，电极衬垫是否滑脱，导线夹是否裸露或直接接触皮肤，局部皮肤有否烧伤等。对不符合要求的情况予以纠正和处理。 4. 应该科学解释直流电药物离子导入疗法对于调节高血压患者自主神经、改善循环、减轻症状的作用，客观说明其治疗作用。
重要提示： 1. 治疗过程中患者随意挪动体位或者触摸治疗仪、触摸接地的金属物可能造成电极衬垫移位、电极脱落或直接接触皮肤而发生灼伤。 2. 治疗结束时应先调节电流至零位，再关闭电源，最后才能从患者身上取下电极和衬垫。 3. 告诉患者不要搔抓治疗部位皮肤，如局部皮肤有瘙痒或红色小丘疹，可涂止痒剂。		**所需物品：**特制领式电极（1000～1100cm²）×1、400cm² 电极×1、1% 烟酸（−）、0.5% 罂粟碱（+）、1% 六甲溴铵（+）、0.1% 潘必啶（+）。

（李 红 王 美 刘子渤）

第二十一章 高血压康复

第二十二章　慢性支气管炎康复

概念： 慢性支气管炎是由于感染或吸烟、过敏等非感染因素引起气管、支气管黏膜及其周围组织的慢性非特异性炎症。吸烟者的发病率远高于不吸烟者。早期症状轻，多在冬季发作，晚期症状则长年存在。如果炎症加重，病情进一步发展可并发肺气肿和肺源性心脏病，严重影响工作和生活质量。

康复目标： ①改善局部血液循环促进炎症吸收，止咳、祛痰，解痉、平喘，避免反复发作；②建立生理性呼吸模式，尽可能恢复有效的胸式呼吸，改善呼吸肌的肌力、耐力及协调性，改善患者的呼吸功能障碍，保持呼吸道通畅，增强患者的整体功能，预防和治疗并发症；③消除心理障碍，恢复活动能力，提高生活质量。

康复指征： 患者生命体征平稳，不影响临床救治的前提下即可开始康复治疗；行物理疗法治疗时一定要严格掌握治疗的禁忌证，及治疗过程中的各项注意事项；行运动疗法治疗时，需要患者有一定的认知功能和交流能力，以便和治疗人员沟通、学习，完成各种康复活动；康复治疗还需要有一定的体力，以便完成主动性康复治疗活动。

康复方法： 常用康复治疗方法包括：电疗法（超短波疗法、微波疗法、直流电离子导入法），超声波疗法，光疗法（紫外线照射疗法、激光疗法），磁疗法，运动疗法，背部火罐疗法等。根据病人的情况选择适合的治疗技术。

22.274　超短波治疗以扩张血管促进慢性支气管炎炎症消散

操作步骤	知识要求	态度要求
1. 与患者沟通，解释超短波治疗对于扩张血管促进慢性支气管炎炎症消散的意义，得到其认同。 2. 该项治疗可以在具备条件的乡镇卫生院实施。 3. 治疗室应保持空气流通，室温保持在 18~22℃；检查电源是否可用，有无漏电，治疗仪能否正常工作，各开关、旋钮是否在合适位置，电流输出是否在零位，电极的电缆插头是否牢固插在输出孔内，接通电源，"零位指示"灯亮，预热 3~5 分钟后，"治疗"灯亮。 4. 治疗床单位准备：治疗前整理治疗床，并及时更换脏污的床单、枕套。 5. 协助患者进入超短波治疗室进行治疗，暂时除去其身上的金属物品及手表、手机等电子设备，保持治疗部位干燥，病人平卧于木质治疗床上。 6. 选择两个中号电容电极，两个电极于患者胸背部前后对置；电极与患者身体之间衬以毡垫或棉垫，保持 3~4cm 的间隙，并用沙袋妥善固定。 7. 将治疗仪"输出调节"钮置于"1"档，再调节"输出调谐"钮，使仪器工作达到谐振状态，此时电流表指针上升至最高点，氖光灯测试示亮度最大。 8. 选择治疗剂量为微热量。 9. 治疗过程中，应注意询问患者的感觉，以便及时调节输出。如患者出现过热、头晕、心慌、烫伤等不适，应中止治疗，检查治疗部位有否灼伤，如有灼伤及时处理。 10. 一般每次 10~15 分钟，每日 1 次，10~20 次为 1 个疗程。 11. 治疗完毕，将治疗仪输出调回零位，关闭电源，从患者身上取下电极。 12. 整理好物品和仪器，与患者约定下次治疗时间。 13. 规范记录治疗情况。 14. 疗程结束后需休息 1~2 个月才能进行第二个疗程，一般一年不超过 4 个疗程。	1. 能够阐述慢性支气管炎的病因、发病原理、病理机制、预防方法和治疗原则。 2. 能够解释超短波治疗慢性支气管炎的基本原理。 3. 超短波治疗的禁忌证包括恶性肿瘤（一般剂量时）、出血倾向、活动性肺结核、妊娠、严重心肺功能不全、局部金属异物、植入心脏起搏器者等。 4. 掌握超短波治疗 Schliephake 四级剂量分级法。	1. 慢性支气管炎病程迁延，反复发作，容易给患者造成心理负担和健康危害，严重者影响患者的劳动能力和社会参与能力，也给患者家庭带来负担。因此，要运用多种方法治疗控制病情进展、促进康复。使用前，要向患者介绍超短波的基本原理，客观说明治疗作用和效果，以及疗程和费用，如果患者不愿意使用，不可以误导或者夸大其功效，更不可以强迫患者接受。 2. 治疗过程中应随时观察和询问患者的感觉；对有感觉障碍、局部瘢痕部位治疗时，应注意距离间隙，谨防过热烧伤。 3. 治疗中避免治疗仪的两根输出电缆相搭或交叉、打圈，间距不宜小于治疗仪输出插孔的距离，以免形成短路、损坏电缆并减弱治疗剂量；电缆也不得直接搭在患者身上，以免引起烫伤。 4. 电极板外罩应定期清洗，电极板、衬垫物应用紫外线或其他方法进行消毒灭菌，以防交叉感染。 5. 按照要求，定期对设备进行维护。
重要提示： 1. 当患者体温超过 38℃ 时禁忌治疗。 2. 治疗仪应安放在独立的治疗室，治疗室地板需为木地板，如没有条件应尽量做到远离其他治疗仪器，并将电源线接在带有地线的三芯电源插座上。 3. 注意在治疗过程中患者不要随意挪动体位或触摸金属物品，否则有烫伤的可能。 4. 应经常检查氖光灯管是否损坏，否则可能影响剂量调节，造成患者烫伤。 5. 操作者的手和患者的治疗部位必须保持干燥。		**所需物品：**大功率超短波治疗仪、氖光灯、毡垫或棉垫、沙袋。

22.275　微波治疗以改善慢性支气管炎局部血液循环促进炎症吸收

操作步骤	知识要求	态度要求
1. 与患者沟通，解释微波治疗对于改善慢性支气管炎局部血液循环促进炎症吸收的意义，得到患者认同。 2. 该项治疗可以在具备条件的乡镇卫生院实施。 3. 治疗室应保持空气流通，室温保持在18~22℃；检查电源是否可用，有无漏电，检查治疗仪各部件能否正常工作，各开关、旋钮是否在合适位置，电流输出是否在零位，支臂有否松动，辐射器电缆线是否完好无损。 4. 治疗前整理治疗床，并及时更换脏污的床单、枕套。 5. 协助患者进入微波治疗室进行治疗，进入治疗室前请其除去身上的金属物品及手表、手机等电子设备，保持治疗部位干燥；协助患者进入治疗室，平卧位于木质治疗床上，并协助患者佩戴微波防护眼镜或40目铜网保护眼睛。 6. 选择直径15cm圆柱形辐射器，安装在治疗仪支架上，接上电缆。 7. 患者取舒适平卧位，暴露胸部，移动治疗仪支臂，使辐射器中心对准支气管区，将支架固定距体表5~10cm。 8. 辐射器方向位置调节好后，旋转时间控制钮至所需时间，接通高压后，调节输出为60~80W，开始治疗。 9. 治疗过程中，应注意询问患者的温热感程度，以便及时调节输出。如患者过热、烫痛，应中止治疗，检查原因并调节之，如有灼伤应及时处理。 10. 一般每次治疗10~15分钟，每日1次，10~15次为1个疗程。 11. 治疗完毕，按上述的反顺序关闭输出、高压及电源，移开辐射器。 12. 整理好物品和仪器，与患者约定下次治疗时间。 13. 规范记录治疗情况。	1. 能够说出慢性支气管炎的常见病因及其发病机制。 2. 能够解释微波治疗慢性支气管炎的基本原理。 3. 微波治疗的禁忌证包括恶性肿瘤（一般剂量时）、出血倾向、活动性肺结核、妊娠、严重心肺功能不全、局部金属异物、植入心脏起搏器者等。 4. 能够描述微波治疗剂量的调节方法。	1. 对于慢性支气管炎患者，可以选用微波治疗。但是，应该向患者说明选择微波治疗的意义，不可以强迫患者接受，或者误导其接受。 2. 进行微波治疗前应该向患者解释其原理、方法、疗程及费用。取得患者认同和配合，并给予行动不便的患者以适当的帮助。 3. 治疗过程中应随时观察和询问患者的感觉，随时发现问题解决问题；对待感觉迟钝或丧失者及严重血循环障碍者必须慎用，必要时宜应用小剂量，且不应依靠患者的主诉来调节剂量，谨防过热烧伤。 4. 辐射器必须与电缆紧密连接，电缆未接辐射器或辐射器未调整好治疗位置前不得调节输出，切勿使辐射器空载辐射或对周围非接受治疗的人员及周围空间辐射。 5. 操作仪器时应严格按操作流程进行，切勿过量治疗。 6. 按照要求，定期对设备进行维护。
重要提示： 1. 当患者体温超过38℃时禁忌治疗。 2. 治疗过程中患者出现过热、烫痛或皮肤局部出现斑点状潮红时应及时中止治疗并给予冷敷、涂烫伤油膏等。 3. 注意治疗过程中患者不得随意挪动体位或触摸金属物品、治疗仪器，否则有烫伤的可能。 4. 微波治疗仪应安放在铺有木地板的独立的治疗室中，如没有条件应尽量做到远离其他治疗仪器，并将电源线接在带有地线的三芯电源插座上。治疗室内暖气及水管等加隔离罩。	**所需物品：**微波治疗仪、圆柱形辐射器、微波防护眼镜或40目铜网。

22.276 超声雾化吸入治疗慢性支气管炎以稀释痰液促进排出

操作步骤	知识要求	态度要求
1. 与患者沟通，解释超声雾化吸入治疗慢性支气管炎的意义，得到患者认同及配合。 2. 该项治疗可以在具备条件的乡镇卫生院实施。 3. 治疗室应保持空气流通，室温保持在 18~22℃；检查电源是否可用，有无漏电，治疗仪能否正常工作，治疗仪各部分是否连接好，调节开关是否在"0"位上。 4. 治疗前整理治疗床，并及时更换脏污的床单、枕套。 5. 告知患者需进入超声雾化治疗室进行治疗，协助患者进入治疗室，并平卧于治疗床上或坐于治疗椅上。 6. 根据病情选择药物，将需吸入的药物稀释于适量生理盐水或蒸馏水中，放入雾化罐或雾化杯中，盖严。通常成人量约为30ml。 7. 雾化器的两个通气管，一个接机器通气管，另一个接面罩或口含管。 8. 开启电源开关，预热3分钟，再开雾化开关并调节雾化量大小，同时计算时间。 9. 给患者接上面罩或口含管，嘱患者做慢而深的吸气，于吸气之末稍停片刻，以利于药物沉积在呼吸道深部，呼气宜用鼻腔，尽量做到缓慢呼出气体。 10. 一般每次治疗 20~30 分钟，每日 1~2 次，7~10 天为 1 个疗程。 11. 治疗结束后，关闭雾化调节器，关好仪器，取下面罩或口含管放回消毒液中浸泡消毒。 12. 整理好物品和仪器，与患者约定下次治疗时间。 13. 规范记录治疗情况。	1. 能够解释超声雾化治疗慢性支气管炎的基本原理。 2. 能够阐述超声雾化治疗常用药物的药理学机制及其每次用量，如抗生素：硫酸庆大霉素注射用 8 万 U/次、青霉素 20 万～40 万 U/次；化痰剂：3%盐水或 4%碳酸氢钠溶液、注射用糜蛋白酶 4000U/次、注射用盐酸氨溴索 30～90mg/次；支气管扩张药：氨茶碱 25～50mg/次、吸入用硫酸沙丁胺醇 2.5～5mg/次、吸入用异丙托溴铵 0.125mg/次；激素：吸入用布地奈德混悬液 0.5～1mg/次、地塞米松 2.5～5mg/次、氢化可的松 25～50mg/次。超声雾化量：面罩式每分钟耗水量 1～3ml，幼儿不超过 1ml。 3. 超声雾化治疗的禁忌证包括自发性气胸、肺巨大空洞、大量咯血、活动性肺结核、严重的支气管扩张、恶性或良性肿瘤、急性化脓性炎症、败血症、菌血症、严重心脑血管疾病等以及不能耐受此治疗的患者。	1. 慢性支气管炎患者多为老年人，往往会因疾病原因产生抱怨心理，为此，应该向其耐心解释发病原因，鼓励他们通过各种调理方法改善代谢，努力促进病情缓解。 2. 对于行动不便的患者要给予更多照顾，如帮助活动、帮助解决生活不便问题。 3. 在做治疗前应与患者耐心细致地解释治疗流程、目的及正常的感受。 4. 治疗过程中应随时观察和询问患者的感觉，随时发现问题、解决问题。 5. 治疗前应了解患者的用药反应以及有无药物过敏史；青霉素类药物吸入前应做药物过敏试验。 6. 治疗前后均应鼓励患者咳嗽排痰，治疗结束后应稍事休息。 7. 雾化用的药液应新鲜配制，并选用对黏膜无刺激性的药物。 8. 治疗后面罩或口含管应清洁、消毒备用。一般用 1% 新洁尔灭浸泡消毒，如果铜绿假单胞菌污染，要用福尔马林在密封箱内消毒。 9. 按照要求定期对设备进行维护。
重要提示： 1. 治疗过程中患者出现呛咳、支气管痉挛等不适应情况时立即停止治疗。 2. 治疗时间过长、雾量过大容易引起头晕、胸闷、气短等不适。 3. 雾化罐内应保持一定水量或药液（即声头不可空载）。 4. 饭后或体力活动后 1.5 小时内一般不做超声雾化吸入。		**所需物品：**超声波雾化器、面罩或含口管、所需药物、生理盐水或蒸馏水、1%新洁尔灭液。

第二十二章 慢性支气管炎康复

22.277　旋磁穴位治疗慢性支气管炎以行气化痰止咳平喘

操作步骤	知识要求	态度要求
1. 与患者沟通，解释旋磁穴位治疗慢性支气管炎以行气化痰止咳平喘的意义，得到患者认同。 2. 该项治疗可以在具备条件的乡镇卫生院实施。 3. 治疗室应保持空气流通，室温保持在18~22℃；检查电源是否可用，有无漏电，检查治疗仪能否正常工作，输出旋钮是否在零位，治疗仪的输出是否平稳，导线、磁头是否完整无损。 4. 治疗床单位准备：治疗前整理治疗床，并及时更换脏污的床单、枕套。 5. 协助患者进入磁疗室进行治疗，并嘱其除去治疗部位及其附近的金属异物，使患者平卧于治疗床上，并告知其治疗目的。 6. 将旋磁磁头分别对准肺俞，脾俞，肾俞穴，由患者或其家人手持磁头妥善固定进行治疗。 7. 接通治疗仪电源后磁头下出现震动感，即开始治疗。 8. 治疗过程中，应注意询问患者的感觉，以便及时调节输出。 9. 一般每穴位治疗10~15分钟，每次3~5穴位，每日1次，10次为1个疗程。 10. 治疗完毕后，关闭电源，从患者身上取下磁头。 11. 整理好物品和仪器，与患者约定下次治疗时间。 12. 规范记录治疗情况。	1. 能够科学解释旋磁疗法治疗慢性支气管炎的基本原理。 2. 了解磁场疗法的生物效应及作用机制，并能说出磁疗的主要治疗方法。 3. 旋磁疗法的主要适应证：软组织扭挫伤、肌纤维组织炎、肌筋膜炎、肱骨外上髁炎、肩关节周围炎、颈椎病、骨性关节病、类风湿性关节炎、跟骨骨刺、骨折愈合迟缓、肋软骨炎、带状疱疹后神经痛、坐骨神经痛、颞下颌关节炎等。 4. 旋磁疗法的禁忌证包括：①急性高热、体衰者慎用；②严重的心肺功能不全、肝衰者慎用；③头颈部不宜用强磁场；④局部有金属异物者。 5. 治疗慢性支气管炎的选穴依据：肺为气之主，肾为气之根，故选肺俞、肾俞来强肺固肾；母病及子，故脾气虚可致肺气虚，故选脾俞穴健脾养肺。	1. 慢性支气管炎多起病缓慢，且有长期、反复、逐渐加重的特点，易并发阻塞性肺气肿、COPD，甚至肺心病，严重者危及生命，故应明确向患者交代上述情况，并指导其积极预防及治疗，治疗上可选择旋磁穴位治疗。治疗前向患者解释治疗流程、目的及正常的感受，取得其配合。 2. 治疗仪磁头轻拿轻放，避免撞击或掉落地上而损坏磁头；避免手表、收录机、手机等靠近磁头。 3. 治疗过程中应随时观察和询问患者的感觉，随时发现问题解决问题。 4. 治疗完毕后旋磁头表面用75%酒精擦拭消毒。 5. 治疗老人、幼儿、体弱者时均宜用弱磁场，治疗时间不宜过长；或在治疗磁头下面垫纱布以减轻震动。 6. 按照要求定期对设备进行维护。
重要提示： 1. 治疗过程中患者出现头晕、恶心、心慌、气短等不适反应较轻者不需处理，可继续治疗；而重者可减弱磁感应强度、缩短治疗时间或停止治疗。 2. 治疗过程中治疗仪或磁头内出现异常响声，应立即中止治疗，关闭电源，检查处理故障。	**所需物品：** 旋磁治疗仪。	

22.278　激光穴位照射治疗慢性支气管炎以化痰止咳平喘

操作步骤	知识要求	态度要求
1. 与患者沟通，解释激光穴位照射治疗对于慢性支气管炎化痰止咳平喘的意义，得到其认同。 2. 该项治疗可以在具备条件的乡镇卫生院实施。 3. 治疗室应保持空气流通，光线充足，室温保持在 18～22℃；并检查电源是否可用，有无漏电，检查治疗仪能否正常工作，各开关、旋钮是否在合适位置。接通电源，启动激光管，调整电压电流，使发光稳定，预热 3～5 分钟。 4. 治疗前整理治疗床，并及时更换脏污的床单、枕套。 5. 协助病人进入激光治疗室并平卧于治疗床上，戴上与治疗激光种类相应的激光防护镜，保护眼睛。 6. 病人取舒适体位，分别暴露两侧的天突、膻中、定喘、肺俞、合谷穴。 7. 移动激光器或光导纤维使输出的光斑对准治疗部位，照射距离一般为 70cm。 8. 调节输出功率为 8～25mW，光斑直径 2～3mm，聚焦照射上述穴位，每穴位 3～5 分钟，每次 4～5 个穴位。 9. 治疗完毕，关闭电源，移开激光管、光导纤维。 10. 一般每日 1 次，10～12 次为 1 个疗程。 11. 整理好物品和仪器，与患者约定下次治疗时间。 12. 规范记录治疗情况。	1. 能够阐述慢性支气管炎的主要预防措施，能够指导患者实施预防措施，避免反复发作。 2. 能够阐述氦-氖激光器的激发原理，并解释激光治疗慢性支气管炎的基本原理。 3. 激光治疗的禁忌证包括恶性肿瘤（光敏治疗时除外）、皮肤结核、高热、出血倾向等。 4. 能够说出激光治疗的五种生物效应。 5. 能够说出低强度激光疗法的适应证。 6. 能够描述天突、膻中、定喘、肺俞、合谷穴的位置与取穴方法。	1. 激光穴位照射疗法作为治疗慢性支气管炎的有效手段之一，具有疗效确切、价格低廉的特点。在给患者选择此项治疗时应向其客观解释治疗流程、目的、费用及照射后可有的反应，取得其积极配合；对待行动不便的患者应给予更多的照顾。 2. 治疗室的墙壁勿涂光滑白色漆，因其反射率高达 80% 以上，宜用吸光强的补色，红色光的补色为蓝色，或用吸光最好的黑色。玻璃的反光性强，最好用黑色布帘遮蔽或进行涂色。 3. 光导纤维不得挤压、折曲，以防折断。 4. 每 3～6 个月定时检测激光器的输出强度。强度过弱时应停止使用，更换灯管。
重要提示： 1. 当患者体温超过 38℃时禁忌治疗。 2. 治疗过程中，患者不得任意挪动体位或挪动灯管。 3. 激光管有激光输出时，不能直接照向任何人眼部或经反射镜反射至人眼。 4. 治疗时患者和工作人员应戴与激光种类相应的光防护镜，保护眼睛，避免激光直射眼部。操作者适宜穿白色工作服、头戴白色工作帽。 5. 治疗室内灯光宜明亮，以免瞳孔散大，增加对眼的损伤。		**所需物品：**氦-氖激光治疗仪、防护镜。

22.279　实施运动疗法以提高慢性支气管炎患者机体抵抗力建立正常呼吸功能

操作步骤	知识要求	态度要求
1. 与患者沟通，解释实施运动疗法对于提高慢性支气管炎患者机体抵抗力建立正常呼吸功能的意义，得到其认同。 2. 该项治疗可以在乡镇卫生院或者患者家中实施。 3. 选择空气清新、安静的环境，定时通风，保持室内湿度在 60%~65%，温度在 18~22℃；炎热、寒冷、大风、雾霾气候时，避免室外活动。 4. 讲解和演示以下训练方法，以帮助病人掌握运用，根据自身体质、喜好或现有资源选择适合的锻炼方式 4.1 呼吸锻炼 4.1.1 腹式呼吸训练：患者放松全身肌肉，将一手放在上腹部，呼气时手随腹部下陷并稍加压力，但避免用力，吸气时上腹部抗此压力，将腹部徐徐鼓起，时间要稍比呼气长，每次吸气后不要立即呼气，应稍停片刻，每次 3 分钟，每日 3~5 次。 4.1.2 缩缩呼吸训练：先用鼻吸一口气，呼气时将嘴缩紧，呈吹口哨样，在 4~6 秒内将气体缓慢呼出，做 5 次后休息一会，再重复。 4.1.3 全身性的呼吸体操：在腹式呼吸练习的基础上，可以进行全身性的呼吸体操，即呼吸和扩胸、弯腰、下蹲等动作结合在一起，按腹式呼吸的要点进行锻炼。 4.2 有氧锻炼：主要作用是提高机体的心肺功能。包括慢跑、游泳、骑车等活动。以慢跑为例：可先慢步行走，其步速以不引起气短症状为宜，持续 1~2 周后，先增加步速，进而走跑交替，即慢跑 30 秒，行走 30 秒，以后增加慢跑时间，如慢跑 45 秒、60 秒、120 秒，行走 30 秒，以至全部转为慢跑。每次慢跑时间从 5 分钟开始，逐步增加至每次至少 20~30 分钟。慢跑速度以出现轻度气短为度，每次增加步行或慢跑的运动量，应有 1~2 周的适应时间。 4.3 腹肌锻炼：取仰卧位，腹部放置沙袋作挺腹练习（腹部吸气时隆起，呼气时下陷），开始为 1.5~2.5kg 沙袋，以后可逐渐增加至 5~10kg，每次练习 5 分钟。 5. 向患者说明运动强度的把握：宜采取中等强度中长时间的方式，以次日不觉疲劳为标准，确定运动强度的方法有 5.1 不可超过运动时的最大心率：170-年龄 = 最大运动心率。 5.2 锻炼程度以不感到过度疲劳为宜。 6. 向患者说明运动时间的把握：每日的锻炼时间一般为 30~40 分钟，可分 3~4 次进行，每周坚持 3~5 次为宜。 7. 如果患者对某种锻炼方式有疑问，应当给予进一步详细说明，并鼓励患者坚持适度锻炼。	1. 能够用科学理论解释慢性支气管炎的发生机制。 2. 能够描述慢性支气管炎的病理生理学改变，并解释其临床表现。 3. 能够说出慢性支气管炎的诊断要点及常用检查手段。 4. 能够说出运动治疗的基本原理。 5. 能够阐明根据不同体质及病情谨慎选择适宜的锻炼方式。 6. 能够说明严格把握运动强度、运动频率及时间的基本原则。 7. 能详细说明常用的有氧训练方法。 8. 能够演示腹式呼吸训练、缩嘴呼吸训练、腹肌锻炼的方法。	1. 有些患者或其家人对于运动疗法的意义认识不足，容易听信一些不正确不科学的言论，为此，医护人员要用科学道理向患者解释运动锻炼的意义，通过向其家人、朋友解释，沟通激励患者加强运动锻炼。 2. 要耐心细致地向患者解释和演示运动锻炼的方法，直到其学会掌握为止。 3. 要认真指导患者的训练，定期入户访问，解答疑问，商量下一步锻炼计划。训练前应该对患者进行身体检查，特别是心血管系统功能和运动器官的检查。 4. 训练应循序渐进，应与规律的生活习惯相结合。 5. 告诉患者根据气温变化随时采取相应的措施，如气温较高时应及时补充盐分，运动时要穿透气的衣服，应避开炎热的中午或避免阳光暴晒；气温较低时应注意保暖，训练后出汗较多时要预防感冒。 6. 提醒患者运动后大汗淋漓时不要马上洗澡，一般应在汗已擦干、心跳减慢后再行温热水淋浴。
重要提示： 1. 告诉患者运动训练应该在慢性支气管炎的发病间歇期进行；睡眠前、餐后或空腹时、极度疲乏、感冒、发热、胃肠病或有其他疾病时不宜进行运动训练。 2. 注意训练后精力、食欲、睡眠、清晨心率等反应，以自我掌握合适的强度。		**所需物品：**沙袋、自行车、跑步机、游泳知识等。

（曹慧芳　张立超　刘子渤）

第二十三章　支气管哮喘康复

概念：支气管哮喘是一种以嗜酸性粒细胞、肥大细胞反应为主的气道变应性炎症和气道高反应性诱发的支气管痉挛，导致发作性吸气困难的呼吸疾病，通常出现广泛多变的可逆性气流受限，并引起反复发作性的喘息、气急、胸闷或咳嗽等症状，常在夜间和（或）清晨发作、加剧，多数患者可自行缓解或经治疗缓解。支气管哮喘如诊治不及时，随病程的延长可产生气道不可逆性缩窄和气道重塑。

康复目标：①纠正异常呼吸模式，预防和减轻哮喘发作程度，延缓疾病的进程；②学会正确的放松技术和呼吸方法，改善呼吸功能，提高运动能力；③改善日常生活习惯，去除诱因，做好预防；④增强体质，减少哮喘发作；⑤提高生活质量和自理能力，使患者尽可能恢复家庭和社会生活。

康复指征：患者生命体征平稳即可开始康复治疗；处于疾病缓解期、无全身感染、能够主动配合的患者均可介入康复治疗；运动诱发哮喘者，施以运动疗法需谨慎，避免耐力运动。疾病发作期、合并全身感染、其他严重脏器疾病为运动疗法的禁忌。

康复方法：控制危险因素的方法、呼吸训练、运动疗法、水疗、呼吸体操、穴位按摩疗法、超短波治疗、激光治疗等。

23.280 教会患者控制危险因素以减少支气管哮喘的诱发

操作步骤	知识要求	态度要求
1. 在门诊或者家庭访问中遇到支气管哮喘患者，应该对其进行详细询问，对确定有危险因素的人群应给予正确的指导。 2. 告诉患者避免接触变态反应原，特别对于有特异性体质的患者，消除或尽可能避免接触诱发哮喘的因素，如尘螨、猫、狗皮垢、真菌、花粉、蚕丝、羽毛、飞蛾、棉絮、真菌等，以及可引起过敏的食物等。 3. 提示患者避免接触职业性粉尘、化学物质及有害气体：如烟雾、过敏原、工业废气及室内空气污染等，这些物质极易损伤气道黏膜，使纤毛清除功能下降，黏液分泌增加，为细菌感染增加条件。 4. 上呼吸道感染是常见的诱因，冬春季节或气候多变时更为明显，病毒、细菌和支原体是本病急性加重的重要因素，因此防止感冒，注意保暖是关键，同时也要避免与有呼吸道感染者接触。 5. 警示患者严格戒烟，烟龄越长，吸烟量越大，患病率越高，吸烟会导致支气管上皮细胞的纤毛变短和不规则，使其运动发生障碍，降低局部性抵抗力，容易造成感染。 6. 提醒患者避免过度劳累，强度大的或长时间的体力劳动，紧张的竞技性运动，均可诱发哮喘。 7. 告诉患者保持良好的精神状态，情绪波动可以成为诱因，如忧虑、悲伤、过度兴奋甚至大笑也会导致哮喘发作。 8. 提醒患者应消除职业性因素，如在制药工业、化工企业中工作的工人，对某些药物或原料过敏的人群，对某些药物过敏的医护人员等。 9. 回答患者的疑问。 10. 再次简明扼要地对以上内容进行归纳总结，以加强患者的理解记忆。	1. 能够运用医学理论解释支气管哮喘的发病机制。 2. 能够说明日常生活中存在的危险因素。 3. 能解释各个危险因素对支气管的影响机制。 4. 能够说明支气管哮喘的临床表现及症状。 5. 能举例说明在日常生活中控制危险因素的方法。	1. 要向患者说明支气管哮喘的严重性。 2. 要教会患者尽量避免接触诱发哮喘的过敏原。 3. 耐心指导患者，确保尽可能多的发现潜在的危险因素，并逐步教会患者在日常生活中如何控制这些危险因素。 4. 在为患者进行健康教育时，需真诚细心，表达清晰，讲解到位。
重要提示：去除诱发的危险因素是预防和治疗支气管哮喘的重要手段，支气管哮喘会不同程度的影响人们的生活质量，因此做好预防是关键。	**所需物品：**相关的宣传册。	

23.281　行呼吸训练以增强支气管哮喘患者的呼吸功能进而缓解症状

操作步骤	知识要求	态度要求
1. 训练前向患者解释呼吸训练的意义，并举例说明训练方法及流程。 2. 由治疗师协助患者进行训练。 3. 举例说明 3.1 腹式呼吸训练：患者采取卧位，用鼻吸气，吸气时腹部协调地膨胀隆起，用口呼气，呼气时腹部收缩下陷。 3.1.1 通常采取暗示呼吸法，即用一手置于上腹部并稍加压，吸气时要求腹部对抗此加压的手而徐徐隆起，呼气时腹部下陷，此手再加压以增加腹压，使横膈进一步抬高，建议每次练习 3~5 次呼吸，休息片刻，可重复 5~10 次，每天至少练习 5~6 回，以后逐渐增多。 3.1.2 也可用 5~10kg 沙袋置于脐与耻骨中间，并嘱患者练习腹式呼吸，每次 30 分钟，一天 2 次，以后逐渐增多。 3.2 缩嘴呼气训练：能够增加肺排气量进而减少肺内残气量，用鼻吸气，呼气时通过缩窄的口形，徐徐将气呼出，这样可以使呼气相时气道内维持一定压力，防止气道过早被压扁闭塞。 3.3 缓慢呼吸训练：能够调整及保持合理的呼吸频率，呼吸时，吸气与呼气均要缓慢进行，要求吸气和呼气的长度基本相等，在呼气时绝对不能费劲用力和屏气，从而改善呼吸功能，建立合理的呼吸频率。 4. 如果患者对某种训练方式有疑问，应当给予进一步详细说明，并鼓励患者坚持适度训练。 5. 记录训练过程。	1. 能够解释各项呼吸训练对于改善支气管哮喘的原理及作用。 2. 能够根据不同年龄、体质、病情等情况选择合理的训练方式。 3. 能够合理把握适宜的运动强度和时间。	1. 训练前应向患者解释清楚训练目的、方法及可能出现的情况，使其理解并能主动参与。 2. 应耐心与患者交流，做好心理疏导，鼓励患者树立积极的乐观心态，不应该气馁和自卑，使其信赖，保证在训练过程中集中全部注意力配合训练。 3. 治疗师对待患者需耐心仔细，训练过程中应随时观察及询问患者的感受。 4. 治疗师教患者进行的每项呼吸训练应准确到位。
重要提示： 1. 注意劳逸结合，不可过度疲劳，以免加重症状。 2. 预防上呼吸道感染、预防感冒是减少支气管疾病症状加重的重要措施。		**所需物品：** 5~10kg 沙袋、床或垫子。

23.282   教会患者进行合理的运动锻炼以提高机体免疫力，预防和减少哮喘的复发

操作步骤	知识要求	态度要求
1. 如果有条件，可以事先准备各种运动锻炼方式的视频材料和播放设备，配合讲解观看。 2. 向患者解释运动锻炼对于改善支气管哮喘的意义和作用。 3. 选择空气清新、安静的环境，定时通风，保持室内湿度在 60%～65%，温度在 20～25℃。寒冷、大风气候时，避免室外活动。 4. 告诉患者应根据自身体质、个人喜好或现有资源选择适合自己的锻炼方式，如： 4.1 游泳：应妥善掌握运动量，根据自我感觉，游程不宜过长，游 50 米应休息一下，总量不超过 500 米。如能坚持每天或隔天游 1 次，则效果更好。 4.2 充分利用自然环境锻炼：即运用日光、空气和水等自然因素的作用来改善机体调节功能，提高人体对外界环境变化的适应能力，从而增强人体对疾病的抵抗力。常用的有日光浴、空气浴和水浴。在环境优美的清新空气中散步，或进行冷、凉空气浴，冷空气浴（6～14℃）和凉空气浴（15～20℃），专门的空气浴前要做适当的准备活动，并尽可能与其他体育活动相结合。具体持续的时间应因人而异，一般以不引起寒战为度，条件不允许者，即使在室外太阳光下坐一坐也是大有裨益的。 5. 告诉患者把握适宜的运动强度：建议中低强度。确定运动强度的方法为 5.1 不可超过运动时的最大心率：170-年龄＝最大运动心率。 5.2 看患者当时的感觉，以不感到过度疲劳为宜。 6. 掌握适宜的运动时间：每日一般为 30～40 分钟，可分 3～4 次进行，每周活动 3～4 次。 7. 如果患者对某种锻炼方式有疑问，应当给予进一步详细说明，并鼓励患者坚持适度锻炼。	1. 掌握运动锻炼的适应证与禁忌证：适于轻中度支气管哮喘患者；剧烈运动后、睡眠前以及餐后或空腹时，不宜立即进行专门的冷、凉空气浴。另外，极度疲乏、发热、各种急性与亚急性疾病、严重心脏病者以及经期、孕期妇女，都不宜参加专门的冷、凉空气浴。 2. 能够根据不同体质及病情谨慎选择适宜的锻炼方式。 3. 严格把握运动强度、运动频率及时间。	1. 训练前向患者解释清楚合理运动的必要性。 2. 治疗师应与患者有效沟通，彼此信任，保证集中全部注意力配合训练。 3. 切忌运动成瘾，随意延长运动时间，应以充分休息后不疲劳为度。 4. 每次运动锻炼都要保持合适的运动量，心率不宜太快，也不宜太慢，中低强度为宜。
重要提示： 1. 锻炼只宜在哮喘发作间歇期进行，当哮喘频繁发作、体力较弱时，不要勉强坚持。 2. 进行较长时间的运动锻炼治疗前 5 分钟，可预防性地吸入气管扩张剂。 3. 当运动中出现胸闷或气急等情况时，应暂停并休息观察，必要时要去医院检查。	**所需物品：**训练场地。

23.283 演示呼吸体操以便于通过自我训练增强心肺功能进而增强体质，预防和减少哮喘的复发

操作步骤	知识要求	态度要求
将患者集中在一起进行医疗体操前的演示。 1. 如果有条件，可以事先准备各种运动锻炼方式的视频材料和播放设备，配合讲解观看，向患者解释运动锻炼对于改善高血压的意义和作用。 2. 由治疗师向患者演示 2.1 呼吸运动 　姿势：左脚侧向伸出1步，分腿站立，与肩同宽，两臂自然下垂，两手握拳（拳心向后）。 　动作：深吸气，同时两臂（手背向上）经体前、上慢慢摆至侧举（掌心向上），深呼气，同时两臂还原成预备姿势。重复上述动作3次。 2.2 扩胸运动 　姿势：左脚侧向伸出1步，分腿站立，与肩同宽，两臂自然下垂，两手握拳（拳心向后）。 　动作：两臂伸直胸前平举向后振一次，再后振一次，两臂经体前伸直（两拳外展，拳心相对）至侧平举（拳心向前），两臂放下。重复上述动作3次。 2.3 体侧运动 　姿势：立正。 　动作：左脚向左跨出一大步成左弓步，同时右手叉于腰间（拇指向后）、左臂经侧向上举，上体向右侧屈1次，再侧屈1次。重复上述动作3次，再向相反方向练习3次。 2.4 腰背运动 　姿势：左脚侧向伸出一步，分腿站立，与肩同宽。 　动作：两臂侧平举（掌心向上），两臂上举（掌心向前），上体前屈，弯腰，手指触地，缓慢起身，还原成预备姿势。重复上述动作3次。 2.5 腰臂运动 　姿势：左脚侧向伸出1步，分腿站立，与肩同宽。 　动作：右手掌搭在左肩上，左手背贴在右侧后腰部同时上体向左转，头稍低，眼看左脚跟，左手掌搭在右肩上，右手背贴在左侧后腰部同时上体向右转，头稍低，眼看右脚跟，重复上述动作3次。 2.6 腹式呼吸运动 　姿势：左脚侧向伸出1步，分腿站立，与肩同宽。 　动作：两手相握，置于腹前，深吸气，同时用力使腹部鼓起，深呼气，同时用力使腹部收缩。重复上述动作3次。 3. 如果患者对某种锻炼方式有疑问，应当给予进一步详细说明，并鼓励患者坚持适度锻炼，征求患者意见，反馈培训效果。 4. 记录培训过程，告诉患者下次练习时间地点。	1. 掌握呼吸体操的适应证和禁忌证：轻中度患者在没有急性症状发作时都可以练习；任何原因导致的体温升高者、咳嗽严重、大量痰液及血沉升高者均禁做本操。 2. 能够解释医疗体操对于改善支气管哮喘的意义及作用机制。 3. 能够把握适宜的运动强度和时间。 4. 能够解释每项运动的目的及方法。 5. 能很好运用指导语指导患者把运动与呼吸相结合。	1. 训练前应向患者解释清楚训练目的、方法及可能出现的情况，使其理解并能主动参与。 2. 指导患者练操要在空气新鲜的环境中进行，并注意保暖。 3. 对于病情严重或行动不便者，可把立位改为坐位或二者结合的方式进行。 4. 治疗师对待患者需有耐心，训练过程中应随时观察及询问患者的感受。 5. 做操要循序渐进，做操次数和用力强度应因人而异，可只做一套操的部分练习，各节操之间也可适当休息。
重要提示： 1. 做操时，呼吸必须自然、匀长、放松，不可屏气和憋气，以免诱发症状，影响训练效果。 2. 做操只宜在哮喘发作间歇期进行。当哮喘频繁发作、体力较弱时，不要勉强坚持。 3. 进行较长时间的体操前5分钟，可预防性地吸入气管扩张剂。 4. 当运动中出现胸闷或气急等情况时，应暂停并休息观察，必要时要去医院检查。	**所需物品：**训练场地或治疗室。

23.284　中医穴位按摩以提高机体免疫力进而预防和减少哮喘的复发

操作步骤	知识要求	态度要求
1. 按迎香穴：位于鼻翼外缘沟中点，即主治鼻塞流涕等，用两手中指指腹紧按迎香穴，作顺、逆时针方向按摩各 16~32 次，得气感为局部酸胀明显，并向鼻梁部放射。 2. 按鼻两侧：两手的大鱼际肌或双手拇指的近侧指节互相对搓，摩擦至热，自鼻根部印堂穴开始（两眉中间鼻根部）沿鼻两侧下擦至迎香穴。可两手同时，也可一上一下进行，各擦 16~32 次。 3. 按太渊穴：位于手腕桡侧的腕横纹头部，用拇指指腹紧按穴位作顺、逆时针方向按摩各 16 次，左右手交替进行，得气感为酸麻胀，沿经络放射。 4. 浴面拉耳：两手掌对搓至热，紧贴前额发际，自上而下经面部擦至下颌部，然后沿下颌分擦至两耳，用拇指示指夹住耳垂部，轻轻向外拉 2~3 次，再沿耳向上擦至两侧颞部，回至前额部，重复 16 次，然后两手窝成环状，掩盖鼻孔，呼吸 10 次，做完常感面部发热，有舒适感。 5. 冷水洗脸：先用温热水，从夏季开始，以后逐渐降低水温并坚持一年四季，习惯后还可增加冷水擦上胸、颈项和上背部，能提高机体对寒冷的适应性，提高抗感冒的能力。	1. 能够解释中医穴位按摩对于支气管哮喘的作用机制及意义。 2. 明确所需按压穴位的准确位置。 3. 清楚按摩的基本手法，手法用力轻重得当。 4. 能够说明按压穴位时和按压后机体的正常感受。	1. 按摩前先告知患者按压穴位时和按压后机体正常的感受。 2. 应嘱患者放松，过度紧张会影响效果。 3. 注意按摩力度要适中，如果过重反而会使鼻黏膜充血明显，鼻塞症状加重，过轻又起不到应有的疗效。 4. 随时询问患者的感觉，一般摩擦后，会感到局部微热，呼吸通畅。
重要提示： 1. 进行中医穴位按摩一定要循序渐进、持之以恒，切不可断断续续，从而影响治疗效果。 2. 注意摩擦用力要适中，如果过重反而会使鼻黏膜充血明显，鼻塞症状加重，过轻又起不到应有的疗效。 3. 当按摩中出现胸闷或气急等情况时，应暂停并休息观察，必要时要去医院检查。		**所需物品：**椅子或治疗床。

23.285　超短波治疗以缓解支气管痉挛，利于炎症吸收从而改善症状

操作步骤	知识要求	态度要求
1. 治疗前准备 1.1 患者准备：告知患者在进入高频电疗室进行治疗前，除去身上的金属物品、膏药、手表、手机等电子设备，协助患者到治疗室，平卧于治疗床上。 1.2 环境与设备准备：检查电源是否可用，有无漏电，设备是否处于正常状态，治疗仪的各开关、旋钮是否在合适的位置，电流输出是否在零位，电极的电缆插头是否牢固插在输出孔内。 2. 接通电源，"零位指示"灯亮，治疗仪预热1~3分钟，"治疗"灯亮。 3. 将两个电容电极于支气管体表位置前后相对放置；电极与身体之间衬以毡垫或棉垫，保持2~3cm的间隙。 4. 将治疗仪"输出调节"钮于"1"档，再调节"输出调谐"钮，使仪器工作达到谐振状态，此时电流表指针上升至最高点，氖光灯测试示亮度最大。 5. 选择治疗剂量为无热量或微热量，调节"输出调谐"钮使电流表读数最低、氖光灯暗弱或暗淡。应按照治疗仪的输出功率、病灶部位的深度与患者的温热感程度，调整治疗电极与皮肤的间隙来达到治疗剂量的要求。 6. 治疗过程中，应注意询问患者的感觉，以便及时调节输出。如患者过热、烫痛，应中止治疗，检查治疗部位有否烧伤，如有烧伤应及时处理。 7. 治疗完毕，将治疗仪输出调回零位，关闭电源，从患者身上取下电极。 8. 一般每次治疗10~15分钟，小儿6~10分钟。一般治疗每日或隔日1次，5~10次为1个疗程。 9. 规范记录治疗情况，告知患者下次治疗时间。	1. 能够科学解释超短波治疗支气管哮喘的基本原理。 2. 能够说出超短波治疗的禁忌证：恶性肿瘤（一般剂量时）、出血倾向、活动性肺结核、妊娠、严重心肺功能不全、局部金属异物、植入心脏起搏器者。 3. 了解超短波的治疗剂量相关因素：①电极面积：电极面积大则治疗剂量大，面积小则剂量小；②电极与皮肤之间的间距：电极紧贴皮肤则作用浅，电极与皮肤保持适当距离则作用可达深部组织；③作用时间：治疗时间长则剂量大，时间短则剂量小；④输出强度：输出强度大则剂量大，输出小则剂量小。 4. 严格掌握 Schliephake 四级剂量分级法：Ⅰ级剂量，又称无热量：无温热感，氖灯管刚启辉，光暗弱；Ⅱ级剂量，又称微热量：有刚能感觉到的温度，氖灯管全亮，光暗淡；Ⅲ级剂量，又称温热量：有明显而舒适的温热感，氖灯管明亮；Ⅳ级剂量，又称热量：有刚能耐受的强烈热感，氖灯管明亮。	1. 治疗师在做治疗前应向患者耐心细致地解释治疗流程、目的及正常的感受。 2. 治疗师在做治疗时一定要认真、仔细并且有耐心，特别是针对小儿和老年患者。 3. 一定要严格把握治疗剂量，防止影响效果，甚至加重病情。 4. 治疗过程中应随时观察和询问患者的感觉，发现问题及时解决。
重要提示： 1. 本电疗机应安放在独立的治疗室，如无条件也应尽量远离其他治疗仪器。 2. 请务必将本电疗机电源线接在带有地线的三芯电源插座上。机器的输出电缆要尽量平行不要交叉、打圈。 3. 电极板外罩在使用过程中应定期清洗，治疗时电极板与患者之间的衬垫物应用紫外线或其他方法进行消毒灭菌，以防止交叉感染。 4. 患者不能卧在金属床上进行治疗。患者的贴身衣服应能吸水，以免出汗时汗液积聚，电磁场密集于有汗液处造成灼伤。 5. 头部及小儿和老人的靠近心脏区域不宜进行大功率超短波治疗。		**所需物品：**高频屏蔽治疗室、治疗床、大功率超短波治疗仪、毡垫或棉垫、沙袋、氖光灯。

23.286　激光穴位照射疗法以利于通经活络从而缓解症状

操作步骤	知识要求	态度要求
1. 治疗前，治疗师应向患者详细解释清楚治疗目的、流程及正常的感觉。 2. 告诉患者取合适体位，暴露治疗部位，照射穴位可用甲紫做好标记（可取以下关键穴位）。 2.1 天突：位于颈部，当前正中线上胸骨上窝中央。 2.2 大椎：把头低下颈椎最突出椎体下的位置。 2.3 肺俞：第3胸椎棘突下旁开1.5寸。 2.4 定喘：俯卧位或正坐低头，穴位于后正中线上，第七颈椎棘突下定大椎穴旁开0.5寸处。 3. 接通电源，依次调整电压和电流（稳流调节）机钮，激光管点燃后，再调整电流至激光管最佳工作电流，使激光管发光稳定。 4. 缓慢调整激光器，使光点准确照在穴位上（天突、大椎、肺俞、定喘），照射距离30~100mm（具体视病情和激光器的功率而定），照射时间每次5~15分钟，每日一次，同一部位照射一般不超过15次。 5. 治疗完毕，将治疗仪输出调回零位，关闭电源，归整仪器。 6. 规范记录治疗情况，告知患者下次治疗时间。	1. 明确照射穴位的准确位置。 2. 能够解释激光穴位照射对于缓解支气管哮喘的作用机制及意义。 3. 能够说明治疗时机体的正常感受。	1. 在治疗前要耐心向患者解释清楚治疗的目的及意义。 2. 治疗师在做治疗时一定要认真、仔细并且有耐心，特别是针对小儿和老年患者。 3. 要保证穴位选择准确，照射剂量合适。 4. 治疗过程中要考虑患者对治疗的耐受程度。
重要提示： 1. 激光器放置的位置应合理，尽量避免光束照射或反射在其他人员身上，操作激光器时，要注意光束的通路，不能直接照向任何人眼部或反射至人眼，必要时操作者要戴与激光种类相应的激光防护镜。 2. 操作人员应定期做健康体检，特别是眼底检查。 3. 激光器应定期检修保养，及时排除故障，定期检测输出功率，一般3~6个月定时检测激光器的输出强度。 4. 激光器开启后，因机内有高压电，严禁非专业人员触摸或打开机盖。 5. 光导纤维不得挤压、折曲，以防折断。		**所需物品：**治疗床、激光器一台。

（李　红　王　美）

第二十四章 肺气肿康复

概念：肺气肿指肺部终末细支气管远端气腔出现异常持久的扩张，并伴有肺泡壁和细支气管的破坏而无明显的肺纤维化。早期可无症状或仅在劳动、运动时感到气短，随之进展，呼吸困难程度随之加重，伴有咳嗽、咳痰等症状，典型的患者呈桶状胸，呼吸功能检查为残气量/肺总量比>40%。本病为慢性疾病，病程长，影响健康和劳动力，导致肌力及运动耐力下降，出现反复感染，长期呼吸困难者普遍存在精神抑郁等心理障碍。

康复目标：①稳定或延缓肺部疾病引起的病理生理和精神病理学的变化；②学会正确的放松技术和呼吸方法，改善呼吸功能，提高运动能力；③改善日常生活习惯，去除诱因，做好预防；④增强体质，减少发作；⑤提高生活质量和自理能力，使患者尽可能恢复家庭和社会生活。

康复指征：患者生命体征平稳即可开始康复治疗，顽固和持续的功能障碍，包括呼吸困难，运动耐量下降以及活动受限均可介入康复治疗。患者需要有一定的认知能力，以便配合治疗，疾病发作期、合并全身感染、其他严重脏器疾病的为运动疗法的禁忌。

康复方法：雾化吸入疗法、咳嗽训练、排痰训练、体位引流技术、呼吸训练、运动疗法、呼吸体操等。

24.287 雾化吸入疗法以便于消散炎症、促进排痰

操作步骤	知识要求	态度要求
1. 治疗前，治疗师应向患者详细解释清楚治疗目的、流程及正常的感觉。 2. 治疗师洗手，戴口罩，检查并连接雾化器，水槽内加冷蒸馏水至能够浸没雾化罐底部的透声膜。 3. 将药液用生理盐水稀释至 30～50ml 倒入雾化罐内，检查无漏水后，将雾化罐倒入水槽，盖紧水槽盖。 4. 携雾化器至患者处，查对并解释。 5. 协助患者取舒适卧位，铺治疗巾于患者颌下。 6. 接通电源，打开电源开关（指示灯亮），调整定时开关至所需时间，打开雾化开关，调节雾量。 7. 将口含嘴放入患者口中或将面罩妥善固定，指导患者做深呼吸。 8. 治疗毕，取下口含嘴或面罩，关雾化开关，再关电源开关。 9. 擦干患者面部，协助其取舒适体位，整理床单位，清理用物，放掉水槽内的水，擦干水槽，将口含嘴、雾化罐、螺纹管浸泡于消毒液内 1 小时，再洗净晾干备用。 10. 观察超声雾化吸入的治疗效果。 11. 洗手并记录，告知患者下次治疗时间。	1. 治疗前应详细评估患者病情、治疗情况、用药史、心理状态及合作程度。 2. 能够根据评估情况及用药目的选择合适的药物，并掌握所用药物的药理作用及用法：如控制呼吸道感染，消除炎症，常用庆大霉素等抗生素；解除支气管痉挛常用氨茶碱、沙丁胺醇、地塞米松等；稀释痰液，帮助祛痰常用 α-糜蛋白酶、沐舒坦等。 3. 熟练使用超声雾化吸入器。 4. 一般每次定时 15～20 分钟，用量大小可随患者需要和耐受情况适当调节，过大会使患者不适，过小则达不到治疗效果。 5. 严格执行查对制度。 6. 严格按消毒隔离原则清理用物。	1. 治疗师在治疗前需认真详细地检查雾化器各部件是否完好，以免发生意外。 2. 治疗师应仔细耐心地与患者交流，使其理解雾化吸入的目的及流程，能够积极配合。 3. 操作时嘱患者深呼吸可以帮助药液到达呼吸道深部更好地发挥疗效。 4. 对行动不便的患者应协助其翻身叩背促进痰液排出。
重要提示： 1. 雾化后嘱患者进行正确的咳嗽，以帮助痰液的排出，避免或减轻呼吸道感染。 2. 水槽和雾化罐内切忌加温水或热水，水槽内无水时，不可开机，以免损坏机器。 3. 水槽内需保持有足够的蒸馏水，如发现水温超过 50℃ 或水量不足时应关机后更换或加入冷蒸馏水。 4. 水槽底部的晶体换能器和雾化罐底部的透声膜薄而质脆，易破碎，操作时注意不要损坏。		**所需物品：**超声雾化吸入器一套、常用药物、弯盘、冷蒸馏水、治疗巾、电源插座。

24.288　教会患者进行有效地咳嗽以便于排痰

操作步骤	知识要求	态度要求
1. 治疗前，治疗师应向患者详细解释清楚进行有效咳嗽的正确步骤并加以演示： 1.1 进行深吸气，以达到必要的吸气容量。 1.2 吸气后，进行短暂的闭气，以使气体在肺内得到最大的分布，同时，气管至肺泡的驱动压尽可能持久，最大的空气容量有可能超过气流阻力，这是有效咳嗽的重要的组成部分。 1.3 关闭声门，当气体分布达到最大范围后，再紧闭声门，以进一步增强气道压力。 1.4 增加腹内压，使膈肌抬高，缩小胸腔的容积，同时肋间肌也收缩，以固定胸廓不使其扩张。 1.5 声门放开，当肺泡内压力明显增加时，突然将声门打开，形成由肺内冲出的高速气流，这样的气流可以使分泌物移动，而流动的速度又与分泌物的黏稠度和分布有关，分泌物越稀，黏液毯的连续性越大，纤毛的移动度越大，这样的分泌物就越易于排出体外。 2. 征求患者意见，如果患者对某一步骤有疑问，应当给予进一步详细说明，并鼓励患者坚持适度锻炼，及时反馈训练效果。 3. 记录训练过程。	1. 能够解释咳嗽的动力来源：有效咳嗽最低容量至少是吸气量的75%，若肺活量低于每千克体重15ml（如按50kg体重计算，肺活量低于750ml），则其吸气量常不足以引起一次有效的咳嗽。 2. 清楚咽喉肌肉组织的良好功能是有效咳嗽的另一重要因素。 3. 能够说明黏液毯是气道的正常防御功能，在气管、支气管壁的上皮细胞中有大量的黏液腺，也称杯状细胞，当受到刺激后，即增大并呈现慢性炎症反应，这一黏液层在气管、支气管内壁形成不间断的覆盖物，并由于纤毛向一个方向的不间断的摆动，推动黏液向着喉头方向上移，任何吸入的异物掉入黏液中即被上移至喉头而排出。	1. 治疗师在给患者做宣教时需耐心认真地讲解并演示每一步骤及其原理。 2. 对于自发咳嗽困难的患者需手法辅助治疗，也可配合叩击背部以促进排痰。 3. 应耐心与患者交流，做好心理疏导，鼓励患者树立积极的乐观心态，不应该气馁和自卑，保证其在训练过程中集中全部注意力配合训练。 4. 治疗中应严密监测患者生命体征，如有不适即刻停止治疗。
重要提示： 1. 必须严格预防和控制反复的炎症和感染，否则会导致黏液毯的完整性渐渐被破坏，使得排痰困难，加重病情。 2. 必须严格戒烟，因为烟雾中的化学成分会损伤支气管黏膜上皮纤毛，使其粘连、倒伏、脱失，破坏黏液毯的完整性，使分泌物明显增多，加重病情。 3. 教会患者进行有效的咳嗽非常重要，因无效的咳嗽只会增加患者的痛苦和消耗体力，并不能真正维持呼吸道通畅。		**所需物品：**口罩、安静的环境、收集痰液的容器。

第二十四章　肺气肿康复

24.289 行体位引流以利于患者呼吸道内分泌物的排出进而缓解症状

操作步骤	知识要求	态度要求
1. 治疗前，治疗师应向患者详细解释清楚体位引流的目的及流程。 2. 治疗师对患者进行详细的评估，明确病变部位，以采取相应的引流体位，病情严重或体力较差者，可采取腰臀部垫高的头低位，慢性病或病变广泛者则应该采取多变体位，而体力较好者则可以使用上身完全倾出床外的倒置体位。 3. 实施手法为：治疗者的手指并拢，掌心窝成杯状，依靠腕部的力量在引流部位胸壁上双手轮流叩击拍打 30～45 秒。 4. 叩击力量视患者的耐受度而定，为避免患者不适，可在叩击部位垫上薄毛巾。患者放松，自由呼吸。 5. 叩击拍打后手按住胸壁加压，治疗师此时要用整个上肢的力量，并嘱患者做深呼吸，治疗师在患者呼气时作快速震动，连续 3~5 次，再作叩击。如此反复 3~5 次，再嘱患者咳嗽，若患者这样能排出较多的痰，以后即在此体位下作按摩；若痰量不多，则应改变体位，直至能较为顺畅地排出较多的痰液为止；如患者在引流后无自发咳嗽，则要求患者作主动咳嗽。 6. 征求患者意见，如果患者对某一步骤有疑问，应当给予其进一步详细说明，并鼓励患者坚持适度锻炼，及时反馈训练效果。 7. 记录训练过程。	1. 能够解释体位引流对于支气管哮喘的作用机制及意义。 2. 能够说明体位引流的适应证：由于身体虚弱（特别是老年患者）、极度疲乏、神经麻痹或术后并发症而不能咳出肺内分泌物者，慢性阻塞性肺病患者出现急性下呼吸道感染以及急性肺脓肿者，长期不能有效清除肺内分泌物者，如支气管扩张、囊性纤维化症等。 3. 能够说明体位引流的禁忌证：内外科的急性重症患者如呼吸窘迫综合征等，患者患处及其附近有明显疼痛或不愿配合者，明显呼吸困难或伴有严重心脏病的患者。 4. 能够说明叩拍和快速震动禁忌证：近期出现严重的心脏病如心梗，近期脊柱损伤或脊柱不稳，近期肋骨骨折，近期咯血等。 5. 能够把握合理的引流时间和频率：凡分泌物少者，每天可上下午各引流一次，痰量多者，则可以引流 3～4 次，引流多在饭前进行。每次引流一个部位 5～10 分钟，有多个部位需要引流者应该分别进行，但总的时间以 30～45 分钟为宜，以免引起疲劳。	1. 治疗师在实施体位引流前需向患者详细地解释清楚流程和目的，做好心理疏导，鼓励患者树立积极的乐观心态，建立良好的沟通，以便于患者积极主动地配合。 2. 引流中可适当地配合胸部按摩，以帮助分泌物排出。 3. 嘱患者放松，引流过程中主动配合呼吸和咳嗽，效果更佳。 4. 治疗中应随时观察及询问患者的感受。 5. 拍打手法不宜太重或太轻。
重要提示： 1. 必须严格预防和控制反复的炎症和感染，严格戒烟，否则会使气道分泌物明显增多，加重病情。 2. 叩击的顺序一定要按照主支气管、气管的走行，由两侧向中央，由下向上，否则会适得其反，使痰液不易排出。 3. 手法轻重得当，太重患者会觉疼痛，太轻则不宜排出分泌物。		**所需物品：**安静的环境、治疗床、椅子。

24.290 呼吸训练以增强肺气肿患者的呼吸功能进而改善症状

操作步骤	知识要求	态度要求
1. 训练前向患者解释呼吸训练的意义，并举例说明训练方法及流程。 2. 由治疗师协助患者进行训练。 3. 举例说明 3.1 腹式呼吸训练：患者采取卧位，用鼻吸气，吸气时腹部协调地膨胀隆起，用口呼气，呼气时腹部缩小下陷。 3.1.1 通常采取暗示呼吸法，即用一手置于上腹部并稍加压，吸气时要求腹部对抗此加压的手而徐徐隆起，呼气时腹部下陷，此手在加压以增加腹压，使横膈进一步抬高，建议每次练习 3~5 次呼吸，休息片刻，可重复 5~10 次，每天至少练习 5~6 组，以后逐渐增多。 3.1.2 也可用 5~10kg 沙袋置于脐与耻骨中间，并嘱患者练习腹式呼吸，每次 30 分钟，一天 2 次，以后逐渐增多。 3.2 缩嘴呼气训练：能够增加肺排气量进而减少肺内残气量，呼气时通过缩窄的口形，徐徐将气呼出，这样可以使在呼气相时气道内维持一定压力，防止气道过早被压扁闭塞。 3.3 缓慢呼吸训练：能够调整及保持合理的呼吸频率，呼吸时，吸气与呼气均要缓慢进行，要求吸气和呼气的长度基本相等，在呼气时绝对不能费劲用力和屏气，从而改善呼吸功能，建立合理的呼吸频率。 4. 如果患者对某种训练方式有疑问，应当给予其进一步详细说明，并鼓励患者坚持适度训练； 5. 记录训练过程。	1. 能够解释各项呼吸训练对于改善支气管哮喘的原理及作用。 2. 能够根据不同年龄、体质、病情等情况选择合理的训练方式。 3. 能够合理把握适宜的运动强度和时间。	1. 肺气肿属于慢性病，平时需要加强呼吸功能的训练才能预防感染，延缓呼吸功能退化。因此，治疗师在训练前需要向患者交代训练目的及意义，调动其积极性。 2. 应真心与患者交流，做好心理疏导，鼓励患者放松心情，集中全部注意力配合训练。 3. 在过程中应随时观察及询问患者的感受，如有不适，及时处理。 4. 操作时手法需轻柔，以不引起患者不适感为度。
重要提示： 1. 注意劳逸结合，不可过度疲劳，以免加重病情。 2. 预防上呼吸道感染，预防感冒是减少支气管疾病症状加重的重要措施。		**所需物品：** 5~10kg 沙袋、治疗床。

24.291 教会患者进行合理的运动锻炼以增强机体免疫力进而预防和减少肺气肿的发生

操作步骤	知识要求	态度要求
1. 如果有条件，可以事先准备各种运动锻炼方式的视频材料和播放设备，配合讲解观看。 2. 向患者解释运动锻炼对于改善支气管哮喘的意义和作用。 3. 选择空气清新、安静的环境，定时通风，保持室内湿度在 60% ~ 65%，温度在 20 ~ 25℃，寒冷、大风气候时，避免室外活动。 4. 根据自身体质、个人喜好或现有资源选择适合自己的锻炼方式，如： 4.1 散步：宜选择公园、校园等环境安静优美、空气清新的场所，注意挺胸收腹、两肩端平、两臂自由摆动，呼吸自然或配合脚步有节奏地呼吸，时间宜在清晨、睡前或饭后半小时，步速宜每分钟 50~60 米，运动中心率每分钟 90 次左右。 4.2 急行：在慢走的基础上，身体状态允许者可进行该训练，慢跑时身体稍前倾，眼平视，面部和颈部的肌肉放松，两臂摆动时肩部要放松，上臂自然下垂，肘关节的屈曲稍小于直角，两手自然半握拳，用鼻呼吸，掌握好呼吸节奏，可采用两步一吸、两步一呼或三步一吸、三步一呼的节奏，以中速步行和慢跑交替的方式进行，步行速度宜每分钟 80 米左右，慢跑速度宜每分钟 100 ~ 120 米，心率宜在每分钟 90~140 次。 5. 掌握适宜的运动强度：肺气肿患者的运动强度倾向于中低强度，以不引起气短、气急、胸闷等症状为宜。 6. 掌握适宜的运动时间：每日的锻炼时间一般为 30~40 分钟，可分 3~4 次进行，每周活动 3~4 次，每次进行锻炼前，应使鼻腔通畅。 7. 如果患者对某种锻炼方式有疑问，应当给予其进一步详细说明，并鼓励患者坚持适度锻炼。	1. 掌握运动锻炼的适应证与禁忌证：适于轻中度肺气肿患者；不适于极度疲乏、发热、内外科的急性重症患者如呼吸窘迫综合征等，患者患处及其附近有明显疼痛或不愿配合者，明显呼吸困难或伴有严重心脏病的患者。 2. 能够根据不同体质及病情谨慎选择适宜的锻炼方式。 3. 严格把握运动强度、运动频率及时间。	1. 合理的运动锻炼可提高机体的免疫力，尤其对患有慢性疾病的患者更是如此。因此，治疗人员在给患者做训练前应做好宣教工作，以取得患者的理解和配合。 2. 清楚解释各项训练的目的、方法、注意事项及可能出现的不适反应。 3. 在训练过程中，治疗人员或患者家人应随时观察及询问患者的感受，如有不适，应立即停止锻炼。 4. 注意控制运动量，应以充分休息后以不疲劳为度。 5. 注意日常生活的安排，尽量做到有劳有逸，内容丰富多彩，使患者乐在其中。
重要提示： 1. 预防上呼吸道感染，预防感冒是预防和减少症状加重的重要措施。 2. 早期检查血气，以便于早期发现、早期干预与治疗。 3. 鼓励患者戒烟戒酒，心理疏导也至关重要。		**所需物品：** 训练场地。

24.292 演示呼吸体操以便于通过自我训练增强心肺功能进而预防和减少肺气肿的发生

操作步骤	知识要求	态度要求
将患者集中在一起进行医疗体操前的演示： 1. 如果有条件，可以事先准备各种运动锻炼方式的视频材料和播放设备，配合讲解观看。 2. 向患者解释运动锻炼对于改善心肺功能的意义和作用。 3. 由治疗师向患者演示 3.1 提臂呼吸 　姿势：分腿直立，与肩同宽，两臂自然下垂。 　动作：两手掌心向上，两臂弯曲，逐渐上提至下颌处，同时用鼻吸气，两手顺时针翻掌，掌心向下，徐徐下按，同时用口呼气。 3.2 上步展臂呼吸运动 　姿势：直立，两臂自然下垂。 　动作：两臂经身前至斜上举（掌心相对），吸气，同时左脚向左斜前方迈1步，重心前移，落于左腿，右脚脚尖点地，两臂经身前落下，呼气，同时左脚收回，还原成直立，换右腿，重复上述动作。 3.3 发"啊"音呼吸 　姿势：分腿直立，稍宽于肩，两臂自然下垂。 　动作：两臂经身前至斜上举，两臂下落至侧平举，同时呼气，上体前屈，当上体前屈至水平位时压肩上下振动，同时嘴中发"啊"音吐气，直至吐尽为止，然后还原成直立。 3.4 挤压呼吸运动 　姿势：分腿直立，两臂自然下垂。 　动作：两臂经身前至斜上举，吸气，要尽量吸足，上体前屈，两臂弯曲用两手挤按两下胸部尽量呼气。 3.5 立位呼吸运动 　姿势：直立，两臂自然下垂。 　动作：提起脚跟，同时吸气，放下脚跟，同时呼气。 4. 如果患者对某种锻炼方式有疑问，应当给予进一步详细说明，并鼓励患者坚持适度锻炼。征求患者意见，反馈培训效果。 5. 记录培训过程，告诉患者下次练习时间地点。	1. 掌握呼吸体操的适应证和禁忌证：轻中度患者在没有急性症状发作时都可以练习；任何原因体温升高者、咳嗽严重、大量痰液、血沉升高者均禁做本操。 2. 明确每项运动的目的及方法。 3. 能很好地把运动与呼吸相结合。 4. 严格把握运动强度、运动频率及时间。	1. 呼吸操简便易行，患者容易接受。但训练前还是要向患者解释清楚训练目的、方法及可能出现的情况，使其理解并能主动参与。 2. 练操要在空气新鲜的环境中进行，并注意保暖。 3. 对于病情严重或行动不便者，可把立位改为坐位或二者结合的方式进行。 4. 治疗师在训练过程中应随时观察及询问患者的感受。 5. 做操要循序渐进，做操次数和用力强度应因人而异，可只做一套操的部分练习，各节操之间也可适当休息。
重要提示： 1. 做操前，屋内必须更换空气，保持空气新鲜，还应保持温度适宜。 2. 做操时，呼吸必须自然、匀长、放松，不可屏气和憋气，以免诱发症状，影响训练效果。 3. 当运动中出现胸闷或气急等情况时，应暂停并休息观察，必要时要去医院检查。		**所需物品：**训练场地或治疗室。

第二十四章 肺气肿康复

（李红 王美）

第二十五章　慢性习惯性便秘康复

概念：慢性习惯性便秘是指大便次数减少和（或）粪便干燥难解、排便不尽的感觉。与存在器质性原因的急性便秘不同，慢性习惯性便秘多为功能性原因，多因排便的肌肉无力（多见于久病体弱、老年人）、肠道受食物的刺激不足以及神经功能失调等原因，导致结肠功能紊乱。此外，精神因素也是慢性习惯性便秘常见的原因。

康复目标：①改善局部血液循环通经活络促进胃肠道蠕动和排空；②养成定时排便的习惯，改善患者的胃肠运动功能障碍，增强患者的整体功能，预防和治疗并发症；③消除心理障碍，恢复正常排便功能，提高生活质量。

康复指征：患者生命体征平稳，不影响临床治疗的前提下即可开始康复治疗；行物理疗法治疗时一定要严格掌握治疗的禁忌证，以及治疗过程中的各项注意事项；行运动疗法、推拿、针灸等治疗时，需要患者有一定的认知功能和交流能力，以便和治疗人员沟通、学习，完成各种康复活动；康复治疗还需要有一定的体力，以便完成主动性康复治疗活动。

康复方法：常用康复治疗方法包括：电疗法（电兴奋、干扰电、调制中频电疗法），卡捷运动疗法，按摩疗法，针灸疗法等，根据病人的情况选择适合的治疗技术。

25.293　针灸治疗慢性习惯性便秘以通经活络促进胃肠道蠕动和排空

操作步骤	知识要求	态度要求
1. 与患者沟通，解释针灸治疗慢性习惯性便秘以通经活络促进胃肠道蠕动和排空的意义，得到其认同。 2. 该项治疗可以在具备条件的乡镇卫生院实施。 3. 治疗室应保持空气流通，室温保持在18~22℃；检查治疗用毫针有无毛刺。 4. 治疗前整理治疗床，并及时更换脏污的床单、枕套。 5. 协助患者进入治疗室，平卧于治疗床上，嘱其保持静息状态参与治疗。 6. 针灸选穴：选取位于腹部、腰骶部及下肢区域的穴位，如中脘、天枢、大横、八髎穴、秩边、白环俞、血海、足三里、上巨虚、下巨虚。 7. 在治疗穴位进行常规消毒后，使用0.25mm×50mm规格的针灸针进行治疗，视部位直刺入0.2~1.2cm，行提插、捻转等手法，留针30分钟。或在上述腧穴进行艾条灸法20~30分钟。 8. 治疗过程中，应注意询问患者的感觉，患者如有头晕、出汗、心慌甚至抽搐、晕厥等不适症状时及时停止治疗，并让患者平卧，可行口服葡萄糖或静脉注射葡萄糖注射液等治疗。 9. 针灸治疗结束后，按针灸顺序起针，出针后用干棉球按压针孔，不要出血或发生血肿，最后清点针灸针数目。 10. 告知患者针灸后5小时内不要用水清洗针灸部位，以免发生感染。 11. 一般治疗每日或隔日1次，10次为1个疗程。 12. 整理好治疗用具，与患者约定下次治疗时间。 13. 规范记录患者每次治疗情况。	1. 能够用医学理论解释慢性习惯性便秘的形成机制。 2. 能够解释慢性习惯性便秘对人体可能造成的危害。 3. 了解人体常用腧穴的主治功效、定位方法、针灸注意事项。 4. 了解针灸治疗消毒的要求和流程。 5. 掌握针灸治疗的禁忌证：恶性肿瘤、出血倾向、活动性肺结核、妊娠、严重心肺功能不全者。 6. 了解晕针的机制和处理原则、处理方法。	1. 慢性习惯性便秘在老年人中容易发生。由于一般病情不很严重，不会引起人们的重视。但其也会给患者带来痛苦。因此，除进行生活习惯方面的健康教育外，使用针灸治疗也是一种选择，因为针灸治疗简单易行、费用便宜，不需要过多设备。 2. 治疗前应向患者介绍针灸治疗的基本原理，客观说明针灸治疗的治疗作用和效果以及疗程和费用，如果患者不愿意使用，不可以误导患者或者夸大其功效，更不可以强迫患者接受。 3. 行针灸治疗前应认真诊察病情，辨证施治，治疗时应严肃认真，聚精会神，密切观察患者病情变化，发生意外情况及时处理。 4. 针灸治疗时应尽量避开血管进针，以防出血。对出血不止或有出血倾向者，不宜施行针刺治疗。皮肤感染或有瘢痕的部位也不宜施行针刺治疗。 5. 治疗过程中应注意各个穴位的补泻配合，并应注意治疗部位的保暖。
重要提示： 1. 在神经、血管较为丰富的腧穴进行针灸治疗时，注意不要伤及神经和血管。 2. 当患者出现头晕、出汗、心慌甚至抽搐、晕厥等不适症状时，提示患者发生晕针，应马上停止治疗，并采取相关处理措施。		**所需物品：** 针刺治疗室、治疗床、0.25mm×50mm规格的针灸针、75%酒精棉球。

25.294 推拿治疗慢性习惯性便秘以通经活络促进胃肠道蠕动和排空

操作步骤	知识要求	态度要求
1. 与患者沟通，解释推拿治疗慢性习惯性便秘以通经活络促进胃肠道蠕动和排空的意义，并告知患者推拿治疗的流程和注意事项，说明配合方法得到认同。 2. 该项治疗可以在具备条件的乡镇卫生院实施。 3. 治疗室应保持空气流通，室温保持在18~22℃。 4. 治疗前整理治疗床，并及时更换脏污的床单、枕套。 5. 协助患者平卧于治疗床上，暴露治疗部位。 6. 摩腹：仰卧位，膝屈曲，两手掌指相叠，置于腹部，以肚脐为中心，在中下腹部沿顺时针方向摩动，逐渐扩大范围，时间约3分钟。 7. 提拿腹部：用两拇指和其余四指置于腹部正中，对应钳形用力，捏拿并提起，一拿一放，以拿提时感觉酸胀、微痛，放松后感觉舒展为宜，反复捏拿5~7次。 8. 配合呼吸、点按腧穴：仰卧，拇指用力紧贴皮肤，配合呼吸（吸气时放松，呼气时用力）分别点按中脘穴、气海穴、天枢穴、足三里穴各半分钟，以略感酸胀为宜。 9. 推腰骶椎：坐位，腰部微屈，两手五指并拢，掌指紧贴腰椎，用力向下推至骶椎，如此反复揉摩约2分钟，以皮肤微红有温热感为宜。 10. 一般治疗每日或隔日1次，10次为1个疗程。 11. 与患者约定下次治疗时间。 12. 规范记录患者每次治疗情况。	1. 了解便秘的主要病因，有饮食不规律、病理性原因和精神因素三个方面。便秘的发病机制主要是饮食结构不合理、胃肠蠕动和排空速度减慢，盆底肌肉差造成排便力量不足所致。 2. 了解便秘的主要推拿治疗手法和主要腧穴的主治功用。 3. 该项治疗必须排除器质性疾病，尤其是胃肠道的恶性病变。除外结肠癌、炎症性肠病、憩室炎、痢疾等。	1. 习惯性便秘发病率高，在老年人群中尤为常见，老年人身体虚弱，自理能力差，容易产生自卑、焦虑、恐惧的心理变化，因此要针对性地做好患者及其家人的心理疏导工作，避免因环境改变、生活规律打乱等因素刺激而引起习惯性便秘。 2. 治疗师应向患者及其家人耐心地讲解便秘的成因、调节方法、对人体的危害及预防和治疗的重要性以及方法，并解释养成定时排便的重要性。 3. 反复详细告知患者要调节精神状态，放松心情，调节饮食结构，勿食辛辣。
重要提示： 告知患者调整饮食结构，尽量少吃刺激性食品，更不能饮酒和吸烟；适当参加体育锻炼，保持生活起居有规律。		**所需物品：** 推拿室1间、推拿床、按摩巾。

25.295　教会患者进行卡捷运动疗法以促进慢性习惯性便秘患者胃肠蠕动和排空

操作步骤	知识要求	态度要求
1. 与患者沟通，解释卡捷运动疗法以促进慢性习惯性便秘患者胃肠蠕动和排空的意义，并告知患者做卡捷运动疗法的流程和注意事项，说明配合方法，得到其认同。 2. 该项治疗可以在具备条件的乡镇卫生院实施。 3. 治疗室应保持空气流通，室温保持在18~22℃。 4. 治疗前整理治疗床，并及时更换脏污的床单、枕套。 5. 协助患者到治疗地点，为不能行走的患者提供帮助。 6. 告知或帮助患者平卧于治疗床上。 7. 首先告知患者放松腹肌、腿部肌肉。 8. 教会患者进行像自己控制不让放屁或排尿的那种收缩动作，每次要坚持10秒钟或更长一些，然后放松10秒，如此收缩—放松共3次算一轮，每天应锻炼10轮。 9. 当盆底肌肉强化后，还可增加轮次。 10. 当便秘症状得到控制后，轮次可不再增，但应该继续坚持每天至少做1轮，或每周3轮，使肌肉群继续保持强劲有力。 11. 与患者约定下次治疗时间。 12. 规范记录患者每次治疗情况。	1. 了解习惯性便秘的主要病因有：饮食不规律、病理性原因和精神因素3个方面。便秘的发病机制主要是饮食结构不合理、胃肠蠕动和排空速度减慢，盆底肌肉差造成排便力量不足所致。 2. 了解习惯性便秘的食疗、行为疗法及常用药物治疗方法。 3. 了解卡捷运动的主要内容和训练方法。 4. 该运动治疗前必须排除器质性疾病，尤其是胃肠道的恶性病变，除外结肠癌、炎症性肠病、憩室炎、痢疾等。	1. 卡捷运动疗法治疗方法简单、易行，不需要特殊器械，随时随地都可以进行，很容易为患者所接受。治疗前一定要认真、仔细并且有耐心地向患者讲解治疗方法，确保患者理解并能坚持训练。 2. 告知患者应注意调节精神状态，放松心情，调节饮食结构，勿食辛辣食物。 3. 行卡捷运动疗法时要注意室内温度，室内温度较低时应该注意保暖。室内温度较高时，应该防止中暑。 4. 如果患者在家中实施卡捷运动疗法，医护人员要定期到其家中进行访问，了解患者治疗情况，发现问题，提出完善措施。同时多与患者沟通以减少抑郁症的发生。
重要提示： 卡捷运动只有长期坚持才能收到好的疗效。		**所需物品：** 训练厅1间、推拿床。

25.296　电兴奋疗法以调整结肠功能恢复慢性习惯性便秘患者正常蠕动促进排便

操作步骤	知识要求	态度要求
1. 与患者沟通，解释电兴奋疗法以调整结肠功能恢复慢性习惯性便秘病人正常蠕动促进排便的意义，并告知患者电兴奋疗法的流程和注意事项，说明配合方法，得到认同。 2. 该项治疗可以在具备条件的乡镇卫生院实施。 3. 治疗室应保持空气流通，室温保持在 18～22℃，使用前检查治疗仪的输出是否平稳、正常，各开关旋钮能否正常工作，导线、导线夹、电极、导线电极焊接点是否完整无损。导电橡胶电极有否老化、裂隙，电流输出旋钮是否在零位。 4. 治疗前整理治疗床，并及时更换脏污的床单、枕套。 5. 协助患者平卧于治疗床上，暴露治疗部位，治疗前去除治疗部位及其附近的金属物，在皮肤小破损处贴以胶布或垫上绝缘布，以防止烧伤。 6. 将手柄电极的衬垫用温水浸透，将电极导线接至治疗仪的输出插口。按治疗需要，调节输出的电流种类（感应电或直流电）。 7. 告知患者治疗时将产生的强刺激感和肌肉强烈收缩反应，以取得患者对治疗的合作。 8. 操作者手握手柄电极，紧压在治疗部位的痛点或穴位上（天枢、大横、足三里、下巨虚、大肠俞）。先后选用感应电与直流电，以顺时针方向旋转电位器，并以手柄开关进行固定或滑动的断续刺激，使治疗部位上产生患者刚能耐受的强刺痛感和肌肉收缩。 9. 每次治疗 5～10 分钟，治疗完毕，将电流输出调至零位，关闭电源。从患者身上取下电极和衬垫。 10. 1 次/1～2 日，10～15 次为 1 个疗程。 11. 整理好物品和仪器，与患者约定下次治疗时间。 12. 规范记录患者每次治疗情况。	1. 了解电兴奋治疗仪调整结肠功能的机制、操作流程及注意事项。 2. 了解电兴奋治疗的不同方法，了解感应电和直流电的区别。 3. 掌握电兴奋治疗的禁忌证：高热、昏迷、恶性肿瘤、出血倾向、急性化脓性炎症、急性湿疹、心力衰竭、孕妇腰腹骶部、皮肤破损局部、金属异物局部、安装有心脏起搏器局部及其邻近、对感应电或直流电过敏。	1. 治疗前应向患者及其家人解释行该治疗时会有麻刺感和肌肉强烈收缩反应，客观说明电兴奋疗法的治疗作用和效果，疗程和费用，若患者拒绝该治疗，不可强迫患者接受。 2. 必要时协助患者完成上下床等动作。 3. 应指导患者自我放松，减轻疼痛反应。 4. 按照要求，定期对设备进行维护。 5. 治疗过程中，操作者应经常检查电流表的指针是否平稳，是否在所调节的电流强度读数上，注意观察患者表情，询问患者电极下的感觉。对有局部感觉障碍、血液循环障碍的患者尤应注意巡视观察，防止烧伤。
重要提示： 1. 用强直流电刺激治疗大肠俞时，应在脊柱两旁分别刺激，切勿使电流横贯脊髓。 2. 电极不得置于心前区。 3. 其他注意事项：①电极与衬垫必须平整，使衬垫均匀接触皮肤；②最好选用两种不同颜色的导线，以易于区别（＋）、（－）极；③导线夹下必须垫以绝缘布，电极插头必须紧紧插入电极的导线插口，切勿使导线夹和导线的金属裸露部分直接接触皮肤；④治疗中患者不得任意挪动体位，以免电极衬垫位置移动、电极脱落直接接触皮肤而发生烧伤；⑤治疗过程中，患者不得触摸治疗仪或接地的金属物；⑥治疗结束后不要搔抓治疗部位皮肤，必要时可使用护肤剂；⑦治疗使用过的衬垫应彻底冲洗干净，煮沸消毒，整平后在阴凉处晾干备用。破旧的衬垫应予修补或更新。电极用于治疗后，必须用肥皂水刷洗，破裂电极应予更新。		**所需物品：** 理疗室 1 间、电兴奋治疗仪、直径 3cm 的手柄电极 1 对、150cm^2 的衬垫和电极各 1 个。

（曹慧芳　张立超　陈爱民）

第二十六章 尿潴留康复

概念：尿潴留是指膀胱内充满尿液不能排出。按其病史、特点分为急性尿潴留和慢性尿潴留两类。急性尿潴留起病急骤，膀胱内突然充满尿液不能排除，患者十分痛苦，常需急诊处理；慢性尿潴留起病慢，病程较长，下腹部可触及充满尿液的膀胱，但患者不能排空膀胱，由于疾病的长期存在和适应痛苦反而不重。康复医学的介入可以缓解或治愈患者病情，提高其生活质量。

康复目标：①改善尿潴留患者的膀胱功能，促进其膀胱功能的恢复；②控制或消除感染，保持或改善泌尿系状况；③对尿潴留患者实施心理疏导以便于尿潴留病人更好地参与疾病的治疗。

康复指征：患者生命体征平稳，在不影响临床救治的前提下即可开始康复治疗，不能自主排尿或自主排尿不充分（残余尿>80ml）的脊髓损伤或其他神经瘫痪者均可介入康复治疗，对于尿潴留的康复，患者最好具有一定的认知功能和交流能力，以便更好地配合完成各项治疗活动。

康复方法：饮水计划疗法、代偿性排尿训练、间歇导尿技术、心理疏导治疗、排尿反射训练法、中频电疗等。

26.297　执行饮水计划以便于改善尿潴留患者的膀胱功能

操作步骤	知识要求	态度要求
1. 告诉患者执行饮水计划，定时、定量饮水和定时排尿是各种膀胱训练的基本措施。 2. 告知患者具体的饮水计划：	1. 了解此饮水计划表是根据香港医管局新界东联网大埔医院饮水计划表结合内地饮水饮食习惯修改而成。 2. 膀胱安全生理容量为 400ml，每两次排尿之间饮水以 400～450ml 为宜，以使其后排尿时的膀胱容量达到 400ml 左右。 3. 饮水和排尿的时间间隔一般在 1～2 小时，与体位和气温有关。卧位和气温低时排尿间隔缩短，反之延长。 4. 日进水量一般不需要超过 2000ml，保持尿量在 1000ml/d 左右。	1. 对于清洁导尿患者，尽管导尿管不要求严格消毒，但是仍要强调充分地清洗和合理保管；插入时动作必须轻柔，不可有暴力，以避免尿道损伤。 2. 应该对患者的日常生活习惯进行了解，在其基础上可对饮水计划进行适当修改。 3. 对患者进行饮水计划指导时应该仔细、认真，详细解答患者的疑问。

2. 告知患者具体的饮水计划：

饮水时间	饮水量（ml）	排尿时间
晨起	150	夹闭尿管
7:40	早餐 不超过 300	
8:20	125	
10:00	250	10:00
11:30	中餐 125～150	12:00
13:50	250	
16:00	250	16:00
17:30	晚餐 125～150	
19:00	250	
20:00	125	20:00
入睡前		开放尿管
24 小时总入水量	2000 左右	24 小时总排出量 1000ml 左右
注意：晚上 8 点以后不再饮水		

3. 教会患者正确记录饮水量、含水量多的食物量、输液量、尿量等，每 2～3 天检查记录 1 次，评价饮水计划的有效性，根据患者的饮食习惯及尿量指导患者适当调整。

重要提示：	所需物品
1. 饮水量包括汤、水、水果等。 2. 饮水计划实施后第 1 周排尿次数应控制在 4～6 次/天，第 2～3 周 4～5 次/天，第 4 周 4 次/天。 3. 饮水时应在半小时内缓慢饮入，避免快速大量饮水。 4. 避免使用利尿饮品或食物，如茶、汽水、含酒精饮品、糖水、玉米水、西瓜等。	所需物品：导尿管、引流袋、饮水计划记录本。

26.298 行间歇导尿以便于尿潴留患者膀胱规律的充盈与排空

操作步骤	知识要求	态度要求
1. 告诉患者间歇导尿是由非医务人员进行的、不留置导尿管的导尿方法，以减少患者对医务人员的依赖性，提高患者的生活独立性。 2. 告诉患者导尿体位，没有肢体活动不便的男性患者可采取坐位或立位。女性患者可采取坐位或蹲位；高位脊髓损伤需要家人辅助导尿的患者可以采取侧卧位。 3. 用0.9%氯化钠溶液或其他无黏膜刺激的医用消毒液（新洁尔灭等）清洗导尿用的导尿管。 4. 然后用肥皂或清洁液清洗患者会阴部，操作者清洗好双手。 5. 然后在导尿管外部涂抹润滑油（例如石蜡油）以减小插入阻力。建议最好使用一次性的导尿管，材质为塑料、硅胶、橡胶均可。 6. 操作者手持导尿管插入尿道口，并缓缓推入，直到尿液从导尿管排除。 7. 导尿完成后立即将导尿管拔出。 8. 导尿管拔出后用蒸馏水清洗，再放入无黏膜刺激的医用消毒液或0.9%氯化钠溶液中，以备下次使用。	1. 了解间歇导尿的流程。 2. 了解间歇导尿的适应证 2.1 不能自主排尿或自主排尿不充分（残余尿>80~100ml）的脊髓损伤或其他神经损伤患者。 2.2 神志清楚并能主动配合导尿。 3. 了解间歇导尿的禁忌证 3.1 尿道严重损伤或感染以及尿道内压疮。 3.2 患者神志不清或不配合。 3.3 接受大量输液；全身感染或免疫力极度低下者。 3.4 有显著出血倾向。 3.5 前列腺显著肥大或肿瘤。	1. 在对患者进行讲解演示时一定要仔细、认真，对患者有疑问的地方要详细解答。 2. 如当患者出现血尿，若只是偶尔少量出血，可不必过虑。但如是持续性出血，或出血增多，患者必须及时到医院就诊。 3. 如出现插管困难，可让患者放松，稍后充分润滑导尿管，动作轻柔地重复插管。若仍插入困难，需寻求专业人员的帮助。 4. 如排空膀胱后导尿管拔出困难，有可能是由于膀胱痉挛，患者放松一会后再尝试拔管。
重要提示： 1. 如果患者完全不能自主排尿，间歇导尿的使用频率可以为3~4次/日，如能部分排尿，使用频率1~2次/日。 2. 每次导出的尿液一般为400ml左右（生理性膀胱容量）。 3. 残余尿<100ml时停止间歇导尿。 4. 高位截瘫患者在实施间歇性导尿期间，要注意观察因膀胱压力过高而引起的自主神经反射亢进的临床表现，如突发性血压升高、皮肤潮红、出汗、头痛等反应，一旦出现应当迅速排空膀胱缓解症状。		**所需物品：**导尿管、0.9%氯化钠溶液、肥皂、石蜡、蒸馏水、集尿器皿。

26.299 实施心理疏导以便于尿潴留患者更好地参与疾病的治疗

操作步骤	知识要求	态度要求
1. 首先告诉患者尿潴留是很多疾病或手术后的并发症，比较常见，并不是什么疑难杂症，减轻患者的心理负担。 2. 要了解患者的心理状况，然后针对具体的情况做具体的分析和应对，一般来说，尿潴留患者多为恐惧，紧张，焦虑不安的心理。 3. 为患者提供安静舒适隐蔽的排尿环境，关闭门窗，屏风遮挡，让无关人员回避，使患者消除窘迫焦虑心理，安心排尿。介绍及时排尿的好处，向患者说明及时排尿可以预防感染；教导患者怎么样放松躯体，大胆排尿。 4. 倾听患者诉说心中的不安和顾虑，放松紧张情绪。 5. 有些患者因伤口疼痛或害怕伤口感染裂开而不敢用力排出尿液。指导患者安静、舒适地仰卧在床上，通过冥想、放松、腹式呼吸的方法放松身心。 6. 安慰、体贴鼓励患者，可采用音乐疗法、聊天等形式消除患者的紧张情绪，分散注意力，以免因焦急紧张情绪而加重尿道括约肌痉挛，使排尿更加困难。	1. 能说出哪些疾病和操作可能会出现尿潴留，并能合理地告知患者预后。 2. 了解尿潴留患者心理状态，并掌握一定的心理学知识。 3. 掌握尿潴留常规的护理方法。	1. 尿潴留患者由于排尿不便往往会产生自卑心理，对此医护人员应该给予鼓励与关心，帮助其尽快摆脱疾病困扰。 2. 对待患者一定要有耐心，当患者出现烦躁不安的情绪时，应该转移患者注意力，使患者紧张的心情放松下来。 3. 排尿时注意保护患者的隐私。
重要提示： 1. 避免引起患者紧张、焦虑、恐惧的情绪。 2. 注意保护患者的隐私。 3. 环境要尽可能的安静、舒适。		**所需物品：**安静、隐蔽的环境、排尿所需的用具。

26.300　行排尿反射训练法以便于尿潴留患者利用反射促进尿液排出

操作步骤	知识要求	态度要求
1. 告诉患者反射性排尿可以促进尿液的排出。 2. 为患者提供安静舒适隐蔽的排尿环境。 3. 采取患者习惯的排尿体位。 4. 叩击或触摸耻骨上区，叩击频率 50~100 次/分，叩击次数 100~500 次。 5. 牵拉阴毛。 6. 摩擦大腿内侧。 7. 挤压阴茎龟头。 8. 听流水声。 9. 洗温水浴。	1. 能说出排尿反射的过程。 2. 能阐述排尿反射的反射弧。	1. 对患者进行排尿反射训练时一定要认真，有耐心。 2. 安慰患者，放松其紧张焦虑的心情。 3. 保护患者的隐私。
重要提示： 1. 叩击时宜轻而快，不宜重叩。 2. 如当患者排尿反射训练不能完成排尿时，应及时进行导尿，以防止尿液反流至肾脏。		**所需物品：** 安静舒适隐蔽的排尿环境。

26.301 行代偿性排尿训练以便于尿潴留患者产生尿意进而有助于尿液排出

操作步骤	知识要求	态度要求
1. 告诉患者这是通过手法和增加腹压等措施促进排尿的方法。 2. Valsalva 屏气法：患者坐位，放松腹部，身体前倾，屏住呼吸 10~12 秒，用力将腹压传到膀胱、直肠和骨盆底部，屈曲髋关节和膝关节，使大腿贴近腹部，防止腹部膨出，增加腹部压力。然后恢复坐位，每次训练 5~8 组，每组间休息 5 秒，每天 4~6 次。 3. Crede 手法：双手拇指置于髂嵴处，其余手指放在膀胱顶部（脐下方），逐渐施力向内下方压，也可用拳头由脐部深按压并向耻骨方向滚动。加压时须缓慢轻柔，避免使用暴力和对耻骨上区直接加压。每次训练 5~8 组，每组间休息 5 秒，每天 4~6 次。	1. 能阐述代偿性排尿的原理。 2. 熟练掌握代偿性排尿的具体操作步骤。	1. 代偿性排尿训练需要患者主动配合，因此，训练前，要充分解释、沟通，并认真演示训练方法。 2. 在进行代偿性排尿训练时，在告知患者注意事项的同时，还要仔细观察每一个操作步骤及患者的反映，如出现错误动作要及时纠正。 3. 为患者营造安静舒适的排尿环境。并取得患者及其家人的信任及配合。
重要提示：加压时须缓慢轻柔，避免使用暴力和在耻骨上直接加压，过高的膀胱压力可导致膀胱损伤和尿液反流到肾脏。		**所需物品**：安静的训练环境、床或椅子。

26.302 行中频电疗以便于促进尿潴留患者腹部肌肉收缩进而促进尿液排出

操作步骤	知识要求	态度要求
1. 整理好治疗所需的木质治疗床。 2. 告知患者需进入中频电疗室进行治疗，协助其到治疗室，平卧于治疗床上。 3. 告诉患者中频电疗可以引起腹部肌肉收缩，从而促进排尿。 4. 让患者平卧在床上，暴露腹部。 5. 将仪器接通电源，检查是否处于良好工作状态。 6. 选择电极板和吸水衬垫，电极 2 个，规格 20cm×10cm，再接上输出导线与仪器连接，将衬垫用热水浸湿，然后将电极置于衬垫之上放在患者下腹部膀胱区体表位置，用沙袋或固定带固定电极。 7. 检查输出旋钮，使之处于"0"位，然后开启电源。选择"尿潴留"或"功能性电刺激"的治疗处方。 8. 调节输出频率为 1~10kHz，低频调制频率 1~150Hz 可调。 9. 调节治疗时间为 20 分钟，电流强度为耐受限，以引起明显的腹肌收缩为宜。 10. 治疗完毕时，将输出旋钮调至"0"位，取下电极，关闭电源，将衬垫消毒备用。	1. 了解中频电疗的作用原理。 2. 熟练掌握中频电疗仪器的操作方法和流程，注意治疗结束后应先取下电极再关闭电源，防止机器出现一过性放电，电伤患者。 3. 放置衬垫时，应注意电极与衬垫，衬垫与皮肤之间的接触平整无缝隙，防止出现局部治疗剂量过大，电灼伤患者。 4. 了解中频电疗的禁忌证：急性化脓性感染、出血疾患、恶性肿瘤、带有心脏起搏器者。 5. 评价患者治疗部位感觉功能是否正常，对于感觉功能不正常者应给予小剂量治疗为宜，不应再以患者出现耐受的酥麻感为标准。	1. 在对患者进行治疗时一定要认真、仔细，有耐心。 2. 告知患者治疗时电极下有电刺激、麻、颤、肌肉收缩感属于正常。 3. 治疗电流强度不宜过大，不应产生疼痛感。如果在治疗过程中患者出现疼痛，应中止治疗，检查电极是否滑脱、接触皮肤或电极衬垫不平。 4. 如果治疗部位有小的瘢痕，应注意掌握电流强度，瘢痕明显者不宜进行此方法。 5. 如果治疗部位皮肤有破损，应避开或贴小胶布予以保护。
重要提示： 1. 中频电疗仪不应与高频电疗仪同放一室或同时工作。 2. 治疗前应对患者进行安全检查，除去治疗部位及其附近的金属异物。 3. 严禁将衬垫放反而导致电极与皮肤之间只隔一层单布；同时电流衬垫必须均匀紧贴皮肤，防治电流集中于某一局部或某一点。		**所需物品：**物理治疗室、中频电治疗仪、电极、衬垫、沙袋或固定带、热水、床。

（李 红 王 美 李红玲）

第二十七章　慢性盆腔炎康复

概念：盆腔炎是包括女性内生殖器及其周围结缔组织、盆腔腹膜的炎症。病原体多为原来存在于阴道内的链球菌、葡萄球菌、大肠杆菌、厌氧菌或来自其他部位的铜绿假单胞菌（绿脓杆菌）、淋球菌、结核杆菌。在机体抵抗力下降时阴道内的病原体向内生殖器的其他部分蔓延发展，或由邻近器官感染蔓延发展，或由身体其他部位感染通过血液与淋巴循环侵入内生殖器官。盆腔炎可局限于盆腔内生殖器的一个部位，或波及几个部位，如子宫内膜炎、子宫肌瘤、子宫周围炎、输卵管炎、输卵管卵巢炎（常称为附件炎），有时炎症波及整个盆腔，发生盆腔结缔组织炎、盆腔腹膜炎。其多数为非特异性炎症，少数为结核等特异性炎症。多数为慢性盆腔炎，急性盆腔炎较少见。

康复目标：改善局部血液循环促进炎症吸收、缓解疼痛，消散并解除炎症，提高生活质量。

康复指征：患者生命体征平稳，不影响临床救治的前提下即可开始康复治疗；行物理疗法治疗时一定要严格掌握治疗的禁忌证及治疗过程中的各项注意事项。

康复方法：常用康复治疗方法包括：电疗法（超短波疗法、微波疗法、直流电离子导入疗法），光疗法（激光疗法、红外线疗法），磁疗法等，根据患者的情况选择适合的治疗技术。

27.303　超短波治疗以改善局部血液循环促进盆腔炎炎症吸收缓解疼痛

操作步骤	知识要求	态度要求
1. 与患者沟通，解释超短波治疗对于改善局部血液循环促进盆腔炎炎症吸收缓解疼痛的意义，得到认同。 2. 该项治疗可以在具备条件的乡镇卫生院实施。 3. 治疗室应保持空气流通，室温保持在 18～22℃；检查电源是否可用，有无漏电，治疗仪能否正常工作，各开关、旋钮是否在合适位置，电流输出是否在零位，电极的电缆插头是否牢固插在输出孔内，接通电源，"零位指示"灯亮，预热 3～5 分钟后，"治疗"灯亮。 4. 治疗床单位准备：治疗前整理治疗床，并及时更换脏污的床单、枕套。 5. 协助患者进入超短波疗室进行治疗，暂时除去其身上的金属物品及手表、手机等电子设备，保持治疗部位干燥，患者平卧于木质治疗床上。 6. 选择两个板状电容电极，一个置于患者耻骨上的盆腔区，另一个置于相对的腰骶部；电极与患者身体之间衬以毡垫或棉垫，保持 3～4cm 的间隙，并用沙袋妥善固定。 7. 将治疗仪"输出调节"钮置于"1"档，再调节"输出调谐"钮，使仪器工作达到谐振状态，此时电流表指针上升至最高点，氖光灯测试示亮度最大。 8. 选择治疗剂量为无热量（急性期）或微热量（慢性期）。 9. 一般急性期每次治疗 8～10 分钟，炎症好转后改为微热量，每次治疗 10～15 分钟，每日 1 次，15～20 次为 1 个疗程；慢性期粘连增厚明显时不宜长期使用。 10. 治疗过程中，应注意询问患者的感觉，以便及时调节输出。 11. 治疗完毕，将治疗仪输出调回零位，关闭电源，从患者身上取下电极。 12. 整理好物品和仪器，与患者约定下次治疗时间。 13. 规范记录治疗情况。	1. 了解超短波治疗仪消除局部炎症的治疗机制、技术参数、操作流程及注意事项。 2. 了解不同部位、不同病症的治疗剂量要求，调整合适的治疗剂量。 3. 掌握超短波治疗的禁忌证：有心脏起搏器、有出血倾向、妊娠早期、治疗部位有金属异物、早期恶性肿瘤等。 4. 了解患者发生不适的原因和处理原则、处理方法。	1. 盆腔炎是妇科常见病之一，慢性盆腔炎甚至会发展成不孕症，给患者造成严重的身心负担及经济负担。超短波治疗作为可以有效促进盆腔炎炎症吸收的一项治疗手段，应被推广应用，治疗师在治疗前应向患者解释超短波治疗的基本原理，客观说明治疗作用和效果，取得其配合，并给予相应的帮助。 2. 治疗中避免治疗仪的两根输出电缆相搭或交叉、打圈，间距不宜小于治疗仪输出插孔的距离，以免形成短路、损坏电缆并减弱治疗剂量；电缆也不得直接搭在患者身上，以免引起灼伤。 3. 患者的治疗部位必须保持干燥，以免灼伤。 4. 按照要求，定期对设备进行维护。
重要提示： 1. 禁忌证：高热患者（体温>38℃）、有出血倾向者、低血压、心力衰竭、活动性结核、恶性肿瘤（一般剂量为禁忌）、装起搏器及心瓣膜置换者。 2. 需有金属屏蔽治疗室且治疗室内不得有多台超短波电疗机。 3. 治疗室地板应为木质地板，治疗床必须是木质治疗床。 4. 治疗急性炎症时，应严格无热量、短时间治疗。 5. 不得用失谐来调节治疗剂量。	**所需物品：** 大功率超短波治疗仪、氖光灯、毡垫或棉垫、沙袋。	

27.304 中频脉冲电治疗以促进慢性盆腔炎炎症消散并解除粘连

操作步骤	知识要求	态度要求
1. 与患者沟通，解释中频脉冲电治疗以促进慢性盆腔炎炎症消散并解除粘连的意义，得到认同。 2. 该项治疗可以在具备条件的乡镇卫生院实施。 3. 治疗室应保持空气流通，室温保持在18~22℃；检查电源是否可用，有无漏电，检查治疗仪能否正常工作，输出旋钮是否在零位，治疗仪的输出是否平稳，导线、电极是否完整无损，导电橡胶电极有否老化、裂隙。 4. 治疗床单位准备：治疗前整理治疗床，并及时更换脏污的床单、枕套。 5. 告知患者进入电疗室进行治疗，暂时除去患者治疗部位及其附近的金属异物，协助患者平卧于治疗床上，暴露下腹部膀胱区。 6. 选择 200~300cm^2 的方形电极进行治疗，对置于患者下腹部和腰骶部，用温水浸透电极的治疗面，以不烫、不滴水为度，紧贴皮肤，并用治疗带牢固固定。 7. 开启电源，选择"相应治疗处方"，按下"启动"键，调节"剂量"按钮，直至患者感觉适宜为止；告诉患者治疗时电极下应有麻刺、颤动感。 8. 治疗过程中，应经常询问患者的感觉，老人、体弱的治疗时间要短，输出强度要弱；如果患者有异常反应应及时将输出电流降至零位，查找原因并处理后方能继续治疗。 9. 一般每次治疗 15~20 分钟，每日或隔日 1 次，15~20 次为 1 个疗程。 10. 治疗完毕后，将电流输出调至零位，关闭电源，从患者身上取下电极。 11. 整理好物品和仪器，与患者约定下次治疗时间。 12. 规范记录治疗情况。	1. 能够科学解释中频脉冲电疗治疗慢性盆腔炎的基本原理。 2. 能正确选择中频脉冲电疗治疗慢性盆腔炎的治疗处方。 3. 能够说出中频脉冲电疗疗法的禁忌证包括恶性肿瘤、急性炎症、出血倾向、局部金属异物、植有心脏起搏器者、心前区不适、对电流不耐受者。 4. 能够说出中频脉冲电疗的主要适应证：颞下颌关节炎、瘢痕、关节纤维性挛缩、术后粘连、炎症后浸润硬化、注射后硬结、血肿机化、狭窄性腱鞘炎、肌纤维组织炎硬结、硬皮病、肩关节周围炎、血栓性静脉炎、慢性盆腔炎、肠粘连、慢性咽喉炎、声带肥厚、关节炎、肱骨外上髁炎、神经炎、神经痛、带状疱疹后神经痛、术后尿潴留、术后肠麻痹等。 5. 能够说出慢性盆腔炎的临床表现及诊断标准。	1. 选择中频脉冲电疗法治疗慢性盆腔炎可以有效促进慢性炎症消散并解除粘连，可以作为治疗慢性盆腔炎的治疗手段之一，但是应该向患者说明作用原理、适应证、效果、疗程及费用，取得患者同意后方可进行治疗。 2. 治疗前应耐心细致地向患者解释治疗流程、目的及正常的感受，取得其配合。 3. 使用硅胶电极治疗时必须将导线插头完全插入导线插孔；治疗部位皮肤有破损时应避开或贴小胶布保护。 4. 治疗过程中应随时观察和询问患者的感觉，随时发现问题解决问题；瘢痕部位有感觉障碍者应注意电流强度的调节，不应依靠患者的感觉来调节剂量，谨防剂量过大造成灼伤。 5. 治疗过程中提醒患者不得任意挪动体位。治疗时电极下不应有灼痛感。如治疗过程中出现疼痛，应中止治疗，检查电极是否滑脱接触皮肤或电极不平，使电流集中于一点。如未出现灼伤，应予以纠正。如已出现灼伤应中断治疗，处理灼伤。 6. 治疗仪应安放在固定位置上，避免经常搬动。 7. 治疗后切断电源，各按钮恢复到原来位置，治疗电极需放在通风处晾干。 8. 按照要求，定期对设备进行维护。
重要提示： 1. 仔细阅读仪器使用说明书后再操作。 2. 机器工作时，附近不要有强烈的电器干扰；当启动电流输出后，不要使输出线末端两插头或两电极相碰，以免短路。 3. 治疗过程中，在未将输出电流设为"0"时，不要开、关电源，以免电击患者，应在开机后放置电极，在关机前取下电极。 4. 如输出电流调节到 20mA 患者仍无感觉，应停止增加输出，将电极板从患者身上取下，检查输出线是否有破损或机器是否有故障。 5. 患者的手不要接触治疗仪和电极以免电击。		**所需物品：** BA2008-Ⅲ型电脑中频治疗仪、治疗带、200~300cm^2 的方形电极。

27.305 直流电离子导入治疗以消除慢性盆腔炎炎症

操作步骤	知识要求	态度要求
1. 与患者沟通，解释直流电离子导入治疗以促进慢性盆腔炎炎症消散的意义，得到认同。 2. 该项治疗可以在具备条件的乡镇卫生院实施。 3. 治疗室应保持空气流通，室温保持在18~22℃；检查电源是否可用，有无漏电，检查治疗仪的输出是否平稳、正常，各开关旋钮能否正常工作，导线、导线夹、电极、导线电极焊接点是否完整无损，导电橡胶电极是否老化、裂隙。 4. 治疗床单位准备：治疗前整理治疗床，并及时更换脏污的床单、枕套。 5. 告知患者需进入直流电疗室进行治疗，进入治疗室前请其暂时除去身上的金属物品及手表、手机等电子设备，保持治疗部位干燥；协助患者进入治疗室，并平卧于治疗床上。 6. 作用极选用300cm²的电极板，辅极选用400cm²的电极板，并选择好相应的电极衬垫。铅板电极应碾平，治疗前衬垫必须正负极分开煮沸消毒，用于治疗时衬垫温度以不烫为度，湿度以拧不出水为度，将其展平。 7. 将电极板插入衬垫的布套内，使电极板的各边在衬垫的各边之内约1cm，将导线两端分别与电极和治疗仪输出插孔相接。 8. 将5%碘化钾药液均匀的洒在与作用极电极板形状和面积相同的滤纸上，再将浸有药液的滤纸平整地放在下腹部，其上覆盖电极衬垫和电极板，并与直流电疗仪的阴极相连；辅极置于腰骶部，并与直流电疗仪的阳极相连；使衬垫厚的一侧紧贴皮肤，再次确认导线的正负极是否符合治疗要求，然后以沙袋、固定带稳妥固定电极。 9. 调节治疗仪的电流分流器在0~100mA大量程上，然后打开电源开关，使治疗仪预热。 10. 开始治疗前，向患者交代治疗时电极下应有针刺感，或轻微的紧束感、蚁走感。 11. 以顺时针方向缓慢旋转电位器，调节电流，电流强度从0.5mA开始，逐渐增加至所需量的2/3，再逐渐增至15~30mA。 12. 一般每次治疗20~25分钟，每日1次，10次为一个疗程。 13. 治疗完毕后，逆时针方向缓慢旋回电位器，调节至零位，切断电源；将电极和衬垫从患者身上取下，检查治疗部位皮肤有无异常反应。 14. 整理好物品和仪器，与患者约定下次治疗时间。 15. 规范记录治疗情况。	1. 能够阐述慢性盆腔炎的病因、发病机制。 2. 了解慢性盆腔炎的临床表现及治疗原则。 3. 了解直流电离子导入疗法的机制，溶液极性，操作规程。 4. 了解直流电疗法禁忌证：高热、昏迷、恶性肿瘤、出血倾向、急性化脓性炎症、急性湿疹、心力衰竭、孕妇腰腹骶部、皮肤破损局部、金属异物局部、安装有心脏起搏器局部及其邻近、对直流电过敏者。 5. 治疗中电极与衬垫必须平整，尤其在治疗体表弯曲的部位时，必须使衬垫均匀接触皮肤，使得通电时电流得以均匀作用于皮肤，不致电流集中于某点。 6. 知道直流电疗的电流密度计算方法。	1. 向患者解释应用直流电离子导入疗法治疗慢性盆腔炎的作用机制，并耐心细致地向患者解释治疗流程、目的及正常的感受，取得其配合。 2. 治疗中应经常检查电流表的指针是否平稳，是否在所调节的电流强度读数上，注意观察患者表情，询问患者电极下的感觉。对有局部感觉障碍、血液循环障碍的患者尤应注意巡视观察。 3. 对治疗局部皮肤有小破损者，应在小破损处贴以胶布或垫上绝缘布，以防止烧伤。 4. 治疗使用过的衬垫，必须煮沸消毒，阴凉处晾干备用。破旧的衬垫应予以修补或更新。电极必须用肥皂水刷洗，破裂电极应予更新。 5. 按照要求，定期对设备进行维护。
重要提示： 1. 治疗过程中患者不得任意挪动体位，以免烫伤。 2. 如患者感觉电极下有局限性疼痛或烧灼感，应立即调节电流至零位，中断治疗进行检查，如有皮肤灼伤，则应停止治疗，予以妥善处理。 3. 治疗结束后嘱患者不要搔抓治疗部位皮肤，局部出现瘙痒或红色小丘疹，可涂止痒液；皮肤局部出现斑点状潮红时，应涂烫伤油膏。		**所需物品：** 直流电疗仪、导线、电极板、导线夹、衬垫、其他用品（煮锅2个、长夹、绝缘布、沙袋、固定带）。

27.306　红外线治疗以消除慢性盆腔炎炎症

操作步骤	知识要求	态度要求
1. 与患者沟通，解释红外线治疗以消除慢性盆腔炎炎症的意义，得到认同。 2. 该项治疗可以在具备条件的乡镇卫生院实施。 3. 治疗室要通风良好，室温保持18~22℃。检查红外线治疗仪电源是否可用，有无漏电，设备是否处于正常状态。检查治疗仪的各开关、旋钮是否在合适的位置，检查灯泡、辐射板有否碎裂，灯头安装是否牢固，支架是否稳妥，接通电源，使灯头、灯泡预热5~10分钟。 4. 治疗床单位准备：治疗前整理治疗床，并及时更换脏污的床单、枕套。 5. 告知患者需进入光疗室进行治疗，协助患者进入治疗室，平卧于治疗床上，戴上防护眼镜或用浸湿的毛巾覆盖于眼部，保护眼睛。 6. 患者取平卧位，暴露下腹部盆腔区，移动灯头，距离治疗部位30~60cm，使灯头中心对准病患部位，以患者有舒适的温热感为度。 7. 治疗过程中，应注意询问患者的感觉，以便及时调节输出。如患者过热、灼痛，应中止治疗，检查治疗部位有否灼伤，如有灼伤应及时处理。 8. 治疗完毕，移开灯头，关闭电源，检查皮肤，拭去汗水。 9. 一般每次治疗15~20分钟，每日1次，15~20次为1个疗程。 10. 整理好物品和仪器，与患者约定下次治疗时间。 11. 规范记录治疗情况。	1. 了解慢性盆腔炎的临床表现及治疗原则。 2. 能够解释红外线治疗慢性盆腔炎的基本原理。 3. 能够说出红外线治疗的禁忌证包括恶性肿瘤、高热、急性化脓性炎症、出血倾向、活动性结核、代偿不全的心脏病、皮炎等。 4. 掌握红外线辐射器的选择：①依照射面积而定：肩、手足等小部位照射可用小灯；照射部位大时，如背、腹部，应用500~1000W的大灯；躯干、双下肢或全身照射可用光浴箱等；②依病灶深度而定：病灶较深时应用发光的红外线灯，因其发出的主要是透入较深的短波红外线和可见光；③发汗治疗时应用石英红外线灯。	1. 红外线治疗作为治疗慢性盆腔炎的辅助治疗手段之一，可向患者推荐，但它仅为一种辅助治疗手段，不可以代替药物治疗。在做治疗前应与患者耐心细致地解释其治疗作用、治疗流程及正常的感受，取得其配合，并对行动不便者提供适当帮助。 2. 首次治疗前必须询问并检查患者局部感觉是否有异常，如有感觉障碍，一般不予治疗，必须照射时不应依靠患者的主诉来调节灯距，应勤巡视，观察患者皮肤，并随时调整灯距，谨防过热烫伤。 3. 新鲜的植皮、瘢痕区，其血液循环、散热功能差，红外线照射时宜保持较长距离，以免烫伤；对于水肿增殖的瘢痕，不宜用红外线照射，以免促进其增殖。 4. 治疗过程中应随时观察和询问患者的感觉，随时发现问题解决问题。 5. 移动治疗仪时应小心，避免损伤灯泡或辐射板。 6. 治疗师应佩戴防护眼镜保护眼睛。 7. 按照要求，定期对设备进行维护。
重要提示： 1. 治疗过程中患者出现过热或灼痛时应及时中止治疗，并给予冷敷处理。 2. 治疗过程中皮肤局部出现斑点状潮红时，应中止治疗并立即涂烫伤油膏。 3. 治疗过程中患者不得随意挪动体位，或拉动灯头，防止身体触及灯泡引起烧伤。 4. 红外线照射眼睛易引起白内障及视网膜灼伤，故治疗时需注意保护眼睛。		**所需物品：**红外线治疗仪、防护眼镜、毛巾。

27.307 行磁疗法以消除慢性盆腔炎炎症并解除粘连

操作步骤	知识要求	态度要求
1. 与患者沟通，解释低频脉冲磁疗法以促进慢性盆腔炎炎症消散并解除粘连的意义，得到认同。 2. 该项治疗可以在具备条件的乡镇卫生院实施。 3. 治疗室应保持空气流通，保持治疗室温度在18~22℃；检查电源是否可用，有无漏电，检查治疗仪能否正常工作，各开关、旋钮是否在合适的位置。 4. 治疗床单位准备：治疗前整理治疗床，并及时更换脏污的床单、枕套。 5. 告知患者需进入磁疗室进行治疗，请其除去身上的金属物品及手表、手机等电子设备，协助患者进入治疗室，平卧于治疗床上。 6. 请患者暴露下腹部，将低频脉冲磁疗的两个磁头对置于患者下腹部和骶尾部，并加沙袋妥善固定。 7. 接通治疗仪电源，调节脉冲频率为10Hz，调节磁场强度为0.6~0.8T，选择治疗时间为15~30分钟，打开开关即开始治疗。 8. 治疗过程中，应注意询问患者的感觉，以便及时调节输出。 9. 一般每次治疗15~30分钟，每日或隔日1次，10~15次为1个疗程。 10. 治疗完毕后，关闭电源，从患者身上取下磁头。 11. 整理好物品和仪器、与患者约定下次治疗时间。 12. 规范记录治疗情况。	1. 能够解释低频脉冲磁疗法治疗慢性盆腔炎的基本原理。 2. 能够说出低频脉冲磁疗法的禁忌证包括植入心脏起搏器者、严重的肝、心、肾脏疾病患者、出血及有出血倾向者、体质极度衰弱者、磁疗副作用明显而不能耐受者、局部有金属异物者及白细胞低下者；男性睾丸部慎用。 3. 了解低频脉冲磁疗法的适应证：软组织扭挫伤、肌纤维组织炎、肌筋膜炎、肱骨外上髁炎、肩关节周围炎、颈椎病、骨性关节病、类风湿性关节炎、跟骨骨刺、骨折愈合迟缓、肋软骨炎、带状疱疹后神经痛、坐骨神经痛、颞颌关节炎、前列腺炎、盆腔炎、乳腺炎等。	1. 低频脉冲磁疗法通过其抗炎、消肿、解除粘连作用达到治疗慢性盆腔炎的目的，但行该治疗时个别患者不能耐受，故在给患者选择时，必须向其说明治疗时的正常反应，方便患者选择。 2. 在治疗前应与患者耐心细致地解释治疗流程、目的及正常的反应，取得其配合。 3. 治疗过程中应注意观察患者的表情和询问患者的感觉，随时发现问题解决问题。对有局部感觉障碍、血液循环障碍的患者尤应注意巡视观察。 4. 治疗仪磁头轻拿轻放，避免撞击或掉落地上，损坏磁头。 5. 应避免手表、收录机、手机等靠近磁头。 6. 治疗老人、体弱者时均宜用弱磁场，治疗时间不宜过长；或在治疗磁头下面垫纱布以减轻震动。 7. 按照要求定期对设备进行维护。
重要提示： 1. 治疗过程中患者出现头晕、恶心、心慌、气短等不适反应时，轻者不需处理，可继续治疗；重者可减弱磁感应强度、缩短治疗时间或停止治疗。 2. 治疗过程中治疗仪或磁头内出现异常响声，应立即中止治疗，关闭电源，检查并处理故障。		**所需物品：**低频脉冲磁治疗仪。

（曹慧芳　张立超　陈爱民）

第二十八章　痛 经 康 复

　　概念：痛经为最常见的妇科症状之一，指行经前后或月经期出现下腹部疼痛、坠胀，伴有腰酸或其他不适，症状严重者可影响生活质量。痛经分为原发性和继发性两类，原发性痛经指生殖器官无器质性病变的痛经，占痛经 90% 以上；继发性痛经指由盆腔器质性疾病引起的痛经。疼痛多自月经来潮后开始，最早出现在经前 12 小时，以行经第 1 日疼痛最剧烈，持续 2~3 日后缓解。疼痛常呈痉挛性，位于下腹部耻骨上，可放射至腰骶部和大腿内侧。可伴有恶心、呕吐、腹泻、头晕、乏力等症状，严重时面色发白、出冷汗。

　　康复目标：原发性痛经的治疗，主要是对症治疗，以镇痛、镇静为主。

　　康复指征：所有人排除其他妇科炎症性疾病的痛经患者均可于月经来潮之前 2~3 天开始治疗。

　　康复方法：采用综合性治疗，包括精神疏导及中药、西药与针灸治疗。

28.308　行针灸治疗以温阳通络缓解痉挛减轻疼痛

操作步骤	知识要求	态度要求
1. 告诉患者针灸治疗痛经的作用原理、治疗流程和注意事项，取得患者的理解和配合。 2. 该项治疗可在乡镇卫生院或患者家中进行。 3. 协助患者到治疗地点，为不能行走的患者提供帮助。告知或帮助患者平卧于治疗床上，暴露治疗部位。 4. 针灸选穴：穴位选取腹部及下肢的穴位，如关元、气海、子宫、血海、三阴交、太溪、太冲、行间。 5. 在治疗穴位进行常规消毒后，使用0.25mm×50mm 规格的针灸针进行治疗，视部位直刺入 0.2~1.2cm，行提插、捻转等手法，留针 30 分钟，另在上述腧穴进行艾条灸法20~30 分钟。 6. 针灸治疗结束后，按针灸顺序起针，出针后用干棉球按压针孔，尽量避免出血或发生血肿，最后清点针灸针数目。 7. 告知患者针灸后 5 小时内不要用水清洗针灸部位，以免发生感染。 8. 治疗过程中，应注意询问患者的感觉，患者如有头晕、出汗、心慌甚至抽搐、晕厥等不适症状时及时停止治疗，并让患者平卧，可行服用葡萄糖或静脉注射葡萄糖注射液等治疗。 9. 一般治疗每日或隔日 1 次，10 次为 1 个疗程。 10. 规范记录患者每次治疗情况。	1. 掌握治疗痛经常用腧穴的主治功效、定位方法、针灸注意事项。 2. 了解针灸治疗消毒的要求和流程。 3. 掌握针灸治疗的禁忌证：凝血机制障碍患者、皮肤破损等。 4. 了解晕针的机制、处理原则和具体处理方法。	1. 部分患者对于针灸疗法有恐惧心理，这种心理容易引发晕针，针灸医师一定要耐心进行解释，解除患者的恐惧心理，以便针灸治疗顺利进行。 2. 痛经是一种常见的女性疾病，会给患者带来很大痛苦，故要理解患者，告知患者养成良好的生活和饮食习惯。如注意经期保暖，勿食刺激性食物等。
重要提示： 1. 在神经、血管较为丰富的部位腧穴进行针灸治疗时，注意不要伤及神经和血管。 2. 当患者出现头晕、出汗、心慌甚至抽搐、晕厥等不适症状时，提示患者发生晕针，应马上停止治疗，并采取相关处理措施。 3. 在因寒冷引发的痛经时应使用灸法进行治疗。		**所需物品：** 针刺治疗室，治疗床、0.25mm×50mm 规格的针灸针、75% 酒精棉球、清艾条。

第二十八章　痛经康复

28.309　行推拿治疗以通经活络缓解痉挛减轻痛经症状

操作步骤	知识要求	态度要求
1. 告诉患者推拿治疗痛经的作用原理、治疗流程和注意事项，说明配合方法。 2. 该项治疗可在卫生院或患者家中进行。 3. 协助患者到治疗地点，为不能行走的患者提供帮助。告知或帮助患者平卧于治疗床上，暴露治疗部位。 4. 揉按腧穴止痛法：患者俯卧，医者两掌重叠按揉腰骶部，拇指反复揉按八髎穴；双拇指重按三焦俞、次髎穴；患者仰卧，按压天枢、五枢、血海、三阴交。 5. 摩揉腧穴益气法：掌摩气海、关元；两手拇指反复揉按脐下冲任脉路线，按摩足三里、三阴交；在俯卧位揉压膈俞、肝俞、脾俞、次髎等穴。 6. 揉搓腰腹益肾法：患者俯卧，医者用两手掌根反复揉搓腰部两侧；然后两拇指放于两侧肾俞穴上，同时按揉数十次；掌搓命门、肾俞穴（至小腹内有微热感为度）；拇指分别按揉肝俞、脾俞、肾俞、次髎；仰卧位，掌摩腹部，拇指按揉中脘、肓俞、气海等穴。 7. 一般治疗每日或隔日 1 次，每次 15~20 分钟，10 次为 1 个疗程。 8. 规范记录患者每次治疗情况。	1. 了解痛经的中医发病机制主要是气血运行失调所致，即为"不通则痛"。临床上一般分为虚、实两类。实证为气滞血瘀，寒湿凝滞；虚证有肝肾亏损、气血虚弱。 2. 了解推拿治疗痛经的主要经络腧穴的定位和主治功用。 3. 本推拿必须排除器质性疾病，尤其是胃肠道的恶性病变。除外结肠癌、炎症性肠病、憩室炎、痢疾等。	1. 推拿医师一定要认真、仔细并且有耐心地进行医患沟通，详细讲解痛经的原因和推拿治疗方法的特点。取得患者配合。 2. 痛经是一种常见的女性疾病，会给患者带来很大痛苦，故要理解患者，并告知患者在经期一定要注意保暖。忌用冷水沐浴或在水中工作。生活要有规律，避免剧烈运动或过度劳累，保证充足睡眠。
重要提示：推拿对原发性痛经（非生殖器官器质性病变引起）疗效较佳。如果是由盆腔疾病等其他原因引起的，应该及时去医院排查，以免耽误病情。		**所需物品**：推拿室 1 间、推拿床、按摩巾。

（胡秋生　周顺林）

第二十九章　产后腰痛康复

概念：产后出现的腰痛，与产后子宫收缩复旧引起的反射痛有关。产后腰痛，是已生育女性中比较普遍的现象。一般有以下几方面的原因：生理性缺钙，劳累过度，姿势不当，产后受凉，起居不慎，闪挫损伤以及腰骶部先天性疾病，都可能引发产后腰痛。分娩后内分泌系统尚未得到调整，骨盆韧带还处于松弛状态，腹部肌肉也由于分娩而变得较为松弛；加上产后经常弯腰劳动，或遇恶露排出不畅引起血淤盆腔，从而引发腰痛。

康复目标：通过针对性的腰背肌训练、局部治疗及生活方式的调整，使患者解除疼痛症状，提高运动能力，尽快回归正常工作和生活。

康复指征：康复应及早进行，以免转为慢性腰痛，或不能恢复正常的生物力线，导致腰椎受力不均衡，出现骨关节退化。

康复方法：超短波治疗、推拿治疗、腰背肌肉训练、腰部体操训练等。

29.310　进行软组织按摩以缓解产后腰痛

操作步骤	知识要求	态度要求
1. 与患者沟通，解释软组织按摩的作用机制，操作流程和注意事项，取得患者的配合。 2. 该项治疗可在能够开展按摩治疗的乡镇卫生院或者在患者家中由按摩治疗师进行。 3. 软组织按摩力度采取分别达到淋巴、筋膜、肌肉3个不同层次深度进行。 4. 在腰骶部进行2~3分钟轻而缓慢的表层软组织按摩，力度以达到淋巴层为宜。 5. 在筋膜按摩阶段，从腰椎到骶骨，进行腰骶部筋膜手法操作，力度掌握在筋膜层进行8~10分钟手法操作。 6. 按摩肌肉部分主要在腰椎段进行，通过传统手法进行腰背部的竖脊肌、腰方肌的按摩，进行10~15分钟。 7. 治疗过程中，应注意询问患者的感觉，告知患者自我感觉0~10级（0：没感觉，10：受不了），肌肉按摩力度控制在6~7级别以下为宜。 8. 一般治疗每日或隔日1次，10次为1个疗程。 9. 规范记录患者每次治疗情况，并进行运动测试。	1. 能够阐述人体腰椎、骶骨区软组织结构，相关手法按摩的主要功效、定位方法及注意事项。熟悉产后腰痛的原因和特点。 2. 能够解释软组织按摩技术流程，熟练掌握软组织按摩的手法操作。 3. 掌握软组织按摩的禁忌证：恶性肿瘤（一般剂量时）、出血倾向、炎症期、严重心肺功能不全者。	1. 产后腰痛不仅给患者带来病痛，也影响患者产后的日常生活，可对患者产生一定的心理压力。因此，医护人员对患者要给予同情和尊重，不要嘲笑患者的病态。 2. 与患者进行有效沟通非常重要，告诉患者坚持治疗的意义，鼓励患者积极参与系统的治疗。 3. 按摩时一定要认真仔细，特别是针对产后腰骶区部位。必要时应先让患者进行X线片复查，确定骨盆恢复情况。
重要提示： 1. 产后腰痛主要部位于腰骶区，产后恢复期间姿势问题是影响腰骶区恢复的关键。因产后骨盆较为脆弱，按摩手法力度是影响临床效果的关键因素。 2. 当患者出现疼痛加重等不适症状时应马上停止治疗，并采取相关处理措施。		**所需物品：**按摩床、按摩巾、按摩膏。

第二十九章　产后腰痛康复

29.311 进行静态姿势体位训练以减缓产后腰痛

操作步骤	知识要求	态度要求
1. 与患者沟通，解释静态姿势体位对减缓产后腰痛的治疗作用和意义，取得配合。 2. 该项治疗可以在乡镇卫生院或者患者家中进行。并根据情况选择以下训练方式。 3. 正确坐姿训练：坐在椅子上，双眼平视前方，双臂自然下垂，肩部下沉，腰背直立，骨盆中立，屈髋屈膝坐于椅子上。保持 2~3 分钟，感觉腰背部肌肉完全收缩为宜。 4. 双臂上提脊椎保持：坐在椅子上保持正直，双臂向上抬起，引导脊椎向上延伸，保持 1~2 分钟，通过双臂上抬感觉背部肌肉收紧。 5. 正确站姿训练：站立位，双眼平视前方，双臂自然下垂，肩部下沉，腰背挺直，骨盆中立，双腿站直，保持直立。保持 2~3 分钟，感觉腰背部肌肉完全收缩为宜。 6. 每次治疗 20~30 分钟，每日 2~3 次。 7. 规范记录患者每次治疗情况。	1. 能够阐述人体基本的正确体位姿势（坐、站）及姿势不当造成产后腰痛的原因。 2. 能够说出正确坐、立姿势肌肉收缩控制要点。能够正确分析患者产后腰痛的具体原因，制订相应对策。 3. 能够掌握静态姿势等长训练对缓解产后腰痛的训练方法。	1. 康复人员治疗前一定要认真、仔细观察患者自然状态下的姿势特点，分析其致痛原因，然后有针对性地进行训练。 2. 康复人员耐心纠正患者的不良姿势，并指导患者进行相关部位肌肉的收缩保持训练，必要时协助患者完成动作。 3. 训练过程应该循序渐进，对患者要有爱心，教育患者按照程序进行，不要急于求成。对于活动不便的患者要给予必要的帮助。
重要提示： 1. 静态姿势控制训练时注意要求患者始终保持身体中立位。 2. 训练时可借助腰部支撑护具协助完成，或在胸椎段利用支撑物辅助进行姿势训练。 3. 治疗中如出现疼痛加重，应停止治疗，并采取相应处理措施。		**所需物品：**治疗床、椅子。

第二十九章·产后腰痛康复

29.312　进行动态运动训练以减缓产后腰痛

操作步骤	知识要求	态度要求
1. 与患者沟通，解释动态运动训练对减缓产后腰痛的治疗作用原理和意义，告知患者动态训练的流程和注意事项，取得相应配合。 2. 该项治疗可以在乡镇卫生院或者患者家中进行。并根据情况选择以下训练方式。 3. 桥式骨盆旋转运动：仰卧床上，双腿屈曲，脚踏床面，保持桥式姿势，骨盆向一侧旋转至最大程度（感受一侧腰部肌肉收紧），然后恢复原位，之后向另一侧做同样动作，如此反复运动10~15次为1组，共完成1~3组。 4. 站姿骨盆后倾位侧移运动：站立位，双手扶墙保持身体稳定。骨盆呈后倾体位，将骨盆向一侧移动（侧移时感受对侧臀部收紧），然后复位，再向另一侧移动，如此反复运动10~15次为1组，完成1~3组。 5. 站姿腿后伸运动：站立位，双手扶墙保持身体稳定。一条腿向后尽力伸展，感受一侧臀部及竖脊肌收紧为宜，然后换另一条腿进行同样伸展，如此反复运动10~15次为1组，共完成1~3组。 6. 站姿提髋运动：站立位，双手扶墙保持身体稳定。一条腿向上抬起使一侧髋关节向上提，感受一侧腰部肌肉收紧为宜，然后换另一腿做同样动作，如此反复运动10~15次为1组，完成1~3组。 7. 每次治疗20~30分钟，每日2~3次。 8. 规范记录患者每次治疗情况。	1. 熟练掌握腰背部肌肉名称、解剖结构及功能作用，主要以竖脊肌、腰方肌等为主。 2. 能够掌握各种动态运动训练方式的不同作用点和动作的关键点。 3. 能够及时掌握患者在动态训练过程中错误动作的产生原因，找出相应解决办法。	1. 如动态运动训练不当，会加重疼痛。因此，康复人员一定要认真、仔细并且有耐心地演示各个动态运动训练动作，以保证患者正确运动。 2. 必要时协助患者完成正确的动态运动训练动作。 3. 教育患者此项训练需要长期坚持，这样才能强化腰背部肌肉和腹部肌肉的肌力和耐受力，从而减轻腰背部疼痛。
重要提示： 1. 动态运动训练时应注意动作要缓慢进行，同时配合呼吸完成。 2. 训练时应注意活动范围的控制，运动幅度不应过大，以不引起疼痛为宜，一旦出现疼痛加重的情况，应马上停止治疗，并采取相应措施进行处理。		**所需物品：**治疗床。

29.313　教会患者产后预防腰痛体操（一）

操作步骤	知识要求	态度要求
1. 与患者沟通，解释产后预防腰痛体操对减缓产后腰痛的作用原理、训练流程和注意事项，取得患者的配合。 2. 该项治疗可以在乡镇卫生院或者患者家中进行，可采取小组式训练方式。 3. 产后预防腰痛体操（一） 3.1 呼吸训练：吸气，保持腹部微微收紧，呼气，依靠腹压让腹部再次收紧，反复练习。 3.2 骨盆运动：屈髋屈膝双脚放于床面，双手置于髂骨上，骨盆中立位。呼气，骨盆后倾，维持3~5秒，吸气还原。10~15次/组，重复2~3组。 3.3 盆底肌运动：臀部肌肉收紧，将肛门、阴道、尿道肌肉收紧（类似排尿时突然憋住不尿的感觉），维持15秒后放松，反复练习。 3.4 腹肌训练（适合顺产，剖宫产2~4周练习）：将左手示指、中指并拢指尖向下置于脐下，呼气，尽量抬高头部，感觉腹部中间的凹陷变小，吸气，头部缓慢还原。10~15次/组，重复2~3组。若腹直肌分离间距大于两横指：将左手置于右下腹外侧，右手置于左下腹的外侧，双手向中间用力拉拢。10~15次/组，重复2~3组。 4. 规范记录患者每次治疗情况。	1. 能够说出产后不同时期特点及身体变化。 2. 能够掌握产后腰痛发生的原因，阐述腹肌、盆底肌训练和骨盆运动对腰椎曲度的调整作用，以及呼吸训练对产后腰痛的缓解作用。 3. 能够掌握并演习产后预防腰痛体操的训练动作。	1. 患者产后生理和心理状态都发生了很大变化，对于产后腰痛等症状的反应也不尽相同，康复人员要耐心倾听，同情理解，并鼓励患者坚持训练。 2. 仔细演示产后体操训练动作，保证患者动作正确有效。 3. 必要时协助患者完成运动训练动作。
重要提示：产后预防腰痛体操的运动量要根据产妇自身体力状态进行适时调整。		**所需物品**：治疗床。

29.314　教会患者产后预防腰痛体操（二）

操作步骤	知识要求	态度要求
1. 与患者沟通，解释产后预防腰痛体操对减缓产后腰痛的作用原理、训练流程和注意事项，取得患者的配合。 2. 该项治疗可以在乡镇卫生院或者患者家中进行，可采取小组式训练方式。 3. 产后预防腰痛体操（二） 3.1 站姿训练：头部上顶，下颌微收，想象有一根丝带将整个脊柱从头顶向上拉伸，膝盖略微松弛，绷紧核心肌群（腰腹部肌肉），腰背挺直，维持 3~5 分钟。 3.2 坐姿训练：坐于椅子前 1/3 的部分，背部挺直，收紧腹部，双腿分开与肩同宽，维持数分钟。 3.3 站姿骨盆运动：骨盆中立位，盆底肌收紧，腹部收紧，双膝微屈，吸气，骨盆前倾，呼气，骨盆后倾。10~15 次/组，重复 2~3 组。 3.4 髋膝踝训练（适合顺产）：屈髋屈膝 90° 上抬，腹部收紧，呼气，以膝关节为轴，脚趾左右交替向下点地，吸气还原，整个过程不要拉扯骨盆，保持自然状态。10~15 次/组，重复 2~3 组。 3.5 肩部伸展：双脚打开与肩同宽，腰背挺直，将右手置于对侧肩胛骨，左手将右肘向左后方拉伸，保持 5~10 秒；左右交替，10~15 次/组，重复 2~3 组。 3.6 扩胸训练：背部挺直，骨盆中立位，肩胛骨后缩，双肘尽量向后夹紧，保持 5~10 秒。10~15 次/组，重复 2~3 组。 4. 规范记录患者每次治疗情况。	1. 能够说出产后不同时期特点及身体变化。 2. 能够掌握产后腰痛发生的原因，阐述核心肌群训练、骨盆运动和肩、胸、脊柱联带运动对产后腰痛的治疗调整作用，以及呼吸配合训练在预防腰痛体操训练中的重要性。 3. 能够掌握并演习产后预防腰痛体操的训练动作。	1. 产后腰痛的训练方法很多，而且需要综合治疗才能取得效果。因此，训练前宣教非常重要。治疗人员要仔细演示产后体操训练动作，并保证患者动作正确有效。 2. 部分患者产后仍然较胖，做训练动作时较为费力，难以达到要求，治疗人员要多鼓励患者，必要时帮助患者完成运动训练动作。 3. 同时指导患者在家中积极进行锻炼，以强化腰背部肌肉、腹部肌肉肌力和耐力，减轻腰背部疼痛。
重要提示：产后预防腰痛体操的运动量要根据产妇自身体力状态进行适时调整。		**所需物品：**治疗床、椅子。

29.315 教会患者产后预防腰痛体操（三）

操作步骤	知识要求	态度要求
1. 与患者沟通，解释产后预防腰痛体操对减缓产后腰痛的作用原理、训练流程和注意事项，取得患者的配合。 2. 该项治疗可以在乡镇卫生院或者患者家中进行，可采取小组式训练方式。 3. 产后预防腰痛体操（三） 3.1 体侧运动：背部挺直，右侧上肢上举，躯干向左侧屈曲，重复 6~10 次后维持 10 秒，然后左侧上肢上举，躯干向右侧屈曲，重复 6~10 次后维持 10 秒。整个速度缓慢而均匀。每次重复 2~3 组。 3.2 四点支撑训练：四点（双手及双膝）支撑位，头与脊柱在一条直线上，吸气，腰部下沉，头部与臀部上抬，呼气，低头拱背，眼睛看向肚脐。10~15 次/组，重复 2~3 组。 3.3 平衡训练：腹部收紧，左上肢与右侧下肢上抬，使左臂、背部和右腿成一直线，保持 10 秒后还原，然后换右上肢、左下肢做同样动作，方向相反。10~15 次/组，重复 2~3 组。 3.4 侧卧抬腿：左侧卧，伸直左臂，将头枕于左臂上，右手掌于腹前，髋关节屈曲30°，呼气，腹部收紧，右腿直腿上抬，吸气还原，重复 8~10 次后维持 5~10 秒，左右交替，重复 2~3 组。 3.5 桥式运动：仰卧位，双腿屈曲，脚踏床面，吸气，骨盆上抬，臀部收紧，双臂向地面方向用力，臀部尽量上抬；呼气，缓慢还原，重复 8~10 次后维持 5~10 秒，重复 2~3 组（适合恶露排净后进行）。 4. 规范记录患者每次治疗情况。	1. 能够说出产后不同时期特点及身体变化。 2. 能够掌握产后腰痛发生的原因，阐述四点支撑训练、平衡训练、桥式训练等运动训练对产后腰痛的预防的作用原理，以及呼吸配合训练在预防腰痛体操训练中的重要性。 3. 能够掌握并演习产后预防腰痛体操的训练动作。	1. 患者产后生理和心理状态都发生了很大变化，对于产后腰痛等症状的反应也不尽相同，康复人员结合患者具体情况，选择合适的训练方法，进行有针对性的训练。 2. 产后妈妈会在生理上和心理上产生不同程度的变化，部分产妇身体变形明显，做训练动作时较为费力，难以达到要求，康复人员要多鼓励患者，必要时帮助患者完成运动训练动作。同时做好心理上的疏导。
重要提示：产后预防腰痛体操的运动量要根据产妇自身体力状态进行适时调整。		**所需物品**：治疗床

（王金刚　常永霞　胡秋生）

第二十九章　产后腰痛康复

第三十章　乳腺炎的康复

概念：乳腺炎是乳腺组织的急性化脓性炎症。患者几乎都是产后哺乳期妇女，初产妇更为多见。主要致病菌为金黄色葡萄球菌。常由于哺乳时未能吸尽乳汁，而乳腺又不通畅，导致乳汁淤积在乳腺内，给细菌生长繁殖创造了环境，乳头破损使细菌侵入，导致乳腺炎发生。急性乳腺炎的临床表现可分为三期或三个阶段，一期，乳汁淤积期：表现为乳房内出现胀痛性硬块，界限不清、局部压痛，表面皮肤红肿发热，同时伴畏寒、发热等全身症状。此期应停止哺乳，用吸乳器吸出乳汁；二期，浸润期：表现为肿块增大，疼痛加重、呈搏动性跳痛，皮肤潮红，表浅静脉扩张，明显压痛。此期应避免挤压乳房；三期，脓肿形成期：表现为炎症局限形成脓肿。表浅的脓肿可触及波动，深部的脓肿波动不明显，需穿刺才能确定，脓肿还可自行穿破皮肤或破溃入乳管出现乳头溢脓。此期应及时切开引流。

康复目标：①乳汁淤积期的主要任务是改善局部血液循环促进淤积乳汁的排出，消散炎症，缓解疼痛，预防病情进一步加重而进入浸润期；②浸润期则应避免挤压乳房，避免炎症扩散，并尽快控制炎症，预防局部脓肿的形成；③脓肿形成期以改善局部血液循环、消炎止痛为主要目的。

康复指征：患者生命体征平稳，不影响临床救治的前提下即可开始康复治疗；行物理疗法治疗时一定要严格掌握治疗的禁忌证，及治疗过程中的各项注意事项。

康复方法：常用康复治疗方法包括：电疗法（超短波疗法、微波疗法、直流电离子导入疗法），光疗法（紫外线疗法、激光疗法），磁疗法，按摩疗法等，根据病人的情况选择适合的治疗技术。

第三十章　乳腺炎的康复

乳汁淤积期（停止哺乳，用吸乳器吸出乳汁）

30.316 超短波治疗以促进乳腺炎局部血液循环进而控制炎症

操作步骤	知识要求	态度要求
1. 与患者沟通，解释超短波治疗乳腺炎促进局部血液循环控制炎症的意义，得到认同。 2. 该项治疗可以在具备条件的乡镇卫生院实施。 3. 治疗室应保持空气流通，室温保持在 18～22℃；检查电源是否可用，有无漏电，检查治疗仪能否正常工作，各开关、旋钮是否在合适位置，电流输出是否在零位，电极的电缆插头是否牢固插在输出孔内，接通电源，"零位指示"灯亮，预热 3～5 分钟后，"治疗"灯亮。 4. 治疗床单位准备：治疗前整理治疗床，并及时更换脏污的床单、枕套。 5. 协助患者进入高频电疗室，暂时除去身上的金属物品及手表、手机等电子设备，保持治疗部位干燥，并平卧于木质治疗床上。 6. 选择两个板状电容电极，两个电极于患者病侧乳房前后对置；电极与患者身体之间衬以毡垫或棉垫，保持 3～4cm 的间隙，并用沙袋妥善固定。 7. 将治疗仪"输出调节"钮置于"1"档，再调节"输出调谐"钮，使仪器工作达到谐振状态，此时电流表指针上升至最高点，氖光灯测试示亮度最大。 8. 选择治疗剂量为无热量。 9. 一般每次治疗 8～12 分钟，每日 1～2 次，疗程根据病情确定，一般 6～12 次为 1 个疗程。 10. 治疗过程中，应注意询问患者的感觉，以便及时调节输出。 11. 治疗完毕，将治疗仪输出调回零位，关闭电源，从患者身上取下电极。 12. 整理好物品和仪器，与患者约定下次治疗时间。 13. 规范记录治疗情况。	1. 了解超短波治疗仪消除局部炎症的治疗机制、技术参数、操作流程及注意事项。 2. 掌握超短波治疗仪的剂量调整方法。 3. 掌握超短波治疗的禁忌证：有心脏起搏器、有出血倾向、妊娠早期、治疗部位有金属异物、早期恶性肿瘤等。 4. 了解患者治疗过程中发生不适的原因和处理原则、处理方法。 5. 能够科学解释乳腺炎的病理机制、预防方法及治疗原则。	1. 乳腺炎的乳汁淤积期的首要治疗方法是停止哺乳，用吸乳器吸出乳汁，其次是选择不影响哺乳的物理治疗方法。超短波可以有效地消除急性炎症，但是选择该项治疗时，必须向患者说明其治疗作用、可能效果、疗程及费用等，以方便患者选择，不可诱导和强迫其接受。 2. 在治疗前应向患者解释治疗流程、目的及正常的感受，取得其配合，对有功能障碍的患者应给予相应的帮助。 3. 治疗中避免治疗仪的两根输出电缆相搭或交叉、打圈，间距不宜小于治疗仪输出插孔的距离，以免形成短路、损坏电缆并减弱治疗剂量；电缆也不得直接搭在患者身上，以免引起灼伤。治疗过程中应注意观察或询问患者的感受，并作出相应调整。 4. 按照要求，定期对设备进行维护。
重要提示： 1. 治疗仪应安放在独立的治疗室，治疗室地板和治疗床需为木质的，并将电源线接在带有地线的三芯电源插座上。治疗室内暖气及水管等加隔离罩。 2. 治疗急性炎症时，应严格无热量、短时间治疗。 3. 患者的治疗部位必须保持干燥，以免灼伤。		**所需物品：**大功率超短波治疗仪、氖光灯、毡垫或棉垫、沙袋。

30.317　紫外线治疗乳腺炎以消炎止痛

操作步骤	知识要求	态度要求
1. 与患者沟通，解释紫外线治疗乳腺炎以消炎止痛的意义，得到认同。 2. 该项治疗可以在具备条件的乡镇卫生院实施。 3. 治疗室应保持空气流通，室温保持在18~22℃；检查电源是否可用，有无漏电，检查治疗仪能否正常工作，灯管有否破裂、污垢，灯管安装是否牢固。开启电源，选择体表照射，预热1分钟。 4. 治疗床单位准备：治疗前整理治疗床，并及时更换脏污的床单、枕套。 5. 协助患者进入紫外线治疗室，并平卧于治疗床上，嘱其治疗时闭紧双眼，不要直视紫外线灯。 6. 患者取适当体位，暴露患区，除去药膏等一切外用药，保持局部洁净，用洞巾界定照射野范围（照射范围应包括患区周围1~2cm正常组织），使之边界整齐，非照射部位用治疗巾盖严；工作人员穿长衣裤，戴护目镜。 7. 将紫外线灯头垂直对准患区，距离1~2cm，选择Ⅱ~Ⅲ级红斑量进行局部照射。 8. 治疗完毕，将灯移开，关闭电源，取下治疗巾和洞巾，嘱患者取下护目镜或睁开眼睛。 9. 一般隔日1次，每次增加1~2MED，5~10次为1个疗程。 10. 整理好物品和仪器，与病人约定下次治疗时间。 11. 规范记录治疗情况。	1. 能够解释紫外线治疗乳腺炎的基本原理。 2. 能够正确确定紫外线治疗乳腺炎的首次剂量和维持剂量。 3. 了解生物剂量（MED）的概念，目前临床使用的便携式紫外线治疗仪的生物剂量是厂家测试好的，一般1MED为2秒。 4. 了解人体不同部位对紫外线照射的敏感性，如腹、胸、腰部的敏感性高，手足的敏感性低。不同部位的敏感性比较：胸、腹、背、腰部（1）、颈、部（1.2）、上臂屈侧（1.5）、上臂伸侧（2.5）、前臂屈侧（2）、前臂伸侧（2.5）、臂部（1.8）、大腿内侧（1.5）、大腿外侧（2）、小腿内侧（4）、小腿外侧（6）、手背（8）、足背（12）。 5. 能够说出紫外线治疗乳腺炎的禁忌证。 6. 能够说出乳腺炎的发病原因及主要致病菌，掌握用吸乳器吸乳的方法。	1. 对于乳腺炎患者常选择紫外线治疗与超短波治疗相配合的治疗方法，以取得更好的治疗效果，治疗师在治疗前应向患者说明治疗原理、可能效果、疗程及费用等。 2. 应告知患者红斑量以上照射后皮肤上会出现红斑；体表照射后不要用热水擦洗局部或洗澡，也不要用冷热治疗或外用药物刺激。 3. 每个患者的疗程中均应采用同一个灯管。 4. 治疗巾、洞巾应经常清洗、消毒，有条件时固定专人专用。 5. 按照要求，定期对设备进行维护。
重要提示： 1. 紫外线照射与其他物理因子治疗相配合时，应注意安排先后顺序，如紫外线与超短波、红外线等能产生温热效应的治疗相配合时，一般先行温热治疗，后照射紫外线。 2. 任何人都不能直视已开启的紫外线灯，以免发生电光性眼炎。		**所需物品：**紫外线治疗仪、洞巾、治疗巾、护目镜。

30.318 实施按摩疗法以改善乳腺炎局部血液循环促进淤积的乳汁排出

操作步骤	知识要求	态度要求
1. 如果有条件，可以事先准备乳腺炎按摩方法的视频材料和播放设备，配合讲解观看。 2. 向患者解释按摩疗法对于缓解乳汁淤积的意义和作用，得到认同。 3. 教会患者常见的乳腺炎按摩方法 3.1 推抚法：患者取坐位或侧卧位，充分暴露胸部。先在患侧乳房上撒些滑石粉或涂上少许石蜡油，然后双手全掌由乳房四周沿乳腺管轻轻向乳头方向推抚 50～100 次。 3.2 揉压法：以手掌上的小鱼际或大鱼际着力于患部，在红肿胀痛处施以轻揉手法，有硬块的地方反复揉压数次，直至肿块柔软为止。 3.3 揉、捏、拿法：以右手五指着力，抓起患侧乳房部，施以揉捏手法，一抓一松，反复施术 10～15 次。左手轻轻将乳头揪动数次，以扩张乳头部的输乳管。 3.4 振荡法：以右手小鱼际部着力，从乳房肿结处，沿乳根向乳头方向作高速振荡推赶，反复 3～5 遍。局部出现微热感时，效果更佳。 4. 一般每次治疗 20～30 分钟，每日 3～4 次，疗程以病情而定。 5. 与患者约定下次治疗时间。 6. 规范记录每次的治疗情况。	1. 能够解释按摩疗法治疗乳腺炎的基本原理。 2. 能够说出按摩疗法治疗乳腺炎的禁忌证包括治疗部位的感染和开放性伤口、皮肤病等，以及身体极度虚弱、出血倾向等全身性疾病。 3. 了解乳腺解剖结构，并知道哺乳期乳腺结构与静止期乳腺的不同。 4. 掌握乳房的自我检查方法。	1. 乳腺炎早期应嘱患者注意休息，暂停患侧乳房哺乳，清洁乳头、乳晕，促进乳汁排出。 2. 按摩疗法是治疗乳腺炎的有效手段之一，应向患者说明其治疗乳腺炎的原理，取得其认可，并说服其坚持治疗。 3. 如果患者在家中自行按摩治疗，医护人员应详细向患者及其家人讲解各种按摩疗法的操作方法和治疗技巧，确保其掌握正确的按摩手法，并定期到患者家中进行访问，了解患者治疗情况，发现问题，提出完善措施。同时多与其沟通以减少抑郁症的发生。
重要提示： 注意按摩力度和方向。		**所需物品：** 治疗床、相应视频材料、视频播放器。

浸润期（应避免挤压乳房）

30.319　超短波治疗以改善乳腺炎局部血液循环进而控制炎症

操作步骤	知识要求	态度要求
1. 与患者沟通，解释超短波治疗乳腺炎促进局部血液循环控制炎症的意义，得到认同。 2. 该项治疗可以在具备条件的乡镇卫生院实施。 3. 治疗室应保持空气流通，室温保持在18~22℃；检查电源是否可用，有无漏电，检查治疗仪能否正常工作，各开关、旋钮是否在合适位置，电流输出是否在零位，电极的电缆插头是否牢固插在输出孔内，接通电源，"零位指示"灯亮，预热3~5分钟后，"治疗"灯亮。 4. 治疗床单位准备：治疗前整理治疗床，并及时更换脏污的床单、枕套。 5. 协助患者进入高频电疗室，暂时除去身上的金属物品及手表、手机等电子设备，保持治疗部位干燥，并平卧于木质治疗床上。 6. 选择两个板状电容电极，两个电极于患者病侧乳房前后对置；电极与患者身体之间衬以毡垫或棉垫，保持3~4cm的间隙，并用沙袋妥善固定。 7. 将治疗仪"输出调节"钮置于"1"档，再调节"输出调谐"钮，使仪器工作达到谐振状态，此时电流表指针上升至最高点，氖光灯测试示亮度最大。 8. 选择治疗剂量为无热量。 9. 一般每次治疗12~15分钟，每日1~2次，疗程根据病情确定，一般8~12次为一个疗程。 10. 治疗过程中，应注意询问患者的感觉，以便及时调节输出。 11. 治疗完毕，将治疗仪输出调回零位，关闭电源，从患者身上取下电极。 12. 整理好物品和仪器，与患者约定下次治疗时间。 13. 规范记录治疗情况。	1. 了解超短波治疗仪消除局部炎症的治疗机制、技术参数、操作流程及注意事项。 2. 掌握超短波治疗仪的剂量调整方法。 3. 掌握超短波治疗的禁忌证：有心脏起搏器、有出血倾向、妊娠早期、治疗部位有金属异物、早期恶性肿瘤等。 4. 了解患者治疗过程中发生不适的原因和处理原则、处理方法。 5. 能够科学解释乳腺炎的病理机制、预防方法及治疗原则。	1. 乳腺炎浸润期应叮嘱患者避免挤压乳房防止炎症扩散。 2. 在治疗前应向患者解释治疗流程、目的及正常的感受，取得其配合，对有功能障碍的患者应给予相应的帮助。 3. 治疗中避免治疗仪的两根输出电缆相搭或交叉、打圈，间距不宜小于治疗仪输出插孔的距离，以免形成短路、损坏电缆并减弱治疗剂量；电缆也不得直接搭在患者身上，以免引起灼伤。治疗过程中应注意观察或询问患者的感受，并做出相应调整。 4. 按照要求，定期对设备进行维护。
重要提示： 1. 治疗仪应安放在独立的治疗室，治疗室地板和治疗床需为木质的，并将电源线接在带有地线的三芯电源插座上。治疗室内暖气及水管等加隔离罩。 2. 治疗急性炎症时，应严格无热量、短时间治疗。 3. 患者的治疗部位必须保持干燥，以免灼伤。	**所需物品：**大功率超短波治疗仪、氖光灯、毡垫或棉垫、沙袋。	

30.320 直流电离子导入治疗以加速乳腺炎局部炎症消散

操作步骤	知识要求	态度要求
1. 与患者沟通，解释直流电离子导入治疗以加速乳腺炎局部炎症消散的意义，得到认同。 2. 该项治疗可以在具备条件的乡镇卫生院实施。 3. 治疗室应保持空气流通，室温保持在 18~22℃；检查电源是否可用，有无漏电，检查治疗仪的输出是否平稳、正常，各开关、旋钮能否正常工作，导线、导线夹、电极、导线电极焊接点是否完整无损。导电橡胶电极是否老化、裂隙。 4. 治疗床单位准备：治疗前整理治疗床，并及时更换脏污的床单、枕套。 5. 协助患者进入直流电疗室，暂时除去患者身上的金属物品及手表、手机等电子设备，保持治疗部位干燥，并平卧于治疗床上。 6. 根据患区大小选择治疗所需电极板和衬垫，辅极选用 100~150cm² 电极板。铅板电极应碾平，治疗前衬垫必须正负极分开煮沸消毒，用于治疗时衬垫温度以不烫为度，湿度以拧不出水为度，将其展平。 7. 将电极板插入衬垫的布套内，使电极板的各边在衬垫的各边之内约 1cm，将导线两端分别与电极和治疗仪输出插孔相接。 8. 依据药敏试验结果选用抗生素药物。将所选择抗生素药液均匀地洒在与治疗极电极形状和面积相同的滤纸上，再将滤纸平整的放在乳房患处，其上覆盖电极衬垫和电极板，并与导入药物极性相符的电极相连；辅极置于肩胛间区，并与另一输出电极相连；使衬垫厚的一侧紧贴皮肤，再次确认导线正负极是否符合治疗要求，然后以沙袋、固定带稳妥固定电极。 9. 调节治疗仪的电流分流器在 0~100mA 大量程上，然后打开电源开关，使治疗仪预热。 10. 开始治疗前，向患者交代治疗时电极下应有针刺感，或轻微的紧束感、蚁走感。 11. 以顺时针方向缓慢旋转电位器，调节电流，电流强度从 0.5mA 开始，逐渐增加至所需量的 2/3，再逐渐增至治疗剂量。 12. 一般每次治疗 15~20 分钟，每日 1 次，6~12 次为一个疗程。 13. 治疗完毕后，逆时针方向缓慢旋回电位器，调节至零位，切断电源；将电极和衬垫从患者身上取下，检查治疗部位皮肤有无异常反应。 14. 整理好物品和仪器，与患者约定下次治疗时间。 15. 规范记录治疗情况。	1. 了解直流电剂量调节的方法。 2. 能够解释直流电离子导入疗法治疗乳腺炎的基本原理。 3. 能够说出直流电离子导入疗法的禁忌证包括高热、恶病质、急性湿疹、出血倾向、心力衰竭、对直流电过敏者、局部金属异物、昏迷、恶性肿瘤。 4. 掌握乳腺炎的分期及各期的不同治疗原则和治疗方法。	1. 乳腺炎浸润期应停止哺乳，并应避免挤压乳房，此时应选择敏感抗生素抗感染治疗。直流电离子导入治疗可以使敏感抗生素直接作用于病变部位，从而有效控制炎症，但应向患者解释行该治疗时治疗局部有针刺样感觉或蚁走感，取得其同意后方可治疗。 2. 治疗前需行药物过敏试验，以免发生过敏反应。 3. 治疗中电极与衬垫必须平整，尤其在治疗体表弯曲的部位时，必须使衬垫均匀接触皮肤。 4. 治疗使用过的衬垫，必须煮沸消毒，阴凉处晾干备用。破旧的衬垫应予以修补或更新。电极必须用肥皂水刷洗，破裂电极应予更新。 5. 按照要求，定期对设备进行维护。
重要提示： 1. 患者在治疗中不得任意挪动体位，不得触摸治疗仪或接地的金属物。 2. 治疗中如患者感觉电极下有局限性疼痛或烧灼感，应立即调节电流至零位，中断治疗进行检查，如有皮肤灼伤，则应停止治疗，予以妥善处理。 3. 结束后嘱患者不要搔抓治疗部位皮肤。	**所需物品：**直流电疗仪、导线、电极板、导线夹、衬垫、其他用品（煮锅 2 个、长夹、绝缘布、沙袋、固定带）。

30.321 磁疗以改善乳腺炎局部血液循环促进炎症吸收缓解疼痛

操作步骤	知识要求	态度要求
1. 与患者沟通，解释磁疗以改善乳腺炎局部血液循环促进炎症吸收缓解疼痛的意义，得到认同。 2. 该项治疗可以在具备条件的乡镇卫生院实施。 3. 治疗室应保持空气流通，保持治疗室温度在 18~22℃；检查电源是否可用，有无漏电，检查治疗仪能否正常工作，各开关、旋钮是否在合适的位置。 4. 治疗床单位准备：治疗前整理治疗床，并及时更换脏污的床单、枕套。 5. 协助患者进入磁疗室，暂时除去患者身上的金属物品及手表、手机等电子设备，平卧于治疗床上。 6. 请患者暴露患侧乳房，将低频脉冲磁疗的两个磁头对置于患者患侧乳房前后，沙袋妥善固定。 7. 接通治疗仪电源，调节脉冲频率为 10Hz，调节磁场强度为 0.4~0.8T，选择治疗时间为 20 分钟，打开开关即开始治疗。 8. 治疗过程中，应注意询问患者的感觉，以便及时调节输出。 9. 一般每次治疗 20 分钟，每日 1 次，6~12 次为 1 个疗程。 10. 治疗完毕后，关闭电源，从患者身上取下磁头。 11. 整理好物品和仪器，与患者约定下次治疗时间。 12. 规范记录治疗情况。	1. 了解乳腺炎的支持治疗原则及方法。 2. 能够解释低频脉冲磁疗法治疗乳腺炎的基本原理。 3. 掌握低频脉冲磁疗法的禁忌证包括植入心脏起搏器者、严重的肝、心、肾脏疾病患者、出血及有出血倾向者、体质极度衰弱者、磁疗副作用明显而不能耐受者、局部有金属异物者及白细胞低下者。男性睾丸部慎用。	1. 乳腺炎患者可以选择脉冲磁疗进行治疗，但是治疗师应该向患者说明选择磁疗的意义，不可以强迫患者接受，或者误导患者接受。 2. 在治疗前应向患者耐心细致地解释治疗流程、目的及正常的反应，并给予需要帮助的患者以适当的帮助。 3. 治疗过程中应注意观察患者的表情和询问患者的感觉，随时发现问题解决问题。对有局部感觉障碍、血液循环障碍的患者尤应注意巡视观察。 4. 男性治疗师为患者治疗时，须有患者家人或另一个治疗师陪同。 5. 按照要求，定期对设备进行维护。
重要提示： 1. 治疗过程中患者出现头晕、恶心、心慌、气短等不适反应时，轻者不需处理，可继续治疗；重者可减弱磁感应强度、缩短治疗时间或停止治疗。 2. 治疗过程中治疗仪或磁头内出现异常响声，应立即中止治疗，关闭电源，检查处理故障。 3. 治疗仪磁头轻拿轻放，避免撞击或掉落地上，损坏磁头。 4. 应避免手表、收录机、手机等靠近磁头。		**所需物品：**低频脉冲磁治疗仪。

脓肿形成期（脓肿形成后，应及时切开引流，切开后次日开始可行理疗）

30.322 超短波治疗以改善乳腺炎局部血液循环促进炎症吸收

操作步骤	知识要求	态度要求
1. 与患者沟通，解释超短波治疗乳腺炎改善局部血液循环促进炎症吸收的意义，得到认同。 2. 该项治疗可以在具备条件的乡镇卫生院实施。 3. 治疗室应保持空气流通，室温保持在 18~22℃；检查电源是否可用，有无漏电，检查治疗仪能否正常工作，各开关、旋钮是否在合适位置，电流输出是否在零位，电极的电缆插头是否牢固插在输出孔内，接通电源，"零位指示"灯亮，预热 3~5 分钟后，"治疗"灯亮。 4. 治疗床单位准备：治疗前整理治疗床，并及时更换脏污的床单、枕套。 5. 协助患者进入高频电疗室，暂时除去身上的金属物品及手表、手机等电子设备，保持治疗部位干燥，并平卧于木质治疗床上。 6. 选择两个板状电容电极，两个电极于患者病侧乳房前后对置；电极与患者身体之间衬以毡垫或棉垫，保持 3~4cm 的间隙，并用沙袋妥善固定。 7. 将治疗仪"输出调节"钮置于"1"档，再调节"输出调谐"钮，使仪器工作达到谐振状态，此时电流表指针上升至最高点，氖光灯测试亮度最大。 8. 选择治疗剂量为无热量。 9. 一般每次治疗 12~15 分钟，每日 1~2 次，疗程根据病情确定，一般 8~12 次为 1 个疗程。 10. 治疗过程中，应注意询问患者的感觉，以便及时调节输出。 11. 治疗完毕，将治疗仪输出调回零位，关闭电源，从患者身上取下电极。 12. 整理好物品和仪器，与患者约定下次治疗时间。 13. 规范记录治疗情况。	1. 了解超短波治疗仪消除局部炎症的治疗机制、技术参数、操作流程及注意事项。 2. 掌握超短波治疗仪的剂量调整方法。 3. 掌握超短波治疗的禁忌证：心脏起搏器、有出血倾向、妊娠早期、治疗部位有金属异物、早期恶性肿瘤等。 4. 了解患者治疗过程中发生不适的原因和处理原则、处理方法。 5. 能够科学解释乳腺炎的病理机制、预防方法及治疗原则。	1. 乳腺炎的脓肿形成期应及时切开引流。脓肿切开后次日可选用超短波治疗以消除炎症，但是选择该项治疗时，必须向患者说明其治疗作用、效果、疗程及费用等，以方便患者选择，不可诱导和强迫其接受。 2. 在治疗前应向患者解释治疗流程、目的及正常的感受，取得其配合，对有功能障碍的患者应给予相应的帮助。 3. 治疗中避免治疗仪的两根输出电缆相搭或交叉、打圈，间距不宜小于治疗仪输出插孔的距离，以免形成短路、损坏电缆并减弱治疗剂量；电缆也不得直接搭在患者身上，以免引起灼伤。治疗过程中应注意观察或询问患者的感受，并做出相应调整。 4. 按照要求，定期对设备进行维护。
重要提示： 1. 治疗仪应安放在独立的治疗室，治疗室地板和治疗床需为木质的，并将电源线接在带有地线的三芯电源插座上。治疗室内暖气及水管等加隔离罩。 2. 治疗急性炎症时，应严格无热量、短时间治疗。 3. 患者的治疗部位必须保持干燥，以免灼伤。	**所需物品：**大功率超短波治疗仪、氖光灯、毡垫或棉垫、沙袋。

30.323 紫外线治疗乳腺炎以消炎止痛

操作步骤	知识要求	态度要求
1. 与患者沟通，解释超短波治疗乳腺炎改善局部血液循环促进炎症吸收的意义，得到认同。 2. 该项治疗可以在具备条件的乡镇卫生院实施。 3. 治疗室应保持空气流通，室温保持在 18～22℃；检查电源是否可用，有无漏电，检查治疗仪能否正常工作，灯管有否破裂、污垢，灯管安装是否牢固。开启电源，选择体表照射，预热 1 分钟。 4. 治疗床单位准备：治疗前整理治疗床，并及时更换脏污的床单、枕套。 5. 协助患者进入紫外线治疗室，并平卧于治疗床上，嘱其治疗时闭紧双眼，不要直视紫外线灯。 6. 患者取适当体位，暴露患区，除去药膏等一切外用药，保持局部洁净，用洞巾界定照射野范围（照射范围应包括患区周围 1～2cm 正常组织），使之边界整齐，非照射部位用治疗巾盖严；工作人员穿长衣裤，戴护目镜。 7. 将紫外线灯头垂直对准患区，距离 1～2cm，选择 Ⅱ～Ⅲ 级红斑量进行局部照射；当行外科切开排脓后可采用紫外线中心重叠照射法，用Ⅳ级红斑量加速坏死组织的脱落。 8. 治疗完毕，将灯移开，关闭电源，取下治疗巾和洞巾，嘱患者取下护目镜或睁开眼睛。 9. 一般隔日 1 次，每次增加 1～2MED，5～10 次为 1 个疗程。 10. 整理好物品和仪器，与患者约定下次治疗时间。 11. 规范记录治疗情况。	1. 了解生物剂量（MED）的概念，目前临床使用的便携式紫外线治疗仪的生物剂量是厂家测试好的，一般 1MED 为 2 秒。 2. 了解人体不同部位对紫外线照射的敏感性，如腹、胸、腰部的敏感性高，手足的敏感性低。不同部位的敏感性比较：胸、腹、背、腰部（1）、颈部（1.2）、上臂屈侧（1.5）、上臂伸侧（2.5）、前臂屈侧（2）、前臂伸侧（2.5）、臂部（1.8）、大腿内侧（1.5）、大腿外侧（2）、小腿内侧（4）、小腿外侧（6）、手背（8）、足背（12）。 3. 能够说出紫外线治疗乳腺炎的禁忌证。	1. 乳腺炎脓肿形成期的首要治疗手段是行脓肿切开引流，切开后次日方可行物理治疗。紫外线治疗最好与超短波联合使用，在治疗前应向患者耐心细致地解释治疗流程、目的及照射后可能有的反应，取得其配合。 2. 告知患者红斑量以上照射后皮肤上会出现红斑，体表照射后不要擦洗局部或洗澡，也不要用冷热治疗或外用药物刺激。如发现紫外线照射过量，应立即用红外线等热疗局部处理；局部红斑反应显著且再次照射时红斑仍无明显消退者，则应停照 2～3 天后再重复首次剂量或增加 1～2MED。 3. 每个患者的疗程中均应采用同一个灯管。 4. 按照要求，定期对设备进行维护。
重要提示： 1. 紫外线照射疗程中不要用光敏药物、吃光敏食物。对使用光敏剂的患者应先测定用光敏剂后本人的生物剂量，再开始治疗，以防紫外线过量。 2. 紫外线照射与其他物理因子治疗相配合时，应注意安排先后顺序，如紫外线与超短波、红外线等能产生温热效应的治疗相配合时，一般先行温热治疗，后照射紫外线。 3. 任何人都不能直视已开启的紫外线灯，以防发生电光性眼炎。		**所需物品：**紫外线治疗仪、洞巾、治疗巾、护目镜。

30.324　磁疗以改善乳腺炎局部血液循环促进炎症吸收缓解疼痛

操作步骤	知识要求	态度要求
1. 与患者沟通，解释磁疗以改善乳腺炎局部血液循环促进炎症吸收缓解疼痛的意义，得到认同。 2. 该项治疗可以在具备条件的乡镇卫生院实施。 3. 治疗室应保持空气流通，保持治疗室温度在18~22℃；检查电源是否可用，有无漏电，检查治疗仪能否正常工作，各开关、旋钮是否在合适的位置。 4. 治疗床单位准备：治疗前整理治疗床，并及时更换脏污的床单、枕套。 5. 协助患者进入磁疗室，暂时除去患者身上的金属物品及手表、手机等电子设备，平卧于治疗床上。 6. 请患者暴露患侧乳房，将低频脉冲磁疗的两个磁头对置于患者患侧乳房前后，沙袋妥善固定。 7. 接通治疗仪电源，调节脉冲频率为10Hz，调节磁场强度为0.4~0.8T，选择治疗时间为20分钟，打开开关即开始治疗。 8. 治疗过程中，应注意询问患者的感觉，以便及时调节输出。 9. 一般每次治疗20分钟，每日1次，6~12次为1个疗程。 10. 治疗完毕后，关闭电源，从患者身上取下磁头。 11. 整理好物品和仪器，与患者约定下次治疗时间。 12. 规范记录治疗情况。	1. 了解乳腺炎的支持治疗原则及方法。 2. 能够解释低频脉冲磁疗法治疗乳腺炎的基本原理。 3. 掌握低频脉冲磁疗法的禁忌证：包括植入心脏起搏器者、严重的肝、心、肾脏疾病患者、出血及有出血倾向者、体质极度衰弱者、磁疗副作用明显而不能耐受者、局部有金属异物者及白细胞低下者。男性睾丸部慎用。	1. 乳腺炎患者可以选择脉冲磁疗进行治疗，但是治疗师应该向患者说明选择磁疗的意义，不可以强迫患者接受，或者误导患者接受。 2. 在治疗前应向患者耐心细致地解释治疗流程、目的及正常的反应，并给予需要帮助的患者以适当的帮助。 3. 治疗过程中应注意观察患者的表情和询问患者的感觉，随时发现问题解决问题。对有局部感觉障碍、血液循环障碍的患者尤应注意巡视观察。 4. 男性治疗师为患者治疗时，须有患者家人或另一个治疗师陪同。 5. 按照要求，定期对设备进行维护。
重要提示： 1. 治疗过程中患者出现头晕、恶心、心慌、气短等不适反应时，轻者不需处理，可继续治疗；重者可减弱磁感应强度、缩短治疗时间或停止治疗。 2. 治疗过程中治疗仪或磁头内出现异常响声，应立即中止治疗，关闭电源，检查处理故障。 3. 治疗仪磁头轻拿轻放，避免撞击或掉落地上，损坏磁头。 4. 应避免手表、收录机、手机等靠近磁头。	**所需物品：** 低频脉冲磁治疗仪。	

第三十章　乳腺炎的康复

（曹慧芳　张立超　陈爱民）

第三十一章　糖尿病康复

概念：糖尿病是遗传因素和环境因素多种因素参与，以胰岛素绝对或相对减少（胰岛素抵抗）为主要病理基础，使血糖难以进入细胞内参加糖代谢，导致慢性血糖升高的代谢性疾病。糖尿病患者由于糖代谢障碍而导致肌肉能力代谢障碍，致容易疲劳。同时由于高血糖的毒性作用，导致血管、心肌、肾脏等多脏器和组织损害，以及脂质代谢异常。本病使患者生活质量降低，寿命缩短，病死率增高，应积极防治。

康复目标：①预防并发症的发生，减缓疾病的进程；②改善糖代谢和调整血糖状态；③使患者养成良好的生活习惯，改善和提高生活质量，尽可能恢复理想的家庭和社会生活。

康复指征：患者生命体征平稳，不影响临床救治的前提下即可开始康复治疗。

康复方法：饮食疗法、运动疗法、医疗体操、心理疏导治疗、血糖监测等。

31.325 教会糖尿病患者进行合理日常饮食以便于调理血糖

操作步骤	知识要求	态度要求
1. 告诉糖尿病患者 5 项治疗方法（饮食、运动、药物、自我监控与教育）中最基本的治疗方法是饮食治疗。在糖尿病的综合治疗措施中，饮食治疗尤为重要，限制糖尿病患者营养素的摄入量，设计最佳的糖尿病膳食，配合药物治疗，就能收到较好的临床效果。 2. 糖尿病患者膳食设计原则 2.1 合理控制总能量：应按年龄、性别、身高、标准体重、工种（劳动强度）计算出每天所需能量。 2.2 适量的蛋白质：适当补充蛋白质是必需的，但不宜过量。每天吃 5 份蛋白质食物，即：鲜牛奶 1 袋（250g）、鸡蛋 1 个、瘦肉 1 两、鲜鱼 1 两、干豆腐 1 两（或水豆腐 1 两）。 2.3 限制精制糖的摄入：提倡饮食以谷米类、全麦面、玉米、薯类作为主食，可大量食用蔬菜、多吃粗粮、杂粮，少吃或不吃精制粮和精制食品，尽量避免高糖食物。 2.4 限制脂肪的摄入量：避免高脂肪（肥肉、奶油、鸡皮等）、高胆固醇（各种油炸食品、蛋黄、动物内脏、无鳞的鱼等）食物，少吃坚果（瓜子、花生、核桃），方便面、沙拉酱、辣椒油等食物。 2.5 增加维生素和矿物质的摄入量：与糖尿病关系最为密切的是 B 族维生素，其次是维生素 C。 2.6 膳食纤维要充足：糖尿病患者可增加可溶性膳食纤维的摄入量，含可溶性膳食纤维多的食物有蔬菜、粗杂粮、整粒豆、麸皮等。	1. 了解糖尿病饮食控制目标，碳水化合物应占总热能比例的 55%～60%；蛋白质应占 15%～20%，或每公斤体重每日 1～1.5g，且优质蛋白质不应少于 1/3；脂肪一般占总热能比例的 25%～30%。其中，饱和、单不饱和和多不饱和脂肪的比例应为 1:1:1。其他营养物质，如维生素、矿物质等同正常人。 2. 与普通健康人饮食的区别及饮食要求相比较，糖尿病患者饮食目标中蛋白质摄入量提高 5%，而碳水化合物（糖）的摄入量下降 5%。脂肪和人体所需要的其他营养物质基本上没有什么变化。 3. 知道糖尿病饮食的简易计算方法。	1. 强调合理健康饮食的重要性，管理或控制好患者的饮食质量，既是延缓和预防糖尿病并发症的需要，同时也是其临床治疗的前提与基础，甚至有的轻度糖尿病患者仅通过饮食管理就能控制病情。 2. 既然合理膳食对糖尿病患者至关重要。那么作为医护人员，应该在全面了解糖尿病患者日常饮食基础上，仔细认真地对其做出建议，调整食谱，制订合理的饮食计划。 3. 糖尿病患者饮食口感不同于日常食谱，以少油、少盐、少糖、粗粮为主，开始患者会不适应。因此，要鼓励患者坚持健康的饮食，并教育其家人配合监督落实。
重要提示： 1. 食盐每天每人不超过 6g（精盐约 1 平汤匙），食物宜清淡。 2. 每天喝水不少于 7 杯（一次性纸杯可以盛水 250ml），可以分别于起床后、上班后、下班前、午饭后、下午、晚餐前、睡觉前各喝一杯白开水，一天总饮水量应达到 2L。 3. 糖尿病应少食多餐，至少应三餐，且应定时定量。三餐能量比例为早餐、午餐、晚餐各占 1/3 或 1/5、2/5、2/5。在五餐制中，可以是 1/7、1/7、2/7、1/7、2/7。		**所需物品：**健康食谱或宣传册。

31.326 教会糖尿病患者进行合理运动锻炼以便于改善糖代谢异常

操作步骤	知识要求	态度要求
1. 告诉糖尿病患者有规律的锻炼和健康的饮食不仅可以预防 2 型糖尿病，还可以延缓和控制较为严重的 1 型和 2 型糖尿病并发症。 2. 对患者进行康复评定 2.1 运动能力的评定：可采用 12 分钟跑或者 12 分钟步行的方式，有利于发现潜在的心血管疾病，确定心肺功能和运动的危险性等。运动中监测血糖有利于确定患者运动方案，并提高锻炼的安全性。 2.2 肌力评定：多采用机械肌力评定，如握力评定，背拉力评定，等速肌力评定。 2.3 糖代谢控制状态评定。 2.4 有并发症者应进行与并发症相关的评定：例如视力评定、步行能力评定、自主神经或者感觉神经功能评定等。 3. 制订运动处方 3.1 运动方式：有氧运动是糖尿病运动疗法的主体，包括步行、骑车、登山、游泳、划船、有氧体操、有氧舞蹈、太极拳、八段锦等。可根据患者的兴趣爱好和环境条件加以选择。有氧舞蹈等高情绪性运动不易在餐后进行，而步行等低情绪运动则适宜在餐后进行。 3.2 运动强度：一般采用中低强度，较长时间的有氧运动，尽量避免无氧运动。 3.3 运动时间：每次运动时间至少是 10 分钟，并逐步延长至 30~40 分钟。 3.4 运动时机：空腹时运动容易导致低血糖，因此可以考虑做高情绪性的运动；而餐后运动时容易诱发高血糖反应，应选择低情绪运动。避免在药物作用高峰时间进行低情绪运动，以免导致低血糖反应。 3.5 运动频率：每周训练 3~5 次。	1. 了解糖尿病患者运动疗法的适应证：2 型糖尿病，糖耐量异常、病情稳定的 1 型糖尿病。 2. 了解糖尿病患者运动疗法禁忌证：酮症酸中毒、空腹血糖值>16.8mmol/L、严重糖尿病视网膜病变、严重糖尿病肾病（Cr > 177μmol/L）、严重和未控制的心脑血管疾病、合并急性感染、严重糖尿病足、新近发生血栓。 3. 了解糖尿病代谢控制标准。 4. 能说出运动能力评定和肌力评定的方法、步骤和意义。 5. 能演示患者发生运动性低血糖时急救方法。	1. 在为糖尿病患者进行运动评定和制订运动处方时一定要全面了解患者的个人史、体质、爱好、习惯等。 2. 制订运动方案前应对患者进行全面的检查，详细地询问病史及体格检查，并进行血糖、血脂、血酮、肝肾功能、血压、心电图、运动负荷试验、X 线胸片、关节和足的检查。 3. 告知患者低血糖的表现，运动时如何避免及一旦出现运动性低血糖时，如何处理。 4. 鼓励患者坚持进行合理的运动锻炼，并结合患者锻炼的情况对处方进行调整，做到循序渐进。
重要提示： 1. 注意运动与饮食和药物作用的关系，注意血糖检测和教育。 2. 要有充分的准备运动和放松运动。 3. 注意运动性低血糖，运动时需备用葡萄糖，以备在低血糖时使用。 4. 注意运动适应证和禁忌证的把握，避免发生酮症酸中毒。		**所需物品：**运动评定量表、宣传册。

31.327　演示医疗体操以便于糖尿病患者通过自我锻炼调理血糖

操作步骤	知识要求	态度要求
1. 向患者演示仰卧蹬车体操：首先取仰卧位，两手撑腰、以肩和头为支点，然后双脚抬起像倒蹬自行车般，交替往上蹬。如果能一面蹬，一面做脚掌的上跷（脚尖往回勾）和下压（绷直脚踝）动作，效果会更好。患者可根据自己的体力情况，开始先做 10 次，循序渐进地增加到 100 次。早上宜在起床后做，可使头脑清醒，并且促进肠胃蠕动，解除患者的便秘。晚上宜在晚饭后半小时进行。长期坚持不但降血糖，还可减患者腰腹部和大腿的赘肉。 2. 向患者演示仰泳式摆腿体操：仰卧在硬板床上（或体操垫上），两腿伸直，采用仰泳的姿势上下摆腿，这时脚踝不需要用力，两腿有韵律地交替摆动。摆动速度不宜过快；摆动的幅度由小到大。同时喊口令："一、二、一、二……"，这样做会较久且有规律。循序渐进地增加到 100 次。 3. 向患者演示自由泳式摆腿：俯卧在硬板床上（或体操垫上），两腿伸直，采用自由泳的姿势上下摆腿，两腿有韵律地交替摆动，摆腿时膝盖处不要弯。刚开始时摆 20 次即可，经过一阶段锻炼，直至每次做 100 下，同样可使血糖降低。这套摆腿运动，每天早饭后半小时、晚饭后半小时各做一遍。 4. 向患者演示跨栏式体操：坐位下（最好在体操垫上，或硬板床上），右脚向前伸直，膝盖不可弯曲，左脚往后自然弯斜，左膝宜弯曲。右手放在右腿上；左手握住左小腿。然后，身体往后躺下，仰卧，此时，右脚仍保持伸直状态，同时做深呼吸 10 次（初学者由于柔韧性差，可能躺不下去，应循序渐进。）接着换脚，依前动作。这套体操宜在早饭后、午饭后半小时做，必要时在晚饭后半小时加一次。贵在坚持。	1. 了解与掌握这套体操基本操作方法。 2. 能阐述医疗体操对糖尿病患者的积极作用。 3. 能说出什么样的糖尿病患者不适合做医疗体操。 4. 了解医疗体操应与饮食疗法、药物疗法密切配合，并贵在坚持。 5. 了解运动后血糖的变化，如果运动后觉神清气爽，体力增进，血糖和血脂下降为康复体育活动有效果；反之，多饮、多食、多尿、症状加重，血糖和尿糖增多或并发症的出现，则应减轻甚至停止运动。 6. 了解医疗体操的时机，在饭后半小时进行康复体育活动，可能通过运动消耗内部血糖，消除峰值，防止过高的血糖对机体脏器的伤害。	1. 在对糖尿病患者演示医疗体操时应仔细认真，动作缓慢，边演示边讲解，多重复几次，然后让患者进行模仿，对其动作进行纠正和指导。 2. 如在运动中或运动后出现症状加重或其他不良反应，应立即减少或终止运动，并做进一步处理。
重要提示： 1. 糖尿病患者应在血糖得到很好控制的情况下，才能进行上述锻炼。 2. 并发酮中毒或患心血管疾病的老年患者应列为禁忌。 3. 应定期去医院检查血糖和尿糖，及时掌握和调节运动量。		**所需物品**：训练床、椅子或垫子、医疗体操图谱。

第三十一章　糖尿病康复

31.328　实施心理疏导便于减少糖尿病患者各种不良心理刺激进而避免血糖波动

操作步骤	知识要求	态度要求
首先要了解患者的心理状况，然后针对具体的情况，做具体的分析和应对，一般来说，较为常见的糖尿病患者心理主要有以下几种情况： 1. 怀疑和否认心理：这一阶段心理疏导十分关键，帮助患者改变错误的认知，接受现实，建立战胜疾病的信心和希望，耐心细致地介绍有关糖尿病的知识和不及时治疗可能发生的并发症，帮助他们认识疾病的发生发展过程，使其改变对疾病怀疑、拒绝治疗及满不在乎的心态。 2. 失望和无助感：对此类患者要用亲切、诚恳的语言取得其信任，建立良好医患关系，用宣泄法使积聚在其内心的忧伤、委屈及怒气发泄掉，以升华法转移其矛盾心理，并且反复讲述糖尿病的治疗前景，让患者积极主动配合治疗。 3. 焦虑恐惧心理：要耐心倾听患者的主诉，了解焦虑、恐惧产生的原因，利用语言技巧安定患者的情绪，给患者以支持、鼓励，指导患者进行自我调节，学会做情绪的主人，使患者正视自己的病情，正确对待生活，从而缓解心理障碍。 4. 自责自罪心理：让患者了解目前虽不能根治糖尿病，但通过合理治疗可以很好地控制病情，并能像健康人一样工作、学习和生活。在尽可能的条件下，协调社会各方面的关系，帮助患者解决实际困难，减轻其心理负担，同时取得其家人的配合，使其调适不良心态，增强自我保护意识。 5. 悲观厌世和自杀心理：对这类患者首先用温和的语言、熟练的操作、丰富的医疗护理基础知识取得其信赖，主动与患者谈心，合理提供治疗信息，对病情变化、检验结果主动向其做科学的、保护性的解释，帮助患者重新树立治疗信心。用正确的人生观、社会观感染患者，促使患者克服厌世的心理，增强战胜病魔的信心。在自杀念头存在期间，严防患者的自杀行为。	要了解各种患者心理状况产生原因。①怀疑和否认心理：患病早期患者往往不能接受这一事实，持否认或怀疑的态度；②失望和无助感：患者得知没有根治的可能，感到被剥夺了生活的权利与自由，对生活失去信心，情绪低落，沉浸在悲伤的情绪中，情感脆弱；③焦虑恐惧：糖尿病是一种难以治愈的终身性疾病，可能出现多种并发症，因此产生焦虑、恐惧的心理，担心会影响自己的将来，惧怕死亡等；④自责自罪心理：不能照顾家庭，长年治疗又需要大量金钱，造成家庭经济拮据而感到自责内疚，认为自己成了家庭的累赘；⑤悲观厌世和自杀心理：患病时间长，并发症多且重，治疗效果不佳的患者，对治疗产生对立情绪，认为无药可医，迟早都是死，自暴自弃，不配合治疗。对医护人员冷漠，无动于衷。	1. 在对患者进行心理疏导时一定要认真、仔细，用心去聆听，主动发现患者所存在的问题，积极地与患者进行沟通，努力和患者建立起信任关系。 2. 引导患者树立正确的人生观、价值观和世界观，如当患者出现厌世心理，应该告知其家人，同时要用自信乐观的心态感染患者，和其家人一起防止患者出现自杀行为。 3. 鼓励患者多参加社区活动，尤其是糖尿病病友会，可以帮助其走出心理阴影，积极投入到有意义的生活中。
重要提示： 1. 要充分了解患者的心理状况，切忌不良刺激加重患者的心理障碍。 2. 医务人员要有一定的心理专业知识和足够的耐心。 3. 当患者出现厌世的情绪时，提示可能有自杀的倾向，要注意防范。		**所需物品：**心理咨询室。

31.329 实施血糖监测以便于糖尿病患者早期发现血糖变化进而预防和延缓并发症的发生和发展

操作步骤	知识要求	态度要求
1. 告诉患者血糖监测的意义，实施血糖监测可以更好地掌控自身的血糖变化，对生活规律，日常活动，运动，饮食以及合理用药都具有重要的指导意义，并可以帮助患者随时发现问题，及时到医院就医。实时血糖检测可以降低糖尿病并发症的风险。良好的血糖控制可以提高患者的生活质量，改善身体状况。 2. 用血糖测试仪对患者进行血糖测试。 3. 对患者的姓名等基本内容及测得的血糖值、测试时间、日期进行记录。	1. 了解血糖监测的时间：每天监测4次：三餐前，睡前；每天监测7次：三餐前、三餐后2小时、睡前、必要时下半夜还要再测1次。 2. 了解不同时间段监测血糖的意义 2.1 空腹血糖：主要反映在基础状态下（最后一次进食后8~10小时）没有饮食负荷时的血糖水平，是糖尿病诊断的重要依据。 2.2 餐后2小时的血糖：反映胰岛B细胞储备功能的重要指标，即进食后食物刺激B细胞分泌胰岛素的能力。测餐后2小时的血糖能发现可能存在的餐后高血糖，能较好地反映进食与使用降糖药是否合适，这是空腹血糖不能反映的。 2.3 睡前血糖：反映胰岛B细胞对进食晚餐后高血糖的控制能力。是指导夜间用药或注射胰岛素剂量的依据。 2.4 随机血糖：可以了解机体在特殊情况下对血糖的影响，如进餐的多少，饮酒，劳累，生病，情绪变化，月经期等。 3. 了解血糖监测的频率 3.1 刚刚被诊断为糖尿病，接受胰岛素治疗或正在使用胰岛素泵的患者，每天监测4~7次。 3.2 1型糖尿病患者空腹血糖>12mmol/L 每天监测4~7次。 3.3 2型糖尿病患者空腹血糖>16.2mmol/L 每天监测4次。 3.4 反复出现低血糖，妊娠或打算妊娠时，调整胰岛素的用量时，要及时监测血糖。	1. 监测血糖对指导治疗非常重要。所以，要教育患者认真对待，并规范进行血糖监测。 2. 对监测结果应该详细记录并认真核对。 3. 如果患者出现低血糖，应喝适量的糖水。 4. 如出现高血糖，应根据具体情况注射适量胰岛素，并在1.5小时后，或身体出现不适时及时监测血糖。
重要提示： 1. 在血糖监测的过程中，需要每年监测血压、体重、血脂的变化，并根据监测的结果调整降压和降脂治疗方案。 2. 对于睡前注射中效胰岛素者，其降糖作用可以维持到次日8~9时。因此，化验空腹血糖的采血时间要稍晚一些。 3. 医生或糖尿病教育者应每年检查1~2次患者自我监测技术。		**所需物品：**血糖测试仪、血糖记录本、棉签、采血针头。

（李　红　王　美　张丽娜）

第三十二章 婴儿消化不良或腹泻康复

概念：是指婴幼儿不明原因的具有上腹痛、上腹胀、早饱、嗳气、食欲不振、恶心、呕吐、腹泻等不适症状，并经检查排除其他相关器质性疾病的一组临床综合征。这些临床症状影响了患儿进食，导致长期营养摄入不足，患儿营养不良发生率较高，生长发育迟缓也可能发生。不少患儿合并有神经症、焦虑症等精神心理症状。

康复目标：通过针对性治疗康复，尽快解决患儿的临床症状，恢复患儿的正常消化功能，保证患儿的正常生长和发育。

康复指征：在排除其他与症状相关的器质性病变后及早介入康复治疗。

康复方法：红外线治疗、超短波治疗、超声波治疗、针灸治疗、小儿推拿治疗等。

32.330　行针灸治疗以止吐止泻

操作步骤	知识要求	态度要求
1. 告知患儿家属针灸治疗的流程和注意事项，说明配合方法。 2. 本项治疗可在卫生院进行。 3. 由患儿家属协助患儿平卧于治疗床上，暴露治疗部位。 4. 针灸穴位选取内关、尺泽、中脘、足三里穴位。 5. 在治疗穴位进行常规消毒后，使用 0.25mm×25mm 规格的针灸针进行治疗，视部位直刺入 0.2~1.0cm，行提插、捻转等手法，留针 30 分钟。或在上述腧穴进行艾条灸法 20~30 分钟。 6. 针灸治疗结束后，按针灸顺序起针，出针后用干棉球按压针孔，不要出血或发生血肿，最后清点针灸针数目。如年龄过小的患儿不能配合针灸，可采取快针治疗，不需留针治疗。 7. 告知患儿家人针灸后 5 小时内不要用水清洗针灸部位，以免发生感染。 8. 治疗过程中，应注意询问患儿的感觉，患儿如有头晕、出汗、心慌甚至抽搐、晕厥等不适症状时及时停止治疗，并让患儿平卧，可行服用葡萄糖或静脉注射葡萄糖注射液等治疗。 9. 一般治疗每日或隔日 1 次，10 次为 1 个疗程。 10. 规范记录患儿每次治疗情况。	1. 了解人体常用腧穴的主治功效、定位方法、针灸注意事项。 2. 了解针灸治疗消毒的要求和流程。 3. 掌握针灸治疗的禁忌证：恶性肿瘤（一般剂量时）、出血倾向、活动性肺结核、妊娠、严重心肺功能不全者。 4. 了解晕针的机制和处理原则、处理方法。	1. 消化不良性腹泻是婴幼儿期最为常见的儿科疾病之一，因直接影响孩子进食、营养摄取、生长发育等，迁延时间较长时，会造成患儿营养不良，引发一系列严重问题，给患儿和家庭均带来痛苦。医护人员要科学解释疾病的发生发展和转归，鼓励患儿家人坚持治疗，树立战胜疾病的信心。治疗过程中对待患儿应认真、仔细并且有耐心。 2. 针灸治疗操作简便，见效快，无毒副作用，避免了患儿用药困难烦恼，又避免了应用抗生素引起的菌群失调的弊端。但因为疼痛等原因患儿常常难以接受，故对待不配合的患儿应耐心向其家人解释治疗的必要性，争取取得家人的协助。 3. 注意患儿饮食卫生，加强保暖。 4. 如患儿年龄过小，不能配合针灸，可采取快针治疗，不需留针。
重要提示： 1. 皮肤有感染、溃疡、瘢痕或肿瘤的部位不宜针刺。 2. 有自发性出血或损伤后出血不止的患者，不宜针刺。 3. 患者在过于饥饿、疲劳，精神过度紧张时，不宜立即进行针刺。 4. 对身体瘦弱，气虚血亏的患者，进行针刺时手法不宜过强，并应尽量选择平卧。		**所需物品：** 针灸治疗室、0.25mm×25mm 规格的针灸针、75%酒精棉球、干棉球。

32.331 捏脊疗法以增强代谢恢复消化功能增进食欲

操作步骤	知识要求	态度要求
1. 告知患儿家人捏脊疗法（见图1）的特点和注意事项，家人应配合稳定患儿情绪。 2. 本项治疗可在卫生院或患儿家中进行。 3. 患儿俯卧位，露出脊背，如患儿配合度差，可半俯卧于家人身上以缓解患儿紧张情绪，或俯卧在家人的腿上，以背部平坦松弛为宜。 4. 两手沿脊柱两旁，由下而上连续地挟提肌肤，边捏边向前推进，自尾骶部长强穴开始，一直捏到项枕部的大椎穴为止。重复3~5遍后，再按揉肾俞穴2~3次。在捏脊的过程中，用力拎起肌肤，称为"提法"。每捏3次提一下，称"捏三提一法"；每捏5次提一下，称"捏五提一法"；也可以单捏不提。其中，单捏不提法刺激量较轻，"捏三提一法"最强。 5. 捏脊的具体操作方式有两种：一种是用拇指指腹与示指、中指指腹对合，挟持肌肤，拇指在后，示指、中指在前。然后示指、中指向后捻动，拇指向前推动，边捏边向项枕部推移。另一种是手握空拳，拇指指腹与屈曲的示指桡侧部对合，挟持肌肤，拇指在前，示指在后。然后拇指向后捻动，示指向前推动，边捏边向项枕部推移。上述两种方法可根据术者的习惯和使用方便而选用。 6. 询问患儿的感受，注意观察患儿的表情变化。 7. 一般每天或隔天捏脊1次，6次为1个疗程。 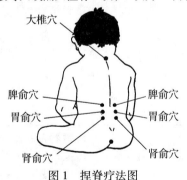 图1 捏脊疗法图	1. 捏脊疗法每次操作适可而止，不可急于求成，应持之以恒、循序渐进。 2. 捏脊疗法是一种安全有效的外治方法。操作简便易行，痛苦小，无副作用。不但克服了患儿服药依从性差的缺点，同时避免了应用抗生素、激素等药物引起菌群失调的弊端。是一种行之有效的治疗方法，但应注意辨证施治，应在明确病因、证型之后由正规治疗师施以治疗。	1. 捏脊疗法有疏通经络、调整阴阳、促进气血运行、改善脏腑功能以及增强机体抗病能力等作用。在健脾和胃方面的功效尤为突出。对婴儿消化不良或腹泻疗效确切，且无毒副作用。医护人员应耐心向患儿家人解释捏脊疗法的治疗作用，争取取得家属配合。 2. 患儿刚开始进行捏脊治疗时，疼痛感较著，应采取循序渐进的方式进行治疗，手法不宜过重。 3. 在应用捏脊疗法时，可配合刺四缝、开四关、药物、针刺、敷脐等疗法，以提高疗效。
重要提示： 1. 治疗室室温要适度，如为患儿治疗，手法易轻柔，施术者注意双手温度应保持温暖后再做手法。 2. 体质较差的小儿每日次数不宜过多，每次时间也不宜太长，以3~5分钟为宜。 3. 捏脊疗法一般在空腹时进行，饭后不宜立即捏拿，需休息2小时后再进行。 4. 脊柱部皮肤破损，或患有疖肿、皮肤病者，不可使用捏脊疗法。伴有高热、心脏病或有出血倾向者慎用捏脊疗法。	**所需物品：**推拿治疗室、推拿床、方巾。	

32.332 超短波疗法以调整神经减轻症状

操作步骤	知识要求	态度要求
1. 告知患儿家人行超短波疗法的临床意义和注意事项，取得家人的配合。 2. 本项治疗需在卫生院进行。 3. 协助患儿到治疗地点，帮助患儿平卧于木质床上，治疗部位可不暴露。 4. 电极放置的方法采用对置法；两个电容电极于腹部体表位置前后相对放置；电极与身体之间衬以毡垫或棉垫，保持 2～3cm 的间隙，电极的面积应稍大于病变的面积，以免电极周缘的电力线向外扩散。 5. 检查治疗仪的各开关、旋钮是否在合适的位置，电流输出是否在零位，电极的电缆插头是否牢固插在输出孔内，接通电源，"零位指示"灯亮，治疗仪预热 1～3 分钟，"治疗"灯亮。 6. 将治疗仪"输出调节"钮置于"1"档，再调节"输出调谐"钮，使仪器工作达到谐振状态，此时电流表指针上升至最高点，氖光灯测试示亮度最大。 7. 选择治疗剂量为无热量或微热量，不得用失谐来调节治疗剂量。 8. 治疗过程中，随时观察患儿反应，以便及时调节输出。如患儿过热、灼痛，应中止治疗，检查治疗部位有否烧伤，如有烧伤应及时处理。 9. 治疗完毕，将治疗仪输出调回零位，关闭电源，从患儿身上取下电极。 10. 一般每次治疗 10～15 分钟。每日或隔日一次，5～10 次为 1 疗程。 11. 规范记录治疗情况。	1. 了解超短波的治疗剂量与以下几个因素有关： 1.1 电极与皮肤之间的间距：电极紧贴皮肤则作用浅，电极与皮肤保持适当距离则作用可达深组织。 1.2 作用时间：治疗时间长则剂量大，时间短则剂量小。 1.3 输出强度：输出强度大则剂量大，输出小则剂量小。 2. 治疗中应避免治疗仪的两根输出电缆相搭或交叉打圈，避免形成短路、损坏电缆并减弱剂量，电缆线不可直接搭在患者身上，以免引起烫伤。	1. 婴幼儿腹泻是我国婴幼儿常见的疾病之一，也是造成营养不良，生长发育障碍的主要原因之一，故应引起重视，积极治疗。 2. 急性期治疗剂量应严格控制为无热量，否则有使导致炎症扩散，病情加重的可能。 3. 治疗师在做治疗时要认真、仔细并且有耐心。对于不配合的患儿应给予安抚，争取取得患儿的配合，并随时观察受热部位的温度，谨防过热烧伤。 4. 操作仪器时应严格按操作流程进行。 5. 操作者的手和患儿的治疗部位必须保持干燥。
重要提示： 1. 本电疗仪应安放在独立的治疗室，如没有条件应尽量做到远离其他治疗仪器。 2. 请务必将本电疗仪电源线接在带有地线的三芯电源插座上。 3. 治疗过程中患儿出现过热或灼痛时应及时终止治疗并给予冷敷；如皮肤局部出现斑点状潮红时应中止治疗并立即涂烫伤膏。 4. 电极板外罩在使用过程中应定期清洗，治疗时电极板与患者之间的衬垫物应用紫外线或其他方法进行消毒灭菌，以防止交叉感染。 5. 患儿不能卧在金属床上进行治疗。不得随意挪动体位或触摸金属物品，否则有烫伤的可能。 6. 患儿的贴身衣服应能吸水，以免出汗时汗液积聚而造成灼伤。 7. 应经常检查氖灯管是否损坏，若损坏可能影响剂量调节，造成患儿烫伤。		**所需物品：**小功率超短波治疗仪；毡垫或棉垫；沙袋；氖光灯。

32.333　红外线疗法以调节胃肠功能消炎止泻

操作步骤	知识要求	态度要求
1. 告知患儿家人行红外线治疗的临床意义和注意事项，取得家人的配合。 2. 本项治疗需在卫生院进行。 3. 协助患儿到治疗地点，使其平卧于木制床上。 4. 治疗前检查灯泡、辐射板有无碎裂，灯头安装是否牢固，支架是否稳妥。接通电源，使灯头、灯泡预热 5 ~ 10 分钟。患儿取舒适体位，充分暴露治疗部位。 5. 治疗时移动灯头，距治疗部位 20 ~ 50cm，使灯头中心对准患病部位，以患儿有舒适温度感为度。 6. 治疗完毕，移开灯头，关闭电源，检查皮肤，拭去汗水。若治疗中出汗。应及时拭去汗水，防止灼伤。 7. 照射时间：每次照射 20 ~ 30 分钟，每日 1 ~ 2 次。7 ~ 10 天为 1 个疗程。 8. 规范记录治疗情况。	1. 了解红外线疗法的主要作用。 2. 红外线疗法的适应证：主要用于缓解肌痉挛，改善血运，止痛。常用于亚急性及慢性损伤和炎症，例如肌肉损伤、扭伤、肌纤维组织炎、慢性淋巴炎、静脉炎、神经炎、胃肠炎、皮肤溃疡、挛缩的瘢痕等。 3. 红外线疗法的禁忌证：出血倾向者，高热患者，活动性结核，严重动脉硬化，代偿不全的心脏病患者等。	1. 治疗师应耐心向患儿家人解释婴儿消化不良或腹泻是婴幼儿期的一种胃肠道功能紊乱疾病，是我国婴幼儿的常见疾病之一。通过解释。使其充分认识到本病如不及时治疗有可能发生严重的水电解质紊乱，甚至可危及患儿生命，以引起患儿家人足够重视，积极配合治疗。 2. 对待不配合的患儿应耐心向其家人解释治疗的必要性，争取取得家人的协助。 3. 治疗过程中要随时查看患儿的皮肤温度。 4. 防止患儿肢体触碰灯罩。 5. 操作仪器时应严格按操作流程进行。 6. 治疗室要通风良好，室温保持 18 ~ 22℃。
重要提示： 1. 接受照射的部位必须完全裸露，否则影响疗效。用浸湿的纱布遮盖患儿双眼，以防刺激眼睛引起发炎。 2. 照射距离不宜过近，否则易灼伤，或误触治疗板被灼伤；距离过远，则影响疗效。 3. 加热状态下，严禁触碰治疗板，调整机头时亦应当小心，以防灼伤。 4. 治疗过程中治疗仪或治疗板内出现异常响声，应立即终止治疗，关闭电源，检查处理故障。		**所需物品：** 红外线治疗仪、保护眼睛用的纱布或生理盐水棉球。

32.334 超声波给药疗法以促进小儿腹泻患者止泻

操作步骤	知识要求	态度要求
1. 告知患儿家人行超声波给药治疗的临床意义和注意事项，取得家人的配合。 2. 本项治疗需在卫生院进行。 3. 协助患儿到治疗地点，使其平卧于木质治疗床上。 4. 检查并确认仪器连接各导线，所有按键、旋钮处于正常位置，仪表指针或数字显示为零。 5. 打开超声波治疗仪电源开关。 6. 将药物加入超声治疗时应用的耦合剂中，协助患儿仰卧位，暴露治疗部位，在治疗部位均匀涂上药物耦合剂。 7. 选择输出波形的类型、输出强度和治疗时间。 8. 将超声波头紧密接触治疗部位做缓慢往返或圆圈移动，声头移动的速度以 $1\sim2\text{cm/s}$ 为宜。连续波的剂量一般为声强 $0.5\sim0.8\text{W/cm}^2$，移动过程中保持一定的均匀的压力。 9. 治疗中询问患儿的感觉，治疗部位应有温热酸胀感，不应有痛感或灼热感。 10. 治疗结束时，先按照与开机相反的顺序关闭仪器的按键、旋钮，再将声头移开。 11. 用温热毛巾清洁患儿治疗部位。 12. 应用75%的酒精消毒声头，然后将声头置于声头架上。 13. 患儿采用小剂量（$0.5\sim0.8\text{W/cm}^2$）超声波，每日或隔日1次，每次 $10\sim15$ 分钟。	1. 了解超声波疗法的适应证：用于心血管疾病、脑中风后遗的肢体运动障碍、骨关节疾病引起的疼痛、膝关节退行性病变、关节炎、肩关节周围炎、类风湿性关节炎、颈肩腰腿痛、坐骨神经痛、软组织损伤骨折愈合迟缓、跟骨骨刺、外伤性血肿、静脉曲张、乳腺小叶增生、肠炎、腹泻、小儿腹泻等。 2. 超声波疗法的禁忌证：恶性肿瘤、急性全身性感染、高热、活动性肺结核、出血倾向、严重支气管扩张、孕妇腹部、儿童骨骺部、感觉神经异常的局部。腹泻早期如果伴有严重发热、脱水、代谢性酸中毒时慎用。	1. 消化不良或腹泻病患儿多年幼、易哭闹，导致口服药物不配合，给治疗带来很大困难。而通过腹部超声波给药疗法，使药物经皮透入达到治疗目的，同时导入药物温度略高于人体正常体温，以利于药物的吸收，在治疗过程中，患儿腹部感温暖舒适，多由烦躁、哭闹转为安静入睡，可提高治疗的疗效及患儿配合度。 2. 对待不配合的患儿应耐心安抚，并向患儿家人解释治疗的目的和意义，争取取得患儿及家人的配合。 3. 操作仪器时应严格按操作流程进行。 4. 治疗室要通风良好，室温保持 $18\sim22℃$。
重要提示： 1. 治疗人员注意自我保护，不要用手直接持声头为患者进行治疗，避免过量超声波引起疼痛。治疗师可戴双层手套操作。 2. 治疗仪器连续使用时，注意检查声头温度，避免烫伤患者或损坏仪器。 3. 声头不能空载，超声探头必须围绕"调理部位"作往复式移动，不能固定或停留在某一部位。 4. 因人对超声波的适应能力大小和耐受力不同，治疗时皮肤有温热和轻微针刺的感觉是正常反应，如果皮肤感到灼热，不能忍受则降低治疗档位或暂停治疗。	**所需物品**：物理治疗室、超声波治疗仪、声头接管、药物、耦合剂。

（刘红杰　吴丽君　胡秋生）

第三十三章　胃肠神经官能症康复

概念： 胃肠神经官能症是一组胃肠综合征的总称，精神因素为本病发生的主要诱因，如情绪紧张、焦虑、生活与工作上的困难、烦恼、意外不幸等，均可引起胃肠道的功能障碍。主要临床表现为：反酸、嗳气、厌食、恶心、呕吐、剑突下灼热感、食后饱胀、上腹不适或疼痛，腹痛、腹胀、肠鸣、腹泻和便秘、左下腹痛时可扪及条索状肿物，腹痛常因进食或冷饮而加重，在排便、排气、灌肠后减轻。腹痛常伴有腹胀、排便不畅感或排便次数增加，粪便或稀或干等症状。症状与情绪变化密切相关。本病起病大多缓慢，病程常经年累月，呈持续性或反复发作。

康复目标： 通过精神调摄、改变生活和饮食习惯等方式，运用针灸、推拿等治疗方法解除症状，从根本上调整胃肠道功能紊乱。

康复指征： 排除其他胃肠道器质性病变的患者均可进行康复治疗。

康复方法： 应用饮食疗法、营养支持疗法、镇静安眠、解痉镇痛等综合治疗为主，对具有明显精神症状的患者，需给予专科药物和心理疏导治疗。

33.335　行针灸治疗以调整患者情志变化减轻胃肠官能症症状

操作步骤	知识要求	态度要求
1. 告诉患者针灸治疗作用机制、治疗流程和注意事项，说明配合方法。 2. 该项治疗可在乡镇卫生院或患者家中进行。 3. 协助患者到治疗地点，为不能行走的患者提供帮助。告知并帮助患者平卧于治疗床上，暴露治疗部位。 4. 针灸选穴：穴位选取上脘、中脘、下脘、天枢、大横、关元、气海、足三里、上巨虚、下巨虚、丰隆、三阴交等。 5. 在治疗穴位进行常规消毒后，使用0.25mm×50mm 规格的针灸针进行治疗，视部位直刺入 0.2～1.2cm，行提插、捻转等手法，留针 30 分钟。或在上述腧穴进行艾条灸法20～30 分钟。 6. 针灸治疗结束后，按针灸顺序起针，出针后用干棉球按压针孔，不要出血或发生血肿，最后清点针灸针数目。 7. 告知患者针灸后 5 小时内不要用水清洗针灸部位，以免发生感染。 8. 治疗过程中，应注意询问患者的感觉，患者如有头晕、出汗、心慌甚至抽搐、晕厥等不适症状时及时停止治疗，并让患者平卧，可行服用葡萄糖或静脉注射葡萄糖注射液等治疗。 9. 一般治疗每日或隔日 1 次，10 次为 1 个疗程。 10. 规范记录患者每次治疗情况。	1. 了解人体常用腧穴的主治功效、定位方法、针灸注意事项。 2. 了解针灸治疗消毒的要求和流程。 3. 掌握针灸治疗的禁忌证：恶性肿瘤（一般剂量时）、出血倾向、活动性肺结核、妊娠、严重心肺功能不全者。 4. 了解晕针的机制和处理原则、处理方法。	1. 部分患者对于针灸治疗有恐惧感，故针灸医师要认真、耐心讲解针灸治疗的作用原理和治疗特点，充分取得患者的配合，这也是避免晕针出现的重要手段之一。 2. 必要时协助患者完成上下床等动作。 3. 应指导患者日常多做提肛动作训练和呼吸训练，加强盆底肌肉力量，促进胃肠蠕动。 4. 采用心理治疗，让患者真正认识病情、主动调节情绪、消除思想顾虑，提高治愈疾病信心。
重要提示： 1. 在患者神经、血管较为丰富的部位腧穴进行针灸治疗时，注意不要伤及神经和血管。 2. 当患者出现头晕、出汗、心慌甚至抽搐、晕厥等不适症状时，提示患者发生晕针，应马上停止治疗，并采取相关处理措施。 3. 对符合辨证类型的患者可使用灸法进行治疗。		**所需物品：**针刺治疗室、治疗床、0.25mm × 50mm规格的针灸针、75%酒精棉球、清艾条。

33.336 行推拿治疗以通经活络改善胃肠道功能

操作步骤	知识要求	态度要求
1. 告诉患者推拿治疗的作用原理、操作流程和注意事项，说明配合方法。 2. 该项治疗可在卫生院或患者家中进行。 3. 协助患者到治疗地点，为不能行走的患者提供帮助。告知或帮助患者平卧于治疗床上，暴露治疗部位。 4. 摩腹：仰卧位，膝屈曲，两手掌指相叠，置于腹部，以肚脐为中心，在中下腹部沿顺时针方向摩动，逐渐扩大范围，时间约3分钟。 5. 提拿腹部：用两拇指和其余四指置于腹部正中，对应钳形用力，捏拿并提起，一拿一放，以拿提时感觉酸胀、微痛，放松后感觉舒展为宜，反复捏拿5~7次。 6. 点按腧穴：仰卧，拇指用力，紧贴皮肤，分别点按中脘穴、气海穴、天枢穴、足三里穴各半分钟，以略感酸胀为宜。 7. 捏脊：俯卧位，裸露脊背，全身肌肉放松，两手自然屈曲成虚拳状，拇指伸张在拳眼上面，示指和中指横抵在尾骨上，两手交替沿脊背正中向颈部方向推进，随捏随推，如此反复3遍，使脊背皮肤出现微红、灼热感。 8. 擦腰骶部，坐位，腰部微屈，两手五指并拢，掌指紧贴腰部，用力向下摩擦至骶部，如此反复揉摩约2分钟，以皮肤微红有温热感为宜。 9. 一般治疗每日或隔日1次，10次为1个疗程。 10. 规范记录患者每次治疗情况。	1. 了解胃肠官能症的主要病因有：饮食不规律、病理性原因和精神因素三个方面。 2. 了解胃肠官能症的主要症状：反酸、嗳气、厌食、恶心、呕吐、剑突下灼热感、食后饱胀、上腹不适或疼痛，每遇情绪变化则症状加重；腹痛、腹胀、肠鸣、腹泻和便秘、左下腹痛时可扪及条索状肿物，腹痛常因进食或冷饮而加重，在排便、排气、灌肠后减轻。腹痛常伴有腹胀、排便不畅感或排便次数增加，粪便可稀可干等症状。 3. 推拿治疗必须排除器质性疾病，尤其是胃肠道的恶性病变。除外结肠癌、炎症性肠病、憩室炎、痢疾等。 4. 熟练掌握常用推拿手法，如摩法、提法、拿法、点法、按法、捏脊、擦法等。	1. 推拿医师一定要认真、仔细、准确、轻柔地进行治疗，特别是针对女性和老年患者。 2. 反复详细告知患者调节精神状态和调节饮食结构的重要性。 3. 提高心理疏导和宣教，让患者真正认识到本病的病因，治疗方法，以主动配合治疗，自主调节情绪、消除思想顾虑，提高治愈疾病信心。
重要提示：首先要重视患者的心理健康，其次注意其饮食卫生。告知患者尽量少吃刺激性食品，更不能饮酒和吸烟；要适当参加体育锻炼，生活起居应有规律。		**所需物品**：推拿室1间、推拿床、按摩巾。

（胡秋生 周顺林）

第三十四章　老年脑退化症康复

概念：老年脑退化症，学名为老年痴呆症又叫阿尔茨海默病，是发生在老年期及老年前期的一种原发性退行性脑病。常见症状是出现记忆障碍，包括近事记忆、个人经历记忆、生活中重大事件的记忆障碍；定向障碍，包括时间、地点、人物的定向障碍；语言功能障碍，包括找词困难，阅读、书写和理解困难；性格改变；另外还会出现包括计算力、判断力、想象力、创造力、思维能力、综合能力、分析和解决问题的能力下降；严重时会伴有行为和感觉异常；最后导致病人丧失日常生活能力、社会交往和工作能力，严重影响患者及家庭的生活质量。因此，康复训练需要引起重视。

康复目标：①改善注意力；②改善脑退化症患者的记忆力、维持记忆能力；③维持脑退化症患者的理解能力；④维持脑退化症患者的阅读能力；⑤改善脑退化症患者的口语表达能力；⑥维持脑退化症患者的书写能力；⑦维持脑退化症患者的记忆、自尊及自信；⑧保持脑退化症患者的精神状态；⑨减少脑退化症患者的"冒犯"行为。最终使患者提高生活与生存质量。

康复指征：当患者出现不同程度记忆力、注意力、理解力、阅读能力、口语表达能力、书写能力等下降时，在患者生命体征平稳、不影响临床治疗的前提下即可立即开始康复治疗；对于老年脑退化的康复越早开展，效果越好。

康复方法：①开展多种游戏以改善注意力；②学习各种助记术以维持记忆能力；③PQRST练习法以改善脑退化症患者的记忆力；④代偿性记忆训练以满足患者日常生活需求；⑤听理解训练以维持脑退化症患者的理解能力；⑥阅读理解训练以维持脑退化症患者的阅读能力；⑦词语练习以改善脑退化症患者的口语表达能力；⑧填字、听写、记事训练以维持脑退化症患者的书写能力；⑨回忆过去以维持脑退化症患者的记忆、自尊及自信；⑩合理运动以保持脑退化症患者的精神状态；⑪容忍、提示以减少脑退化症患者的"冒犯"行为。

34.337 开展多种游戏以改善注意力

操作步骤	知识要求	态度要求
1. 与患者及家属沟通，解释开展多种游戏治疗对于改善老年痴呆患者注意力的意义，得到认同。 2. 首次训练应选择安静的康复治疗室内进行，随着训练次数增加及难度的增加，可选择相对正常或存在正常干扰的环境内进行。 3. 猜测游戏：取两个杯子和一个弹球，让患者注意观看，由训练者将一杯子反扣在弹球上，让其指出球在哪个杯子里，反复数次。如无误差，改用三个杯子和一个弹球，方法同前；成功后可改用多个杯子和多种颜色的球，扣住后让患者分别指出各颜色球被扣在哪里。 4. 销字训练：在白纸上写上汉字、拼音或图形等，让患者用笔删去指定的汉字、拼音或图形，反复多次训练无误后，可增加汉字、拼音或图形的行数或组数。 5. 听数字训练：治疗师念一串数字，要求患者当听到某一数字，如2时举手示意；然后在听到其中的两个数字，如3或6时举手示意等，逐渐增加诵念速度或辨识数字数量以增加训练难度。 6. 如果患者对某种训练方式有疑问，应当给予进一步详细说明，并鼓励患者坚持。 7. 规范记录训练情况。	1. 掌握注意训练的基本要领。 2. 熟悉各类注意训练的步骤。 3. 具备带教的技巧和方法。 4. 掌握注意力障碍的康复评定方法，3次训练之后进行一次注意力的康复评定，以评估患者治疗效果。 5. 常用注意力障碍的康复评定方法：等速拍击试验：要求被试者在5分钟内以每秒一次的速度进行连续拍击的试验。测试前让患者用健手练习10秒钟。测试时检查病人记录每个10秒钟以内的敲击数量，5分钟内共记录30个记录量，通过30个时段的平均敲击数和其标准偏差就是该测验的"反应倾向度""反应不稳定程度"。	1. 老年痴呆患者易产生猜疑、孤僻、抑郁、易怒、淡漠等负面心理反应，影响该病的治疗与认知功能干预结果。医护人员应鼓励患者参与有益身心健康的活动，如聊天、读报、种花、体育锻炼、集体活动等，使患者在娱乐中保持乐观愉悦，丰富自我满足感，可缓解其心理负担。 2. 工作人员说话口气要温和、诚恳、轻松，让患者容易接受。特别是针对有语言障碍的患者，不要心急，要有耐心。 3. 注意患者的主动性。每次训练前确定患者已注意。 4. 注意训练环境。开始应在安静、注意力容易集中的环境中进行；当患者注意力改善后逐步过渡到接近正常和正常环境。 5. 治疗师如果发现患者的注意力不集中时可暗示其回到相关的任务中来；将高兴趣和低兴趣的活动交替安排，这样有助于患者保持注意力的时间；对其持续活动方面的进步加以赞扬。
重要提示： 1. 训练应由易到难。在治疗的初期阶段应减少或限制一次呈现给患者的信息量，把作业活动简化分解；随着患者注意力的进步，逐渐延长治疗时间并增加治疗活动的复杂程度。最大限度地利用患者受损较轻的注意方式以增加集中；在治疗中加入短暂的休息，重新开始时先复习前面的内容，让其复述刚刚讨论过的事，以提高注意，实时记录。 2. 要根据注意障碍成分的不同分清轻重缓急，精心设计与安排训练。 3. 注意在日常生活活动中进行注意力训练，通过有目的的活动、指导辅助技巧，不断重复强化训练，简化步骤，使患者掌握一定的技能，重返社会。		**所需物品：**多个杯子和多种颜色弹球、配有背景音乐的朗读数字或文字的录音带、数字、拼音、图形卡片。

34.338　学习各种助记术以维持记忆能力

操作步骤	知识要求	态度要求
以下方法可选择治疗室或家中进行： 1. 复述法：要求患者无声或大声重复要记住的信息。复述的内容可选择数字、名字、词汇、图形或地址等项目。复述应与检查相结合，循环往复以提高信息储存能力。随着记忆的进步，逐渐增加刺激与回忆的时间间隔，增加作业量，提高作业难度。遗忘的一般规律为遗忘量随时间递增；遗忘的速度是先快后慢，根据遗忘的特点，及时、经常复述，有利于识记的内容在急速遗忘前获得必要的巩固。 2. 视觉想象法：也称为图像法，在治疗师或患者家人的帮助下把要学习的字词、概念等幻想成图像以帮助记忆。如让患者把需要记住的信息在脑中形成一幅图画，或由治疗师为其画一幅"记忆图"，把需要记住人的某些特征和他的姓名联系起来有助于记住他的姓名。视觉想象法主要用于记住人的姓名。 3. 语义细加工法：也称为故事法，在治疗师或患者家人的帮助下把需要记住的信息编为简单的故事，通过语意加工来帮助记忆，之后逐渐由患者自己来根据所需记忆的信息改编故事。 4. 层叠法：将要学习的内容化成图像，然后层叠起来。如记住青蛙、雪茄、苹果、酒这组词汇，要求学习者去想象：在一只小青蛙的嘴里含着一支大雪茄，这只青蛙坐在一个又红又亮的苹果上，而苹果正好放在一瓶昂贵的葡萄酒上。要求患者记住这幅图像而不是单词。 5. 现场法：通过创建一幅房子的视觉图像来帮助记忆。例如，一个人想记住买汽水、薯片和肥皂，他可以想象屋子里的每个房间，看见在厨房里汽水溢出来撒到地板上，在卧室里薯片洒落在床边，在浴室的浴缸里布满了肥皂泡泡。在百货商店里，他可以想象在屋子里漫步并且看到了每个房间里物品的情景。	1. 助记术是指对所涉及学习材料的精神处理方法，它可以使人们更有效地组织、储存和提取信息。 2. 能够说出各项运动项目训练内容及程序。 3. 此项训练目标是改善痴呆患者逐渐加重的记忆力障碍，脑退化症患者先从近期记忆力下降开始逐渐累及远期记忆力，通过教授以上各种不同方法让患者能够主动地选择并能有效地使用某种方法帮助记忆。 4. 掌握记忆障碍的康复评估方法：使用韦氏记忆量表（有助于测试器质性和功能性记忆障碍）、Rivermead 行为记忆测试、成人记忆和信息处理量表等。 5. 还可用扩展关键词法，倒叙法，分段记忆法等方法帮助记忆。	1. 老年痴呆是一种综合病，以高级认知功能障碍为特征，患者生活中往往需要大量照顾，因此，家庭主要照顾者应调动全体家庭成员的积极性，增进患者与家人、亲友交往，主动掌握患者内心感受，鼓励患者倾诉感情，同时善于运用积极语言关心、安慰患者，对其取得的进步给予充分的鼓励，为其提供心理支持，使患者感受家庭温暖，减少孤独感，这对改善患者认知功能与生活质量具有促进作用。 2. 训练中工作人员说话口气应温和、诚恳、轻松以便容易让患者接受。特别是针对有语言障碍的患者，不要心急，要有耐心。 3. 训练过程中应随时观察及询问患者的感受。 4. 治疗师应根据患者的实际情况决定采用何种对策或方法。如患者有书写和阅读困难，应考虑采用视觉想象法而不用关键词法。
重要提示： 1. 患者及其家人必须了解所采用的方法及如何在家中或社区中得到帮助。 2. 为减轻记忆负荷，家中要有序安排环境、简化环境，物品固定放置，突出要记住的事物等。房间家具杂物不宜过多；在大门上张贴颜色鲜明的大字帮助患者找到自己的家等。	**所需物品：** 印有数字、短语、句子的卡片等。

34.339　PQRST 练习法以改善脑退化症患者的记忆力

操作步骤	知识要求	态度要求
PQRST 练习法可选择在治疗室或家中进行： 1. 首先与患者一起选定一篇短文，根据难易程度，设定不同长度，如 200～400 字，内容可根据患者兴趣，如新闻类、散文类。 2. 按下列程序进行练习，通过反复阅读、理解、提问来促进记忆。 2.1 P-预习（preview）：拿到一篇短文，首先简要阅读一遍，建立自己对短文内容的第一印象，并有自己一定的想法和观点。 2.2 Q-向自己提问（question）：看短文的时候自己问自己一些问题，比如此文的重点是什么？作者想表达的观点是什么？我从该短文中学习到哪些内容？ 2.3 R-为回答问题而再次仔细阅读资料（read）：这个过程中要认真、迅速地通读全文，查找此文的主要观点，必要时可在文中做好笔记，把自己的读书心得写上。 2.4 S-陈述（State）：回到阅读时提出的问题，看看哪些问题在阅读过程中得到了解决，哪些问题还没有解决。没有解决的问题继续从书中寻找答案。 2.5 T-检验（test）：检查自己对所读内容的掌握情况，看看自己能回忆出多少，是否记住了有关信息。 3. 规范记录训练情况。	1. PQRST 练习法是记忆书面材料的一种完整理想的学习方法。 2. 此项训练目标是改善痴呆患者逐渐加重的记忆力障碍（脑退化症病人先从近期记忆力下降开始逐渐累及远期记忆力）。 3. 掌握记忆障碍的康复评估方法：使用韦氏记忆量表（有助于测试器质性和功能性记忆障碍）、Rivermead 行为记忆测试、成人记忆和信息处理量表等。	1. 老年痴呆患者的心理状况多表现为健康感不良、有情感障碍如淡漠、多疑、幻觉等。医护人员要关心爱护患者，尊重患者的人格，加强与患者的沟通，同时对患者家人进行针对性的心理指导，关心安慰患者家人，向家人解释患者病情，使患者家人对患者疾病有积极正确的态度，积极配合治疗，尽量使患者早日康复。 2. 医护人员及患者家人要经常与患者对话、交流思想，促进提高患者的语言能力和思维能力，对于不善言辞或语言障碍者可言行并用，语速缓和，态度和蔼，让患者感到亲切，打消顾虑，用真诚赢得患者的信任。 3. 训练过程中应随时观察及询问患者的感受。 4. 治疗师应根据患者的实际情况决定采用何种对策或方法。如患者有书写和阅读困难，应考虑采用视觉想象法而不用关键词法。
重要提示： 1. 患者及其家人必须了解所采用的方法及如何在家中或社区中得到帮助。 2. 对于老年人而言，学习活动以非说教式的方式开展，会持续更久。 3. 为了减轻记忆负荷，患者家中要有序安排环境、简化环境，物品固定放置，突出要记住的事物等。		**所需物品：**相关书籍、短文、报纸等。

第三十四章　老年脑退化症康复

34.340 代偿性记忆训练以满足患者日常生活需求

第三十四章 老年脑退化症康复

操作步骤	知识要求	态度要求
1. 记事本：在进行训练时首先让患者理解和记住记事本不同部分的记录、目的和名称。使用记事本包括启动（在需要时适时地主动拿起并打开笔记）和应用（能够查阅记事本中有关的内容及录入相关的信息）两方面的技能。严重记忆障碍者常常不能主动启动使用记事本的过程，因此，要将记事本放在固定的地方，如床头柜上，或在墙上贴提示语（如"请拿记事本"）等，或用闹钟定时提醒，训练患者养成随身携带并经常、定时查阅记事本的习惯。患者还要学会把相关或必要的信息进行分类并记入记事本中，并通过提问问题来帮助复习和再读笔记。对于经济条件好的患者可使用电子记事本等来代替传统的记事本。 2. 活动日程表：把每天有规律的活动制成时间表贴在患者经常活动的场所，以提醒患者在不同的时间完成不同的活动。 3. 使用记忆提示工具：治疗师或患者家人为患者列出要记住的事情清单，让患者按清单完成任务。还可以在衣柜、抽屉、橱柜上贴上标签，写明内置物品，以补偿记忆丧失。 4. 学习并使用绘图：适用于伴有空间、时间定向障碍的患者，用大地图、大罗马字和鲜明的路线表明常去的地点和顺序，以便利用。	1. 代偿性训练是一类代偿技术，即借助于他人或他物帮助记忆障碍者，使记忆障碍对其日常生活的影响减少到最低限度。代偿性训练主要包括环境适应和外在记忆辅助工具的使用。环境适应适用于记忆系统失去了足够功能的患者，通过环境重建满足其日常生活需求。 2. 记事本法是一种最通用有效的方法，可使患者在记事本的帮助下与他人进行交流，并按计划进行活动，减少记忆力下降对日常生活带来的影响。记事本记载的内容要根据患者的需要进行设计。可分门别类，如个人情况、要记住的人名、每日活动安排、未来时间（1周内）要做的事情、服药时间安排、电话号码、留言、文章摘要、常去地方的方位及路线等。 3. 掌握训练目标是通过有目的的活动、教导、辅助技巧和器材以及环境调整，使患者重新获得日常生活能力，重返社会。 4. 还有计算机记忆训练软件已被广泛使用。通过逐渐缩短刺激的呈现与回忆间隔以及通过刺激呈现的复杂程度来调节记忆难度。其好处在于定时、定量、分级并且可将记忆力训练的结果进行量化。	1. 训练中工作人员说话口气应温和、诚恳、轻松以容易让患者接受。特别是针对有语言障碍的患者，不要心急，要有耐心。 2. 训练过程中应随时观察及询问患者的感受。 3. 治疗师应根据患者的实际情况决定采用何种对策或方法。如患者有书写和阅读困难，应考虑采用视觉想象法而不用关键词法。 4. 要使患者能够主动地选择并能有效地使用某种辅助工具。
重要提示： 1. 在代偿性训练的治疗开始阶段可以在他人帮助下启动并使用辅助工具，以后逐渐过渡到患者独立、主动启动并使用，通过反复训练实现在各种情况下成功地使用辅助工具。 2. 为了减轻记忆负荷，患者家中要有序安排环境、简化环境，物品固定放置，突出要记住的事物等。如房间家具杂物不宜过多；在大门上张贴颜色鲜明的大字帮助患者找到自己的家等。 3. 使用外在记忆辅助工具是指利用身体外在的辅助物品或提示来帮助记忆的方法，适用于年轻、记忆问题不太严重、其他认知障碍少的患者。 4. 记忆障碍的康复评估：使用韦氏记忆量表（有助于测试器质性和功能性记忆障碍）、Rivermead 行为记忆测试、成人记忆和信息处理量表等。		**所需物品：**印有数字、短语、句子的卡片、记事本、计算机等。

34.341　听理解训练以维持脑退化症患者的理解能力

操作步骤	知识要求	态度要求
1. 单词的辨认：出示一定数量的实物、图片或词卡，让患者在听到简单指令后指认。如在患者面前放 3 张图片（茶杯、勺子、叉子），先后说"请指出我说的东西"，如"茶杯"，患者指认相应的图片。口头指令由易到难，即物品名称（茶杯）→物品功能（你用什么喝水?）→物品的属性特征（什么是玻璃的，可以摔碎吗?）→增加刺激的数和量（增加摆出物品的数量及听理解单词的数量）。 2. 执行指令：治疗师发出口头指令，让患者执行。如"把书合上""闭上眼睛""把笔放在书上"，逐渐增加信息成分。 3. 回答是与否问题：如问"这是茶杯吗?""7 月份下雪吗?"要求病人回答"是"或"不是"。不能口头回答者，可用字卡或手势。让患者听一小段短文，根据其内容提问，要求患者回答"是"或"不是"。	1. 失语症涉及语言的理解和表达困难，指通过言语、书写或手势语交流的能力丧失或受损，因而限制了个体理解和表达语言的能力，让个体很难表达出他的需求和想法。 2. 能够解释痴呆患者可能出现生活技能不足的原因。 3. 在训练之前，先进行失语症听理解方面的检查：包括听词辨认；句子的理解；语段的理解和执行命令。 4. 失语症的恢复是有限度的，为使失语症患者具有日常生活必需的交流能力，训练需有意识地使患者充分利用残存的语言功能学会一些实用的、基本的、适合自身水平的交流技术。如利用文字及图画卡片、画图、手势语等。	1. 评估患者身体状况至少能耐受集中训练 30 分钟以上时开始。训练时间以上午为宜，每次在 30 分钟以内，以避免患者疲劳。训练内容要适合患者的文化水平、生活情趣等，先易后难，循序渐进，充分调动患者的积极性。 2. 语言训练室的温度、通风及照明应适宜，能隔音保持安静。最好做到一人一室，由治疗师以刺激法为中心内容有针对性地进行一对一的训练。这样有利于患者注意力集中、心理稳定且可以控制刺激条件。 3. 在患者已充分了解语言训练的方法与要求后，患者可自行进行自主训练或参与集体训练。也可通过教会患者家人，在家人帮助下在进行家庭训练。 4. 工作人员需言语温柔、耐心沟通，以正性的言语方式与患者交流并展开治疗活动，并鼓励患者，同时灵活变换不同方法以刺激患者配合训练。
重要提示： 1. 全身状态不佳、重度痴呆、意识障碍、无训练欲望而难以配合训练者以及已停止进一步恢复者，难以进行本训练或效果不明显。 2. 失语症恢复随着时间的推移呈负性加速，某些患者在更长时间内仍继续有改善。因此，尽管早期语言训练可获得较好的效果，但发病 2~3 年的患者也不可轻易放弃治疗。 3. 在患者进行自主训练及在家人帮助下进行家庭训练期间，治疗师需定期评价指导。		**所需物品：**由治疗师设计制订的各种人物和情景图片、字词卡片、口型矫正及表情模仿用的大镜子、压舌板及训练用实物。

34.342 阅读理解训练以维持脑退化症患者的阅读能力

操作步骤	知识要求	态度要求
1. 视知觉障碍的训练：重点放在视觉输入与大脑语言中枢的联系上，不涉及语义理解。用于视野缺损及认知障碍者的视知觉和图形辨别训练。在患者面前摆出数张图片或字卡，让患者把图片和字卡分别放在一起，或把相同的图片或字卡放在一起，逐渐增加卡片数量。 2. 单词、句子理解训练：采用单词、句子和图画匹配的方式，患者阅读单词或句子找出相应的图画。也可要求患者阅读句子，找出语义和语法错误。 3. 短文理解：患者阅读短文后，从多项选择问题中选出正确答案，或者提问，让患者用"是"或"不是"进行回答。 4. 朗读篇章：从报纸杂志中选出感兴趣的内容，治疗师先朗读数遍，然后和患者一起朗读，最后让患者自己朗读。朗读速度先慢速，然后逐渐接近正常速度。反复练习朗读。 5. 评估患者身体状况至少能耐受集中训练30分钟以上时开始。训练时间以上午为宜，每次在30分钟以内。	1. 失语症涉及语言的理解和表达困难，指通过言语、书写或手势语交流的能力丧失或受损，因而限制了个体理解和表达语言的能力，让个体很难表达出他的需求和想法。 2. 能够解释痴呆患者可能出现生活技能不足的原因。 3. 在训练之前，先进行失语症阅读方面的检查：包括字辨认；词-图匹配；阅读语句和执行文字指令。 4. 失语症的恢复是有限度的，为使失语症患者具有日常生活必需的交流能力，训练需有意识地使患者充分利用残存的语言功能学会一些实用的、基本的、适合自身水平的交流技术。如利用文字及图画卡片、画图、手势语等。	1. 医护人员应根据不同患者的心理特征，采用安慰、鼓励、暗示等方法，唤起他们战胜疾病的勇气和信心；训练过程要充分发挥患者的主观能动性，鼓励患者主动参加各项治疗，以正性的言语方式与其交流，开展治疗活动，并鼓励患者。 2. 训练时间以上午为宜，每次在30分钟以内，以避免患者疲劳。注意个体差异，以简单内容开始，循序渐进，量力而行，持之以恒。 3. 语言训练室的温度、通风及照明应适宜，能隔音保持安静。最好做到一人一室，由治疗师以刺激法为中心内容有针对性地进行一对一的训练。这样有利于患者注意力集中、心理稳定且可以控制刺激条件。 4. 在患者已充分了解语言训练的方法与要求后，可以在家中实施康复治疗，医护人员要定期到患者家中进行访问，了解患者康复情况，发现问题，提出完善措施。
重要提示： 1. 全身状态不佳、重度痴呆、意识障碍、无训练欲望而难以配合者以及已停止进一步恢复者，难以进行本训练或效果不佳。 2. 失语症恢复随着时间的推移呈负性加速，某些患者在更长时间内仍继续有改善。因此，尽管早期语言训练可获得较好的效果，但发病2~3年的患者也不可轻易放弃治疗。 3. 在患者进行自主训练及在家人帮助下进行家庭训练期间，治疗师需定期评价指导。		**所需物品：**由治疗师设计制订的各种人物和情景图片、字词卡片，口型矫正及表情模仿用的大镜子、报纸。

34.343　词语练习以改善脑退化症患者的口语表达能力

操作步骤	知识要求	态度要求
1. 用自动语训练：治疗师与患者同时或先后朗读患者熟知的歌词、诗歌、格言及问候语等。 2. 用正反义词、关联词训练：如男-女，好-坏，大-小，正-反，黑-白，面-米，丈夫-妻子等。治疗师先和患者同时练习，随后治疗师说出一个词，患者说对应的词。 3. 单词的表达训练 3.1 复述练习：治疗者先出示对应的图片和字卡，并反复地让病人听数次，让患者复述。 3.2 视物（或图）呼名：出示物品或图片，让患者说出其名称。可辅以语音暗示（说出起始音）、语义暗示（告诉词义或同义词、反义词）、类别暗示、功能暗示、手势暗示。 3.3 找词练习：让患者在一定时间内尽可能多地说出某一类别内的名称，如水果名称、地名；或以某一字，如火，让患者找出与火有关的词，如"热、暖和、红色、火焰"。 3.4 选择回答：出示妇女头像图片，治疗师问："是妻子还是丈夫？"病人回答"妻子"。期待反应的词为选择词中的第一个词，以抑制复述。 4. 语义联系训练：即治疗者说出一核心词，让患者说出与其有关的词。如核心词为"工人"，关联词为"工厂、机器、上班、城市、产品"等，然后将核心词与关联词联系起来，完成句子，如"工人上班""工人生产产品"等。 5. 实用化训练：与患者讨论一些身边的人、事件、物品，让患者发表意见，并自由叙述。	1. 失语症涉及语言的理解和表达困难，指通过言语、书写或手势语交流的能力丧失或受损，因而限制了个体理解和表达语言的能力。让个体很难表达出他的需求和想法。 2. 能够解释痴呆患者可能出现生活技能不足的原因。 3. 在训练之前，先进行失语症口语表达方面的检查评估：包括对话与图画描述；系列言语与自动语序；词复述；句复述；视图命名；反应命名；列名和图画说明。 4. 失语症的恢复是有限度的，为使失语症患者具有日常生活必需的交流能力，训练需有意识地使患者充分利用残存的语言功能学会一些实用的、基本的、适合自身水平的交流技术。如利用文字及图画卡片、画图、手势语等。	1. 在指定活动任务之前一定要取得患者的理解和同意，工作人员需言语温柔，耐心沟通，以正性的言语方式与患者交流并展开治疗活动，并鼓励患者，同时灵活变换不同方法以刺激患者配合训练。 2. 评估患者身体状况至少能耐受集中训练30分钟以上时开始。训练时间以上午为宜，每次在30分钟以内，以避免患者疲劳。训练内容要适合患者的文化水平、生活情趣等，先易后难，循序渐进，充分调动患者的积极性。 3. 语言训练室的温度、通风及照明应适宜，能隔音保持安静。最好做到一人一室，由治疗师以刺激法为中心内容有针对性地进行一对一的训练。这样有利于患者注意力集中、心理稳定且可以控制刺激条件。 4. 在患者已充分了解语言训练的方法与要求后，患者可自行进行自主训练或参与集体训练。也可通过教会患者家人，在家人帮助下在家进行家庭训练。
重要提示： 1. 全身状态不佳、重度痴呆、意识障碍、无训练欲望而难以配合训练者以及已停止进一步恢复者，难以进行此训练或效果不著。 2. 失语症恢复随着时间的推移呈负性加速，某些患者在更长时间内仍继续有改善。因此，尽管早期语言训练可获得较好的效果，但发病2~3年的患者也不可轻易放弃治疗。 3. 在患者进行自主训练及在家人帮助下进行家庭训练期间，治疗师需定期评价指导。		**所需物品：**由治疗师设计制订的各种人物和情景图片、字词卡片、口型矫正及表情模仿用的大镜子、录音机、秒表、节拍器、呼吸训练用品、压舌板及训练用实物。

34.344 填字、听写、记事训练以维持脑退化症患者的书写能力

操作步骤	知识要求	态度要求
1. 填字练习：给出一个不完整的词组或句子，让患者从多项选择答案中选出合适的词或词组，填入使其完整。如一杯……（果汁）、学生在……（上课）。逐渐增加句子的长度和难度。 2. 听写练习：出示匹配的字卡与图片 10~20 张，患者一边听一边看，让患者写出听写的单词。然后增加难度先后移去字卡和图片，听写单词。随着听写能力的提高，进一步练习听写不同难度的句子和短文。 3. 自发书写练习：让患者看图片、物品写出单词；给出一些名词，让患者在前面写出适当的动词；给出一些不完整的句子，填写适当的词，使句子完整；看动作图片，写出叙述短句；描写朋友、家人的外貌特征、去过的旅游胜地的景色、发生的事件；写日记、信件等。 4. 评估患者身体状况至少能耐受集中训练 30 分钟以上时开始。训练时间以上午为宜，每次在 30 分钟以内。	1. 能够解释痴呆患者可能出现生活技能不足的原因。 2. 在训练之前，先进行书写方面的评测：包括书写姓名、住址及抄写；初级水平听写；看图书写命名；描述书写和听写语句。	1. 医护人员应根据患者的年龄阶段、受教育程度及病后脑退化程度等不同，选择不同类型、不同难易程度的训练方法，避免选择过难的训练方法，打击患者的积极性，使其产生自卑心理。 2. 训练时间以上午为宜，每次在 30 分钟以内，以避免患者疲劳。训练内容要适合患者的文化水平、生活情趣等，先易后难，循序渐进，充分调动患者的积极性。 3. 语言训练室的温度、通风及照明应适宜，能隔音保持安静。最好做到一人一室，由治疗师以刺激法为中心内容有针对性地进行一对一的训练。这样有利于患者注意力集中、心理稳定且可以控制刺激条件。 4. 在患者已充分了解语言训练的方法与要求后，患者可自行进行自主训练或参与集体训练。也可通过教会患者家人，在家人帮助下在家进行家庭训练。 5. 训练中工作人员需言语温柔，放慢语速，耐心沟通，多用鼓励性语言，同时灵活变换不同方法以刺激患者配合训练。
重要提示：为使患者具有日常生活必需的交流能力，训练需有意识地利用一些实用的、基本的、适合患者水平的词汇。		**所需物品**：由治疗师设计制订的各种人物和情景图片、字词卡片、笔、纸、秒表、节拍器及训练用实物。

34.345　回忆过去以维持脑退化症患者的记忆、自尊及自信

操作步骤	知识要求	态度要求
1. 请患者谈以往他感兴趣的事，特别是他的成就。 2. 可以将他讲的事情用记事的方式写下来，如："请您写下来，您今天讲到'麦收的时候'，请您明天给我们讲，您是如何将兔子养得那么好的。"第二天，你可以把他的记事本拿出来，帮他回忆从哪里讲起。 3. 收集患者年轻时的照片、相册，制成电子相册或幻灯片，每周播放 1 次，1 小时/次，陪同患者一起观看，以激发患者对过往事物的回忆。 4. 通过家人了解其年轻时印象深刻的人、事、物，讲述给患者听，帮助患者回忆，鼓励患者尽可能用言语表达。	1. 脑退化症患者，远期记忆是最后受损的，在远期记忆尚存时，要加以利用。 2. 老年人阅历丰富，有很多有意义的往事。 3. 远期记忆是一些实在的材料，患者可以在没有压力的情况下抒发自己的意见及情感。	1. 脑退化症的患者后期随着病情的发展生活自理能力会逐渐下降，这个过程对护理脑退化患者的家人的伤害不是用语言能形容的，它能使家人绝望无奈，所以也应该关心护理脑退化患者的家人，与之沟通让他们从心里接受这个事实，让他们心态平和地去照顾患者。 2. 照顾人员在听患者叙述过程中，要根据患者的情绪，表现出"惊喜""赞赏"和"好奇"等情绪，使患者感到亲切，激发患者对过往事物的回忆，增加其自信。
重要提示： 1. 患者的回忆可以不准确，无须纠正。 2. 通过反复的回忆，对减少抑郁、延缓衰退，促进记忆的保持很有帮助，患者自信心的维持，有利于良性行为的保持。 3. 训练前要对患者的过去进行了解，避免提及与患者文化背景、信仰、习惯等相悖的事情。		**所需物品：**以往患者熟悉的或引以为骄傲的物品、年轻时的照片、相册等。

第三十四章　老年脑退化症康复

34.346 合理运动以保持脑退化症患者的精神状态

操作步骤	知识要求	态度要求
1. 运动形式 1.1 散步、太极拳等，此类项目最为常用。 1.2 "画8"：可以坐位或者站位，用肢体在空中画"8"字，可以先上肢，然后下肢（大关节运动）；之后，再用手和脚在空中画"8"字（小关节运动）。此类运动简便易行，且安全，可以训练肌肉和关节的全面功能。特别对于病情比较严重、运动功能消退比较严重的患者，这类运动还可以帮助提高日常生活能力。 2. 运动强度：以不出现气短为宜。 3. 促进方法：有些老年人主动性会较差，可以定时锻炼，如：每日早饭后散步20分钟，画八次"8"字等，使其形成习惯；或结伴而行：几名老人召集到一起同时做运动。	1. 能够掌握脑退化症临床表现并会判断其严重程度（在我国，65岁以上人群脑退化症患病率为4.8%，起病隐袭，早期症状是近期记忆力减退，人格改变，智能有所下降，空间定向不良，常有走丢、不识归途或主动性减少，情感不稳，但日常生活尚能保持；进一步发展则认知功能减退、出现失语、失认、有时有意识障碍，日常生活能力下降；晚期则全面智能障碍，卧床、无自主运动，缄默无语、或言语支离破碎，生活完全不能自理）。 2. 能够解释脑退化症患者可能出现的生活技能不足的原因。	1. 医护人员应当向患者家人耐心介绍适当运动对于脑退化症患者的意义，使其充分认识到适当的运动可以改善脑退化症患者的认知能力、精神状态以及提高日常生活能力，还可以延缓精神状态和认知功能损害，同时又是一种低成本、低风险的干预措施，从而让他们充分配合医护人员的工作。 2. 患者运动训练时，要有专人陪同，以防走失或发生意外。 3. 对于理解功能障碍的患者，不要使用语言指令，工作人员要和患者一起运动，患者在模仿中达到运动目的。
重要提示： 1. 运动可以提高患者的耐力，改善患者的心肺及代谢功能，增加脑内啡肽的分泌，可以改善患者的精神状态，减缓病情的发展。 2. 运动形式不拘于哪一种，可以根据患者的习惯、嗜好量力而行。 3. 运动场地地面要防滑、减少障碍物，以防跌倒。		**所需物品：**徒手。

34.347　容忍、提示以减少脑退化症患者的"冒犯"行为

操作步骤	知识要求	态度要求
某些脑退化症患者会有"冒犯"行为，如骂人、打人等，遇到这种情况，周围的人可以尝试如下方法： 1. 容忍：当患者出现一些冒犯行为时，如无理由的抱怨，他可能说"所有的孩子都不孝顺""你们对我都不关心""我一辈子都受到不公平的待遇"。此时，不要对他的话加以反驳或争辩，可以报以微笑或耐心地听他讲。 2. 纠正：有的患者可能打人、掐人。此时，可以给他一个球，说，"我的头不是用来打的，你可以用手打球"，或者"你可以用手捏面团（橡皮泥）"。这些方法将有助于减少以后冒犯行为发生的概率。 3. 提示：有些冒犯行为会有一定的规律性，如当挨到别人的手时，他就会掐。在你准备接触他时，把橡皮泥给他，以提示他可以捏橡皮泥，而不能掐人。	1. 行为功能是人类推理、解决和处理问题的能力，是人类的智力的最高水平。分为三部分：开始、终止和自动调节。脑退化症患者在每个环节均可能出现障碍。 2. 单一方法不可能对改善"冒犯"行为起作用，应采用综合方法并都坚持用同样的态度对待每个人。	1. 护理脑退化患者是一项艰巨甚至痛苦的事情。脑退化症的患者后期随着病情的发展生活自理能力会逐渐下降，这个过程对护理脑退化患者的家人的伤害不是用语言能形容的，它能使家人绝望无奈，所以也应该关心护理脑退化患者的家人，与之沟通让他们从心里接受这个事实，让他们心态平和地去照顾患者，这样才能做到老有所养老有所依，社会才能和谐。 2. 护理人员应坚持用正面的语言与患者交流，要看着患者的眼睛，而且语速要慢，态度和蔼，让患者感到亲切，打消顾虑，用真诚赢得患者的信任。 3. 患者在家中实施康复治疗，医护人员要定期到患者家中进行访问，了解患者康复情况，发现问题，提出完善措施。同时多与患者沟通以减少抑郁症的发生。
重要提示：本信息是提供给照顾者和工作人员的，脑退化症患者的某些行为表现，会因他周围的人的反应而有所改变。		**所需物品：**无。

（刘标牛　胡　明　魏国荣）

第三十五章　精神分裂症康复

概念： 精神分裂症是一组病因尚未完全阐明的精神疾病，患者具有知觉、思维、情感和行为等方面的障碍，以精神活动与环境不协调为特征。精神分裂症是临床上最多见的精神疾病之一，全世界约有 1% 的人群罹患此类疾病，本病多青壮年起病，病程迁延，缓慢进展，部分发病者会转入慢性状态，有发展为衰退的可能，严重影响患者的生活质量，给家庭和社会造成沉重的经济负担。抗精神病药物缓解了大部分患者的精神病性症状，但药物不能重塑患者的工作、家庭和社会生活，精神疾病的康复可最大限度地恢复其适应社会生活的精神功能，改善其职业功能水平，同时降低致残率、复发率，最终提高生活质量。

康复目标： ①学习疾病的自我护理知识，帮助患者建立认识疾病，战胜疾病的信心，预防复发；②使患者在精神心理上和社会上再适应，增加自信，提高和改善人际交往能力；③使患者最大限度地恢复社会功能，改善就业能力，提高生活质量；④恢复患者日常生活能力，防止精神残疾。

康复指征： 精神疾病确诊后，患者情绪稳定，就可根据患者具体病情进行技能训练，鼓励参加集体活动，改善人际交往等，患者急性期症状缓解后，进入巩固治疗期，可以根据患者情况给予独立的生活技能训练，服药技能训练，以提高患者治疗依从性，疾病缓解期康复重点是预防复发，帮患者恢复和提高社会功能，可以进行生活、学习、就业等康复技能训练等。

康复方法： 常用康复治疗方法包括：生活技能训练、社交技能训练、自我管理训练、服药技能训练、文体娱乐活动训练、放松训练、职业技能康复训练、计算机认知矫正训练等，根据患者需求选择适合的康复技术。

35.348　日常活动训练以提高精神分裂症患者生活技巧

操作步骤	知识要求	态度要求
1. 筛选出需要进行生活技能训练的患者。采用小组训练方法，每组需要一名康复师或护士，由5~6人组成一个小组进行，这样能促进患者相互交流、模仿和评价。 2. 康复师与患者一同制订训练计划。 3. 实地操作训练：以洗漱为例：准备刷牙洗脸用具（牙刷、牙杯、牙膏、毛巾等），所有人员集中到洗漱室，规定操作时间，如10分钟。 4. 洗漱完毕，整理用具。 5. 在洗漱室门口，治疗师将镜子给第一个洗漱完毕的参加者，自我检查满意之后，将镜子传给下一个洗漱完毕的参加者。 6. 对于首次参加者，根据患者意愿，可以先观摩。 7. 训练内容包括：洗漱、洗衣服、整理内务、理财、利用公共设施、基本社交礼仪、求助、基本的电话礼仪、合理着装九项内容。	1. 能够解释精神分裂症患者可能出现生活技能不足的原因。 2. 能够解释各种生活技能的概念。 3. 能够说出生活技能训练内容及程序。 4. 能够说出治疗中出现特殊情况时的处理方法。 5. 入组标准：生活自理能力差，不能保持个人卫生及周围环境卫生，且不具备简单的生活技能，且病情稳定，无严重躯体疾病，能正常有效进行沟通的患者。 6. 根据情况，设置独立的治疗室，保持治疗室内安静、整洁。	1. 精神分裂症是复发率高、致残率高的重性精神疾病。社会的偏见及患者的自卑心理，很大程度上限制了其与外界的交往，随着病程的进展，最终导致患者衣冠不整、终日卧床或呆坐、不能独立完成洗漱、大小便无法自理，部分患者在症状的驱使下，甚至肇事扰乱社会治安，增加家人的照料负担和心理压力。医护人员不应表现出对患者的嫌弃甚至反感，提高其对抗疾病的信心，训练过程中要善于运用鼓励或奖励政策，调动患者学习的积极性。 2. 日常活动训练中，医护人员应从穿衣、叠被、洗漱、如厕等方面入手，利用患者尚存的部分责任能力，不厌其烦地督促教育和手把手指导，逐步提高患者的日常生活能力，有利于延缓精神衰退，降低残疾程度。
重要提示： 每周最少3次小组活动，直至患者能自觉完成日常活动。		**所需物品：** 针对每次训练内容准备所需不同材料。

35.349 文体活动以缓解精神分裂症患者的精神紧张

操作步骤	知识要求	态度要求
1. 筛选适合进行文体娱乐活动训练的患者。 2. 向患者解释或用图片、录像或者其他生动直观的方式表达、演示文体娱乐活动训练的概念、种类及其对于康复的意义：通过训练可以培养自己的社会活动能力，增强社会适应能力，多参加活动可以增加自身愉悦与满足感，稳定情绪，抵消敌意与攻击性，改善病情，促进康复，同时集体活动形式可以加强病友间的合作精神和整体观念，改善社交能力。 3. 根据患者具体情况及兴趣，由治疗师（或家属）与患者共同选定适合患者且感兴趣的活动。家人可共同参与，培养共同的兴趣爱好。内容包括：音乐、唱歌、棋牌、书法、绘画、游戏、球类等。 4. 康复师（家人）对患者参与活动表示鼓励。 5. 准备文体娱乐训练相关材料和工具，包括放映设备及软件等。 6. 按照参加人员名单把患者组织在相应治疗室。 7. 活动中给予相应指导，同时观察患者在活动中的表现，如对活动的参与程度、投入程度、与他人合作程度。 8. 根据活动次数逐步鼓励患者参加家庭成员以外的健康娱乐活动。 9. 让患者谈活动后感受，治疗师（家人）对患者表现进行指导点评，逐步完善，反复训练。	1. 能够解释精神分裂症患者开展各类文体娱乐活动训练的作用和意义。 2. 能够说出各项文体娱乐活动训练的适应证及禁忌证。 3. 能够说出患者在活动中出现特殊情况的处理方法。 4. 能够阐述不同文体活动对于不同患者的适用特点。	1. 对于内向和封闭倾向的患者要积极引导和不断鼓励，不要因为他们的不合群而挖苦或者训斥。对于动作不协调、歌声不优美、总是出错的患者，要耐心激励而不是抱怨。 2. 患者参与活动中，治疗师要适时给予患者鼓励，增强患者参与度。 3. 康复师要仔细观察患者在训练中的表现：如参与度、完成质量、与他人交往能力等。每次点评时强调正面鼓励，避免批评和训斥。
重要提示： 1. 符合个人爱好和兴趣的文体活动项目可以极大地增加患者的参与热情。 2. 与患者共同选择娱乐方式，注意娱乐方式选择的合理性、健康性；娱乐方式可选择音乐、唱歌、棋牌、书法、绘画、游戏、球类。 3. 在患者感兴趣的基础上进行娱乐，逐步培养患者休闲娱乐能力。 4. 要重点关注那些不愿意参加活动的患者，激励其逐步产生兴趣。 5. 要选择积极向上的文体活动项目。		**所需物品：**根据训练内容准备相应娱乐设施。

第三十五章 精神分裂症康复

35.350　自我管理训练以提高精神分裂症患者的行为能力

操作步骤	知识要求	态度要求
1. 首先按照入组标准评估患者是否适合进行自我管理技能训练。 2. 采用小组训练方法，每组需要一名康复师，有条件者可再加一名助手，由 3~8 名符合入组标准的患者组成一个小组，这样可促进患者相互交流、模仿和评价。 3. 康复师与每位患者一起制订自我管理训练的主题，如服药、稳定情绪、家务劳动。自我管理训练，每周进行一次，每次 1~2 小时。 4. 每位参加者将自己自我管理的目标介绍给大家，然后，制订行动计划。目标是患者自己的，不是别人为他制订的，而且要具体，可实现，如："我要每天早晨按时洗脸"，并将每个人的行动计划写在大白纸上，督促其执行。 5. 下一次活动时，每个人汇报自我管理目标完成的情况，并参考上一次写下的行动计划，如果没有完成，大家讨论，为他提供参考解决方案。 6. 通常自我管理训练要连续进行 6 周。完成该训练的患者，可以自愿留下来做组长，协助其他患者提高行为能力。 7. 患者家人应该参与上述训练的各个环节，以便配合医护人员在医院对患者进行训练。同时，出院后也可在家中监督患者进一步强化巩固已获得的各种自我管理技能。	1. 必须熟悉入组标准：患者是否具有一定的生活自理能力；是否具备能力参加持续 1~2 小时的小组训练课程；病情是否稳定。 2. 熟知自我管理技能训练程序。 3. 熟知康复师在训练中的职责，是促进患者提高行为能力，而不能代替患者做决定。	1. 精神分裂症患者在其疾病早期和康复期虽然大都具有一定生活自理能力。但通过自我管理训练，可以促进患者由被动接受治疗变为主动地参与治疗训练，由被动接受他人照顾变为自我护理，从而达到有效控制症状，减少意外事件发生，促进自身功能恢复的目的。所以，要抓住时机，适时对符合标准的患者进行自我管理训练。 2. 小组方式的自我管理训练有助于培养患者间相互关心、相互帮助、相互督促的良好习惯，对他人的不适，能主动问候并报告医护人员，作为医护人员，应该及时查证、落实，并给予相应干预措施，同时，还要对报告者给予表扬，甚至物质上的奖励。还要告知家人，让家人也根据患者的需求给予相应的嘉奖。从而密切医、患、护、家属等之间的关系，并利于患者的恢复。 3. 良好的家庭环境和支持是精神分裂症康复的重要保证。自我管理训练的重要环节是治疗人员和家人的配合，教会家人自我管理训练方法，掌握更多的精神疾病知识，使他们在精神分裂症患者出院后仍对其进行监督、照顾，可有效强化患者的治疗、护理依从性。 4. 精神病患者属于特殊人群，治疗环境要安静、整洁，最好在独立的治疗室或房间内进行训练。
重要提示： 1. 康复师和患者建立积极、融洽的治疗关系。 2. 训练中康复师给予患者口头表扬和社会支持语言可降低患者表演时的紧张，增加自信。 3. 若患者过分羞怯和被动以至于妨碍其参加训练，此时，康复师可单独辅导患者使其熟悉自我管理的形式。也可让患者先观察其他病友参与情况，待其准备好再参加小组活动。	**所需物品：**自我训练手册、白板、大白纸，每人一把椅子。

35.351　进行放松训练以提高患者应对压力的能力

操作步骤	知识要求	态度要求
1. 筛选适合进行放松训练的患者。 2. 明确为什么要学习此项技能：现实生活中存在各种各样的、大大小小的问题，这些问题大部分人能够很好地解决，对个体不会产生明显影响。而对某些人来说可能会成为压力或应激原，对个体产生不良影响。引导大家讨论上述内容。 3. 治疗室准备：安静、整洁、光线柔和、配备舒适躺椅，条件允许可配备舒缓音乐。 4. 向患者介绍放松训练方法及目的：通过一定的放松训练使患者心理、身体放松的一种行为治疗方法。它对于应付各种生活压力，缓解紧张、不安、气愤等情绪非常有效。 5. 选择一种放松方式：渐进性肌肉放松，康复师进行示范指导，配备指导语。 6. 让患者靠在沙发或平躺于床上。向患者说明放松的顺序及放松的五个步骤：顺序为手臂－头部－躯干部－腿部，步骤为注意力集中、肌肉紧张、保持紧张、解除紧张、肌肉松弛（可详细给予说明）。 7. 手臂放松：指导语："伸出双手紧握拳，使劲握住，想象要将东西捏碎一样，注意体会双手紧张的感觉。（肌肉紧张和集中注意。）坚持一会……再坚持一会……放松……现在感到手臂放松了（解除紧张和肌肉松弛）。" 8. 头部放松：指导语："皱起额部肌肉，似老人一样额部皱起，保持紧张，坚持一会……放松；皱起眉头，牙关紧闭，使面部肌肉感到紧张，……坚持一会……放松……。" 9. 躯干部放松：指导语：耸起双肩，使肩部肌肉紧张，……坚持一会……再坚持一会……放松……；挺起胸部，紧张胸部肌肉，……再坚持一会……放松……；拱起背部，紧张背部肌肉，坚持一会，……放松。 10. 腿部放松：指导语：伸出双腿向前用力像在蹬一堵墙，紧张双腿，保持紧张……放松。 11. 各部分肌肉放松做完后，让患者感觉现在很安静、很放松。再次按顺序体验放松后的感受。 12. 结束语：这就是整个放松过程，请感受身上的肌群，从上到下（一一列举）都处于放松状态。请体会放松后的感觉，此时，你有一种温暖、愉快、舒适的感觉，并将这种感觉尽量保持1~2分钟，然后我从1数到5，当我数到5时你睁开双眼会有一种平静、舒适、愉快、精神焕发。然后结束训练。 13. 让患者从躺椅上做起，治疗结束。 14. 学会后患者可自行按上述方法练习，一般每日1~2次，每次半小时左右。	1. 掌握放松训练的适应证及禁忌证。 2. 熟知放松训练中注意事项。 3. 掌握患者在活动中出现特殊情况的处理方法。 4. 熟练掌握放松的步骤及对周围环境要求。	1. 许多精神分裂症患者恢复期因各种因素而产生焦虑、抑郁情绪，多采用发脾气、自虐、放弃治疗等一些消极的行为来逃避烦恼。作为护理人员应高度重视患者的这些焦虑情绪，帮助其分析原因，寻找积极的应对方式，同时鼓励患者参加康复治疗，帮助其重新找回自己的兴趣爱好，从而减轻焦虑、抑郁情绪。放松训练是一种通过机体的主动放松来增强对体内的自我控制能力的有效方法，可有效减轻焦虑情绪。 2. 康复师要仔细观察患者在放松中的反应，如遇特殊情况立即结束。 3. 康复师与患者要建立良好的治疗关系，增加患者对其的信任感，这样有利于患者的配合，可增进治疗效果。 4. 治疗室保持安静，光线柔和，尽量减少无关刺激，舒适的躺椅可以增加治疗效果。
重要提示： 1. 治疗师读指导语的语气应该舒缓、平静、轻柔，吐字清晰。 2. 练习时可配备舒缓的乐曲。 3. 告知患者坚持训练的重要性及注意问题。		**所需物品：**舒适的沙发躺椅或床、外放机、舒缓音乐。

35.352　沟通能力训练以提高基本社交技能

操作步骤	知识要求	态度要求
1. 筛选适合进行沟通能力训练的患者。 2. 治疗室及物品准备：座椅围城马蹄形，备手写板、笔。 3. 将患者带进安静的治疗室。 4. 参加训练患者相互自我介绍，减少陌生感。 5. 告知患者为何要学习此项技能：可通过游戏的方式总结出来，如窃窃私语的小游戏，可引出倾听的重要性及技巧。 6. 讲解技能训练步骤：即倾听的要点①应看着对方；②肯定对方谈话要点头、微笑表示；③不做厌恶的表示；④适时的提问。 7. 以角色扮演的形式示范技能：可请功能好的患者协助配合治疗师，治疗师负责示范技能，演示前提醒患者注意观察（选择一场景：如一个病友要外出探视，另一名病友请他带 1 张电话卡、5 包方便面、4 卷卫生纸）。 8. 让患者找出角色扮演中应用的技巧。 9. 将其他患者分组，分别上台演示技能步骤，备选场景可选择。 10. 演示结束，可引导其他患者给予扮演者正性评价，反复强调技能要点。 11. 治疗师给予纠正性反馈。 12. 如时间允许，技能掌握不好者可再安排同一场景再练习。 13. 鼓励患者自由发言，内容可以是本次训练内容，也可谈患者自身感受，也可启发大家提问。 14. 安排课后作业：医生再检查时，提出问题，主动倾听。	1. 掌握社交技能训练的原理及目的。 2. 熟知康复师在技能训练中的职责。 3. 掌握社交技能训练的步骤。 4. 掌握患者在训练中出现特殊情况的处理方法。 5. 掌握社交技能训练入组标准的选择：有社交缺陷，愿意参加训练；病情平稳，认知功能缺损不严重；全组功能水平相差不要太大；偏执型人格或极度自我为中心者慎重入组。	1. 精神分裂症患者随着病程的迁延，患者的精神衰退不断地加重，社会适应能力和日常生活能力逐渐下降。有效的沟通可以增进医、护、患之间的相互理解，让患者在接受治疗的过程中体会到被尊重、被关爱，提高患者对医护人员的信任，使其能够正视现实，清除负性情绪，增强自信心和自尊心，促进心身健康的恢复。 2. 康复师积极调动患者积极性，鼓励成员间相互交流，大胆表达自己意见。 3. 康复师要适度参与并引导，使训练顺利进行。 4. 康复师要仔细观察患者在训练中的表现：如参与度、完成质量、与他人交往能力等。
重要提示： 1. 社交技能训练课程设置：共分 12 次课；每次 1 小时，每周 1~2 次课。 2. 训练形式为小组治疗，角色扮演形式进行，每个小组由 1~2 名训练者和 4~10 名患者组成。 3. 学员上台时鼓励自愿组合，自愿上台，应让合作技能水平高者先上台表演。 4. 康复师给予评价应具体，如眼神、动作等，纠正性反馈由治疗师给出，应简短明确，只指出一个不足，应在表扬优点后给出，语言应婉转。 5. 课后作业应切合实际，难度应较小，使患者容易操作，每次课前检查，完成者应给予强化奖励。	**所需物品：**环境安静宽敞、灯光明亮舒适、座椅围成圆形或马蹄形、黑板、粉笔或手写板和笔。	

（刘艳菊　魏国荣　李红玲）